乳腺超声诊断学

第 2 版

主　编　张建兴

副主编　徐晓红　轩维锋

编　委（以姓氏汉语拼音为序）

蔡丽珊　广州中医药大学第一附属医院超声科
陈　铃　广州中医药大学第二附属医院超声影像科
陈前军　广州中医药大学第二附属医院乳腺科
陈智毅　南华大学医学部
黄　君　暨南大学附属第一医院超声医学科
李颖嘉　南方医科大学南方医院超声医学科
梁伟翔　广州医科大学第三附属医院超声医学科
林　青　青岛大学附属医院乳腺影像科
林　僖　中山大学肿瘤防治中心超声心电科
路　红　天津医科大学肿瘤医院乳腺影像科
彭玉兰　四川大学华西医院超声医学科
司徒红林　广州中医药大学第二附属医院乳腺科
熊秋云　南昌市第三医院乳腺肿瘤科
轩维锋　中山大学附属江门医院医学超声科
徐晓红　广东医科大学附属医院超声科
杨　萌　北京协和医院超声医学科
张建兴　广州中医药大学第二附属医院超声影像科
郑艳玲　中山大学附属第一医院超声医学科
朱庆莉　北京协和医院超声医学科

其他参编人员（以姓氏汉语拼音为序）

陈　淼　戴海霞　戴九龙　何赛峰　李华鹃　黎月薇　林　娴　刘　佳
刘柃希　王　璐　王妙倩　薛　雯　杨曜彰　晏　丹　张　丽　庄淑莲

U0300739

·北　京·

版权所有，侵权必究！

图书在版编目（CIP）数据

乳腺超声诊断学 / 张建兴主编 . —2 版 . —北京：
人民卫生出版社，2021.12

　ISBN 978-7-117-32145-7

　I.①乳… 　II.①张… 　III.①乳房疾病 —超声波诊断
IV.①R655.84

中国版本图书馆 CIP 数据核字（2021）第 197416 号

人卫智网	www.ipmph.com	医学教育、学术、考试、健康，
		购书智慧智能综合服务平台
人卫官网	www.pmph.com	人卫官方资讯发布平台

乳腺超声诊断学
Ruxian Chaosheng Zhenduan Xue
第 2 版

主　　编：张建兴
出版发行：人民卫生出版社（中继线 010-59780011）
地　　址：北京市朝阳区潘家园南里 19 号
邮　　编：100021
E - mail：pmph @ pmph.com
购书热线：010-59787592　010-59787584　010-65264830
印　　刷：北京盛通印刷股份有限公司
经　　销：新华书店
开　　本：889×1194　1/16　　印张：26
字　　数：824 千字
版　　次：2012 年 11 月第 1 版　　2021 年 12 月第 2 版
印　　次：2022 年 3 月第 1 次印刷
标准书号：ISBN 978-7-117-32145-7
定　　价：269.00 元

打击盗版举报电话：**010-59787491**　**E-mail：WQ @ pmph.com**
质量问题联系电话：**010-59787234**　**E-mail：zhiliang @ pmph.com**

主编简介

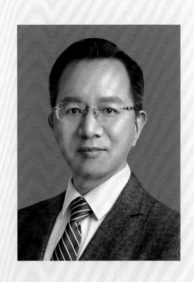

张建兴

医学博士,主任医师,广州中医药大学硕士研究生导师。广州中医药大学第二附属医院超声影像科(总院)主任,乳腺容积超声远程筛查会诊中心主任,乳腺容积超声操作培训中心主任。

中国医师协会超声医师分会浅表专业委员会委员,中国超声医学工程学会浅表器官及外周血管专业委员会委员、仪器开发委员会委员,广东省中西医结合学会超声专业委员会副主任委员,广东省泌尿生殖协会超声医学分会副主任委员,广东省医疗行业协会超声医学管理分会副主任委员、超声医学创新与发展管理分会副主任委员,广东省超声医学工程学会副会长,广东省医师协会超声医师分会常委,广东省医学会超声医学分会常委。

序 一

全球癌症发病率和死亡率正在迅速增长。女性乳腺癌（占全球癌症发病率的 11.6%）是第二常见的癌症，也是全球女性发病率最高的恶性肿瘤，是女性癌症相关死亡的首要因素。在中国，乳腺癌位居女性恶性肿瘤发病率、死亡率的首位，且仍呈明显上升趋势，发病年龄趋于年轻化。乳腺癌病变的大小与转移概率密切相关，对复发率和最终存活率有重大影响。因此，对乳腺病变的早检出和早确诊对预后至关重要。

乳腺疾病的超声检查始于 20 世纪 50 年代，1951 年 Wild 等国外学者用脉冲法 A 型超声对乳腺组织及乳腺肿物进行探测。彩色血流显像应用于乳腺疾病（尤其乳腺肿瘤）诊断使乳腺疾病的超声检查在研究的深度和广度都有了长足的发展。在我国，由于乳腺实质的差异（相对于欧美女性，体积较小，较致密）及经济条件的限制，乳腺超声成为目前乳腺疾病筛查的主要方法，对乳腺疾病的管理和治疗方案选择也具有重要的参考价值。而介入性超声的广泛应用，使得超声医学不仅是一种检查手段，也成为了介入性治疗的引导和疗效评价工具。

广州中医药大学第二附属医院超声影像科张建兴主任及其团队长期在临床一线潜心进行乳腺疾病的基础和临床研究，尤其在病理基础和超声影像的结合、规范管理、介入性治疗及新技术的应用方面积累了丰富的资料和经验。2012 年《乳腺超声诊断学》的出版，因其在内容的系统性、规范性、新颖性和实用性方面均颇具特色，在编写体例上逻辑思维清晰，图文并茂，易懂易记，深受广大超声和临床医生的欢迎，已成为案头必备的参考书籍。

9 年来超声影像技术的发展及诊疗技术的进步，对乳腺疾病认知的进一步提升，在第 1 版基础上，第 2 版由国内众多乳腺疾病诊疗优秀临床、影像团队一起编撰完成。第 2 版较第 1 版内容更为充实,充分展现近些年的发展成果,体现超声诊断各项技术、乳腺 X 线及 MRI 在乳腺疾病管理、诊断中的价值,并充分展现综合影像诊断思维和病变管理思维。

　　该书的出版,将有助于乳腺超声医学的发展,对进一步提高我国乳腺超声诊断和介入治疗水平起到积极的推动作用。

何　文

首都医科大学超声医学系主任

中国医师协会超声医学分会会长

中国医师协会住院医师规范化培训超声

医学科专业委员会主任委员

2021 年 6 月

序 二

乳腺癌是女性恶性肿瘤发病率最高的恶性肿瘤,严重危害妇女的身心健康,同时也影响家庭和社会;目前,乳腺癌已被列入我国重点防治的恶性肿瘤之一。提高乳腺癌患者的生存率和生活质量的关键在于早期发现、早期诊断和早期治疗。影像学检查在乳腺癌的早期发现和早期诊断中发挥着重要作用;乳腺超声、乳腺 X 线及 MRI 已成为乳腺疾病诊断不可或缺的检查技术和方法。随着超声诊断技术的普及,乳腺超声已经成为目前应用于乳腺疾病检查最广泛的影像学检查手段。

近年来,以超声诊断技术为代表的影像诊断学在广度及深度方面都发展迅速,新理论、新概念、新技术和新经验不断涌现。学习和掌握包括乳腺超声在内的影像诊断知识,需要扎实的基础,包括影像理论及操作基础、乳腺疾病发生的临床病理学基础等;同时要深入了解各种影像技术的成像特点,做到各种影像技术互相弥补。

本书由广州中医药大学第二附属医院超声影像科张建兴主任为主编,召集众多乳腺疾病诊疗优秀学者一起编撰完成。书中基础篇及各论篇在乳腺疾病的新理论、新概念、新技术和新经验等方面都做了符合临床实践需求的介绍,并与具体疾病相结合,从现象到本质进行说明。在介入性治疗及新技术进展篇,介绍了包括规范化的诊断性超声的内容,也介绍了近些年已在临床推行使用的各种超声介导的规范治疗方法,拓展了超声医学的临床应用范围,为乳腺疾病的精准诊断、治疗和评价提供有效手段和更加准确的影像学信息。同时,本书对近些年在临床应用中逐渐成熟的弹性成像和全容积超声进行了归纳性的介绍,对光声成像和超声介导的靶向治疗等进行了前瞻性的介绍。

全书内容系统、全面,专业基础理论和实际病例密切结合,资料完整,图像清晰,学术水平高,体现了目前我国乳腺超声诊疗领域的发展及成就。感谢张建兴主任及其编写团队的辛勤付出。相信本书的出版能对提高乳腺超声诊疗水平发挥重要作用,成为工作在临床一线的影像及相关临床科室人员一本有益的案头参考书。

罗良平

暨南大学医学部主任/研究生院执行院长

中华医学会放射学分会心胸学组副组长

2021 年 6 月

前　言

　　乳腺疾病是妇女的常见病,其中乳腺癌的危害最大。近20年来,我国乳腺癌的发病率和死亡率持续增长,已是女性恶性肿瘤发病率的第一位,严重危害女性身心健康。乳腺癌发病年龄也趋向年轻化,其发展与危害不容忽视。乳腺癌的预后与治疗时的病期有很大的关系,因此乳腺癌的早发现、早诊断和早治疗是降低死亡率的关键。

　　在我国,随着超声诊断技术在基层医院的普及,超声诊断在乳腺癌的早期诊断过程中具有举足轻重的地位。本书在第1版的基础上,参考近年来关于乳腺疾病诊疗的最新成就,结合临床实际及ACR BI-RADS的广泛应用,分别从乳腺疾病的诊断基础、乳腺发育及良恶性病变、介入治疗及诊疗技术新进展进行系统、全面的介绍。

　　本书中诊断基础部分论述乳腺的发生、解剖及乳腺疾病的发病基础,详细介绍了乳腺超声规范化扫查及质控,ACR BI-RADS的乳腺超声病变管理,以及乳腺超声诊断的思维及方法等。乳腺发育及良恶性疾病部分除介绍常见病、多发病的诊断、鉴别诊断及比较影像分析外,同时介绍了一些文献较少而医疗工作中又常能遇到的疾病,以及超声医学在疾病治疗中的应用。介入治疗及诊疗技术新进展部分中,详尽介绍乳腺活检及微创治疗的临床操作应用细节,对乳腺肿瘤消融、超声介导药物及基因治疗等国内外研究与应用的一些新进展(如全容积成像、光声成像等)也进行了详细的评述和介绍。

　　本书编者都常年从事乳腺疾病诊断及临床工作,具有较丰富的临床实践经验,在借鉴国内外同行经验的基础上,结合个人临床实践,历时3年余完成本书。

　　本书在注重科学性,重点突出实用性、规范性和针对性的同时,分析各种影像特点,以超声诊断为基础,突出比较影像分析在疾病诊断及鉴别诊断中的应用。全书共分27章、1 300余幅图像及30余幅动态图像;以简洁的文字,图文并茂地介绍了各种乳腺疾病病理、影像表现、病变管理及治疗。本书适合超声医师、乳腺影像医师及乳腺专科医师阅读参考,也可作为影像学专业师生及基层医务人员专业培训使用。

本书编写过程中,承蒙暨南大学医学部罗良平教授、广州中医药大学第二附属医院乳腺科林毅教授、天津医科大学肿瘤医院刘佩芳教授及中山大学肿瘤医院李安华教授的悉心指导,以及各位编者的大力支持,特别是本书副主编徐晓红教授、轩维峰主任做了大量的具体工作并提供了多年积累的宝贵材料,广州中医药大学第二附属医院超声影像科全体同仁为本书的出版付出了大量的努力,在此表示衷心的感谢。

由于医学知识和技术的飞速发展,以及作者水平所限,书中错误与不当之处在所难免,恳请同仁及广大读者批评指正。

张建兴

2021 年 8 月　广州

目 录

第一篇 诊断基础

第二篇　乳腺发育及良、恶性病变

第三篇　介入治疗及诊疗技术新进展

第一篇 |

诊断基础

乳腺超声检查过程中,超声医师需在充分了解乳腺疾病的病理基础上,规范进行超声检查;在获得规范、优良图像的基础上,根据 ACR 超声 BI-RADS 进行超声病变风险分层,指导临床进行规范的病变管理。但必须说明的是,随着乳腺超声的广泛应用,超声医学已渗入乳腺疾病诊疗的各个环节;合理应用超声诊疗技术,充分发挥各种影像学不同优势、相互弥补,才能实现最合理的临床病变管理。

第一章

乳腺胚胎发生及解剖

乳腺是哺乳动物所共有的特征性腺体,一般成对生长,左右对称。在人类,乳腺仅一对,位于胸前两侧。在胚胎发育期,乳腺起源于外胚层,是皮肤的附属腺,其结构近似皮脂腺,而功能活动则类似大汗腺。

对于男性,乳腺属于退化性的器官。在女性,自胚胎发育起至出生后发育成熟,然后到衰萎退化,经历了胎儿期、新生儿期、幼儿期、性成熟期、妊娠期、哺乳期、绝经期和老年期,这样一个不断发展变化的过程。在不同的阶段和生理时期,由于受到机体内分泌激素,特别是性激素的影响,使不同时期的乳腺表现出不同的特点。

第一节　乳腺胚胎发生

人的胚胎时期,两性的乳腺发育是相同的。乳腺的发生首先出现乳腺始基,继而出现乳头芽、乳腺芽,最后产生乳腺管和腺泡。在胚胎第5周,于胚胎腹侧面从腋下至腹股沟,外胚层上皮增厚形成左右对称的细胞嵴,称为乳嵴,又称为乳线[1]。在乳嵴上,有多处局部增厚,形成6~8对的乳腺始基,传统观点认为乳腺嵴从上肢芽根部一直延伸到下肢芽根部。这种观点来源于比较解剖学的理论,但未得到人类胚胎研究的支持,人类胚胎研究显示乳腺嵴仅延展至腋胸部区域(图1-1-1)。

乳嵴上乳腺始基除胸前一对继续发育外,其余部位的乳腺始基逐渐消退。原始乳腺始基的不完全退化或散布形成副乳腺组织,2%~6%的女性表现为副乳腺或腋窝乳腺组织[2]。

在妊娠7~8周,乳腺胚基发生增厚(乳丘阶段),接着进入胸壁间叶细胞(圆盘阶段)和三维增生阶段(球形阶段)。在胸前区的一对乳腺始基处,外胚层基底细胞增殖成团,形成原始乳头芽。乳头芽表面的上皮细胞逐渐向复层扁平上皮分化。乳头芽周围的细胞继续增殖,并向下生长,形成乳头凹。在此之前即乳腺的原始发育期间,不受激素影响,即非激素依赖(图1-1-2)。

妊娠10~14周,胸壁间叶细胞进一步增殖成扁平的边缘(锥型阶段);妊娠12~16周,间叶细胞分化形成乳头和网眼状组织平滑肌。妊娠16周,上皮细胞形成"乳腺芽"(萌芽阶段)[3],乳头芽继续发育增大,原始乳头的基底细胞向下生长,形成初级乳腺芽。乳腺芽进一步延伸并分支,构成次级乳腺芽。乳头凹的复层扁平上皮逐渐角化、脱落、形成孔洞。此期,胎儿的乳腺发育存在着明显的性别差异,主要是受性激素的影响(图1-1-2)。

妊娠7~9个月,胎盘性激素进入胎儿血液循环,诱导分支上皮组织形成(分支阶段)[3,4]。这一过程持续至妊娠20~23周。一般胎儿9个月时,实心的细胞索才开始出现管腔,最终形成15~20个初期乳腺导管,有约10个主导管和皮脂腺在表皮附近结合[5]。此时,乳

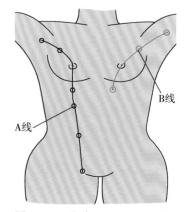

图1-1-1　乳嵴及乳腺位置解剖图(A线源自比较解剖学,B线源自人类胚胎)

腺管已有2~3层上皮细胞,其下端出现基底细胞。这些基底细胞形成的细胞团构成了乳腺管末端的原始乳腺小叶,也称小叶芽。乳头下结缔组织不断增殖,致使乳头逐渐外突。乳头周围皮肤的色素沉着加深扩大,逐渐形成乳晕。周围的间充质发育成疏松结缔组织及脂肪组织。至此,胚胎期乳腺基本发育。而原始乳腺小叶继续维持,直到青春期在雌激素的作用下才逐步形成末端乳腺管和腺泡(见图1-1-2)。

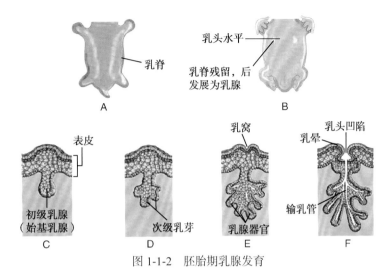

图1-1-2　胚胎期乳腺发育

A.源自比较解剖学的乳峰示意图;B.人类始基乳腺示意图;C.初始乳腺腺泡芽开始发育;
D.二级乳腺腺泡芽发育;E.乳腺腺泡;F.乳腺导管形成。

第二节　乳 腺 解 剖

一、乳腺的大体解剖

乳腺位于胸前部,内侧达到同侧的胸骨缘,外侧为同侧的腋中线,上缘达到第2肋骨水平,下缘到第6肋骨水平,大部分乳腺组织位于胸大肌的表面,小部分乳腺组织位于前锯肌、腹外斜肌及腹直肌前鞘的表面,有时乳腺可向外上方延伸至腋窝,成为乳腺的尾部,又称为Spence腋尾(Spence axillary tail),应与腋窝的副乳腺相鉴别,当其内有小叶增生或纤维腺瘤时应与腋窝的肿大淋巴结相鉴别。一半的女性左右乳房之间有10%的体积差异,1/4的有20%的差异,左乳通常是较大的一侧。

二、乳房的组织结构

1. **乳腺**　由表面的皮肤、皮下的纤维结缔组织以及乳腺组织共同组成,乳腺组织内又包含纤维结缔组织组成的间质和乳腺的小叶导管系统所组成的实质。乳腺小叶是构成乳腺的基本单位,由末梢导管、腺泡及乳腺小叶内间质组成。乳腺外形变异较大,性成熟期未生育女性的乳腺呈圆锥形或半球形,富有弹性,而已生育哺乳的女性及绝经期的女性则有不同程度的下垂,弹性降低(图1-2-1)。

2. **乳腺腺叶**　乳腺的本质上是一种复管泡状腺体,通常认为由10~15个末梢膨大的腺泡、与腺泡相连续的腺泡管及与腺泡管相连接的终末导管共同组成了乳腺小叶,许多的乳腺小叶构成乳腺腺叶,15~20个乳腺腺叶构成乳腺的实质。但事实上,更多的观点认为仅为7~8个乳腺腺叶。乳腺腺叶的数目来源于对乳头横剖面的观察,但在临床经验中,切除单个导管腺叶单位会移除远多于1/20的乳腺,这可能是由于一半以上自乳头发出的乳腺导管是未发育的,不通向功能性的腺叶,仅延伸3~4个分支,并不形成小叶结构(图1-2-2)。

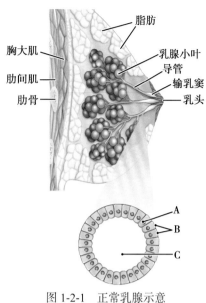

图 1-2-1　正常乳腺示意

A. 正常导管上皮细胞;B. 基底膜;

C. 导管腔。

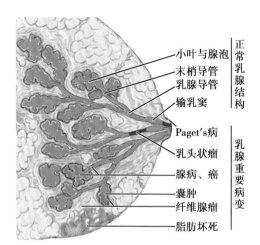

图 1-2-2　乳腺结构及重要病变示意

乳腺腺叶呈放射状排列,腺叶之间无相交通的导管,故在手术时在切开乳腺实质时,应取放射状切口,这样对乳腺腺叶的影响最小。乳腺上皮层是乳腺癌发生的组织基地,而男性的乳腺与女性不同之处就是无小叶结构,故男性乳腺癌无小叶癌。

3. **乳腺输乳管**　乳腺的导管系统是构成乳腺实质的重要结构,是乳腺腺泡分泌乳汁的排出通道,与腺泡直接相通的导管为腺泡管;导管系统的命名尚未统一,分支系统可以以合理的方式命名,由乳头的汇集导管开始,向外依次为输乳管、分支导管、终末导管。每一个终末导管引流 20~40 个小叶组成的腺叶。一个小叶的直径 2~3mm,基本上肉眼可见。每个小叶由 10~100 个腺泡或管状囊状分泌小体组成[5,6]。输乳管在近乳头部与一个梭形膨大相连续,成为乳管壶腹部,或称为输乳窦,后者向外管径出现一个短距离的狭窄部后开口于乳头区。每个腺叶由一个导管系统引流,经输乳窦开口于乳头,每个输乳窦接受一个直径不超过 2mm 的腺叶导管。小叶是乳腺的解剖和功能基本单位,腺泡是基本的分泌单位(图 1-2-2)。

4. **乳头、乳晕**　位于乳腺的中央区,乳头是各乳腺腺叶的输乳管开口的汇聚点,故乳头上有 15~20 个的乳腺导管开口,与乳腺腺叶的排列方式相似,乳管从周围放射状向乳头汇聚,到达乳头下方后转向前进入乳头。乳晕部含乳晕腺(又称 Montgomery's 腺),其结构介于汗腺与乳腺之间,常呈小结节状突出于乳晕的表面,部分女性可较明显,可分泌油脂样物质保护乳头、乳晕,此外乳晕还富含皮脂腺、汗腺和毛囊。

5. **乳腺脂肪结缔组织**　在乳腺的小叶内,乳腺腺泡及各级导管的基底膜外为疏松的纤维结缔组织所包绕,这些局限在乳腺小叶内的疏松结缔组织与乳腺实质一样,也随着月经周期的变化而增生复原,在乳腺增生性疾病中往往也伴随增生。乳腺小叶内的纤维细胞与其他部位的纤维细胞有所不同,在乳腺癌组织中的纤维细胞可表达一些金属蛋白酶以及芳香化酶等,金属蛋白酶的过度表达可促进乳腺癌细胞转移,而芳香化酶可在乳腺原位合成雌激素,从而造成局部的高雌激素微环境,促进雌激素依赖性乳腺癌细胞的增殖。而位于乳腺小叶间纤维组织为较致密的结缔组织,与其他部位的纤维组织相似,不随月经周期的变化而变化。因此可见,乳腺小叶内的腺泡、导管由小叶内纤维组织包绕固定形成立体结构,而小叶间的纤维结缔组织包绕在小叶周围、腺叶周围,固定维系着小叶及腺叶之间的排列,除乳头乳晕外,整个乳腺再被一层皮下脂肪结缔组织所包绕,从而形成锥形或半球形的乳腺外形。上皮下结缔组织及管周结缔组织是纤维腺瘤的主要病理发生部位。

乳腺的脂肪随着年龄、体重和乳腺总体积的增加而增加,一般年轻女性乳房中腺体占主要地位,但也不完全如此,部分年轻女性乳房中脂肪也可能超越腺体而占主要地位。

6. **乳腺悬韧带** 在乳腺组织内,存在着垂直于胸壁的纵向条索状纤维结构,其向表面连接着浅筋膜的浅层,向深面连接着浅筋膜的深层,中间贯穿于乳腺的小叶导管之间,起着固定乳腺结构的作用,称为乳腺的悬韧带。当乳腺癌组织、术后的瘢痕组织或外伤引起的脂肪坏死等病变累及悬韧带时,由于悬韧带受到不同程度的牵拉可使病变表面的皮肤出现不同程度的凹陷(酒窝征),在临床体检中应予以注意。

7. **乳腺分区** 在医学上为了便于诊断和治疗,人为地将乳房划分为 6 个区域:以乳头为中心,用横竖两条相互垂直的直线,将乳房分为 4 个象限,即内上、内下、外上、外下四个象限,乳头及乳晕为中央区,再加上乳腺的腋尾部,也就是乳腺外上方伸向腋窝的部分(即 Spence 腋尾部)。临床体检时可按一定的顺序进行,不应漏掉任何一个区域。

三、乳腺的动脉血供

乳腺的动脉血供主要来源于胸肩峰动脉、胸外侧动脉、胸廓内动脉、肋间动脉穿支等。乳房的主要血液供应来自内乳动脉和胸外侧动脉。约 60% 乳房(主要是中部和中央部分)靠内乳动脉穿支供应。约 30% 乳房(主要是上部和外侧)靠胸外侧动脉供应。其次有胸肩峰动脉穿支、第 2~5 肋间动脉穿支、肩胛下动脉和胸背动脉(图 1-2-3)。

胸肩峰动脉多在胸小肌后方起自腋动脉,少部分人起自胸小肌上缘,穿锁胸筋膜或胸小肌后即分出数支肌支行于胸大小肌之间,除支配胸大小肌外,有乳腺支支配乳腺深面。

胸外侧动脉在胸小肌深面胸肩峰动脉起点的下方起自腋动脉的下壁,向外下紧贴胸壁前锯肌表面、沿胸小肌下缘向下,止于胸小肌的胸壁起点附近后侧,供应胸小肌、前锯肌等胸壁肌肉和皮肤以及乳腺外侧部分血供。

在多数患者中,在相当于肩胛下动脉起点上方、胸外侧动脉起点的下方,由腋动脉发出一支动脉,称为乳腺动脉。向内下前方向进入乳腺的外上方,支配该区域的乳腺。

乳腺内侧的血供来源于胸廓内动脉和肋间动脉穿支。胸廓内动脉起源于锁骨下动脉,行于肋软骨后方,壁层胸膜前,一般距胸骨缘 10~15mm,其在 1~4 肋间有穿支穿肋间肌、胸大肌后支配乳腺内侧乳腺组织。

肋间动脉的穿支在 2~4 肋间较明显,其穿出点位于胸廓内动脉穿出点的外侧 2~3cm,支配乳腺胸肌及乳腺,由于其分支细小,对乳腺的血供意义不大,在乳腺癌根治术时注意结扎之,以免术后出血。

四、乳腺的静脉回流

乳腺的静脉回流是乳腺癌血行转移的最重要途径。在乳腺皮下浅筋膜浅层存在着丰富的乳腺静脉网,分为横向和纵向两种。

横向的静脉网汇合向内形成胸廓内静脉穿支,伴随胸廓内动脉穿支穿胸大小肌、肋间肌注入胸廓内静脉,后者与同名动脉伴行。乳腺的纵向浅静脉向上与颈根部的浅静脉相交通,可注入颈前静脉。

腋静脉的分支包括胸肩峰静脉、胸外侧静脉、乳腺静脉、肩胛下静脉等与同名动脉相伴行,引流乳腺上、外侧的静脉血。与肋间动脉穿支伴行的为同名静脉,引流乳腺深部的血液回流,向内注入肋间静脉,进而注入奇静脉或半奇静脉,后两者与椎静脉相交通,乳腺癌细胞可经此途径较容易地进入椎静脉系统,从而引起椎骨、颅骨以及盆骨等的转移。

五、乳腺的感觉神经支配

肋间神经是乳腺皮肤感觉的主要支配神经,具体为第 3~6 肋间神经的前后皮支支配。肋间神经的后侧支支配乳腺的外侧半,其内侧支支配乳腺的内侧半。

乳腺外侧的皮肤感觉由肋间神经的后侧支支配,内侧的皮肤感觉由肋间神经的内侧支支配,下部的皮肤感觉,也由肋间神经支配,上部感觉由第 3、4 颈神经的前皮支支配。第 2 肋间神经的外侧支较为粗大,在穿出前锯肌后与臂内侧皮神经相融合形成肋间臂神经,沿腋静脉的下缘行走,支配上臂内侧皮肤的感觉,在乳腺癌手术时可保留该神经,从而避免术后上臂内侧麻木、提高患者的术后生活质量。

六、乳腺的淋巴回流

（一）乳腺内部的淋巴回流

乳腺表面皮肤的淋巴引流与其他部位的皮肤相似,由浅层和深层淋巴管网组成。浅层的毛细淋巴管网位于真皮乳头下层,无瓣膜;在浅层的深面为深层淋巴管网,含瓣膜,网状结构相对于浅层较疏松,且管径较粗,其在乳头乳晕下方形成相对致密的网状结构,称为乳晕下淋巴管丛。乳房皮下或乳头淋巴管丛通过体表淋巴管回流,这些无瓣淋巴管与真皮淋巴管沟通并合并到乳晕下淋巴管丛。乳晕下丛接受乳头乳晕淋巴管,并通过垂直淋巴管与别处皮下和真皮淋巴管连接[7]。从表面到深丛、从经输乳管的乳晕下丛到小叶周和深皮下丛,淋巴液单向流动。导管周围淋巴管恰好位于管壁肌上皮层[8]。乳腺内的淋巴管起源于小叶周围,与各级导管相伴行,与乳腺的各级导管结构不同的是淋巴管之间相互吻合成网状,汇集成集合淋巴管,乳腺实质内的淋巴管网与乳晕下淋巴管丛相交通,而乳腺内的集合淋巴管可能伴随深静脉汇入相应的淋巴结(图 1-2-3、图 1-2-4)。

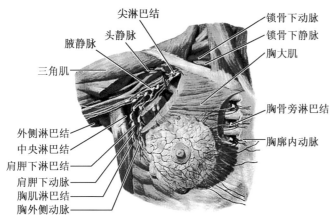

图 1-2-3 乳腺血管及淋巴引流

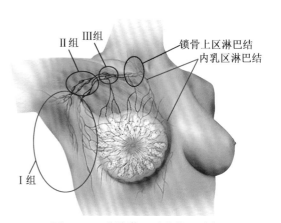

图 1-2-4 乳腺淋巴引流分区示意

（二）乳腺外部的淋巴回流

乳腺外的淋巴引流区在生理状态下主要包括两大部分,即腋淋巴结区和内乳淋巴结区。一般认为约75% 的乳腺淋巴液流向腋淋巴结区,约 25% 的乳腺淋巴液流向内乳淋巴结区[9]。

1. 腋淋巴结传统解剖学分群

(1)外侧群淋巴结:沿腋静脉的内侧排列的腋淋巴结,又称腋静脉淋巴结。在乳腺癌各式手术清扫该组淋巴结时无须打开腋鞘,可有效地避免术后同侧上肢水肿。

(2)前群淋巴结:位于前锯肌表面、胸小肌下缘,沿胸外侧动静脉分布,又称为胸肌淋巴结。

(3)后群淋巴结:位于肩胛下动静脉及胸背神经周围,又称为肩胛下淋巴结,在清扫该群淋巴结时注意避免损伤胸背神经及肩胛下动静脉,结扎切断肩胛下血管的乳腺支,以避免术后出血。

(4)中央群:位于腋窝中央的脂肪组织内,是临床体检最易发现的淋巴结群,当上肢内收放松时,可以触及该群淋巴结,本群是腋淋巴结各群中淋巴结最大、数目最多的淋巴结群。

(5)尖群淋巴结:位于锁骨下肌下内方、胸小肌上缘及内侧、锁胸筋膜深面、Haslted 韧带外侧、沿腋静脉排列,其所处的位置是腋窝的顶端,因其又位于锁骨下,故又称锁骨下淋巴结,是乳腺癌根治术时必须清除的淋巴结群,其与锁骨上淋巴结相交通。

(6)胸肌间淋巴结:位于胸大小肌之间的血管周围的脂肪内,沿胸肩峰血管肌支分布,又称为 Rotter's 淋巴结。

上述的腋淋巴结分群是按照解剖学的规律划分的,这样划分对于手术时各群淋巴结的清扫具有指导意义,各群淋巴结之间有着丰富的淋巴干相连接,并最后汇集到尖群淋巴结,而尖群淋巴结与锁骨上淋巴结、纵隔淋巴结相交通,其淋巴干可直接注入颈内静脉或锁骨下静脉,从而引发锁骨上、纵隔淋巴结转移或血行播散。

但这样的分群,会导致术后病理科医师对手术标本进行病理检查时的腋淋巴结分群困难,无法在标本上定位外侧群与前群等,故解剖学分群的临床意义受到限制。从乳腺癌的转移特征以及病理学角度出发的腋窝淋巴结分群目前已广泛应用于国内外的乳腺癌临床。是以胸小肌为标志三分腋淋巴结:胸小肌下缘的所有腋淋巴结属于Ⅰ组或称下群;胸小肌上缘的腋淋巴结属于Ⅲ组或称为上群;胸小肌上下缘之间的淋巴结属于Ⅱ组或中群,包括胸小肌深面和胸大、小肌之间的淋巴结。

2. 内乳淋巴结　内乳淋巴结与腋淋巴结一样,是乳腺癌引流的第一站淋巴结,乳腺的任何一部分均可引流至此,但以中央和内侧为明显,内乳淋巴结沿胸廓内动静脉排列,其向上通过淋巴干与锁骨上淋巴结相交通,分别注入胸导管(左侧)或右淋巴干(右侧),最终注入颈内静脉或锁骨下静脉,乳内淋巴结向下与肝前上部、膈肌前半及腹直肌上部等淋巴管网相交通。乳腺的淋巴管伴随着胸廓内动静脉的穿支进入胸内的内乳淋巴结,乳内淋巴结在1~3肋间较为恒定存在,其所处的层次同胸廓内动静脉。

以上为乳腺的主要淋巴液引流途径,其他还存在一些次要引流途径,只是这些途径在肿瘤的转移中不起太大的作用,但在上述主要的引流途径因肿瘤转移、阻塞情况下,这些次要的乳腺引流途径会表现出不同的临床征象,应予以注意,他们包括以下几个途径:

(1)锁骨上淋巴结:由于锁骨上淋巴结与锁骨下淋巴结、乳内淋巴结相交通,故临床上锁骨上淋巴结转移较为常见,是乳腺癌术后随访的必查部位,不应遗漏。

(2)膈下淋巴结:乳腺内侧及下部的淋巴管以及乳内淋巴结链通过深筋膜淋巴管、腹直肌筋膜淋巴管均与膈下淋巴结相交通,乳腺癌可通过该途径引发肝脏、腹腔转移。

(3)肋间后淋巴结:该淋巴结位于脊柱旁、肋骨颈附近。当肿瘤侵犯胸壁或乳腺其他淋巴引流途径丧失时,乳腺或胸壁的淋巴液可沿伴随肋间血管穿支的淋巴管入该组淋巴结,最后通过淋巴导管或胸导管与锁骨上淋巴结注入血道。

(4)皮下淋巴管网:如前所述,乳腺皮肤的淋巴管网与身体其他部位的淋巴管网一样,其与周围的皮肤淋巴管网可以看作一个整体,乳腺皮肤的浅深淋巴管网与乳腺实质内的淋巴管网相交通,当乳腺癌细胞进入乳腺皮肤的淋巴管后可向周围任何部位引流在皮内播散,常见的有同侧乳房表面皮肤内、对侧乳房皮肤、甚至上腹壁、背部、颈部、面部皮肤或皮下转移。当癌细胞在皮下淋巴管网引起阻塞诱发淋巴水肿时,乳腺的皮肤呈现出橘皮样变,而当皮内或皮下淋巴管内癌细胞引发皮肤的红、肿、热等炎症表现时成为炎性乳腺癌。

早期乳腺癌的腋淋巴结清扫与否争议已久,而前哨淋巴结活检手术似乎是解决了部分问题。前哨淋巴结是指原发肿瘤区域淋巴引流的第一个淋巴结,肿瘤的淋巴结转移状态是继发于这一淋巴结是否累及状态的,如果该淋巴结已转移,则其他的腋淋巴结有可能存在癌转移,应行腋淋巴结清扫;反之如果该淋巴结未发现癌细胞转移,除极少数跳跃式淋巴结转移外,其他腋淋巴结有癌转移的可能性极小,而不必行常规的腋淋巴结清扫,随着这方面的临床研究资料的积累,相信在不远的将来将有更明确的结论可供临床参考。

第三节　乳腺微观解剖

一、终末导管小叶单位

终末导管小叶单位(the terminal ductal lobular unit,TDLU)由小叶外和小叶内终末导管及源于小叶内终末小管的小叶组成,并被认为是多种乳腺良恶性疾病器官的重要结构单位[10]。成人静止期乳腺有通向终末导管小叶单位的分支主导管系统(图1-3-1、图1-3-2)。

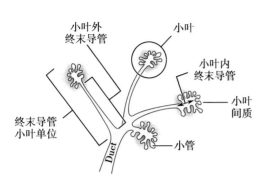

图 1-3-1　终末导管小叶单位 TDLU 示意

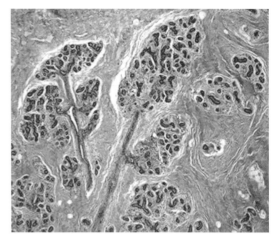

图 1-3-2　镜下终末导管小叶单位（TDLU）（HE×100）

二、乳房发育的显微解剖

在人类乳腺中已发现 4 种类型的小叶,代表了由小叶芽完全分化为成熟小叶的发展过程[11]。Ⅰ 型（原始）小叶分化最差,仅为芽状结构;Ⅱ 型小叶较为复杂,每一小叶中有较多数量的小管。在妊娠和哺乳期可进一步发展为Ⅲ型和Ⅳ型小叶（图 1-3-3）。

青春期的乳腺发育,生成和分化为导管,形成棒状末梢萌芽;成长的末梢萌芽形成新的分支、末梢和被称为泡芽的小导管[12];泡芽随后分化为静止期乳腺的终端结构[13]。月经初潮后最初的几年,小叶开始发育,泡芽丛围绕末梢导管,并形成 Ⅰ 型小叶,包括 2 层上皮排列的接近Ⅱ型泡芽。青春期乳腺发生的完全分化历时数年,如果被妊娠中断就不可能充分完善。

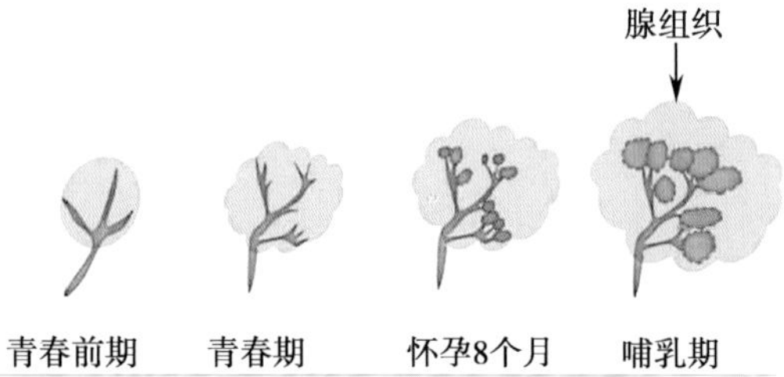

图 1-3-3　由小叶芽完全分化为成熟小叶的发展过程

Ⅱ型和Ⅲ型小叶由围绕导管的逐渐增加的小管组成,Ⅳ型小叶拥有完全发育的腺泡[14]。每一个小叶成分的平均数量由 Ⅰ 型到Ⅳ型渐增。断乳后,乳腺中有丰富的Ⅲ型小叶,其分化好,雌激素受体含量低且增殖活性低。在任何年龄的未育女性中,Ⅰ 型小叶为最常见形式;而Ⅲ型小叶在经产女性中最常见。Ⅰ 型小叶中雌激素受体含量最高,细胞增殖率高[15]。

Ⅰ 型小叶被认为是导管原位癌发生的部位,而Ⅱ型小叶是小叶癌发生的部位。Ⅲ型小叶是腺瘤、纤维腺瘤、硬化性腺病和囊肿的发源地;与Ⅲ型小叶相比,Ⅰ 型和Ⅱ型小叶对体外化学致癌剂反应性更高[15]。

小叶的数量和结构随年龄而改变。30~40 岁,小叶数量达到最大,之后迅速降低直至 60 多岁,此过程伴随着小叶大小的同步下降。乳腺上象限的小叶组成比例最大,比下象限早 10 年,与其他小叶的平稳退化不同,外上象限于 50 岁出现惊奇的第二发育高峰期[15]。

三、上皮细胞与基底膜

导管和腺上皮在结构上相似,均由两层细胞组成;基底细胞呈立方形,表面细胞呈长轴与导管壁成直角的圆柱形;围绕导管和腺泡壁是有孔的收缩肌上皮细胞层（图 1-3-4）。催产素刺激可使肌上皮细胞反应性收缩,将乳汁从妊娠扩张的 TDLU 射入较大的导管。

基底膜为上皮和间质之间的复杂网络状结构,并对两者均有明显影响,它是一个动态的结构,在持续的裂解和再合成中不断地重新塑型。

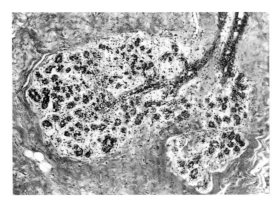

图 1-3-4　高倍镜下终末导管小叶单位（TDLU）（HE × 200）

四、乳腺间质

小叶间筋膜常伴有大量脂肪浸润，尤其见于较大的乳房。管周和小叶间质间还存在更多的差别，可以发现管周结缔组织是围绕导管的疏松间质套囊，其内有淋巴管走行；它比支撑性纤维组织具有更多的细胞（纤维细胞），其中包含大量的弹性组织，并随着年龄和产次的增加而增多；小叶间质甚至更为疏松，含更多血管和细胞及明显的黏液——一种在妊娠期促进发育腺泡扩张的结构。

（张建兴）

参考文献

［1］HAMILTON NJ, BOYD JD, MOSSMAN HW. Human embryology. Cambridge: Heffer, 1968.

［2］OCHSNER A. Diseases of the breas. Postgrad Med, 1975, 57 (3): 77-84.

［3］MACIAS H, HINCK L. Mammary gland development. Wiley Interdiscip Rev Dev Biol, 2012, 1 (4): 533-557.

［4］DAWSON EK. A histological study of the normal mamma in relation to tumour growth. I.-early development to maturity. Edinb Med J, 1934, 41 (12): 653-682.

［5］MOFFAT DF, GOING JJ. Three dimensional anatomy of complete duct systems in human breast: pathological and developmental implications. J Clin Pathol, 1996, 49 (1): 48-52.

［6］PARKS AG. The micro-anatomy of the breast. Ann R Coll Surg Engl, 1959, 25: 235-251.

［7］SPRATT JS. Anatomy of the breast. Major Probl Clin Surg, 1979, 5: 1-13.

［8］BONSOR GM, DOSSETT JA, JULL JW. Human and experimental breast cancer [M]. Springfield, IL: Charles C Thomas, 1961.

［9］王强修, 阮永威, 覃业军. 现代乳腺疾病诊断病理学. 北京: 中国医药科技出版社, 2008.

［10］WELLINGS SR, JENSEN HM, MARCUM RG. An atlas of subgross pathology of the human breast with special reference to possible precancerous lesions. J Natl Cancer Inst, 1975, 55 (2): 231-273.

［11］RUSSO J, RUSSO IH. Toward a physiological approach to breast cancer prevention. Cancer Epidemiol Biomarkers Prev, 1994, 3 (4): 353-364.

［12］SHILLINGFORD JM, MIYOHI K, ROBINSON GW, et al. Proteotyping of mammary tissue from transgenic and gene knockout mice with immunohistochemical markers: a tool to define developmental lesions. J Histochem Cytochem, 2003, 51 (5): 555-565.

［13］MILLS AA, ZHENG B, WANG XJ, et al. P63 is a P53 homologue required for limb and epidermal morphogenesis. Nature, 1999, 398 (6729): 708-713.

［14］RUSSO J, RUSSO IH. Development of the human mammary gland//Neville MC, Daniel CW. The Mammary Gland [M]. New York: Plenum, 1987.

［15］DD PAULUS. Benign diseases of the breast. Radiol Clin North Am, 1983, 21 (1): 27-50.

第二章

乳腺超声检查及评价

乳腺超声影像的判读依赖于规范的乳腺超声检查过程,在获得良好规范图像的基础上,方可解读图像中的各种组织结构并判读各种图像特征。因此,如何获得规范良好的图像以及进行有效质量控制,是超声检查的重中之重,也是进行超声诊断和病变管理的基石。

第一节　乳腺超声检查概述

乳腺超声检查过程中,选择合适的设备、合理的体位以及顺序扫查等对乳腺疾病的发现及诊断都极为其重要,因此在检查过程中,应注意以下方面的内容[1,2]。

1. **检查前要求**　检查时一般无须特殊准备,须充分暴露乳腺及腋窝;检查前应避免乳腺导管造影和穿刺活检,以免造影剂和出血干扰影像诊断。

2. **检查设备**　一般选用中、高档彩色多普勒超声诊断仪,采用高频线阵探头实时超声诊断仪进行超声检查,探头频率一般>7.5MHz。对于位置较浅的病变可选用更高频率进行探查;对于深部较大的病变、丰乳术等可根据需要选择合适的探头频率或合适的探头。

3. **患者体位**　患者一般取仰卧位(图 2-1-1),部分乳腺较大、较松弛或病变位于外侧,仰卧位不便于超声检查时,须采用左/右前斜位或侧位进行检查(图 2-1-2);检查乳腺中央区时,最好取仰卧位。

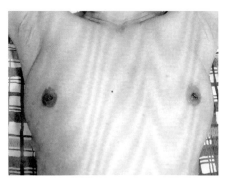

图 2-1-1　仰卧位

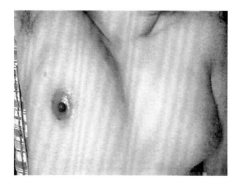

图 2-1-2　右前斜位(使需检查的右侧乳房平展)

4. **检查方法**　检查时按双侧对照以乳头为中心向外做放射状(辐射状)扫查或由外向乳头做反辐射状扫查(图 2-1-3、图 2-1-4)、横切面、纵切面、斜切面及双侧腋窝扫查。扫查过程中需注意扫查图像的连续及叠瓦式扫查。对于可疑病例应行纵横交错扫查;确定病变的有无,并观察病变的灰阶超声表现,如位置、大小、形态、边缘、纵横比、内部回声、后方回声等。发现病灶后,探头轻置病灶表面,使用彩色多普勒和频谱多普勒分别观察病变部位的血流信号并测定血流参数。

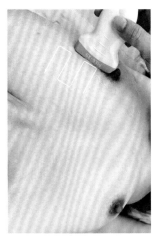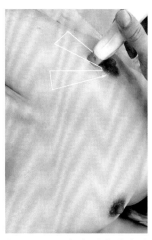

图 2-1-3　平行大导管走行方向
（由内及外为辐射状扫查）

图 2-1-4　垂直大导管走行方向扫查（由外及内为反辐射状，反之则为辐射状扫查）

对乳头、乳晕处扫查时，因乳头、乳晕处组织致密，可致后方衰减，乳头和乳晕深面为病变好发部位，需采用多方位斜切扫查，对乳头溢液特别是溢血的患者，应特别留意乳头本身回声均匀性，乳头内和乳晕深面导管有无扩张、管壁是否光滑，管腔内有无异常回声，导管内或导管周围有无肿块。

超声探测时应注意被检妇女所处生理状态属于哪一时期，与健侧对照，了解有无进行丰乳术、乳房再造术或其他乳腺手术等。

乳腺超声检查对乳腺肿块的良、恶性可进行初步筛选，为妇女的乳腺癌普查提供了一种简便、安全而有效的检查方法。对不宜进行 X 线检查的孕期或哺乳期的妇女，尤有特殊价值。

5. 乳腺超声的观察内容　在进行乳腺超声扫查时，需注意观察：①乳腺导管系统形态结构，导管是否扩张；②乳腺腺体内是否有局限性病变，单发还是多发，特别当触诊或乳腺钼靶 X 线发现有肿块或有密集微小钙化时，更应仔细检查是否存在局限性病变；③肿块的二维超声表现，包括位置、大小、纵横比、内部回声、是否有微小钙化、边缘是否光整、形态是否规则、后方回声是否增强或衰减；④肿块内部及周边是否有血流信号，血流是否粗大不均匀，必要时可测量血流速度和 RI 等参数；⑤乳腺淋巴引流区是否有增大淋巴结，腋窝是否有副乳腺或其他病变；⑥Cooper 韧带走行、结构是否有改变。

第二节　乳腺正常声像图

由浅至深，正常乳腺结构分为 3 层，分别为皮肤、皮下脂肪层、乳腺组织层（包括腺叶、导管）（图 2-2-1）。不同生理状态下声像图表现有所不同，主要表现为皮下脂肪组织厚度及腺体层回声的差异。由于乳腺肿瘤可能浸润胸壁，或胸壁肿瘤可能误诊为乳腺肿瘤，因此，应注意观察胸壁结构[1-3]。

1. 皮肤层　表现为一条平直的高回声，光滑、整齐，厚度约 2mm；乳头大小因年龄、发育及经产情况而异。年轻、乳房发育良好及未生育者，乳头较小，哺乳后乳头增大。乳头回声均匀，边界清楚，形态规则（图 2-2-2、图 2-2-3）。

2. 皮下脂肪组织　与周围腺体相比，脂肪组织显示为低回声，介于皮肤层与腺体层之间，除乳头外，腺体层均被脂肪组织覆盖。皮下脂肪的厚度个体差异较大，因年龄和肥胖程度不同而不同，青春期皮下脂肪较薄，随着年龄的增长，皮下脂肪逐渐增厚。在腺体层与皮肤之间有一三角形的韧带相连，称为 Cooper 韧带。Cooper 韧带一端连于皮肤和浅筋膜浅层，一端连于浅筋膜深层，牵拉乳腺小叶，使腺体表面在韧带附着处不平整略呈波浪状（图 2-2-4，图 2-2-5）。Cooper 韧带通常在老年女性和皮下脂肪较多时容易显示。

在声像图上 Cooper 韧带表现为弧形高回声,可伴有后方声影;将皮下脂肪分隔为结节样等回声结构,检查时需注意观察,勿误诊为肿瘤。皮下脂肪组织伸入腺体或腺体内出现局限性脂肪团时,容易误诊为肿瘤,应注意鉴别。

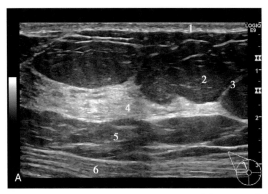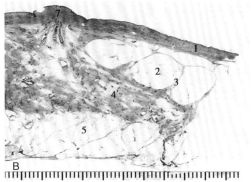

图 2-2-1 乳腺层次结构
A. 超声图像;B. 超声图像所对应的组织标本图(HE×1):1 皮肤层,2 皮下脂肪层,3 Cooper 韧带,
4 腺体层,5 腺体后脂肪层,6 肌层,7 乳头。

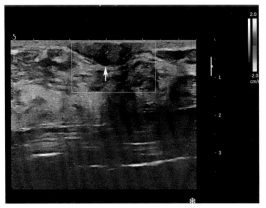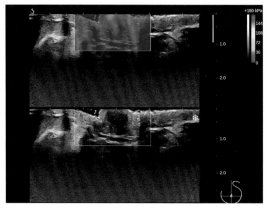

图 2-2-2 彩色多普勒乳头部(箭头指示处)
可见少许彩流信号显示

图 2-2-3 超声弹性成像示乳头部弹性值较低,
与周围皮肤层、皮下脂肪等相近

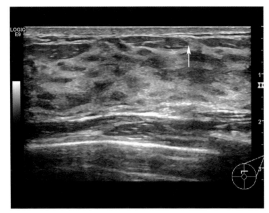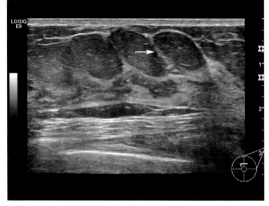

图 2-2-4 箭头指示为 Cooper 韧带,年轻女性
皮下脂肪较薄,韧带显示较短

图 2-2-5 皮下脂肪层较厚时,Cooper 韧带容易
显示(箭头指示处),呈弧形高回声带

3. 腺体层 与周围脂肪组织相比,正常乳腺内由导管小叶单元及周围脂肪纤维组织构成的乳腺腺体组织层显示为高回声,腺体组织层内经常交织低回声的乳腺小导管(图 2-2-6)。年轻未生育女性腺体层表

现为较均匀的高回声,因中央区导管结构相对较集中,周围区导管小叶单元相对较多,中央区回声比外带腺体回声相对较低,导管通常不显示(图2-2-7),随着年龄的增加中央低回声区范围逐渐减小。已生育妇女大都表现为腺体回声逐渐增强,腺体内强弱相间,各象限分布均匀;随着年龄的增长,腺体组织的高回声一般逐渐为脂肪组织的低回声所替代,腺体层变薄。而妊娠期及哺乳期的乳腺表现为腺泡及导管的显著增生,腺体层明显增厚。

乳腺导管在乳头周围呈辐射状排列,当其在乳头汇聚时管腔变细呈树枝状分布。正常乳腺导管在非哺乳期处于闭合状态,内径约为1mm,绝大多数女性乳腺不显示导管的管壁和管腔暗区,偶见部分女性乳腺导管内可见细线

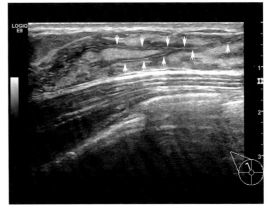

图2-2-6　箭头指示为乳腺导管
(导管内呈细线状高回声)

状高回声(图2-2-8)。妊娠晚期和哺乳期可见扩张的乳腺导管呈管状暗区,管壁呈细的双线状较高回声(图2-2-9);乳腺外带在哺乳期通常不显示导管的管状暗区。目前尚无公认的乳腺导管内径标准,普遍认为乳腺导管内径大于2mm,被认为乳腺导管扩张[4]。

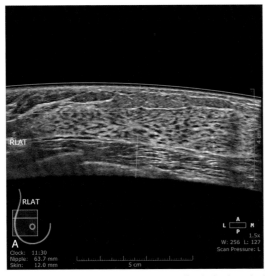
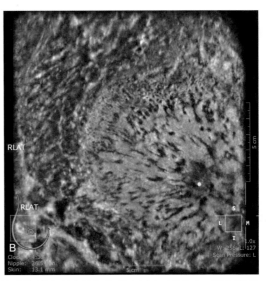

图2-2-7　乳腺容积超声(ABUS)成像:年轻未生育女性腺体层表现为较均匀的高回声,因中央区导管结构相对较集中,周围区导管小叶单元相对较多,中央区回声比外带腺体回声相对较低,导管通常不显示
A. 横断面(RLAT);B. 冠状面(RLAT)。

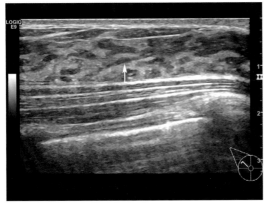
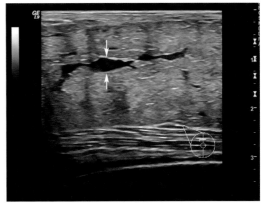

图2-2-8　成年女性乳腺组织呈高回声,内见低回声
导管结构(箭头处)

图2-2-9　哺乳期乳腺,腺体层内可见明显扩张的乳
腺导管(箭头处)

正常情况下,乳腺腺体内的血流信号稀少,偶尔可见部分乳腺滋养血管显示,呈稀疏点状或节段性细条状彩色血流信号,有时彩色取样框内可无彩色血流信号显示(图2-2-10)。妊娠期及哺乳期乳腺内血管增多、增粗,血流速度加快(图2-2-11)。

4. 乳腺后间隙 浅筋膜深层和胸肌筋膜构成乳腺后间隙。超声断面呈线状或带状低回声,大多数年轻女性乳腺后间隙的两层筋膜不易分辨。老年女性,尤其脂肪较厚时,乳腺后间隙境界清楚,呈薄层低回声。

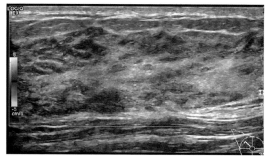

图 2-2-10　正常乳腺内血流稀少

5. 胸壁 胸壁肌层呈低回声,显示与解剖结构一致的肌纤维纹理,排列整齐。肌筋膜为线状高回声,连续光滑。肋软骨为低回声,短轴呈球形或椭圆形,边界清楚,形态规则。肋软骨短轴断面与乳腺纤维腺瘤的声像图相似,但肋软骨所处的解剖层次与后者明显不同,与肋间肌相连,且肋软骨后方伴声影(图2-2-12)。

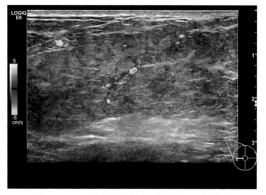

图 2-2-11　哺乳期乳腺,乳腺内血管增多

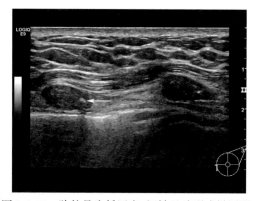

图 2-2-12　肋软骨为低回声,短轴呈球形或椭圆形,边界清楚,形态规则(箭头指示部为肋软骨内钙化)

6. 区域淋巴结 高频探头常常可以发现最大长径在 5mm 以上的淋巴结。正常腋窝淋巴结形状类似卵圆形,纵横比>1:2,淋巴结窦部表现为与周围脂肪回声相似的等回声,淋巴结皮质回声位于被膜下,呈薄层低回声。正常淋巴结血流信号稀少,部分可显示淋巴门中央血流,胸骨旁淋巴结、胸肌间淋巴结通常不显示。

第三节　乳腺病变超声定位

确定乳腺病变的位置及所处的解剖层次是乳腺病变描述的一项重要内容,目前乳腺病变的定位主要是以象限或时钟定位法,和根据解剖层次进行定位的方法确定病变的位置[1,2,3]。

1. 时钟定位法 以乳头为中心,按 12 时制钟表的钟点位置及病变距乳头的距离描述肿块的位置,一般按顺时针方向定位(图2-3-1)。此方法定位精确、完整,便于活检、手术介入、临床随访和影像比较,是目前最常用的描述乳腺病变位置的方法。

2. 象限定位法 以乳头为中心,经过乳头的水平线和垂直线将乳房分为外上象限、外下象限、内上象限和内下象限,以及乳头、乳晕所在的中央区(图2-3-2)。象限定位法常合并使用乳腺内中外带分法,即以乳头为中心,直径 30mm 范围为内带,30~60mm 为中带,60mm 以外为外带。

3. 解剖层次定位 乳腺病变的定位首先是进行层次定位,确定病变所发生的部位,这对于病变性质的判定极其重要;对于临床诊断以及治疗都具有很高的价值。

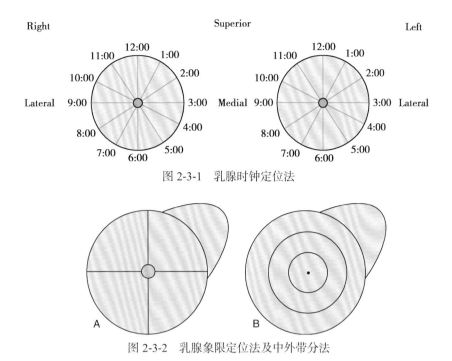

图 2-3-1 乳腺时钟定位法

图 2-3-2 乳腺象限定位法及中外带分法

在超声报告中,确定病变的解剖位置及层次是超声病变描述的重要内容,准确的定位对病变性质的判定以及治疗都有着密切关系。然而,对于部分乳腺较大、较松弛患者,解剖位置定位常较困难,肿块较大时采用时钟定位法易导致前后检查较大的定位误差。

第四节 乳腺病变的测量

1. **病变(肿块)大小的测量** 在进行乳腺内病变(肿块)的测量时,需寻找病变(肿块)的最长轴,然后获得与最长轴切面正交的最大短轴切面进行测量,测量时需注意沿病变(肿块)长轴进行测量,而非图像的水平线进行测量(图 2-4-1)。如有可能,每一病变(肿块)都应给予 3 个测量值。进行新辅助化疗评价时,如可能,可使用三维容积探头成像,计算并报告病变的容积。

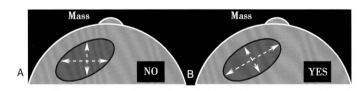

图 2-4-1 第一种方法(A)为不正确的测量方法,第二种方法(B)是正确的
测量方法,先测量肿块长轴,然后测量与之垂直的径线

2. **病变(肿块)距乳头及皮肤层距离的测量** 在进行乳腺内病变(肿块)距离乳头的测量时,应选取放射状扫查切面,在同一图像上显示病变(肿块)及乳头部,测量病灶近乳头侧边缘至乳头近病变(肿块)侧边缘的距离(图 2-4-2)。病变(肿块)与乳头距离大于单切面可显示距离时,可选择应用宽景成像进行显示。

病变(肿块)与皮肤层距离的测量,主要应用于确定病变(肿块)在乳腺内的位置,以确定手术路径的选择以及手术方法的选择,如进行乳腺微创旋切手术时的术前评价。测量要求选择病变(肿块)最近皮肤层处,测量病变(肿块)与最近处皮肤之间的距离。

3. 导管管径的测量　乳腺内导管扩张时,需进行导管管径测量,测量乳腺内扩张导管管径时,取导管长轴切面,在导管最大内径处测量垂直于管壁的导管内径(图2-4-3)。

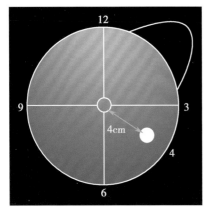

图 2-4-2　病变(肿块)距乳头距离的测量

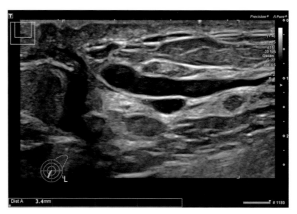

图 2-4-3　在导管最大内径处测量垂直于
管壁的导管内径

4. 乳腺病变测量的记录　ACR的超声 BI-RADS 指出,测量值的记录采用四舍五入法,应用毫米或厘米记录测量值,如,0.45~0.49cm 应记录为 0.5cm,0.41~0.44cm 则应记录为 0.4cm。

囊肿、乳腺内淋巴结以及多发良性病变的测量过程中,当多个囊肿同时存在时,不需要在两个切面上记录每个囊肿,测量并记录每侧乳腺最大囊肿的最长径即可。但如果囊肿对应乳腺 X 线上发现异常或为对应的临床关注区域,则应按照之前所述的方法进行测量、记录。多发单纯性囊肿合并复杂性囊肿也不需要逐一进行描述。类似的记录指导也适用于乳腺内淋巴结;无症状、典型的良性乳腺内淋巴结不需要完整记录,甚至不需要记录;但如果未能及时对应乳腺 X 线上发现的异常,或未对应临床关注的区域,则应按照前述的方法进行测量记录。

5. 病变体积改变评价　乳腺内病变体积的改变评价,需要测量可供参考的病变体积测量,即病变测量的各条径线的方位、角度等各因素具有前后一致性。测量的数值需按前后一致的原则进行比较。病变的总体体积增加大于 20% 则可认为病变的体积增大,且需说明的是,病变较小,单一测量方向上测量数值增加 1mm 时,并不代表病变体积增加,如前次测值为 5mm,本次测值为 6mm,这种测值的改变可能由于病变体积的增加,也可能是由于测量误差的存在或因数字四舍五入所导致的数值差异。

第五节　乳腺超声质量评价

乳腺超声图像是进行乳腺疾病超声诊断及评价的重要依据,因此,如何获得高质量的乳腺超声图像具有极其重要的临床价值。在乳腺疾病的超声诊断过程中,如何合理的选择应用设备的频率,选择合适的焦点位置,进行合理的灰阶增益调节,应用合适的成像视野以及应用空间复合成像技术显示病变区域的细节信息,这些对病变评价以及病变区域综合考量都具有重要意义。

1. 探头频率的选择　超声对乳腺疾病的发现以及诊断很大程度取决于图像质量,手持式高频乳腺超声特别依赖于操作者对图像参数的调节。图像质量差时会导致严重的错误诊断,如把乳腺癌误诊为乳腺囊肿。因此 ACR 建议使用宽屏线阵探头进行乳腺超声扫查,其中心频率建议不小于 10MHz。因为使用高频率探头(12~18MHz)时,可获得更高的图像分辨率;低频率探头可获得较好的图像穿透率。行乳腺超声检查时,要求其穿透深度可达 5cm。需要说明的是,并不是每一位患者超声检查时,其探头穿透深度都需达到 5cm,特别是对于乳房较小的患者。

行乳腺超声检查时,需按患者具体条件,选择应用合适的探头频率,以期分辨率和穿透率的有机结合,获得良好的超声影像。对于同一患者不同位置、深度的病变,为获得优良的超声影像,都需进行图像频率以及检查深度等多参数的动态调节(图 2-5-1,图 2-5-2)。

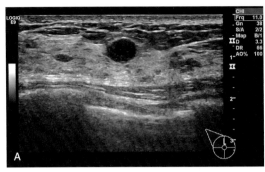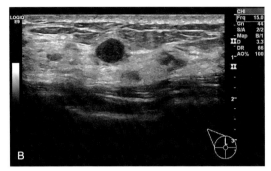

图 2-5-1　不同超声频率对病灶的显示效果
A. 频率 11MHz(黄色标识框)线阵探头所显示乳腺病灶声像图;
B. 频率 15MHz(黄色标识框)线阵探头所显示乳腺病灶声像图。

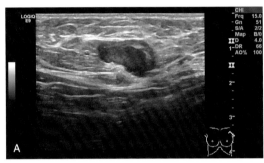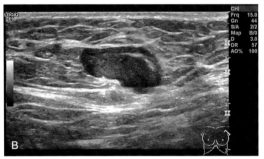

图 2-5-2　不同检查深度对病灶的显示效果
A. 检查深度为 4cm 所显示病变声像图;B. 检查深度为 3cm 时所显示病变声像图。

2. 成像视野以及宽景成像的应用　成像视野是指显示在屏幕上的深度设置。在寻找病灶时,显示深度应足以涵盖乳腺组织及其后方的胸肌,但不包括肺和胸膜。发现病灶后,进行深度或局部放大图像调节的基准在于病变的边缘能被清晰的识别。成像视野设置太深时,小病灶因显示过小而不能辨别其特征。对于大病灶,可采用多种方法使病灶能完整显示。

宽景成像可显示病灶及其周围组织,显示其比邻结构的相关关系,也可用于显示多个病灶间的相互位置以及与乳头之间的关系。自动容积超声可显示更大范围内多个病变间的相互关系、位置以及对大病灶完整显示(图 2-5-3)。

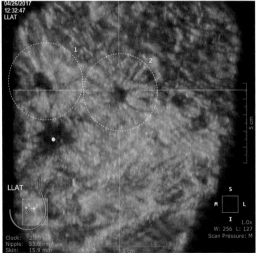

图 2-5-3　全容积超声冠状面显示左乳内两个乳腺癌灶(黄圈标识处)

大病灶可采用图像拼接的方法进行一分为二的显示,但需说明的是双幅图像拼接仅适用于病变大小可被双屏显示的病例;病变过大不能被双屏完全显示时,也就失去了进行图像拼接的意义。同时,进行图像拼接时,需要很高的技巧,且精度较低。梯形拓展可在图像底部显示得更宽,呈梯形,但其适用范围相对有限,且拓展显示部分图像质量有一定影响。

综合各种宽视野显示方法,宽景成像对于普通超声设备而言是能完整显示大病灶的值得推荐的显示方法,但依然需要操作者具有良好的操作手法(图 2-5-4)。

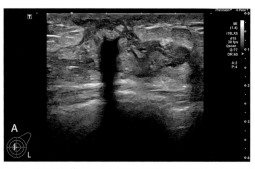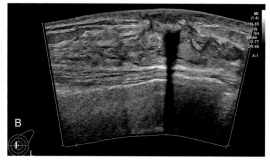

图 2-5-4　宽景成像可显示病灶及其周围组织,显示其比邻结构的相关关系。A:常规二维成像,B:二维宽景成像

3. 焦点位置　不同设备具有不同焦点显示模式,绝大多数超声设备应用焦点来实施点聚焦,变换聚焦点在多个探头模式中都可以实现;部分超声设备利用焦点带来实施条带状聚焦,极少数超声设备号称可实行全域聚焦。以点聚焦超声设备为例,常规扫查时,聚焦位置应该放在皮肤与胸廓位置的前方至中 1/3 位置处。当评价病灶时,聚焦位置最好放在病灶中央。通过 2 个、3 个或者 1 个聚焦点的变化可以提高组织图像的分辨率。然而,在许多仪器中,超过 3 个的聚焦点会显著降低频帧,从而影响超声的实时显像,因此在乳腺疾病扫查时,需权衡空间分辨率和时间分辨率之间的关系。许多仪器探头有广泛的聚焦变换范围,便于快速大面积扫查乳腺。在靶向扫查时,单个聚焦点或者窄的变焦范围应该放置在感兴趣区域或病灶的中间位置处。病灶处聚焦位置不恰当引起的伪影和模糊会导致对乳腺病变的错误认识(图 2-5-5)。

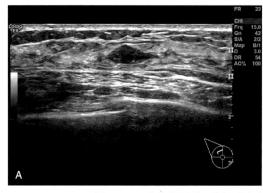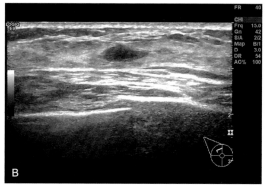

图 2-5-5　焦点位置的不同,对病变(低回声结节)边缘的显示明显不同
A. 单个聚焦点或者窄的变焦范围应该放置在感兴趣区域或病灶的中间位置处;
B. 病灶处聚焦位置不恰当引起的伪影和图像模糊。

4. 灰阶增益调节　超声波具有明显的组织吸收特性,位置越深,吸收的超声波越多;自然状态下,越深部的组织在超声上显示越不理想。通过时间增益调节(TGC)可以弥补这一部分图像亮度的缺失,从而能清晰地显示深部的组织器官。当然,超声在组织中的穿透力也依赖于探头频率(频率越低穿透力越高)、聚焦位置、超声波输出的能量以及合理的视野选择。

灰阶增益范围的调节要求能清晰显示正常的乳腺组织。如果组织回声显得很亮,表示增益可能设置过高,这会掩盖一些病灶,并使囊肿内呈现实性回声的表现。如果组织回声呈现深灰色-黑色,表示增益设置可能过低,这会导致一些极低回声的实性病灶被误诊为单纯囊肿。增益的设置,以皮下脂肪层显示为中度的灰色而非黑色为参考。

5. 空间复合成像　实时空间复合成像是通过平均重叠在不同角度具有轻度差异的超声波而创造了单一超声图像。不同角度声波被电子控制的转换器获得,快速重复这一过程能够实时成像,但是处理过多的重叠图像时频帧会变慢。复合成像能减少噪声(斑点),提高图像中心区域的分辨率,同时更容易显示结构的变化。

通过空间复合可以在图像中央显示病灶,其边缘可以更好地辨别。由于空间复合成像的应用,病变后方回声特征、声影和增强,虽然不是很明显,但仍可被辨别。使用空间复合成像后,病变后方增强可能表现成圆锥形,这反映出空间复合成像的线性交叉(图2-5-6)。

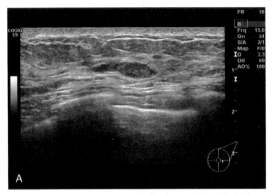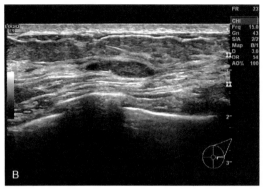

图2-5-6 通过空间复合可以在图像中央显示病灶(低回声结节),其边缘可以更好地辨别
A. 原始图像(黄框标识框);B. 加入空间复合成像后(黄框标识框)。

6. 血流成像 病变区域在进行血流评价时,其前提是必须获得足够清晰的二维影像;血流成像在二维影像的基础之上进行。血流成像的方式有很多,包括彩色多普勒血流成像(CDFI)、能量多普勒(CDE)、微血流成像(SMI或AP)等,其中最常用的是CDFI。

以彩色多普勒血流成像为例,血流成像调节过程中,在确定病变之后,首先需要选择合适的取样容积,即血流成像取样框的范围,取样容积的大小需包括病变本身及部分周边组织,原则上取样容积范围需大于病变各径线的三倍或包含病变周围1cm范围的正常组织。对于体积过大的病变,需采用逐步评价法观察病变取样的血供状况(图2-5-7)。

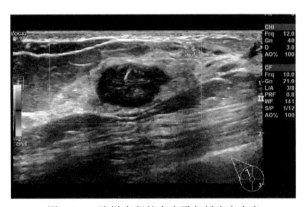

图2-5-7 取样容积的大小需包括病变本身
及部分周边组织

乳腺病变内血流通常为较低速的血流,在进行多普勒血流成像时,需注意彩色标尺的调节,通常彩色取样标尺为不大于5cm/s,特殊情况可调节至1cm/s或2cm/s。其他血流成像模式检查时,也需进行显示标尺调节(图2-5-8)。合适的彩色标尺选择的同时,也需注意彩色增益的调节,避免伪彩的出现或因彩色增益过低而致血流显示较差(图2-5-9)。

因乳腺为浅表器官,彩色血流显示容易受加压力度影响,压力过大时,质地较软病变内的血流显示常因压力因素而显示不清。压力过小时,病变内血流显示容易受移动影响而出现伪彩(图2-5-10)。

微血流成像(SMI或AP)为近些年新发展起来的血流成像模式,极大地提高了微小血流的显示能力,但图像调节过程中,依然需要进行上述调节,以求获得真实、饱满的血流信号(图2-5-11)。

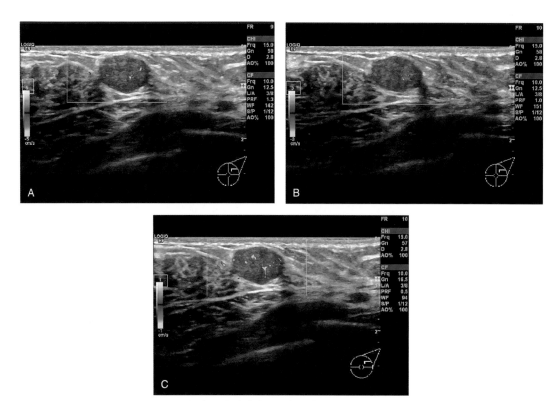

图 2-5-8　选择合适的彩色标尺,病变内血流显示效果明显不同

A~C.不同速度标尺下病变内血流显示状况(黄框标识框)。

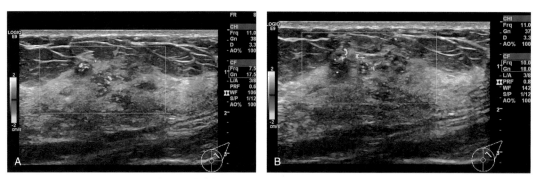

图 2-5-9　合适的彩色标尺选择的同时,也需注意彩色增益的调节,
避免伪彩的出现或因彩色增益过低而致血流显示较差

A.彩色增益为 17.5(黄框标识框);B.彩色增益为 18.0(黄框标识框)。

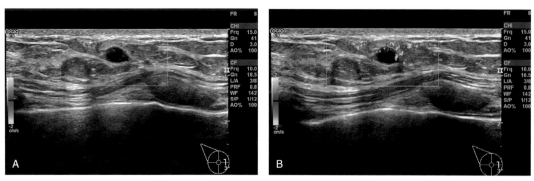

图 2-5-10　探头压力不同对血流显示的影响

A.探头加压过大,可导致血管闭塞;B.探头无加压,可显示病灶内部及周边的血流信号。

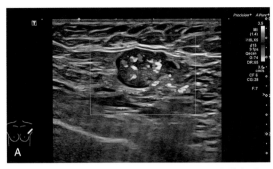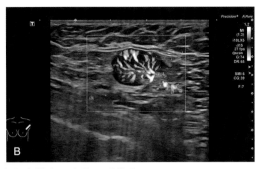

图 2-5-11　微血流成像提高了病变内微小血流的显示能力

A. 正常淋巴结内彩色多普勒血流显示;B. 正常淋巴结内微血流成像血流显示。

7. 图像完整性　乳腺超声扫查过程中,需注意扫查图像的完整性,避免因局部探头接触不良或探头与接触面之间气泡存在所导致的局部图像缺失或不完整,避免因扫查图像不完整所导致的漏诊及误诊(图 2-5-12)。

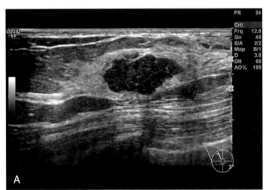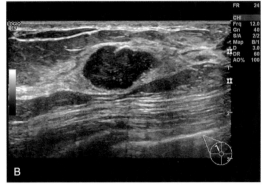

图 2-5-12　图像显示完整性示意

A. 局部因探头接触不良所致局部图像显示缺失;B. 相同病灶重新调整接触面后图像显示良好。

在乳腺超声扫查过程中,图像的调节是必须且时刻应用的,其目的就是要保证优良的图像显示质量,以利于病变(肿块)特征的发现和辨别,以利于超声 BI-RADS 分类的合理应用,以期进行病变(肿块)的规范有效管理。当然,在图像扫查过程中,除了合理规范的图像调节外,合理的检查压力以及稳定的操作等优良的检查操作手法也是必需的(图 2-5-13)。

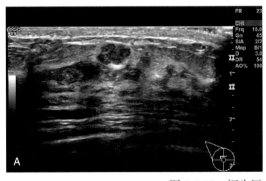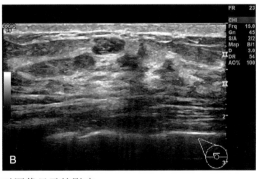

图 2-5-13　探头压力对图像显示的影响

A. 探头无加压,图像显示效果不佳;B. 探头合理施压,图像显示较前改善。

(张建兴　蔡丽珊　梁伟翔　叶思婷)

参考文献

［1］张缙熙，姜育新．浅表器官及组织超声诊断学．北京：科学技术文献出版社，2010.

［2］中国医师协会超声医师分会．血管和浅表器官超声检查指南．北京：人民军医出版社，2011.

［3］李泉水．浅表器官超声．北京：人民军医出版社，2009.

［4］彭玉兰，乳腺高频超声图谱．北京：人民卫生出版社，2004.

［5］STAVROS AT, THICKMAN D, RAPP CL, et al. Solid breast nodules: use of sonography to distinguish between benign and malignant lesions. Radiology, 1995, 196 (1): 123-134.

［6］王绍文，孙国英，周静兰，等．二维超声征象多参数综合分析对乳腺良恶性肿瘤鉴别诊断的意义．中国医学影像技术，2002 (1): 34-36.

［7］MENDELSON EB, THE BREAST. //Charboneau JW, et al. Diagnostic ultrasound. 2nd ed. St Louis: Mosby, 1998.

［8］张蒂荣，鲁树坤，王双双，等．乳腺肿块的彩色多普勒血流频谱形态与病理对照研究．中华超声影像学杂志，2004, 13 (6): 439-441.

［9］AMERICAN COLLEGE OF RADIOLOGY. Illustrated breast imaging and reporting in date system. BI-RADS 4th ed. Reston VA: American College of Radiology, 2003.

［10］MENDELSON EB, BERG WA, MERRITT CR. Toward a standardized breast ultrasound lexicon, BI-RADS: ultrasound. Semin Roentgenol, 2001, 36 (3): 217-225.

［11］HONG AS, ROSEN EL, SOO MS, et al. BI-RADS for sonography: positive and negative predictive values of sonographic features. Ajr Am J Roentgenol, 2005, 184 (4): 1260-1265.

［12］GOKALP G, TOPAL U, KIZIL KAYAE. Power Doppler sonography: anything to add to BI-RADS US in solid breast masses？. Eur J Radiol, 2009, 70 (1): 77-85.

［13］MOON HJ, KIM MJ, KWAK JY, et al. Probably benign breast lesions on ultrasonography: a retrospective review of ultrasonographic features and clinical factors affecting the BI-RADS categorization. Acta Radiol, 2010, 51 (4): 375-382.

［14］ABDULLAH N, MESUROLLE B, EL-KHOURY M, et al. Breast imaging reporting and data system lexicon for US: interobserver agreement for assessment of breast masses. Radiology, 2009, 252 (3): 665-672.

［15］LEONG LC, SIM LS, LEE YS, et al. A prospective study to compare the diagnostic performance of breast elastography versus conventional breast ultrasound. Clin Radiol, 2010, 65 (11): 887-894.

［16］PARAJULY SS, LAN PY, YANL, et al. Breast elastography: a hospital-based preliminary study in China. Asian Pac J Cancer Prev, 2010, 11 (3): 809-814.

［17］SCHAEFER FK, HEER I, SCHAEFER PJ, et al. Breast ultrasound elastography--results of 193 breast lesions in a prospective study with histopathologic correlation. Eur J Radiol, 2011, 77 (3): 450-456.

第三章

乳腺病变超声管理

ACR 自 2003 年推出第一版超声 BI-RADS 分类[1]，不仅对乳腺病变的影像特征进行规范，并在此基础上推出基于病变的影像特征的分类管理方法，解决了既往乳腺超声影像诊断过程中对于病变描述及管理的乱象。2013 版的 ACR BI-RADS 分类更是在 2003 版的基础上进行修正，并对乳腺超声影像的质控及检查方法进行规范，使乳腺超声对病变的管理更加规范，更有利于临床病变管理的高效应用。

第一节　乳腺病变超声描述术语

在进行乳腺超声检查时，利用以下每项内容，选择最适宜主要病灶特征的术语进行分类和描述[2,3]。

一、乳腺组织构成

乳腺背景的质地可能会影响扫查病灶的灵敏度，BI-RADS 将乳腺的背景分为：①均匀的脂肪背景回声：乳腺组织大部分由脂肪小叶和支持结构（Cooper 韧带）的均一高回声带组成；②均匀的纤维腺体背景回声；③不均匀背景回声：不均匀可以是局灶性的或是弥漫性的，表现为低回声脂肪组织穿行于乳腺组织内，年轻女性多见。

二、肿块占位效应

肿块具有三维空间和占位效应。使用二维超声检查时，应从两个不同的观察切面显示并观察肿块；使用容积成像时应在三个不同维度显示并进行观察。BI-RADS 从形态、方位、边缘、回声模式、后方回声特征等方面来描述肿块。

1. **肿瘤的形态**　肿块的形态可分为圆形、椭圆形和不规则形。圆形是指肿物形态呈球形或圆形（图 3-1-1A）；椭圆形是指肿物呈椭圆或椭圆形（图 3-1-1B），可以包括 2~3 个起伏，即"浅分叶状"或"大分叶状"（图 3-1-1C）；不规则形为既不是圆形也不是椭圆形（图 3-1-1D）。大部分良性肿瘤形态表现为椭圆形或圆形，而形态不规则多见于恶性肿瘤。

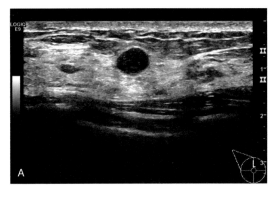

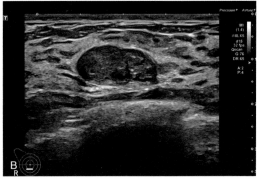

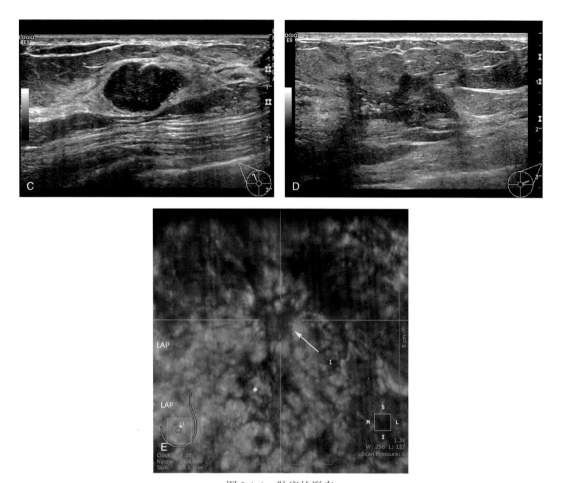

图 3-1-1 肿瘤的形态
A. 球形或圆形;B. 椭圆形;C. 圆形(大分叶状);D. 不规则形;E. 不规则形(冠状面,箭头指示处)。

2. **肿块的方位(纵横比)** 是指肿瘤的最大切面长轴相对于皮肤的方位关系,可分为平行和非平行。平行是指病变长轴与皮肤平行("宽大于高"或水平生长,纵横比小于1)(图 3-1-2);非平行是指病灶长轴未沿着皮肤平行生长("高大于宽"或垂直生长,纵横比大于1)(图 3-1-3),包括圆形。如果肿块轻度倾斜,也认为平行方位。方位并不是评估肿块良恶性的一个独立特征。

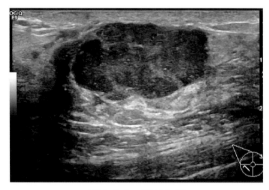

图 3-1-2 平行生长

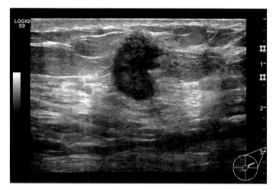

图 3-1-3 非平行生长

3. **肿块的边缘** 可分为光整和不光整。边缘光整是指明确或清晰的边缘,肿块与周边组织形成鲜明的区分(图 3-1-4)。不光整是指肿块具有1个以下特征:模糊、成角、细分叶或毛刺(图 3-1-5)。边缘模糊指肿块与周围组织之间没有明确的边界,可表现为高回声的晕环;成角是指病灶边缘部分或全部向外生长形成的锐角;细分叶是指肿块边缘形成齿轮状的起伏;毛刺是指从肿块边缘伸出的锐利的细线。良性肿瘤边缘多表现为边缘完整,而恶性肿瘤多表现为边缘模糊、成角、细分叶或毛刺等边缘不完整的征象。

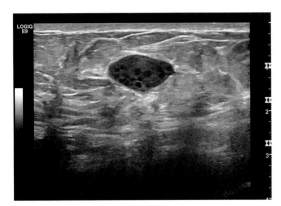

图 3-1-4　边缘光整

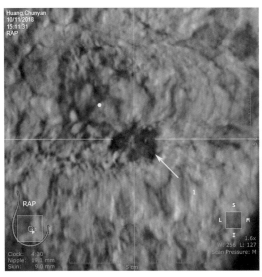

图 3-1-5　边缘不光整
（冠状面，边缘成角，箭头指示处）

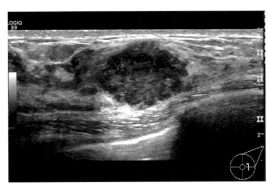

图 3-1-6　边缘不光整（细分叶状）

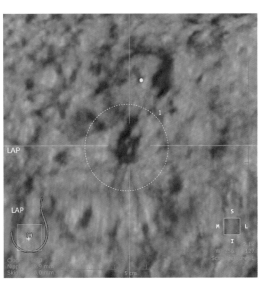

图 3-1-7　边缘不光整（毛刺样）

4. 病灶内部回声　包括无回声、低回声、等回声、高回声、复合囊实性回声和不均匀回声。无回声是指内部无任何回声（图 3-1-8）；低回声是指与脂肪相比，整个肿块均呈低回声（例如复杂性囊肿或纤维腺瘤的回声特征）（图 3-1-9）；等回声是指具有与脂肪相当的回声特征（图 3-1-10）；高回声是指回声比脂肪层高或相当于纤维腺体组织（图 3-1-11）；复合囊实性回声是指肿块内包含无回声和有回声成分（图 3-1-12、图 3-1-13）。

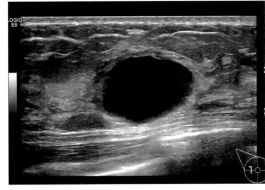

图 3-1-8　无回声型

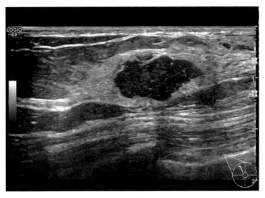

图 3-1-9　低回声型

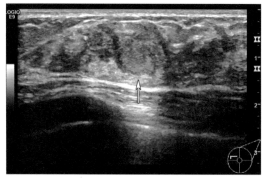

图 3-1-10 等回声型(指示处)

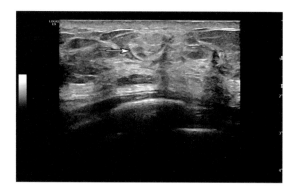

图 3-1-11 高回声型(指示处)

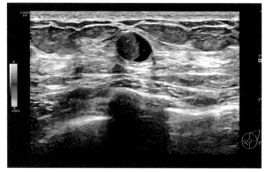

图 3-1-12 混合回声型

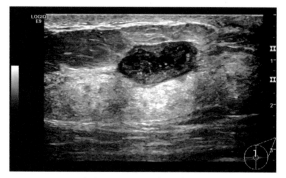

图 3-1-13 混合回声型

5. 后方特征 包括后方回声增强、声影、混合特征和无改变特征。增强是指后方回声增强(图 3-1-14);声影是指后方回声衰减,侧方声影不包括在内(图 3-1-15);混合特征指具有一个以上的后方回声特征,既有声影又有增强后方回声特征(图 3-1-16);无后方回声特征是指无后方声影或后方回声增强(图 3-1-17)。

后方回声增强均可存在于良性及恶性肿块,肿块后方衰减在浸润性癌中约占 60%[7]。但后方回声增强和无改变对于肿块的良恶性鉴别诊断无价值[5,8-10]。

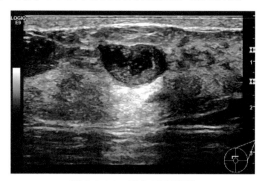

图 3-1-14 后方回声增强

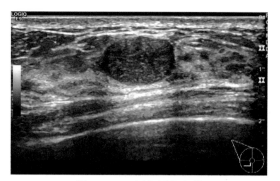

图 3-1-15 侧方回声失落

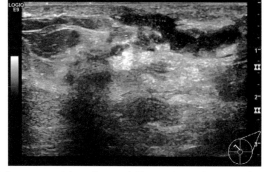

图 3-1-16 后方回声呈混合特征(增强和声影同时存在)

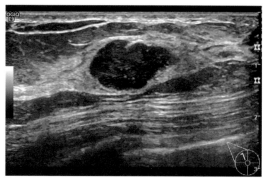

图 3-1-17 后方回声无明显改变

三、钙化

超声对钙化的显示不如乳腺 X 线检查,而部分导管内癌恰好以簇状微钙化作为唯一的影像学表现,因此乳腺 X 线检查及超声是乳腺影像学检查的黄金搭档。钙化在超声图像上表现为强回声点或强回声斑。粗大钙化指直径 ≥ 0.5mm 的强回声斑(图 3-1-18);微钙化指直径小于 0.5mm 的强回声点(图 3-1-19)。2013版 BI-RADS 分类不强调钙化的粗细,而是强调钙化的位置。

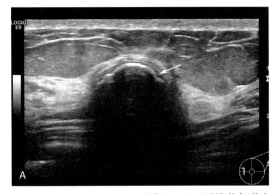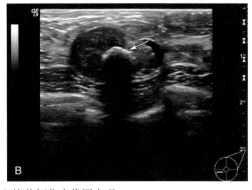

图 3-1-18　团块状钙化与斑块状钙化声像图表现

A. 病灶内可见团块状钙化;B. 病灶内可见斑块状钙化。

1. **肿块内钙化**　相对于纤维腺体组织,肿块内和导管内钙化更容易显示;粗大的钙化常伴声影。
2. **肿块外钙化**　和位于肿块内部的钙化相比,超声不容易发现位于脂肪和纤维腺体组织内的钙化。
3. **导管内钙化**　沿着导管内分布的密集钙化是导管内癌的主要表现。

四、相关特征

1. **结构扭曲**　结构扭曲表现为肿块周围组织的受压,浸润病灶破坏组织层次,牵拉或增厚 Cooper 韧带,导管回声异常以及高回声晕环。这些在乳腺 X 线摄影中统称为结构异常,而在磁共振检查中则归为非肿块特征。

2. **导管改变**　异常导管的改变主要表现为囊性扩张、导管管径和 / 或树枝状分支不规则,导管内存在肿块、血栓或者碎屑(图 3-1-20)。

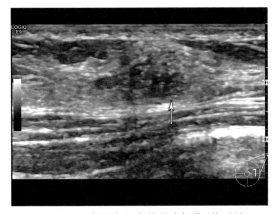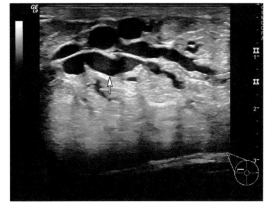

图 3-1-19　病灶内见点状微小钙化(指示处)　　　　图 3-1-20　导管扩张

3. **皮肤改变**

(1)皮肤增厚:皮肤增厚指皮肤局限性或弥漫性增厚(正常皮肤厚度小于 2mm,乳晕区域及乳房下皱襞,正常皮肤的厚度可达 4mm)(图 3-1-21)。

（2）皮肤回缩：指皮肤表面凹陷、增厚等改变（图 3-1-22）。

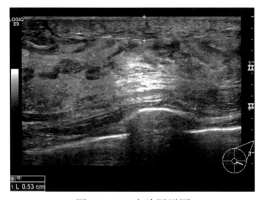

图 3-1-21　皮肤层增厚

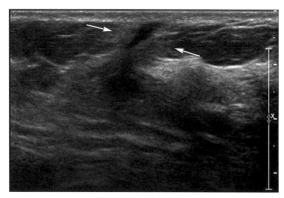

图 3-1-22　皮肤增厚、回缩

4. 水肿　水肿指周围组织回声增加，由低回声线构成的网状特征（图 3-1-23）。

5. 血供　根据肿瘤内的血流状况，可将肿瘤内血流分为无血供、内部血供和边缘血供（图 3-1-24～图 3-1-26）。

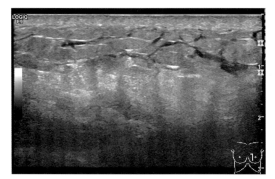

图 3-1-23　软组织水肿，呈由低回声线构成的
网状特征

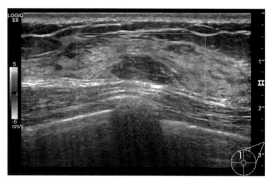

图 3-1-24　病灶内未见血流信号

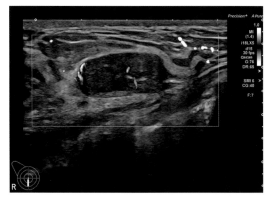

图 3-1-25　病灶内部见点条状血流信号

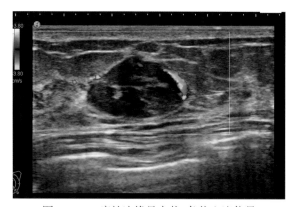

图 3-1-26　病灶边缘见点状、条状血流信号

　　2013 版 BI-RADS 分类有关血流的描述仅限于有无血流及血流分布，不强调血流的丰富程度及各参数（V_{max} 及 RI 等）的鉴别诊断作用。乳腺癌在生长过程中伴有肿瘤血管的生成，其血管数目及血供相对丰富，多数结果显示乳腺癌血流信号检出率明显多于良性。但是，良恶性肿瘤的血流丰富程度存在一定程度的交叉，如生长较快的纤维腺瘤、青春期纤维腺瘤及叶状肿瘤常因肿瘤血管丰富而造成假阳性；相反，纤维组织增生明显的导管癌或小叶癌呈假阴性，这是由于新生组织内新生血管极细，流速极低所致。同时血流的检出也受设备影响，不同的设备其对低速血流的检出能力不同。

由于乳腺癌呈不规则浸润性生长,其血管构建及空间分布杂乱,常表现为血管形态不规则、走行迂曲、内径粗细不等,明显不同于良性肿瘤的血管形态。Kook 等研究结果表明乳腺癌的血管分布及走行多为中央型和穿入型,在肿瘤内部呈不规则紊乱分布。纤维腺瘤的肿瘤血管多沿包膜及纤维结节间隔走行,表现为包膜型或包膜加间隔型。

大多数学者认为,多数恶性肿瘤的收缩期最高血流速度大于良性肿瘤,阻力指数高于良性肿瘤,并将最高血流速度>20cm/s,以及 RI ≥ 0.7 作为鉴别肿瘤良恶性的参考指标之一(图 3-1-27、图 3-1-28)。也有学者认为 RI 和 PSV 并非鉴别乳腺良恶性肿瘤的有效指标[4]。

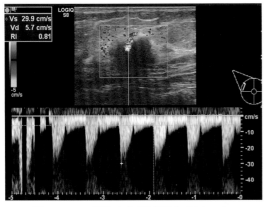

图 3-1-27　病灶内血流速度为 29.9cm/s,
RI 为 0.81,为高阻血流频谱

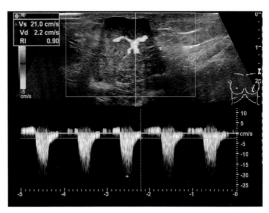

图 3-1-28　病灶内血流速度为 21.0cm/s,
RI 为 0.90,为高阻血流频谱

6. 弹性评估　弹性成像分为助力式弹性成像及剪切波弹性成像。2013 版 BI-RADS 分类中仅介绍助力式弹性成像的研究结果及专家共识,而剪切波弹性成像认为需要更多的临床研究。目前弹性成像的临床研究集中在乳腺实性病灶硬度评估、乳腺癌新辅助治疗后病灶硬度的变化、术后的评估、乳腺非肿块区域发现等方面(图 3-1-29、图 3-1-30)。

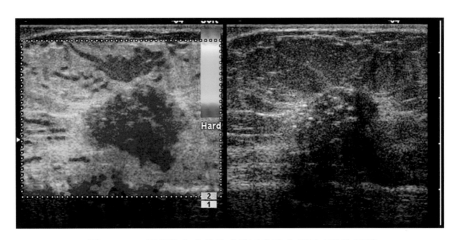

图 3-1-29　超声助力式弹性成像示乳腺内低回声肿块质硬

五、特殊征象

1. 单纯囊肿　表现为椭圆形,平行生长,无回声,边缘完整的囊性病灶。

2. 簇状小囊肿　簇状微小囊肿指簇状微小无回声病灶,每个直径小于 2~3mm,分隔厚度<0.5mm,内无实性成分(图 3-1-31)。

3. 复杂囊肿　复杂性囊肿最常见特征是内部呈均匀低回声,也可具有液 - 液或液 - 碎屑平面,并且随体位改变移动(图 3-1-32)。

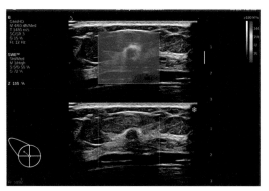

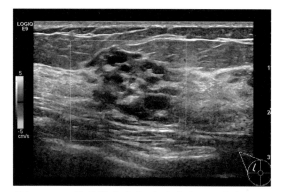

图 3-1-30　超声剪切波弹性成像示乳腺内低回声肿
块质软,边缘可见"硬环征"

图 3-1-31　簇状微小囊肿,多个微小无回声病灶呈
簇状分布,每个直径小于 2~3mm

4. 皮肤内部或表面肿块　皮肤上或皮肤内肿物临床上很容易发现,包括皮脂腺囊肿、表皮囊肿、瘢痕疙瘩、痣和神经纤维瘤(图 3-1-33、图 3-1-34)。

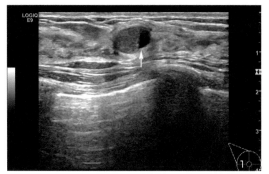

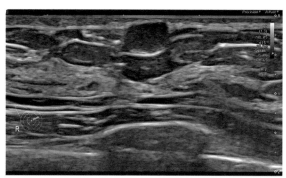

图 3-1-32　复杂性囊肿,囊肿内透声差,囊内见
低回声分层分布(箭头指示处)

图 3-1-33　皮下低回声团,椭圆形,边缘光整,内部回声
均匀,后方回声稍增强,病理:表皮样囊肿

5. 异物(包括植入物)　异物包括用于标记的夹、线圈、导丝、导管套、硅胶、金属或创伤导致的玻璃异物(图 3-1-35)。

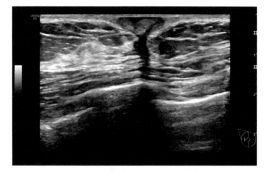

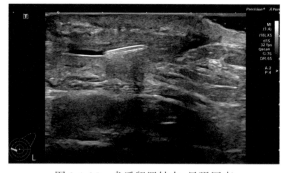

图 3-1-34　术后瘢痕,皮内不规则低回声区,
后方回声衰减

图 3-1-35　术后留置钛夹,呈强回声

6. 淋巴结 - 乳腺内　乳腺内淋巴结呈类肾形,具有高回声的门和周边低回声的皮质。

7. 淋巴结 - 腋窝　腋窝淋巴结呈类肾形,具有高回声的门及髓质部和周边低回声的皮质(图 3-1-36)。良性淋巴结具有典型的类肾形淋巴结回声,而恶性淋巴结因肿瘤侵蚀,淋巴结髓质部高回声部分或完全消失。

8. 血管异常　包括动静脉畸形 / 假性动脉瘤及蒙多病(胸壁浅表血栓性静脉炎)。

9. 术后积液　典型的良性术后改变包括术后积液或血肿(图 3-1-37)。术后瘢痕组织,通常表现为不规则形低回声灶,边缘不完整,部分伴有周围组织结构扭曲,需与恶性病灶鉴别,特别是在微创治疗后复查的患者,皮肤没有切口作为提示。为了避免不必要的活检,对于治疗后的乳腺的评估应参考术前的超声检查及手术记录等资料。

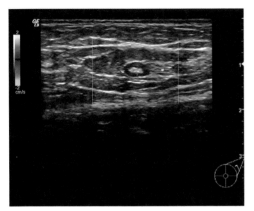 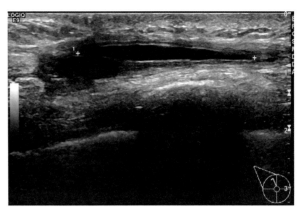

图 3-1-36　乳腺内淋巴结,可见淋巴结呈类肾形　　　　　图 3-1-37　术后积液,不规则无回声区

10. 脂肪坏死　无论是单发的还是多发的,伴或不伴钙化的,脂肪坏死在乳腺 X 线照片上呈典型的良性表现(超声则不一定)。因此,当超声检查怀疑脂肪坏死,或者一些更多的超声特征提示可能为脂肪坏死时,超声可暂时给予 0 类,进一步行乳腺 X 线照片检查,乳腺 X 线照片通常最后评估为良性(BI-RADS 2 类)。

第二节　乳腺超声 BI-RADS 分类

乳腺 BI-RADS(breast imaging reporting and data system)分类即美国放射学会(ACR)创立并推荐的"乳腺影像报告和数据系统"中采用的表示乳腺改变的标准。乳腺超声检查 BI-RADS 分类报告标准如下[2-4]:

0 类(category 0):指采用超声检查不能全面评价病变,需要进一步结合其他影像学检查诊断。如有乳头溢液、不对称性增厚、皮肤及乳头改变等的临床表现,超声无征象者;超声探及散在强回声点,需乳腺 X 线检查明确为钙化或结晶者;超声检查及乳腺 X 线检查均无特征,需鉴别乳腺癌保乳术后形成的瘢痕与复发病灶时,推荐 MRI 检查。

1 类(category 1):指阴性或正常。超声检查未见异常改变。有把握判断为正常。建议随诊(一年),如无肿块、无结构紊乱、无皮肤增厚、无微钙化。

2 类(category 2):良性征象。基本上可以排除恶性。建议根据年龄及临床表现随诊(一年一次)。例如,①单纯性的囊肿(图 3-2-1);②乳腺内淋巴结(也可能属于 1 类)(图 3-2-2);③乳腺假体植入(图 3-2-3);④多次复查超声检查图像变化不大,年龄<40 岁的纤维腺瘤或首次超声检查年龄<25 岁的纤维腺瘤、手术后瘢痕复查 2 年以上图像无变化;⑤脂肪小叶(图 3-2-4)。

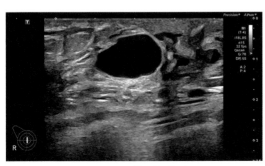 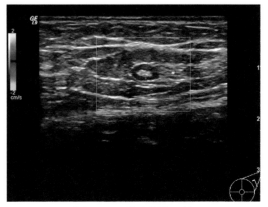

图 3-2-1　单纯性囊肿　　　　　　　　　　图 3-2-2　乳腺内淋巴结

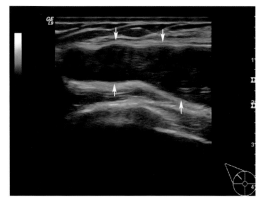

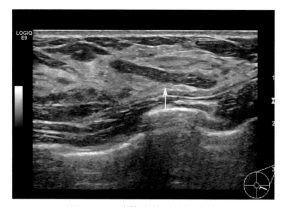

图 3-2-3 乳腺假体植入术后(指示部为植入假体)　　图 3-2-4 腺体内脂肪(指示处)

3 类(category 3):指可能良性征象。恶性的危险性<2%。建议短期随访(3~6 个月)及其他检查。例如,①年龄<40 岁的实性椭圆形、边缘完整、纵横比<1 的肿块,良性可能,恶性的危险性<2%(图 3-2-5);②考虑纤维腺瘤可能性大:实性肿块呈椭圆形、边缘完整、纵横比<1。经过连续 2 至 3 年的复查可将原先的 3 类(可能良性)改为 2 类(良性);③多发性复杂囊肿或簇状小囊肿;④瘤样增生结节(属不确定一类)(图 3-2-6)。

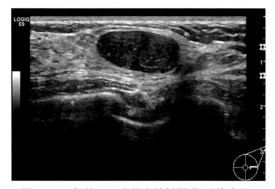

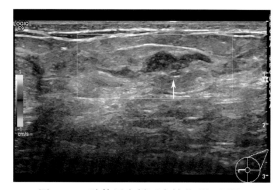

图 3-2-5 年龄<40 岁的实性椭圆形、边缘完整、　　图 3-2-6 腺体层内低回声结节(指示处),
纵横比<1 的肿块　　　　　　　　　　　术后病理:乳腺囊性增生病

4 类(category 4):指可疑异常,恶性的危险性 2%~95%,需要病理学检查。根据其恶性危险性的不同,又可将其分为以下 3 个亚型。

4A:危险性为 2%~10%,实性肿块的超声表现有非良性表现(1~2 项),需要病理学检查。其病理报告不期待是恶性的,在良性的活检或细胞学检查结果后常规随访 6 个月是合适的(图 3-2-7)。

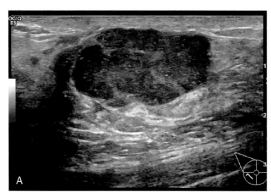

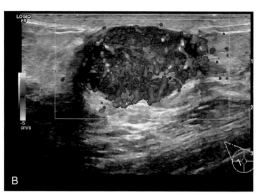

图 3-2-7 BI-RADS 4B 类病灶
A. 肿块形态规则,平行生长,局部边缘欠光整,内部回声减低、不均匀;
B. 病灶内血供丰富,血管走行扭曲。术后病理:乳腺大 B 细胞性非霍奇金淋巴瘤。

4B：危险性为 10%~50%，包括中等可疑恶性的病变（图 3-2-8）。

4C：危险性为 50%~95%，表示可疑恶性的病变，尚不具备如 5 类那样的典型恶性特点（图 3-2-9）。

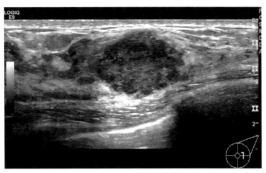

图 3-2-8　肿块形态不规则，平行生长，边缘不光整，呈细分叶状，
BI-RADS 4B 类，术后病理：乳腺浸润性癌（非特殊类型）。

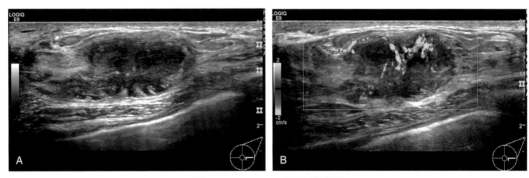

图 3-2-9　BI-RADS 4C 类病灶
A. 肿块形态不规则，平行生长，边缘不光整，局部可见成角、毛刺，内回声不均匀；
B. 病灶内及边缘血供丰富，术后病理：乳腺浸润性癌（非特殊类型）。

5 类（category 5）：指高度可疑恶性，恶性的危险性＞95%。超声有特征性异常征象（恶性征象＞3 项），建议病理学检查（图 3-2-10）。

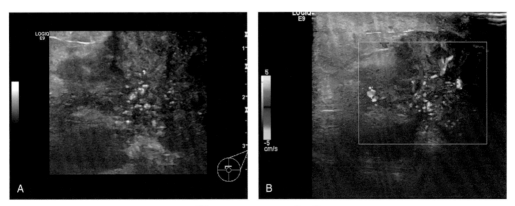

图 3-2-10　BI-RADS 5 类
A. 肿块形态不规则，平行生长，边缘不光整，内部可见密集点状及片状大小不等的强回声，呈多形性，
病灶周围组织回声增高；B. 病灶内血供丰富。术后病理：乳腺浸润性癌（非特殊类型）。

6 类（category 6）：指已活检证实为恶性。这一分类用在活检（包括穿刺活检、切除活检、微创活检）已证实为恶性但还未进行外科治疗的影像评价上。主要是评价先前活检后的影像改变或监测手术前新辅助化疗的影像改变。

BI-RADS 分类目的：①便于不同影像学科之间的沟通；②有利于超声医生与临床医生沟通，有助于临床医生对病变处理做出合理的选择；③有助于乳腺癌的早期筛查及乳腺超声检查的随访监测。

影像学中判断的乳腺疾病程度，还需要临床医生结合具体情况作出综合分析，再给出诊疗建议。超声检查具有无创、简便、灵敏度较高的特点，对乳腺肿块的滋养血管有良好的反应，但不足之处是诊断水平因个人手法、认知技巧有较大差异，超声 BI-RADS 分类可相对客观的对肿瘤进行评价，在乳腺癌普查中具有较高的临床应用价值。

第三节　乳腺超声 BI-RADS 分类应用中的若干常见问题与解答

1. 一位 20 多岁的女性，超声结果提示可能为纤维腺瘤。评估应该是什么？活检是必要的吗？

初次诊断的纤维腺瘤，正确的评估是可能良性的（3 类），推荐影像随访，无必要活检。即使肿物有周期性疼痛，患者本身倾向活检甚至切除，也应该评估为 3 类。

2. 一位妇女因自发血性乳头溢液行乳房超声检查，超声探及一个导管内的占位，怎么使用 BI-RADS® 词汇描述它？

在这种情况下，肿物的位置是导管内，并注明时间点方向和与乳头的距离。大多数导管内的占位是乳头状瘤，从乳头向外周沿着导管的长轴扫描时，彩色或能量多普勒上显示病灶的血流信号很明显。词汇描述包含肿物或碎片的导管的长度、大小和肿物在导管内的位置，血流表现，时间点方向，与乳头的距离是最重要的描述信息，结合是否触及肿物来解释患者的症状（如果有的话）。

一些不规则的肿物将显示为沿导管内扩展，后者经常代表为导管原位癌或其他侵袭性恶性肿瘤癌成分。这种情况，更应该充分描述病灶本身的相关特征，包括其形状、边缘、方位、后方回声、回声类型等。

如果在接近乳头的导管内没有发现异常，考虑尝试乳腺导管造影，能比超声更有效地显示外周异常。

3. 在对肿物进行随访的超声检查中应怎样报告病变的位置？

超声随访中可因为患者体位和手持探头固有的实时扫描声场角度的细微差异，同一病灶的钟面定位及与乳头的距离可能略有不同。检查的关键是确定两次检查中描述的肿物是同一个。通过在有针对性的肿物的预期位置或周边进行实时扫描，以确保当前可见的肿物是该区域唯一的发现。一旦确定之前的检查中精确标记或现在的检查中实际定位的肿物，全套的诊断图像应该被存储下来。

4. 超声在一位转移性黑色素瘤患者的腋窝发现一个大的肿物。这个肿物经穿刺证实是腋窝淋巴结转移性黑色素瘤。除了腋窝肿物，在乳房检查中没有发现异常。对这个检查适当的评估是什么？

恰当的评估是良性（2 类）。如评估为已行穿刺证实恶性肿瘤（6 类）是不恰当的，因为 6 类是用于已知的乳腺癌（在 BI-RADS 指南中定义为乳腺浸润性癌或导管原位癌）评估。需要注意的是其他恶性肿瘤（淋巴瘤、白血病、肉瘤、转移等），即使病灶位置处在乳房或腋窝，也不考虑乳腺癌。尽管有非乳腺恶性肿瘤的存在，为了避免混淆，关于没有乳腺恶性病灶存在的报告应该包含一个额外的句子解释这一情况。在这种情况下，该报告可能表明腋窝肿物，经穿刺证实的转移性黑色素瘤，但这没有乳腺癌的超声证据。

如情况稍改变，如超声不仅探及有腋窝肿物，而且在乳腺中发现边界欠清的局灶性实性肿物，这时恰当的评估应为可疑恶性（4 类）。原因是，尽管乳腺内的病变可能是黑色素瘤转移，但不排除是原发性乳腺癌的可能性，这样就需要活检加以鉴别。

5. 0 类评估应该应用于乳腺超声检查吗？

一般来说，0 类评估不应该分配给诊断性乳腺超声检查。这是因为应在患者离开前完成完整的诊断乳腺影像学检查（包括超声和乳腺 X 线检查，如果两者都需要）。极少数情况下，如果设备或患者自身问题,超声检查无法完成或患者自行决定在超声检查完成前离开,则可评估为 0 类时可以的。还有一种情况,如果诊断性超声检查在乳腺 X 线之前检查,则可以被评估为不完整(0 类),并且患者将被要求返回完成检查。在患者返回并完成她的检查后,一个最终的评估取代初始 0 类评估。

然而,0 类评估的确适合乳腺超声筛查。像乳腺 X 线检查筛查一样,超声筛查也常规获得类似的一组标准的图像。当为进一步评估筛查中乳腺 X 线检查或超声发现的病灶存储更多的图像时,则筛查时的报告应被评估为不完整(0 类)。无论患者是在另一天召回检查或几分钟之后再次检查获得额外的图像,这些额外的图像构成了随后的诊断检查。

需要注意的是,在先后进行超声筛查和诊断性超声检查的情况下,将两份报告分开发出可能会尴尬。可将诊断性超声检查中的发现(更具诊断价值)与筛查报告整合为一份报告。然而,筛查和诊断性超声必须单独审核,筛查应审核为阳性(有效反映了 0 类不完全评估),诊断性超声检查应根据最终的评估分类审核为阳性或阴性。

第四节　乳腺超声报告书写的若干问题

乳腺超声诊断报告是进行系统检查后的总结及提示,检查结果对乳腺疾病诊断及处理具有重要的临床价值,因此要求具备科学性、严谨性和可参考性[4]。ACR BI-RADS 为我们提供了超声报告的规范用语以及病灶的分类评价,有利于学术交流。因此浅谈乳腺超声诊断报告的书写,具有必要性。

1. 乳腺超声报告的描述内容包括什么?

一份合格的超声报告,应包含对乳腺背景回声质地的描述,包含有无病变,病变的位置、大小、数目,病变的声像信息以及乳腺内导管状况等,为临床医生诊断和处理提供必要的影像学依据。

(1) 为什么要书写背景回声?　ACR BI-RADS 将乳腺的背景分为:①均匀的脂肪背景回声,表现为乳腺组织的大部分由脂肪小叶和支持结构(Cooper 韧带)的均一高回声带组成;②均匀的纤维腺体背景回声;③不均匀背景回声,不均匀可以是局灶性的或是弥漫性的,特征是低回声脂肪与高回声腺体相互交错,见于年轻女性的乳腺和乳腺 X 线上显示为不均匀致密实质的乳腺[1]。

乳腺背景的质地可能会影响扫查病灶的灵敏度,如不均匀背景回声的乳腺腺体中,由于腺体内存在局限或弥漫性的回声增高和回声减低区,从而造成超声检查过程中容易漏诊或误诊某些低回声实性肿块／结节。而对于以均匀的脂肪为背景的乳腺,则超声检查时易于从等回声背景中,鉴别低回声或高回声的实性病灶,以及以无回声为表现的含液性病灶。

因此,在超声诊断报告中,乳腺超声背景的描述对诊断有帮助,是对于乳腺超声影像学质量以及病灶发现困难程度的评价,对于以不均匀背景回声的乳腺进行检查时,需仔细检查以减少漏诊或误诊。必要时,应结合其他影像学检查协助疾病的发现及诊断。

(2) 对于病灶的大小及方位的描述,应注意以下方面[4]:①病灶的大小(至少两个径线;如果在连续研究中要比较肿块的体积则应测量 3 个径线)。②定位病灶使用一致和可重复系统,如钟点及与乳头的距离。对于同一钟点位置的病灶,为准确叙述病灶所在的位置,应标明病灶表面距皮肤表面的距离。③采用统一的度量单位,超声报告的叙述应力求简洁,因此在度量选择上,应为临床医师提供清晰明了统一的度量单位;不建议在同一份报告中,采用多个不同的度量单位,以免造成不必要的误读、误判。

(3) 对于病变的描述,建议使用规范的超声 BI-RADS 描述词,使用的一致性术语有助于对病灶的评估,有助于医师和患者间明确无误的沟通,并以此为基础确立诊断或怀疑的程度。在 ACR BI-RADS 描述词中,包括病灶的形状、方位、边缘、内部回声、后方回声以及周围结构等内容[1]。

需要说明的是浅分叶与细分叶的区别,具有 2~3 个大的起伏称为浅分叶状改变,是形状描述词椭圆形的一种改变(图 3-4-1);而细分叶表现为锯齿状起伏,指的是边缘不完整,与模糊、成角、毛刺等共同作为恶性病灶的特征性表现(图 3-4-2)。病灶边缘的成角与毛刺概念也同样容易被混淆。病灶边缘的成角是指部分或全部形成锋利的角度,通常形成锐角(基底宽于尖部)(图3-4-3),毛刺是指从肿物的边缘伸出的锐利的细线(基底和尖端宽度类似)(图3-4-4)。

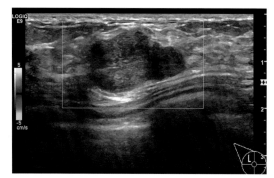

图3-4-1 病灶形状呈浅分叶改变,
具有2~3个大的起伏

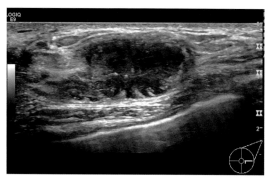

图3-4-2 病灶边缘呈细分叶改变,
可见锯齿状起伏

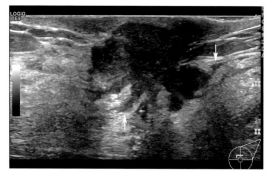

图3-4-3 病灶边缘可见成角(箭头指示处)

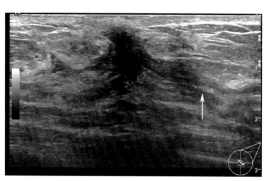

图3-4-4 病灶边缘可见毛刺

(4)对于钙化的叙述,应该注意的是,钙化在超声下并不具有X线那么明显的特征。超声所见的钙化大部分是在低回声背景(肿物或导管内占位)下衬托所见。目前,高频以及高分辨率超声探头的使用,对于管内钙化以及管壁表面的钙化,以及在纤维腺体组织内集中存在的微钙化具有较强的识别能力。部分钙化可在超声引导下进行穿刺活检。

乳房内发现的点状高回声,并不一定都是微小钙化;超声回声的产生并非因为密度,而是超声界面的存在,同样产生高回声的小界面不一定就是钙化,也可能是小气泡或其他与周围结构声阻抗较大的物质/组织,同时也需要排除是否是超声斑点伪像。乳房软组织内而不是肿块内发现簇状分布的点状高回声以及低回声团块内的点状高回声,都需要仔细甄别是否是真正的钙化。

按照钙化所处位置可将微钙化(直径<0.5mm,后方无声影)分为肿块外的微钙化、肿块内的微钙化以及导管内微钙化。肿块内部或周边粗大钙化通常出现在良性乳腺疾病中。乳腺内孤立的粗大钙化常见于组织损伤并局部坏死后钙盐沉积[4]。微钙化的识别,特别是肿块内或病灶内微钙化的存在与否,对于诊断乳腺癌,特别是导管原位癌有重要的意义。但同时必须指出,发生在导管壁且并不具有明显肿块实体的散在微钙化,也是一种良性改变,常发生于导管壁的炎症性损伤后。

2. 如何进行乳腺内多发以及多种类型病灶的描述?

乳腺疾病的发生、发展因素复杂,同一乳房可能并非多种疾病,即便是同一起源的疾病,有时也会发生病理性质的改变,如部分恶变等。因此,在临床诊断过程中,应注意不同病变的特征,加以鉴别诊断,而不能满足于一元论诊断结果[4]。

对于乳腺内多种疾病共存的超声报告的书写,应遵循不同分类疾病分开描述的原则。而对于具有相同声像学特点,其超声BI-RADS分类相同的病灶可进行统一描述。在描述的过程中,应注意可能良性病灶,以遵循是否需要进行临床处理为原则,对于需要或可能需要进行临床处理的病灶需对病灶的大小及方位进行叙述。但需要说明的是对于多发单纯性囊肿,仅选择最大病灶即可,无须一一描述。

对于可能恶性或不排除恶性可能的病灶,不论病灶大小以及是否存在相同病理可能的病灶都需进行单独详细描述。

3. 乳腺超声报告中是否需要叙述腋窝以及乳腺淋巴引流区淋巴结状况?

一份完整的乳腺超声报告,需要进行腋窝状况的扫查以及叙述,对于腋窝副乳腺的存在与否以及副乳腺内的状况进行叙述。在某种意义上,副乳腺也是乳腺组织,只是位置异常,因此描述副乳腺是必要的,也是必需的。

乳腺引流区淋巴结的叙述:对于判定乳腺恶性肿瘤是否伴随转移以及转移所到达的位置具有重要的价值,因此在乳腺超声报告中,叙述乳腺引流区淋巴结是必要的。

值得注意的是,内乳区淋巴结与腋窝淋巴结一样,是区域淋巴结,对于内侧象限的乳腺癌,内乳区淋巴结的转移风险增加[4]。

4. 乳腺超声报告是否需要叙述乳腺部腺体层外或皮内病灶?

一份完整的乳腺超声报告,需要叙述乳腺部不同层次的状况以及病变,包括皮肤上或皮肤内的肿物。临床上很容易发现这些肿物,包括角质囊肿、瘢痕疙瘩、痣和神经纤维瘤;异物包括用作标记的夹子、线圈、导丝、导管套、硅胶、金属或导致创伤的玻璃;假体及假体的位置。对于乳腺部脂肪层内的病变,如皮下脂肪瘤,都是需要叙述的内容及范畴。ACR BI-RADS 分类中也有关于乳腺部特殊表现的描述,并同时把乳腺假体植入在诊断中归入 BI-RADS 2 类病变[1]。

5. 如何书写乳腺超声诊断结论?

在超声诊断报告中,合理应用 BI-RADS 分类标准,把握超声在乳腺疾病诊断中相应的价值,才不会误诊;同时,合理的、准确的影像提示,对于疾病的临床诊断以及治疗都具有重要意义。必须明确的是,ACR BI-RADS 分类针对的是针对病变本身,而非对于全乳腺的描述。

需要注意的是美国放射学会推行的超声 BI-RADS 分类[2]标准从来都不是一个孤立的评价标准,在 ACR BI-RADS 分类标准中,除了应结合病灶区域及其周边的声像学信息外,同时也应结合相应的临床信息进行评价,如果超声检查和乳腺 X 线或 MRI 一起进行,根据最可疑或最特异的发现进行评估[1]。

对于多种分类疾病并存时,应注意报告书写中的前后排序,根据 ACR BI-RADS 分类标准中关于分类异常程度的高 - 低顺序[1](表 3-4-1)进行书写。在分类异常程度顺序表中,应注意 BI-RADS 0 类以及 BI-RADS 6 类所处的位置。

表 3-4-1 ACR BI-RADS 分类异常程度顺序表

BI-RADS 评估分类	分类异常程度
1	Lowest(低)
2	
3	
6	↓
0	
4	
5	Highest(高)

6. 报告措辞 适当的时候,应该和之前的检查相比较。应该说明检查的适应证,如筛查或诊断。报告应对乳腺组织和任何相关发现组织一个简短描述,然后是评估和管理建议。解释医师和相关临床医生或患者之间的所有讨论都应该在原始报告或附录中备案。

(林 僖 张建兴)

参考文献

[1] AMERICAN COLLEGE OF RADIOLOGY. Breast imaging reporting and data system, Breast imaging atlas. Fifth

ed. Reston, VA: American College of Radiology, 2013.

［2］李安华.乳腺影像报告与数据系统分类及瘤样病灶的管理：NCCN2012 乳腺癌筛查和诊断指南解读.中华医学超声杂志（电子版），2014, 11 (6): 439-443.

［3］BERG WA, BLUME JD, CORMACK JB, et al. Combined screening with ultrasound and mammography vs mammography alone in women at elevated risk of breast cancer. Jama, 2008, 299 (18): 2151-2163.

［4］张建兴.乳腺超声诊断学.北京：人民卫生出版社，2012.

第四章

乳腺疾病诊断思维、方法

乳腺疾病超声诊断过程同时也是病例管理和评价的过程,需注意超声诊断过程中的基本细节,包括充足的知识储备以及力争获得良好的超声图像;在获得良好超声图像及临床基本信息的同时,遵循一定的超声诊断程序,条理清晰、内容全面规范地书写超声诊断报告,合理地进行超声评价和病理管理,对于具有特征征象及重要临床信息的病例进行合理的诊断评价。同时,掌握必要的影像学知识,取长补短,应用综合影像学对于乳腺疾病的管理、评价和诊断是必要的和有益的。

第一节 乳腺病变超声管理及诊断思维

一、深入了解乳腺病理及病理生理知识的必要性

乳腺超声病变管理、评价及诊断与病理及病理生理表现有着密切的关系。在理解乳腺超声基本特征的基础上,通过深入了解乳腺疾病病理及病理生理知识,随访乳腺疾病超声检查病例,尤其是术后病理结果随访,对照分析病理结果与超声图像,总结两者之间的关系,进而通过超声图像特征对病理结果进行推断在一定程度上是可能的。超声诊断的合理评价、建议及病理推断可为临床诊疗提供更多帮助,更有助于学科间的相互沟通与融合,进一步提高诊疗水平。

二、超声扫查手法及要点[1,2]

1. **全面扫查** 遵循全面、按步骤的扫查才不致遗漏病变。扫查时,各扫查切面相互覆盖,不要有遗漏区域,同时扫查速度不能太快。

2. **重点扫查** 要多切面、多角度对病变部位进行重点扫查(图 4-1-1)。

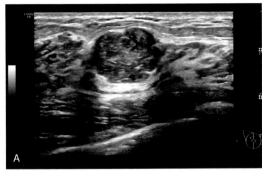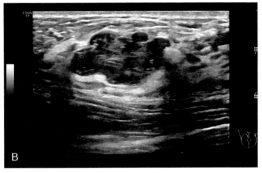

图 4-1-1 不同切面对病灶的显示
A. 切面显示病灶呈类椭圆形;B. 切面显示病灶呈不规则形。

3. 扫查压力适中 扫查时探头轻放于皮肤上,保持对病变部位的适中压力(不宜加压),压力过小图像虚化,压力过大可导致病灶发生形变、血流信号会减少或消失;必要时可用手固定肿物后根据图像调节压力大小(图 4-1-2)。

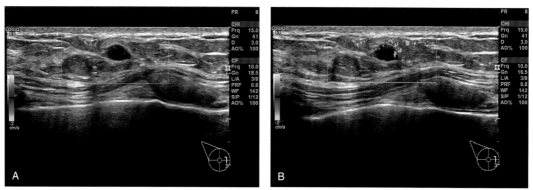

图 4-1-2 不同压力对病灶内血流的显示

A. 彩色多普勒超声检查时,探头压力过大,可导致病变周边及其内血管受压闭塞;

B. 探头压力正常时,病变周边及其内血管显示良好。

4. 检查乳腺腺体组织的同时,应观察前后脂肪层、Cooper 韧带等是否有异常(图 4-1-3)。乳腺结构的不均匀性和腺体内脂肪可能会干扰对占位性病变的识别(图 4-1-4)。腺体内局灶性脂肪可造成类似肿块的假象,应仔细加以甄别(图 4-1-5)。

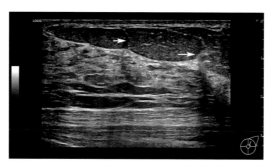

图 4-1-3 正常乳腺(箭头指示部为 Cooper 韧带)

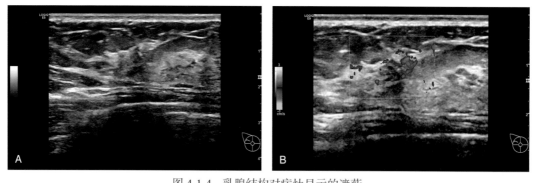

图 4-1-4 乳腺结构对病灶显示的遮蔽

A. Cooper 韧带后方不均质回声,病理:导管内癌;B. 彩色多普勒示病变区域血流丰富,病理:导管内癌。

5. 注意仪器调节 根据患者及病变的具体条件选取不同的探头频率,根据病变的位置调节焦点位置,应用谐波成像等技术优化图像,通过调节速度标尺、仪器增益优化彩流图像及血流敏感度。

6. 注意图像清晰度 清晰的二维图像是进行彩色血流检查及频谱多普勒分析的基础,检查时图像要以病变为中心,同时显示周边毗邻结构。逐步进行二维图像、彩色血流检查及频谱多普勒分析(图 4-1-6)。

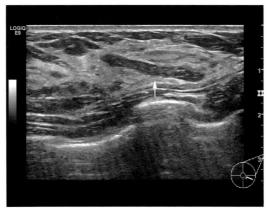

图 4-1-5　箭头指示部为腺体内等回声（腺体内脂肪）

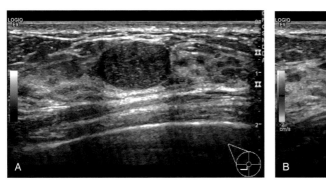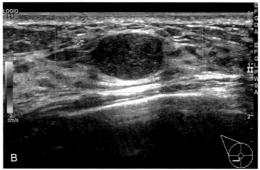

图 4-1-6　彩色多普勒血流显示要求

A.清晰的显示二维图像；B.在清晰二维图像基础上进行彩色血流检查。术后病理：乳腺纤维腺瘤。

7. 肿块较大，不能单幅显示及不能利用单幅图像对肿块进行测量时，可利用宽景成像技术进行扫查，获取肿块的全景图像。

8. **注意病例资料及图像收集**　上述资料的收集为病例随访、总结、论文书写、学术交流和网络超声交流积累大量的原始资料。

三、超声诊断程序

遵循由定位→病变管理→鉴别诊断→提示诊断结论。

1. **定位**　定位是超声诊断的基础，不同位置、不同解剖层次乳腺病变，其病理类型也不同。

2. **病变管理**　通过判别病变的物理性质，即囊性、实性、混合性，分析病变区域的二维声像、彩色多普勒及其他影像特征，同时结合临床信息进行判断，通过超声 BI-RADS 分类词典对乳腺瘤样病变进行合理的管理。

3. **鉴别诊断**　瘤样病变的管理并不能涵盖乳腺病变管理的全部，因此依然需要通过对病变鉴别诊断来增加对诊断的信心，同时也能及时矫正定性诊断的偏差。

4. **提示诊断结论**　乳腺疾病的发生、发展因素复杂，同一乳房可能并发多种疾病，即便是同一起源的疾病，有时也会发生病理性质的改变，如部分恶变等；因此，在乳腺瘤样病变管理及临床诊断过程中，应注意不同病变的特征，加以鉴别诊断，提示诊断结论时不能满足于一元诊断结果。

对于非瘤样病变的管理依然可借鉴瘤样病变管理思维及 BI-RADS 分类方法进行，但评价内容及各项内容的权重有所区别。

四、超声诊断中须注意的问题[2-4]

1. **全面扫查**　在检查乳腺的同时，还须检查双侧腋窝、锁骨上下区、内乳区等乳腺淋巴引流区的淋巴结,上述部位若出现转移性淋巴结肿大,可给乳腺恶性肿瘤诊断提供重要依据。

2. **切忌主观臆断** 须遵循必要的检查步骤和诊断思维程序。

3. **了解病史及必要的查体** 乳腺疾病发生和发展都需要一个过程,详细的问诊能让超声医师了解到更多的有用信息,必要的查体可了解肿物硬度、与周围组织关系以及皮肤改变等重要信息。

4. **报告内容科学严谨** 科学严谨的超声报告对临床医生及患者都带来帮助,使乳腺病变的有效管理及恶性病变的早期诊断成为可能,为诊断及治疗赢得时间。

5. **随诊** 随诊能提高超声医师对乳腺疾病认识深度,可加强对乳腺疾病声像图表现及诊断思维的再认识,进而提高超声诊断水平。

第二节 乳腺病变的横向与纵向管理

基于 ACR BI-RADS 的乳腺瘤样病变管理,从形态、方位、边缘、回声模式、后方回声特征、病变的钙化、相关特征以及特殊征象等多方面来描述瘤样病变,以多重维度的评价,分析病变良恶性风险。在上述内容中,更多的是基于单一时间点影像学的发现,对各种征象的风险分层进行归一评价,是基于横向维度的病变评价及管理(图 4-2-1)。

在 ACR 超声 BI-RADS 分类中,涉及时间维度的信息包括多次复查超声检查图像变化不大,年龄<40 岁的纤维腺瘤或首次超声检查年龄<25 岁的纤维腺瘤、手术后瘢痕复查 2 年以上图像无变化;包括考虑纤维腺瘤可能性大:实性肿块呈椭圆形、边缘光整、平行生长。经过连续 2~3 年的复查可将原先的 3 类(可能良性)改为 2 类(良性)。这种分类的改变,是基于时间维度上病变恶性风险的评价,此外 ACR BI-RADS 分类中较少涉及纵向维度的信息。

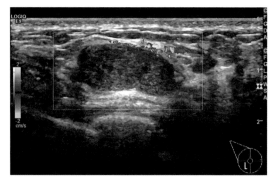

图 4-2-1 肿块呈椭圆形,平行生长,边缘光整,内部呈均匀低回声,未见明显点状回声,后方回声增强

CDFI:肿块内部未见明显血流信号,周边见点条状血流信号。ACR BI-RADS 3 类。

然而,病变的管理以及疾病治疗过程中,横向管理仅仅是其中一方面,乳腺疾病的纵向管理是疾病治疗的一项重要课题,如乳腺炎性病变的治疗以及治疗过程中疗效评价、乳腺癌新辅助化疗的疗效评价。因此,除了应用规范乳腺超声词典进行乳腺病变的横向管理外,依然需要应用纵向管理的思维,评价病变在治疗、随访过程的发生、发展、转归等诸多改变,评价病变治疗的有效性、病变体积的改变以及提供治疗参考建议(图 4-2-2、图 4-2-3)。

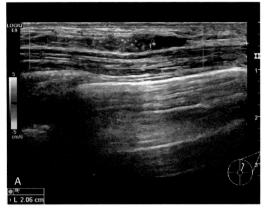
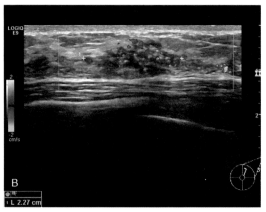

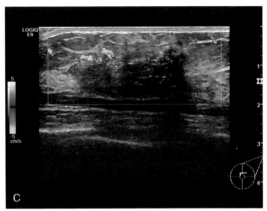

图 4-2-2 乳腺癌演进(非肿块型向肿块型演进)
A. 2013 年 2 月超声检查 BI-RADS 4B 类;B. 2014 年 9 月超声检查 BI-RADS 5 类;
C. 2015 年 3 月超声检查 BI-RADS 5 类。

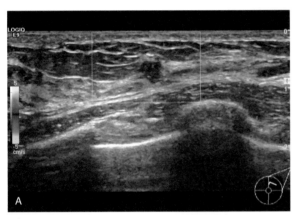

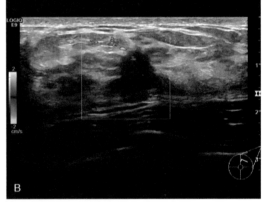

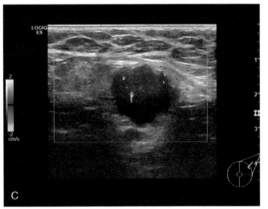

图 4-2-3 乳腺癌演进(肿块型)
A. 2016 年 7 月超声检查 BI-RADS 4A 类;B. 2018 年 1 月超声检查 BI-RADS 5 类;
C:2018 年 6 月超声检查 BI-RADS 5 类

  评价乳腺超声的发现,首先应该考量超声检查的目的,对于初次检查的发现,应该基于 ACR BI-RADS 的乳腺瘤样病变的横向管理;但如果超声检查和评价的目的在于病变治疗的评价,则属于病变纵向管理的范畴,应该基于规范术语,评价病变的超声发现,评价在疾病治疗过程中较前序检查特殊的改变。应该说,乳腺超声的横向及纵向管理均为乳腺病变评价、管理的重要组成部分。

第三节　各种影像诊断的优缺点及适应证

一、超声检查（B-US）

随着高频探头二维超声显像及彩色多普勒等技术的引入及完善，该技术对乳腺瘤样病变的管理价值已有明显的提高，尤其对病灶部位一些钙化影和血流信号的显示，为诊断提供了更多的依据。由于其检查快捷、安全、灵便，成为最易为患者接受的乳腺检查方法之一，更由于其诊断准确率的提高，在部分国家 B-US 成为继乳腺 X 线摄影检查后又一乳腺癌筛查手段（图 4-3-1、图 4-3-2）。据报道 B-US 检出的乳腺癌无论是大小还是分期上与乳腺 X 线摄影检出的不能扪及的乳腺癌无差异，而对于致密性乳腺，超声检查具有明显的优势[5]。因此，B-US 不失为常规乳腺癌筛查的一种有效的辅助或补充检查手段。但 B-US 对微小钙化的检测敏感性不如乳腺 X 线摄影检查，乳腺 X 线摄影检查和 B-US 两种方法可以互补，被认为是乳腺癌筛查和早期诊断的黄金组合，可以降低假阳性和假阴性率，提高对乳腺癌早期的诊断水平[1]。

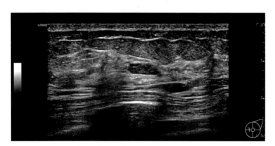

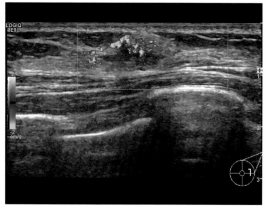

图 4-3-1　肿块呈低回声，椭圆形，平行生长，边缘光整，内部回声均匀，未见明显点状强回声，后方回声增强。病理：纤维腺瘤

图 4-3-2　低回声区，形态不规则，平行生长，边缘模糊，内部回声欠均匀，未见明显点状强回声，后方回声无明显改变。CDFI：肿块内部及周边见丰富点条状血流信号，病理：导管内癌

二、乳腺 X 线检查（MG）

在众多的影像学检查手段中，乳腺 X 线摄影检查仍然是最有效、经济的方法。乳腺 X 线摄影已经作为乳癌普查计划中一项检查项目而被广泛采用，甚至认为乳腺摄片是 30 岁以上，有乳腺癌症状的女性乳癌影像学诊断的金标准[6]。

乳腺 X 线摄影乳癌的特征：绝大多数乳腺癌的影像学表现为肿块、钙化、组织扭曲变形或三者兼有[7]。在乳腺 X 线摄片中，近一半乳腺癌表现为边缘模糊毛刺或"触角"的肿块，高密度结节或星状阴影。另外，X 线摄片对钙化的检出最具优势，是诊断乳癌的重要 X 线征象；点状、模糊、粗糙不均密度、多形性钙化，呈弥漫或散在、群样、线样、区域性分布，沿导管走行或区段分布，为常见钙化形式。一旦发现钙化，应进一步鉴定是良性钙化还是恶性钙化。2003 年第 4 版 ACR BI-RADS 分类系统根据钙化的形态及分布，将钙化分为典型良性钙化、中等可疑恶性钙化和较大可能为恶性的钙化（图 4-3-3）。De Lafontan 等[8]通过 400 例孤立丛状微小钙化手术证实病例的分析，认为小线虫状、线样 / 分支形及不规则大小的微钙化，是恶性钙化的最可靠指征，正确率达 90%。此外，若微小钙化总数超过 30 枚或每平方厘米微小钙化超过 20 枚,亦表明癌的可能。单独线状、群样点状或模糊钙化是乳癌早期或唯一的重要征象(图 4-3-4),但 X 线摄影对于接近胸壁和致密型乳腺的小癌灶则易于漏诊。

　　乳腺 X 线摄影技术的质量控制,对乳腺病变的诊断至关重要。近年来由于高新技术的应用、设备的更新、引进及摄影条件的改善,乳腺 X 线摄影有了长足的进步。目前均采用 DR 等先进技术,使乳腺摄影的质量不断提高。数字乳腺摄影动态范围宽,分辨率高,能对图像进行多种变换,特别适合乳腺组织的检查,数字乳腺摄影能准确检出微小钙化灶,提高判断乳癌的可靠性。

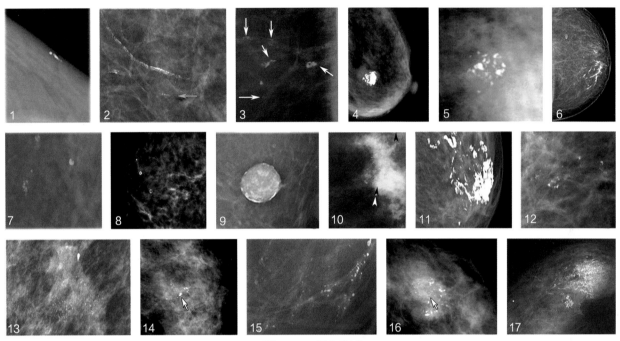

图 4-3-3　钙化类型

1. 皮肤表面钙化,2. 血管钙化,3. 缝线钙化,4. 爆米花样钙化,5. 成簇状钙化,6. 杆状钙化,7. 圆形钙化,8. 空心钙化,9. 蛋壳样钙化,10. 钙乳,11. 粗糙钙化,12. 无定型钙化,13. 无定型钙化,14. 为良性钙化类型,15. 粗大不均质钙化,16. 细小多形性钙化,17. 细小状或细小分支状钙化。图 1~11 为良性钙化,图 12~14 为可疑恶性钙化,图 15~17 为恶性钙化。

三、MRI 检查

　　1982 年 Ross 等首先报道 MRI 应用于乳腺检查,越来越多的研究说明 MRI 是乳腺影像学综合诊断的必要手段之一。MRI 以其极高的软组织分辨率可清晰地将乳腺皮肤、皮下脂肪、正常腺体与病灶分开(图 4-3-5~ 图 4-3-7)。多数乳腺肿块在平扫就能显示病变的边界、形态、内部结构及周围组织之间的关系[9],可显著提高早期乳癌和多灶性及多中心乳癌的检出率,使用正确的技术和特制的线圈,在某些情况下是很有价值的。在 T1WI 乳腺肿瘤呈高或稍低信号,T2WI 由于病变内部细胞、纤维及含水量不同而展现信号特征较复杂。大多数良性病变 T2WI 上多呈高或低信号,因其内部结构多均匀,故信号一致,而大多数恶性病变其细胞的水含量较高,故 T2WI 呈高信号。

　　MRI 动态增强可根据病灶的形态,边界和强化均匀性等形态学特征可以对大部分良、恶性病变做出准确的诊断。大部分恶性病变早期快速显著强化、良性病变则呈延迟缓慢强化或不强化。病变的动态强化特征对良、恶性病变的鉴别具有重要意义。

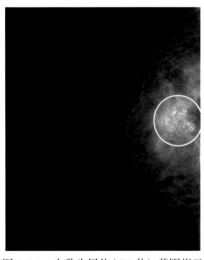

图 4-3-4　右乳头尾位(CC 位):黄圈指示部位为病变部位,内见簇状细小状细分支状钙化,病理:浸润性癌(非特殊类型)

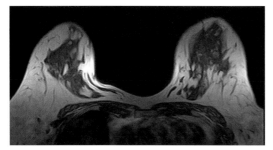

图 4-3-5 乳腺 MRI T1WI

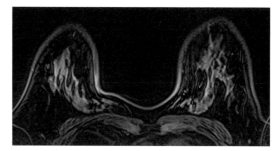

图 4-3-6 乳腺 MRI T2WI

乳癌的 MR 增强与血管生成与肿瘤增生的活动性、恶性程度及侵袭性相关。动态 MR 可以反映肿瘤的微循环，对血管参数可以进行定量、半定量分析，对肿瘤的解剖结构有良好的空间分辨率，并对淋巴转移的评价明显优于传统的组织学方法。不足的是检查程序复杂费时，价格昂贵，成像质量受呼吸影响较大，对癌肿内钙化灶显示欠佳，不能作为独立的诊断方法，磁共振波谱分析（MRS）是检测活体内代谢和生化信息的无创性技术。目前波谱分析软件包与高场强磁共振成像系统配套使用进入了临床应用阶段，对乳腺疾病的诊断有了显著进展。研究中发现 MRS 能显示癌肿与正常组织之间代谢的不同，特别是 HMRS 有高内在敏感性，具特征性共振表现，较小的组织体积就能产生明确的波谱信息[9]。

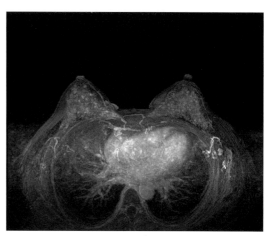

图 4-3-7 乳腺 MRI MIP 图

应用 MRI 可用于分期评估以确定同侧乳腺肿瘤范围，是否存在多灶或多中心性肿瘤，或在初诊时筛查对侧乳腺肿瘤。可有助于评估在新辅助治疗前后的肿瘤范围、治疗缓解状况以及是否可行保乳治疗，并有助于在乳腺 X 线摄片显示致密乳房中寻找其他病灶。但尚无数据证明使用 MRI 而改变局部治疗选择可改善预后，现有数据也并未显示 MRI 相对于其他检测在不同乳腺类型（乳腺密度）或肿瘤类型中具有不同的肿瘤检出率[10]。

MRI 可有助于寻找在乳腺 X 线、超声或体检无法发现原发肿瘤的腋窝淋巴结转移性腺癌，或乳头佩吉特病患者中寻找原发肿瘤。但乳腺 MRI 常有假阳性结果，不能仅凭 MRI 的发现决定手术；建议对 MRI 检查的可疑部位进一步取样活检。对于已患乳腺癌患者的随访筛查，MRI 的用处尚不明确[10]。

但 MRI 不能直观显示微钙化，对微钙化的病变不敏感，尤其当钙化数目较少时；乳腺良、恶性病变在 MRI 图像上有一定的重叠之处，造成定性困难；MRI 影像易受到呼吸、心脏搏动伪影的影响；设备比较昂贵，检查时间长，检查费用较高[9]。

四、乳腺 X 线断层显像

乳腺 X 线断层摄影（digital breast tomosynthesis，DBT）是一种断层合成技术，与全视野数字化乳腺摄影（FFDM）的摄影方式不同，在数字乳腺断层融合 X 线成像（DBT）摄影中，乳腺直接暴露于 X 线下并保持制动，X 线管围绕乳腺在一定角度（10°~50°）内旋转，每旋转一定角度进行低剂量曝光 1 次，最终获得不同投照角度下的小剂量数据，之后重建出平行于探测器平面的层厚为 1mm 的多幅断层融合图像[11]。DBT 能够克服传统二维乳腺 X 线摄影因组织重叠而影响病变观察的问题。有研究表明与 FFDM 相比，在乳腺密度 ACR 3~4 型、年龄 ≤50 岁和未绝经患者中，DBT 的诊断效能更大，而在乳腺密度 ACR 1~2 型、年龄 >50 岁和已绝经患者中的诊断能力两者相仿[12]。在不均匀致密型和致密型乳腺中，DBT 对于微小钙化的检出明显优于二维乳腺 X 线[13]。但 DBT 对于微钙化簇的显示和定性存在诸多不足。DBT 采用多角度的低剂量投影图像重建断层图像，降低了钙化的信噪比；另一方面由于连续的 X 线源移动造成的图像模糊,影响了钙化的形态;此外由于微钙化簇在 DBT 断层图像上分布于多张切片,不利于钙化簇的整体观察和诊断。对于放射科医生,由于 DBT 影像的海量数据,分布于多层的微钙化容易导致微钙化病灶的漏诊。同时,DBT 影像中微钙化信噪比较低以及存在图像模糊,容易导致微钙化的误诊。由此,研究计算机辅助检测技术来实现 DBT 中微钙化簇的自动检测,降低由于图像噪声或组织重叠影响导致的误诊,消除医生长时间阅片的疲劳或者不同阅片经验差异的影响(图 4-3-8)。

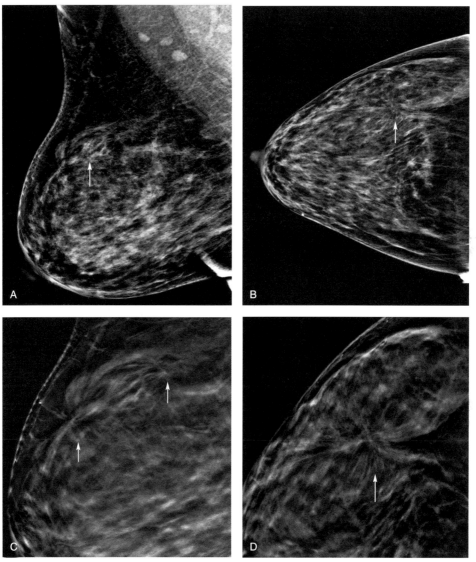

图 4-3-8　复杂硬化性腺病乳腺 X 线表现

A. 右乳内外斜位(MLO 位);B. 右乳头尾位(CC 位);A、B. 右乳外上位可见局部结构稍扭曲(箭头指示处);C. 右乳 MLO 位 DBT 放大;D. 右乳 CC 位 DBT 放大,可清晰显示局部(箭头指示处)结构扭曲、纠集,可见细长毛刺。术后病理:复杂硬化性腺病。

五、乳管镜检查

乳管镜又称电子乳腺纤维内镜,目前已经取代乳管造影(图 4-3-9),成为乳头溢液病因诊断的首选手段(图 4-3-10、图 4-3-11)。乳管镜操作方便、创伤小、直观,有效地提高了乳管内隆起性病变的诊断率,同时也可用于良性乳管病变的治疗,如乳管镜辅助病变乳管微创切除、浆细胞性乳腺炎的治疗、乳管内肿瘤导丝定位等[14,15]。

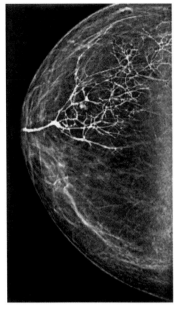

图 4-3-9 右乳 CC 位导管造影可
清晰显示各级导管的树枝状结构

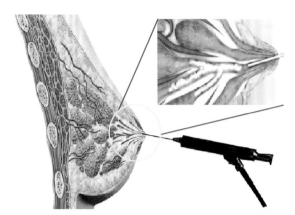

图 4-3-10 乳腺导管内操作示意

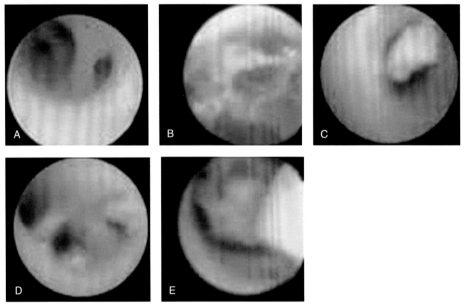

图 4-3-11 不同乳腺导管病变导管镜表现

A. 正常乳管;B. 乳管扩张伴炎症;C. 乳管内乳头状瘤;D. 乳管内乳头状瘤病;E. 乳腺导管内癌。

对于各种颜色的乳头溢液患者,尤其是血性溢液,乳管内肿瘤性病变的发生率超过 70%,无色溢液及黄色溢液的患者中,亦有半数以上为乳管内肿瘤性病变,此外白色溢液的患者亦有部分病例为乳管内肿物所致[16]。乳管内肿瘤均需要手术治疗。利用这项技术检测发现 9% 的血性乳头溢液是由导管原位癌引起的,而 52% 的导管原位癌表现为血性乳头溢液,更为重要的是以乳头溢液为主要表现的导管原位癌患者,约 50% 病例 X 线未发现恶性钙化灶或肿块的征象[17]。

乳管镜检查的意义:①明确乳头溢液的病因;②细化了手术适应证,减少不必要的手术;③缩小了手术范围,准确切除病变;④可对一些特殊类型的疾病进行探索性的治疗;⑤借助于乳管镜,可开展一些微创治疗及微创手术。

六、各种影像检查评述

乳腺超声、MG、DBT、MRI 以及乳管镜检查对乳腺疾病的诊断均各具优点和不足之处,在乳腺疾病的诊断过程中,需掌握不同影像检查的适应证和禁忌证,掌握不同影像诊断对疾病诊断的优点以及不足之处,发挥各种检查手段的优点。

第四节　乳腺病变的围术期超声评价

围术期是围绕手术的全过程,从患者决定接受手术治疗开始,到手术治疗直至基本康复,包含手术前、手术中及手术后的一段时间,一般指术前 5~7 天至术后 7~12 天。乳腺超声因其应用的广泛性及使用的便捷性,越来越受临床的重视和欢迎。

乳腺超声在乳腺病变围术期的应用范畴包括良恶性病变的术前评价、术中检测以及术后再评价,在围术期的不同阶段,其评价的重点及内容各不相同。

1. **乳腺恶性病变的术前超声评价**　乳腺恶性病变的术前评价内容包括病变的范围、累计的层次、距乳头距离、病变的数量以及远处脏器转移状况评价等等。当前,乳腺恶性病变保乳手术的广泛开展,对上述内容的评价尤为重要,良好的术前评价有利于术前恰当的手术规划,以及腋窝淋巴结手术方式的安排(图 4-4-1)。

2. **乳腺良性病变的术前超声评价**　乳腺良性病变的超声评价包括手术必要性评价、手术方式及数量评价。乳腺良性病变手术治疗建议选择超声 BI-RADS 4A 类病变且声像图不能完全排除恶性可能时,或者虽然为 3 类病变,患者有强烈的手术需求。乳腺良性病变种类繁多,包括各种不同声像学表现的乳腺纤维腺瘤、导管内乳头状瘤等。手术方式需根据病变的不同特征及病理学可能进行选择,乳腺导管内乳头状瘤及叶状肿瘤仅建议传统手术治疗;乳腺纤维腺瘤等可行乳腺微创治疗,但术前需评价病变与周围乳腺滋养血管的关系,并设计好穿刺通路,避免对大血管的损伤(图 4-4-2)。

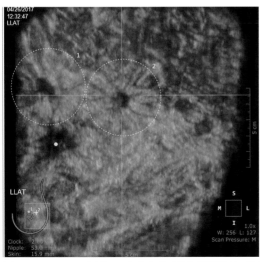

图 4-4-1　ABUS 冠状面可对病变(黄色圆圈标记处)数量及毗邻关系进行评价

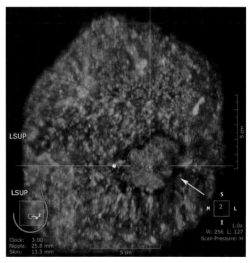

图 4-4-2　ABUS 冠状面可对病变(箭头指示处)累及范围评价,病变周围可见低回声晕,黄色点为乳头所在位置

3. **乳腺病变术中及术后评价**　乳腺恶性肿瘤手术治疗,一般不需进行术中评价。良性肿瘤进行传统手术时,除因病变过小,术前未进行导丝定位时,需进行术中超声观察。良性病变进行超声引导下微创治

疗时,需全程进行超声监测(图 4-4-3、图 4-4-4)。

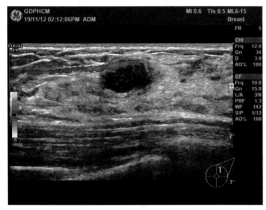

图 4-4-3 术前评价肿瘤与乳腺滋养动脉关系密切

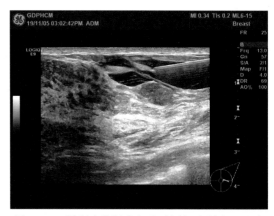

图 4-4-4 微创术前肿瘤与皮肤层间注射生理盐水
形成隔离带

乳腺病变的术后评价包括病变区域评价以及周围组织状况评价。病变区域有无病变残留、留置钛夹、积液以及血肿、假性动脉瘤等,术区周边组织评价包括脂肪坏死、皮内淋巴水肿等。

不同阶段的超声评价均以有利于手术安全、大力减少术后并发症以及尽早发现并处理并发症为目的,充分发挥超声成像的技术优势服务于临床。

第五节 "第二眼"超声在乳腺疾病诊疗中的应用

乳腺 MRI 具有较高的软组织分辨和多参数、多方位成像等优势,对于乳腺癌的检出具有非常高的敏感性,尤其是对于乳腺浸润性癌,文献报道其敏感性达 100%[18]。在 MRI 用于高危人群的筛查及术前检查中,能够发现一些超声及乳腺 X 线均未能发现的意外强化病灶,其原因主要与乳腺体积较大、乳腺不均质背景、乳腺病变较小以及非肿块型病变有关。MRI 引导下的穿刺活检由于费用高、耗时较长,也限制了其在临床的应用。最新的乳腺磁共振检查及诊断规范专家共识中指出,MRI 引导下的乳腺病灶穿刺定位及活检只有在乳腺 X 线摄影和超声(包括"第二眼"超声)下不能发现的可疑恶性病灶的情况下才建议进行[19]。

"第二眼"超声(second-look ultrasound)或目标超声(target ultrasound)最早是指首次常规超声检查阴性,初诊仅仅在乳腺 MRI 检出的病灶。2013 版 ACR BI-RADS 对"第二眼"超声进行了重新定义:"第二眼"超声不等于第二次超声检查,是指 MRI 导向性的、有针对性的超声检查,并进行超声引导下的体表定位和活检[20,21]。一项 meta 分析显示手持式超声作为"第二眼"超声的检出率为 22.6%~82.1%,平均为57.5%[22]。国内文献报道 MRI 导向性"第二眼"超声的病灶的检出率为 84.35%,对肿块型和非肿块型病灶的检出率分别为 89.87% 和 77.94%[23]。晚近,对于乳腺 X 线上可疑病灶的"第二眼"超声引导下活检陆续在各大医院开展,解决了乳腺 X 线引导下操作射线对操作者及患者损伤的问题,也提高了组织取样的精确性(图 4-5-1)。

乳腺容积超声扫查系统包括 ABUS 和 ABVS,可多层面(冠状面、横断面、矢状面)、多角度、多方位反复观察病灶,极大提高乳腺超声图像的标准化水平,尤其在病灶筛查、定位、随访等方面显示了自身明显优势,且无须再次召回患者,有助于可疑目标病灶的定位。全容积超声独特的冠状面信息符合临床医师的视角习惯,与 MRI 图像具有较好的一致性,观察的视野也相对较宽,可以大大缩短寻找目标病灶的时间及便于远程会诊。同时全容积超声的横断面与手持式常规超声图像相同,两者相结合不仅实现了常规超声的多种显像模式以及评估腋窝淋巴结转移等,并结合超声特征进行病变的分类(升级或者降级),避免不必要的穿刺活检或手术病理切检。全容积"第二眼"超声有望替代手持"第二眼"超声在乳腺活检引导方法中起决定作用[24,25]。

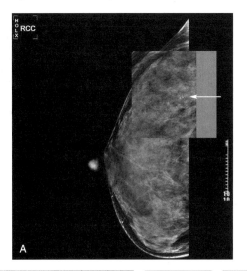

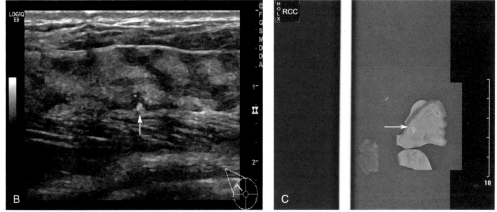

图 4-5-1 右乳 X 线可疑钙化灶第二眼超声引导下微创活检(女性,28 岁)

A. 右乳 CC 位 X 线摄影发现右乳外上象限钙化灶(箭头指示处);B. 行第二眼超声发现右乳 2 点范围约 2mm 的多个微小钙化聚集(箭头指示处);C. 超声定位下行麦默通微创手术切除后标本摄片可发现局灶多个钙化灶(箭头指示处)。术后病理:导管内癌。

(张建兴 陈 铃 轩维锋)

参考文献

[1] 张缙熙,姜育新.浅表器官及组织超声诊断学.北京:科学技术文献出版,2010.

[2] 中国医师协会超声医师分会.血管和浅表器官超声检查指南.北京:人民军医出版社,2011.

[3] 赵子杰.实用乳腺超声波:技术、判读、鉴别诊断.北京:人民军医出版社,2006.

[4] 彭玉兰.乳腺高频超声图谱.北京:人民卫生出版社,2004.

[5] KOLB TM, LICHY J, NEWHOUSE JH. Comparison of the performance of screening mammography, physical examination, and breast US and evaluation of factors that influence them: an analysis of 27, 825 patient evaluations. Radiology, 2002, 225 (1): 165-175.

[6] BREM RF, IOFFE M, RARELYEA JA, et al. Invasive lobular carcinoma: detection with mammography, sonography, MRI, and breast-specific gamma imaging. Ajr Am J Roentgenol, 2009, 192 (2): 379-383.

[7] D'ORSI CJ, KOPANS DB. Mammographic feature analysis. Semin Roentgenol, 1993, 28 (3): 204-230.

[8] B DE LAFONTAN, JP DAURES, B SALICRU, et al. Isolated clustered microcalcifications: diagnostic value of mammography--series of 400 cases with surgical verification. Radiology, 1994, 190 (2): 479-483.

［9］ 徐丽莹, 孔祥泉. 乳腺癌 MRI 诊断的价值及进展. 临床放射学杂志, 2004, 23: 78-80.

［10］ (中国版) 专家组, NCCN 乳腺癌临床实践指南. 2011: 27.

［11］ 杨蕾, 李静, 周纯武. 数字乳腺断层融合 X 线成像对乳腺病变的诊断价值. 中华肿瘤杂志, 2017, 39 (1): 33-38.

［12］ 李弋, 叶兆祥, 吴涛, 等. 数字乳腺断层摄影与全数字化乳腺摄影对致密型乳腺病变诊断的初步对比研究. 中华肿瘤杂志, 2013, 35 (1): 33-37.

［13］ HELVIE MA. Digital mammography imaging: breast tomosynthesis and advanced applications. Radiol Clin North Am, 2010, 48 (5): 917-29.

［14］ 许娟, 王颀, 张安秦, 等. 乳管镜临床应用 800 例. 中国微创外科杂志, 2004,(04): 285-286.

［15］ 沈坤炜, 陆劲松, 袁建达, 等. 乳腺导管内乳头状病变的乳管内视镜检查. 中华外科杂志, 2000,(04): 34-36, 83.

［16］ SHAO ZM, LIU Y, NGUYEN M. The role of the breast ductal system in the diagnosis of cancer (review). Oncol Rep, 2001, 8 (1): 153-156.

［17］ 黄丽英, 臧卫东, 黄秀莲, 等. 纤维乳腺导管镜在乳腺疾病诊断中的应用 (附 78 例报告). 福建医药杂志, 2008, 30 (5): 100-101.

［18］ GUTIERREZ RL, DEMARTINI WB, SILBERGELD JJ, et al. High cancer yield and positive predictive value: outcomes at a center routinely using preoperative breast MRI for staging. Ajr Am J Roentgenol, 2011, 196 (1): W93-W99.

［19］ 中华医学会放射学分会乳腺专业委员会专家组成员。乳腺磁共振检查及诊断规范专家共识. 肿瘤影像学, 2017, 26 (4): 241-249.

［20］ PETER P, DHILLON R, BOSE S, et al. MRI screening-detected breast lesions in high-risk young women: the value of targeted second-look ultrasound and imaging-guided biopsy. Clin Radiol, 2016, 71 (10): 1037-1043.

［21］ LEUNG JW. Utility of second-look ultrasound in the evaluation of MRI-detected breast lesions. Semin Roentgenol, 2011, 46 (4): 260-274.

［22］ SPICK C, BALTZER PA. Diagnostic utility of second-look US for breast lesions identified at MR imaging: systematic review and meta-analysis. Radiology, 2014, 273 (2): 401-409.

［23］ 张淑平, 朱鹰, 李小康, 等. 乳腺 MRI 导向性 "第二眼" 超声的临床应用. 中国医学影像技术, 2016, 32 (4): 530-533.

［24］ 苏昆仑, 徐海滨, 张正贤, 等. 两种第二眼超声检查在乳腺高危病灶中的诊断价值研究. 浙江医学, 2017, 39 (14): 1162-1165, 1174.

［25］ CHAE EY, SHIN HJ, KIM HJ, et al. Diagnostic performance of automated breast ultrasound as a replacement for a hand-held second-look ultrasound for breast lesions detected initially on magnetic resonance imaging. Ultrasound Med Biol, 2013, 39 (12): 2246-2254.

第二篇

乳腺发育及良、恶性病变

　　乳腺发育及良、恶性病变管理是乳腺超声临床应用的重要组成部分,超声诊断不仅要求在获得良好的超声图像的基础上进行规范的分层管理(ACR BI-RADS),更需要了解各种影像产生的病理学基础及相关临床特征,了解相关特征的鉴别诊断及不同影像学的鉴别要点,指导临床病变管理及治疗。必须清楚的是,疾病的发生、发展是一个过程,并受诸多因素影响,疾病的不同阶段、病变成分不同以及周围因素的影响均可导致超声影像学特征的改变。

第五章

乳腺发育及发育异常

乳腺的本质是汗腺的变异,来源于胚胎腹面外胚层的原始表皮,主要位于胸前两侧,成对生长。从胚胎期至生长发育、妊娠、哺乳、衰老的不同时期,乳腺腺体的发育状况以及乳房内腺体、脂肪的改变均在不断改变中,这种改变因个体以及激素水平的差异而不同。副乳腺及男性乳腺亦受激素水平改变影响,不同在于副乳腺源自异位的始基乳腺。

第一节 乳腺发育

【临床概述】

乳腺自胎儿发生到老年退缩均受内分泌的影响,10个初生婴儿中有6个会出现乳腺某种程度的生理活动,如乳头下肿胀、硬结,乳头内挤出乳汁样的分泌物等。一般出生后3~4天出现,1~3周后消失,这是由于母体的激素进入婴儿体内所致。

女孩的乳房发育是女性第二性征发育的开始,也是青春期萌发的信号,是性变化开始到成熟的阶段,历时2~5年。在性激素作用下,女孩乳房开始发育,由于受遗传、环境、营养、体质等多方面因素影响,女孩青春期萌发的年龄,个体差异很大,一般情况下,从8~14岁出现乳房增大都是正常的。经常食用含有激素的饮料和食品的女童,乳腺发育常常提早。一般在乳腺发育成熟时,尚有1/3的人无月经。月经的开始为性器官和乳腺成熟的标志。

女性乳腺开始发育时,整个乳腺、乳晕、乳头都相继增大,乳头和乳晕的色泽加深,一年以后在乳头下可触及盘状物,少数可由单侧开始,易被误认为肿瘤。乳腺发育成均匀的圆锥形,一般乳头与乳晕的发育成比例,但乳晕的发育与乳腺的发育更为密切,此期整个乳腺的增大主要是纤维组织和皮下脂肪增多所致。部分女童可伴有乳腺疼痛,但随着年龄的增加,其疼痛可缓解。上述变化都是雌激素影响下出现的,若雌激素刺激过强,就可引起乳腺的全面肥大或局部形成"纤维腺瘤",因此,青春期也是乳腺纤维腺瘤的好发年龄段[1]。

男性乳腺发育较晚于女性,部分男孩此期可见乳腺较前突出,乳头下可触及纽扣大小的硬结,有轻度疼痛,一般在1年或1.5年后逐渐消失,若继续发展,则属于一种病理性改变,称为男性乳腺发育症。

月经期与乳腺周期性变化的关系甚为密切。在雌激素和孕激素的作用下,腺体的形态和组织学结构呈周期性变化。这种周期性变化分为增生期、分泌期和月经期三个阶段。

增生期是指从月经7~8天的卵泡期至15~21天的黄体期,表现为乳腺导管延伸增长,管腔扩大,导管上皮细胞肥大增生,末梢导管分支增多,扩张构成新的小叶;导管周围组织水肿、淋巴细胞浸润、血管增多、组织充血。

分泌期是指月经22天至下次月经期前,表现为乳腺小叶内腺泡上皮肥大增生,有少许分泌物在导管及腺泡内存留,导管周围组织水肿,淋巴细胞浸润,临床上表现为乳腺增大、发胀、质韧,触之呈小结节状,有时伴轻度疼痛和压痛,甚至可有少量乳头溢液。

月经期是指行经开始至结束。月经来潮后,雌激素和孕激素水平迅速下降,乳腺导管末端和小叶明显复原退化,小导管和末梢导管萎缩。此期乳房胀痛等症状减轻或消失。也有的在增生后不再退化复原,形成"乳腺增生症"。

乳腺在妊娠期变化明显。在妊娠期,黄体与胎盘的性激素水平显著提高,外加胎盘催乳素及绒毛膜促性腺激素的作用下,促使小叶腺泡的显著生长;妊娠第5~6周后,乳腺开始增大,在妊娠中期增大最明显,此时可见皮下静脉曲张,有时皮肤出现白纹,同时乳头增大、乳晕扩大、乳头和乳晕的色素沉着,此种色素日后常不能完全消退。乳晕部表皮增厚,在乳晕内有12~15个隆起,是乳晕腺的位置,类似皮脂腺,此时开始分泌皮脂为婴儿哺乳做准备。

乳腺各部分的改变并不一致,有的发育较快,有的发育较慢,有的甚至未见发育,但在妊娠期可得到充分发育(图5-1-1A、B)。这种发育的不平衡使乳腺将来可能演变成为乳腺囊性病变,凡是乳腺大部分未获得充分发育者,在授乳期将有乳汁分泌不足现象。初乳可见于妊娠中期,但正式泌乳多在产后1~4天开始。产后到正式泌乳期间,乳腺明显胀硬,并伴有不同程度的胀痛。

一旦哺乳开始,胀痛即消失,乳汁的分泌量与妊娠期间乳腺小叶发育的程度有关,即使同一个人,左右乳腺的分泌量也不尽相同。一旦哺乳状态确立,只要乳汁被规律性地从乳房排出,乳汁分泌可以持续存在(图5-1-1C);乳汁淤滞48小时后,乳汁合成速度迅速下降。哺乳后复旧由断奶开始,由局部机械性因素导致腺泡扩张和毛细血管堵塞而促发。乳腺在断奶数月后大致恢复原状,常见残余性乳汁分泌,偶可持续数年。残余性乳汁分泌者容易引起继发感染。在乳腺的复旧过程中,结缔组织的退化是有限的,尽管分支腺泡结构在数量上减少,但小管结构基本上保持完整。妊娠和哺乳可促使良性或恶性乳腺肿瘤加速发展,也可使囊性增生病消退。

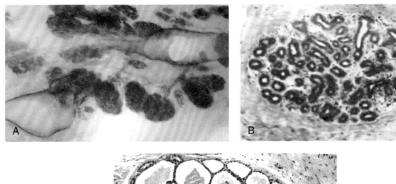

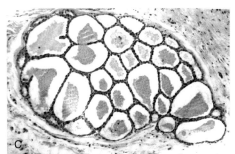

图 5-1-1　乳腺导管小叶单位组织学表现及不同生理状态改变
A.性成熟期乳腺:正常导管小叶单元及乳腺导管;B.成熟期乳腺:正常导管小叶单元内结构显示清晰;
C.哺乳期乳腺:正常扩张导管小叶单元内乳汁充填,分隔结构显示清晰。

绝经期乳腺开始全面萎缩,乳腺虽因脂肪沉积而外观仍显肥大,但腺体萎缩,纤维组织则显著增加。50岁以后乳管周围纤维组织愈来愈多、硬化,小乳管和血管闭塞,且时有钙化现象。

哺乳后复旧与绝经后退化的本质区别在于后者小叶和小管数量都有所减少。

在乳腺的发育中,多产妇的乳腺发育广泛,而少产或未产妇的乳腺发育受限,且多异常发育;30岁以后尚未怀孕的妇女,由于周期中常有内分泌的不协调,其小叶的发育常变得不规则,多数腺体小叶增生,少数小叶保持退化复原状态。在30~40岁的妇女,有1/3病例可见乳腺发育异常,如囊性增生病。

【超声表现】

初生婴儿出现乳腺某种程度的生理活跃时,超声表现为乳头后方少量腺体回声(图 5-1-2)。

青春期乳腺超声改变[2]:大多数双侧乳腺发育基本对称,青春期乳腺主要结构是腺体层,对于皮下脂肪菲薄的女性,乳腺悬韧带不易显示,中央区回声较外带腺体层回声相对较低,导管通常不显示(图 5-1-3)。随年龄增加,中央区弱回声范围逐渐减小。大多数青春期乳腺中央区表现为粗大的强弱相间,外带表现为相对细密的强弱相间回声(图 5-1-4)。

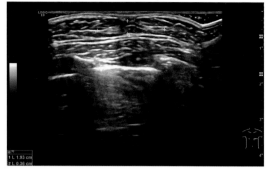

图 5-1-2　出生 21 天婴儿乳腺

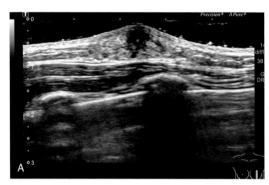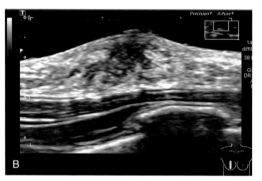

图 5-1-3　乳腺发育(9 岁)

A. 左乳;B. 右乳。

性成熟期乳腺超声改变[2]:随着月经周期体内激素水平的变化,乳腺组织形态和组织学结构发生周期性改变。通常已生育后的妇女腺体层回声逐渐增强,大多表现为强弱相间回声,各象限分布较均匀,随着年龄的增加,皮下脂肪组织逐渐增厚,腺体回声逐渐增强,腺体厚度逐渐减小(图 5-1-5)。

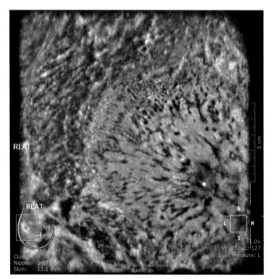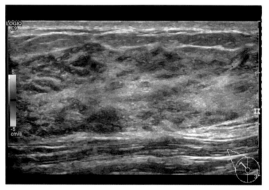

图 5-1-4　青春期乳腺全容积超声冠状面图(21 岁),可清晰显示放射状走行的乳腺导管,以及清晰的腺体边缘分界

图 5-1-5　性成熟期乳腺声像图(24 岁)

妊娠期及哺乳期乳腺超声改变[2]:由于腺泡和导管显著增生,腺体层明显增厚,哺乳期中央区可见扩张的乳腺导管,内径为 2~4mm,管壁薄而光滑,管腔内为无回声,显示清楚;乳腺内血管增多、增粗,血流速度加快(图 5-1-6)。终止哺乳后,发生退化性改变,腺体层较哺乳期变薄,回声增强或强弱相间(图 5-1-7)。

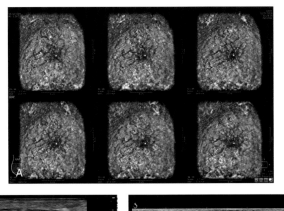

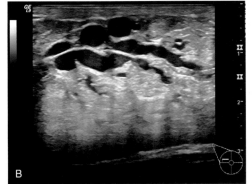
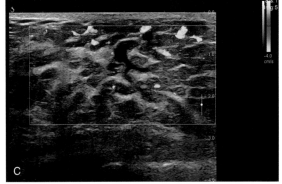

图 5-1-6　哺乳期乳腺声像图

A. 产后哺乳 8 个月 (30 岁)，乳腺 ABUS 冠状面图可见明显增多、扩张乳腺导管回声；

B. 哺乳期乳腺导管扩张；C. 哺乳期乳腺内血供丰富。

绝经期乳腺超声改变：皮下脂肪层明显增厚，腺体萎缩变薄，回声致密、增高，腺体层与脂肪层间界限清晰（图 5-1-8）。

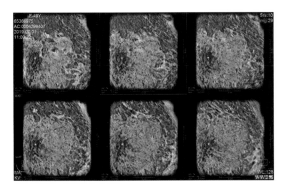
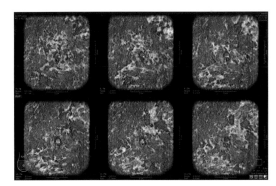

图 5-1-7　性成熟期乳腺（哺乳后，49 岁）ABUS 冠状
面图像，呈不均匀腺体

图 5-1-8　绝经期后腺体萎缩（77 岁），ABUS 冠状面
可见少量腺体，散在分布，大部分为脂肪组织回声

【相关影像学表现】

乳腺的密度随着年龄的增长而乳腺大致分为以下几种类型[3]：

1. **脂肪型**　腺体组织<25%，多见于中老年生育后的妇女，特别是较肥的妇女。此时乳房大部或几乎全部由脂肪组织构成，其中可见到少许残存的腺体组织，主要位于乳腺的外上方，呈延长的片状。乳腺 X 线摄影在脂肪背景上有众多纤维索条影，代表乳腺小叶间的纤维组织、血管影亦清晰可见；年老者并可见到动脉壁的钙化（图 5-1-9A）。超声表现为乳房大部或几乎全部由脂肪组织的低回声构成，其中可见少许残存的高回声腺体组织（图 5-1-10A）。

2. **散在纤维腺体型（少量腺体型）**　腺体组织占 25%~50%，腺体大部分退化，脂肪和纤维为主，乳腺 X 线摄影可见少量片状腺体影（图 5-1-9B），超声表现为仅见少量腺体组织回声，大部分为低回声的脂肪及纤维组织。多见于生育次数少的中年妇女或老年未生育过的妇女。

3. 不均质型（多量腺体型）　腺体组织占 50%~75%，仅少量腺体退化，乳腺 X 线摄影表现为片状或不规则致密影，密度均匀，中间夹杂大小不等的透亮脂肪影（图 5-1-9C）；超声表现为乳腺内大部分呈腺体组织回声（图 5-1-10C）。多见于中年未生育过的妇女。

4. 致密腺体型　腺体组织>75%，多见于年轻或中年未生育过的妇女。乳腺 X 线摄影显示乳房大部或几乎全部为致密的腺体组织影，呈较大的不规则片状或散在片状，密度均匀，边缘较模糊。在各片状致密影之间或致密影内可夹杂透亮的脂肪影（图 5-1-9D）。超声表现为乳房大部或几乎全部为乳腺腺体回声（图 5-1-10C）。乳腺 X 线摄影上对此型乳房中病变的诊断最为困难，误诊或漏诊率较高，正常与增生之间的界限亦不易确定，良性肿瘤或小的癌灶多被掩盖。超声在本型中对于病变的检出明显高于乳腺 X 线摄影。

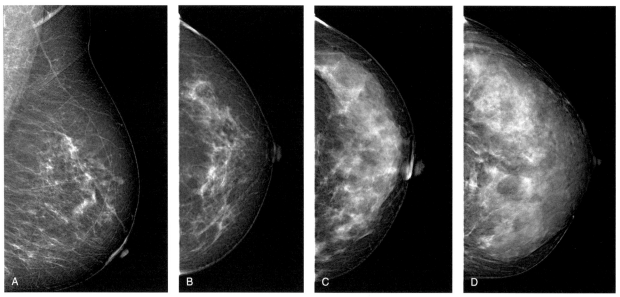

图 5-1-9　不同类型乳腺 X 线表现
A. 脂肪型；B. 散在纤维腺体型；C. 不均质型；D. 致密腺体型。

此种分型的主要意义在于说明影像科医师在不同的乳腺实质组成时对病变的敏感度如何。尽管该分类有一定的诊断价值，但并非定量分析，分类时不同的诊断医师会有不同的分类。由于乳腺密度的广泛多样性，使乳腺 X 线摄影出现了很高的假阴性率[4,5]。对脂肪型乳腺病变乳腺 X 线摄影的敏感性接近 99%，而致密腺体型乳腺则可能只低于 69%[6]。因此对于致密腺体型乳腺，使用超声等影像学手段可明显提高检查能力；东方女性的乳腺腺体组织普遍较致密，超声检查较其他影像学检查手段敏感性更高，更适合她们，且无扫查盲区；超声可近期反复检查而无身体危害性。因此为临床诊断和治疗提供了便利，高频、高分辨力超声检查作为目前临床首选的影像诊断方法之一是当今女性理想的选择。在乳腺 X 线摄影中乳腺所表现出的组织构成差异性在乳腺超声检查中同样也可见到。乳腺 X 线摄影中致密腺体型乳房可以降低检出乳腺内小病灶的敏感性，同样超声检查中乳腺背景回声的不均匀性也可降低检出乳腺病灶的敏感性。

2013 版 BI-RADS 分类超声版将乳腺组织构成分为以下三种类型[7]。

1. 均匀的背景回声 - 脂肪　均匀的脂肪小叶回声组成了大部分的乳腺组织成分（图 5-1-10A）。

2. 均匀的背景回声 - 纤维腺体　均匀回声的纤维腺体位于薄的脂肪小叶低回声下方，许多类型的病灶，例如癌和纤维腺瘤多位于纤维腺体内或与脂肪层的交界处（图 5-1-10B）。

3. 不均质的背景回声　乳腺的不均质背景回声可以是局部或弥漫性的，超声特点是由多个高低回声不同的区域组成乳腺的背景回声。脂肪小叶间或者实质成分中可伴有声影。这种模式发生在年轻的乳腺患者中或者乳腺 X 线摄影提示不均匀致密性乳腺组织中。该模式是否以及如何影响超声检查敏感性值得研究。临床经验表明在这种不均质回声背景的乳腺组织中发现小病灶是比较困难的。检查技术间的对比可以解决这种不利局面,从而避免不必要的活检(图 5-1-10C)。

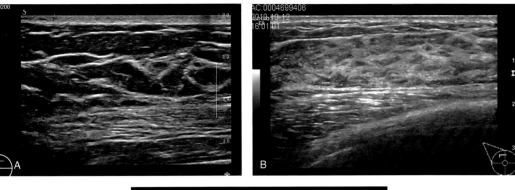

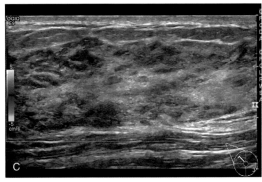

图 5-1-10　不同腺体类型乳腺声像图
A.均匀的背景回声 - 脂肪;B.均匀的背景回声 - 纤维腺体;C.不均质的背景回声。

【鉴别诊断及比较影像分析】

因 X 线本身的生物效应,一般 35 岁以前妇女不建议行乳腺 X 线检查,青春期乳腺的常规检查常应用超声技术。通过长期乳腺 X 线随访,其敏感性随乳腺密度不同而不同的观念正被人们逐渐认识。研究表明乳腺 X 线对脂肪型乳腺检查诊断乳腺癌的敏感性为 85%,若密度较高,敏感性降至 47.8%~64.4%,同时,乳房密度极高的女性患乳腺癌的风险增加 4.7 倍[8]。对致密型乳腺及紧贴胸壁的癌灶容易漏诊,其癌肿体积更大,且多淋巴结阳性,其预后可能更差。而超声不受干扰可进行多方位扫查的优点恰好弥补了乳腺 X 线的不足。超声对肿块发现率高,但难以检测 <5mm 的病灶,对边缘微细结构的分辨率不如乳腺 X 线摄影。对钙化型隐性乳腺癌,X 线最占优势,在定性方面弥补超声的不足。因此,将两者有机结合,取长补短,可明显提高乳腺癌的检出率。

磁共振成像(MRI)被证实优于乳腺 X 线摄影、US,能够检出其他影像学检查方法不能检出的乳腺病变,由于 MRI 诊断乳腺癌的高度敏感性,因此被用于高危妇女乳腺癌的监测。MRI 可显示临床和乳腺 X 线隐匿性乳腺癌,据报道其对浸润性乳腺癌的检测敏感性为 94%~100%,对导管原位癌(DCIS)的检测敏感性为 40%~100%[9]。但由于乳腺 MRI 存在检查时间长、检查费用高以及设备普及性差等特点,限制了乳腺 MRI 的广泛应用。

第二节　乳房过早发育

【临床概述】

儿童的乳房肥大可分为真性性早熟性乳房肥大症及假性性早熟性乳房肥大症。前者是指乳房随性早熟而出现,除了乳房发育以外,有排卵、有月经,且身高迅速增长;真性性早熟性乳房肥大症可用孕激素来治疗,通过反馈作用抑制下丘脑垂体前叶的促性腺功能。而后者则是卵巢功能性肿瘤不正常地分泌雌激素或外源性雌激素摄入过多引起,除了乳房肥大外,亦可见外阴、阴道及子宫的发育,也可有子宫出血,但它并不是真正的月经,因其无周期性的卵泡成熟与排卵。此种情况必须寻找原因,对症治疗,如有卵巢肿瘤可视情况予以切除;如为服用含雌激素的药物引起,则于停药后会恢复正常。

单纯性乳腺发育可能先出现一侧,易引起家长重视,切忌活检,否则将损伤乳房大部分胚芽,甚至完全阻止该侧乳房发育。

【超声表现】

真性及假性性早熟乳房发育表现为乳房区皮肤皮下脂肪薄,乳头后方探及盘状低回声区,中央厚周围渐变薄,周边出现中高回声腺体层,由低回声的乳腺导管与强回声的乳腺小叶和间质组成;彩色多普勒通常无异常血流显示,部分病例乳头后方低回声区可见血流显示(图 5-2-1、图 5-2-2)。

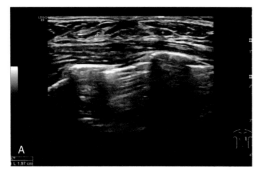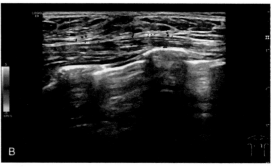

图 5-2-1　童稚期乳腺发育(4 岁)

A. 左乳二维超声声像图;B. 左乳彩色多普勒超声声像图。

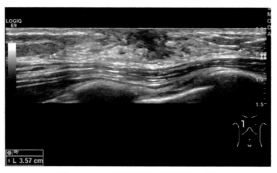

图 5-2-2　童稚期乳腺发育(5 岁)

【相关影像学表现】

超声检查作为无创性手段在性早熟诊断中的应用已成为诊断常规,但不能作为鉴别真性及假性性早熟的手段。对于性早熟乳腺发育的诊断,目前尚无其他影像学应用的报道。

【鉴别诊断及比较影像分析】

临床上需与单纯性乳腺发育相鉴别,单纯性乳房早发育表现为:乳房区皮肤皮下脂肪菲薄,乳头后方呈盘状低回声区,周围未见明显腺体回声。

第三节　副　乳　腺

【临床概述】

副乳腺症(deputy breast disease)也就是除正常乳房外而异常发育的乳腺组织,有的形成乳头、乳晕、乳腺组织俱全的多余乳房。副乳腺95%发生于胸部,多见于腋前线(图5-3-1);偶见于身、面、颈、背等部位。病因分两种,一是由家族遗传所致,二是胚胎发育不良所成。乳腺增生与副乳腺的发生没有直接关系,一般情况下不需要治疗,但要像正常乳房一样定期检查,如有异常及时就诊。

副乳腺的形态和结构分为完全型及不完全型两类。发育良好的副乳腺具有乳头、乳晕及腺体组织,称为完全型副乳腺;多数副乳腺发育不完整。Kajva将副乳腺分为6种类型:①乳头、乳晕、乳腺组织俱全的多余乳房(图5-3-1);②有乳头、乳晕但无腺体组织型副乳(图5-3-2);③仅有腺体组织和乳晕(图5-3-3);④仅有腺体组织和乳头;⑤仅有腺体组织,而无乳头、乳晕的副乳(图5-3-4);⑥多乳头病。具有乳头的副乳腺临床容易诊断,无乳头的副乳腺常需借助影像学检查来诊断。

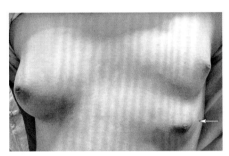

图5-3-1　乳头、乳晕及腺体俱全型副乳腺

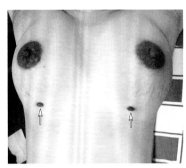

图5-3-2　双侧副乳腺乳头、乳晕俱全,但无腺体

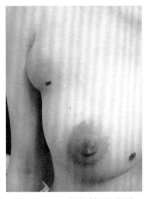

图5-3-3　有腺体副乳腺

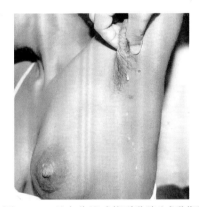

图5-3-4　具有分泌功能副乳腺(哺乳期)

副乳腺在青春期前处于相对静止状态,随着月经的出现而逐渐增大,多数患者无症状,仅在查体或偶尔发现,许多患者在妊娠期才首次出现症状;部分患者在雌、孕激素的作用下,月经来潮前有胀痛增大,月经过后胀痛感消失。哺乳期副乳也可以分泌乳汁,无乳头的副乳则主要表现为局部隆起和胀痛[10]。副乳腺可根据分型的不同,采取不同的治疗方法。对乳头、乳晕型副乳,因无腺体组织,不存在继发疾病及癌变,平时不出现任何症状,不影响身体活动又不影响美观,可观察不需治疗;腺体型副乳或完全型副乳,腋窝部出现随月经周期的胀痛,或局部肿块增大性质待查者,应考虑手术切除,以免继发病变及癌变。

【超声表现】

腺体型副乳或完全型副乳表现:在正常乳腺以外的位置,可检出与正常乳腺不相连的乳腺组织回声;副乳腺表现为皮下脂肪层内,呈长椭圆形或棱形,边缘不光整,无包膜,有乳腺组织回声(图5-3-5)。

副乳腺与同期(月经期、妊娠期、哺乳期)的乳腺声像图表现是有差异的,副乳腺一般体积较小、位置表浅,因此只要在皮下脂肪层内找到与正常乳腺组织相似的回声,且位于乳峰线上,则副乳腺的超声诊断成立。

1. 月经期　声像图见乳腺组织回声中相间有大小不等、形态不规则、边界不清的低回声区。

2. 妊娠期　声像图见乳腺组织回声偏低,其间见低回声区,大小不等,边缘不光整,形态多不规则,部分可呈椭圆形或棱形,无包膜,后方回声增强(图5-3-6)。

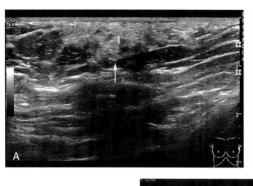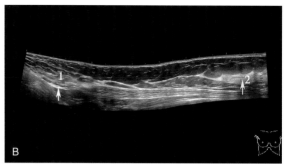

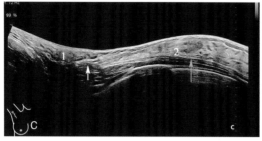

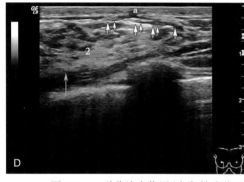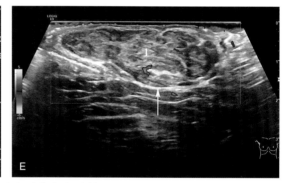

图 5-3-5　副乳腺声像图(白色箭头指示处为副乳腺,橙色箭头指示处为正常乳腺组织,
1 为副乳腺,2 为正常乳腺腺体)

A.副乳腺位于腋下,腺体与皮肤层紧邻;B.腋下副乳腺,宽景成像示副乳腺与正常腺体间具有明确脂肪间隔;C.腋下副乳腺,宽景成像示副乳腺与正常腺体紧邻,但两者间仍可见分隔;D.正常乳头足侧皮下副乳腺,可见乳头(a)及少许腺体,与正常乳腺腺体间分界清晰(a 为副乳头,箭头指示部为副乳腺与周围组织分界);E.腋下副乳腺内血供稀少。

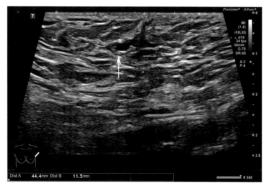

图 5-3-6　妊娠期副乳腺腺体回声减低,其内可见导管回声
(测量标识显示区及箭头指示处)

3. **哺乳期**　单个椭圆形 / 棱形或葡萄状无回声区,边缘光整,有包膜,后壁回声增强,周边有范围不等的乳腺组织回声,腺体内可见扩张导管(图 5-3-7)。

4. **绝经期**　副乳腺组织与正常部位乳腺一样,皮下脂肪层明显增厚,腺体萎缩变薄,回声致密、增高(图 5-3-8)。

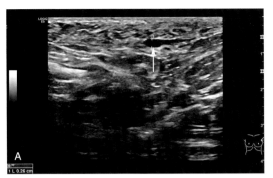
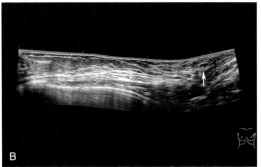

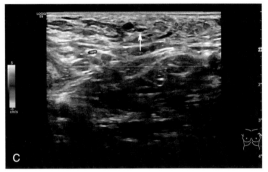

图 5-3-7　哺乳期副乳腺内导管扩张(箭头指示处)

A. 可见扩张导管回声(测量标识处);B.宽景成像可见副乳腺与正常乳腺回声类似;
C. 可见副乳腺内少许血流信号。

【相关影像学表现】

腋部副乳腺的乳腺 X 线摄影表现具有一定特征性,通常表现为腋内与正常乳腺不相连的似正常乳腺腺体样的致密影,可以通过侧斜位片明确其范围,并能较准确地显示其是否与正常乳腺相连。患者的年龄、月经周期、妊娠和哺乳期等生理因素对乳腺的 X 线表现都有影响,副乳腺组织也会受到相应影响(图 5-3-9)。

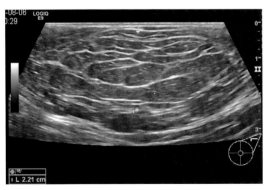

图 5-3-8　副乳腺腺体退化(49 岁)

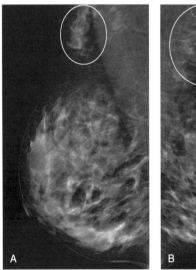
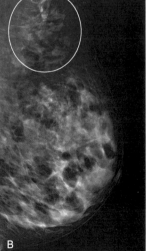

图 5-3-9　乳腺 MLO 位:指示部为腋下副乳腺,为与正常乳腺不相连的腋内的似正常乳腺腺体样的致密影

A. 右侧副乳腺;B.左侧副乳腺。

【鉴别诊断及比较影像分析】

临床症状或超声检查不典型的副乳腺应与腋窝部的脂肪瘤、纤维腺瘤、肿大淋巴结以及局部皮肤层增

厚等相鉴别(图 5-3-10)。脂肪瘤呈椭圆形低回声区,边缘光整,有包膜,无乳腺组织回声。纤维腺瘤多数呈梭形,回声偏低、增粗,亦无乳腺组织回声。肿大的淋巴结为边界清晰、包膜完整的圆形或椭圆形低回声区,有时可见淋巴结门结构;增厚的皮肤层常由于反复脱毛等导致局部皮肤层增厚、发生炎症性改变等引起。四者的声像图均不受内分泌的影响发生周期性变化,这些声像特征均有别于副乳腺。而判别是副乳腺还是腋窝部肿大的淋巴结具有很大的临床意义,特别怀疑乳腺癌病例时判定是副乳腺还是淋巴结尤为重要,可避免不恰当的手术治疗。

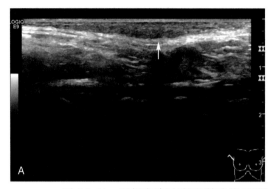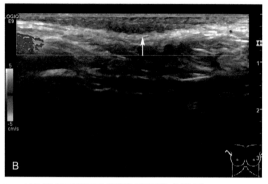

图 5-3-10　局部皮肤层增厚(箭头指示处),A:二维超声可显示局限性增厚的皮肤层;
B:增厚皮肤层内未见明显彩色多普勒血流信号。

　　乳腺 X 线摄影对腋部副乳腺具有一定特征性,对于腋下回声杂乱而难以分辨的副乳腺以及辨别淋巴结都具有较好的诊断和鉴别诊断的作用。

　　副乳腺内为与正常位置乳腺相同的乳腺组织,可见由导管腺泡构成的乳腺小叶,也可发生腺体增生,甚至乳腺癌等病变。副乳腺发生的纤维腺瘤、囊肿、乳头状瘤、结构不良、乳腺癌等,其组织改变与正常乳腺病变组织学所见相同(图 5-3-11、图 5-3-12)。

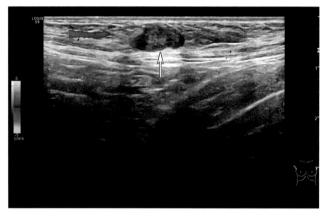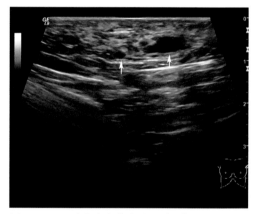

图 5-3-11　副乳腺纤维腺瘤

图 5-3-12　副乳腺内伴囊肿形成(箭头指示部);
患者 31 岁,怀孕 3 个月后流产

第四节　乳房肥大症

【临床概述】

　　乳房的过度发育使乳房的体积过度增大,产生乳房肥大(breast enlargement),俗称巨乳症。乳房肥大常在不同程度上伴有乳房下垂;严重的乳房肥大及乳房下垂,其乳房下缘可超越脐孔,甚至到达耻骨的水平,造成体型臃肿,行动不便,肩部、背部酸痛,平卧时有胸部受压及窘迫感。炎热天气时,两侧乳房之间,以及乳房下皱襞区,常常处于浸湿状态,易生痱子、湿疹、皮炎之类的皮肤损害。乳房肥大分为三类:乳腺过度增生性乳房肥大、肥胖型乳房增大、青春型乳房肥大,不同类型治疗方法略有差别。

1. 乳腺过度增生性乳房肥大　表现为乳腺组织过度增生,肥大的乳房坚实,乳腺小叶增生明显,常有压痛。在月经周期期间,常有自发性疼痛,并伴有乳房下垂,较多发生在已婚育的妇女(图 5-4-1A)。严重的病例,由于乳房的赘生及持久的胀痛,给患者带来心理上及肉体上折磨,她们会要求医师做乳房全切除,以解除其多年的心理上及肉体上的折磨。

2. 肥胖型乳房肥大　表现为整个乳房匀称的肥大。在组织结构上,是以乳房中的脂肪匀称增生为主。这类乳房肥大的患者伴有全身性肥胖,肥大的乳房虽可能伴有不同程度的乳房下垂,但是较乳腺过度增生性乳房肥大为轻。

3. 青春型乳房肥大　是一种青春发育期发现的乳房渐进性增大,并过度发育,乳腺组织增生、肥大,乳房表现为匀称性肥大,乳房下垂不明显,即超乎常人体积但形态较正常的乳房。这类患者有时有家族史。

【超声表现】

乳腺过度增生性乳房肥大及青春型乳房肥大主要表现为腺体层的显著增厚,伴有或不伴有脂肪层的增厚(图 5-4-1B、图 5-4-2);肥胖型乳房肥大主要表现为脂肪层的显著增厚(图 5-4-3)。肥大乳房内腺体回声增生或异常,通常无占位性病变。

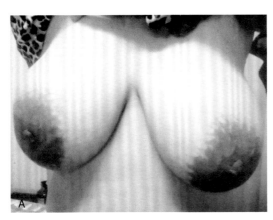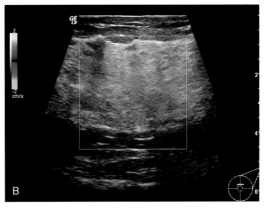

图 5-4-1　乳腺过度增生性乳房肥大表现为腺体层的显著增厚

A.乳腺外观及形态;B.超声显示腺体层明显增厚。

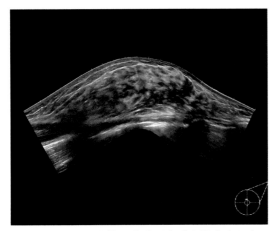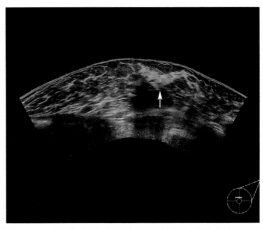

图 5-4-2　宽景成像示乳腺过度增生性乳房肥大
腺体层明显增厚

图 5-4-3　肥胖型乳房肥大主要表现为脂肪层的显著
增厚,乳腺腺体仅为其中较少的部分(箭头指示处)

【相关影像学表现】

乳腺过度增生性乳房肥大及青春型乳房肥大乳腺 X 线摄影及乳腺 MRI 均表现为乳腺腺体层的增厚及 / 或脂肪层的显著增厚。

肥胖型乳房肥大表现为脂肪层增厚,腺体密度 / 信号正常,通常无占位性病变。

【鉴别诊断及比较影像分析】

各种类型的乳房肥大需与巨大乳腺纤维腺瘤、乳腺多发性纤维腺瘤所引起的乳房肥大和乳房脂肪沉积所引起的乳房肥大相鉴别。

1. **与巨大乳腺纤维腺瘤鉴别** 巨大乳腺纤维腺瘤表现为乳腺内巨大实性低回声肿块,肿块活动度大、质中偏硬、边缘清楚、与皮肤不粘的实性肿块,一般生长缓慢,部分患者因双乳不对称就诊。超声表现为乳腺内边缘规则、形态规则、内部回声均匀的实性低回声肿块,部分病例因肿块体积过大,而对正常腺体造成推挤(图 5-4-4)。

2. **与乳腺多发性纤维腺瘤鉴别** 乳腺多发性纤维腺瘤常可在乳房多处触及表面光滑、活动度大、质中偏硬、边缘清楚、与皮肤不粘的多发肿块。一般生长缓慢,乳房有时可略增大,但一般无明显过度增大。如妊娠期或短期内迅速增大,应考虑叶状囊肉瘤的可能,应及时手术。

3. **与乳房脂肪沉积鉴别** 乳房脂肪沉积由垂体功能障碍引起,常伴髋部的脂肪沉积过多等病象,通过影像学检查能区别肥大的乳腺组织与过多的脂肪沉积。

4. **与假血管瘤样间质增生鉴别** 少数文献报道假血管瘤样间质增生可以引起一侧或双侧乳腺弥漫性增大,乳房肥大症需与之鉴别。MRI 表现为多发成簇"花椰菜"样非肿块强化或巨大明显强化肿块,时间 - 信号强度曲线可呈平台型,扩散加权成像(DWI)上,假血管瘤样间质增生呈不均匀稍高信号[11]。

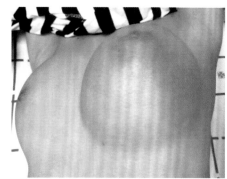

图 5-4-4 巨大乳腺纤维腺瘤外观(12 岁),左乳体积明显增大,皮肤变红,乳头部平坦

乳腺 X 线摄影及乳腺 MRI 对于乳房脂肪沉积具有显著的影像学特征,有助于鉴别诊断;而对于乳腺内多发性纤维腺瘤或其他肿瘤引起的乳腺肿大,MRI 可清晰显示肿瘤的大小及部位,有助于诊断和鉴别诊断。

第五节 乳房发育不全

【临床概述】

乳房发育不全(breast hypoplasia)可以是先天的,也可以是获得性缺陷,可发生在单侧,也可发生在双侧。胚胎乳腺原基的部分或全部受压迫可导致乳腺发育不全或无乳腺发育。如果既有乳房发育不良,又有月经不正常,其原因主要是性腺发育不好,例如先天性卵巢发育不良、先天性无卵巢等。这些女性的卵巢不能分泌激素,以致乳房组织不能充分发育而滞留在儿童阶段的乳房状态。如果乳房发育不良是由于慢性营养不良、慢性消耗性疾病引起的,就需要加强营养,治疗慢性病。如果发育不良是因过分消瘦、胸大肌发育不良等引起,则需加强营养,增加体重,同时应注意加强体育锻炼,尤其是胸部肌肉的锻炼。当胸部肌肉发育良好时,乳房自然挺拔。

乳房发育不良的表现:

1. **乳房发育不对称** 一般来说,两侧乳房应是对称性地发育。也就是说,两侧乳房的大小、形态、位置应大致相同。但也有不少女性两侧乳房发育并不十分对称,一侧稍大,一侧稍小;一侧稍高,一侧稍低(图 5-5-1)。如果差异不大,一般属于生理性的(详见第一章第二节)。但是,某些疾病或生活方式亦可导致乳房发育不对称,如胸部外伤、烧伤、烫伤等可影响患侧乳房发育。有的则是女孩在乳房发育期,因害羞而穿过紧的胸罩,以致乳房发育受限而不对称。此外,乳房内的肿瘤也可使患侧乳房增大而致两侧乳房不对称,此时,常可触及乳房内肿块,应引起注意,及时就医。

2. **乳头内陷**　少女的乳头内陷,多因发育受阻所致(图 5-5-2)。有的少女发现自己渐渐隆起的乳房,觉得害羞,或因认为乳房过大等原因,采取束胸或戴过紧的乳罩。长期,乳头不仅不能向外凸出,反而凹了进去,会给今后带来诸多不便。因此,乳头内陷的少女必须及早治疗。

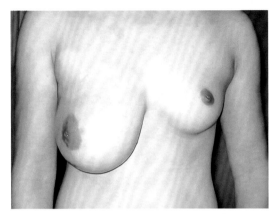 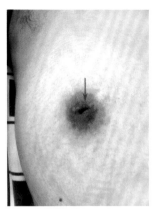

图 5-5-1　乳房发育不对称,一侧稍大,一侧稍小;　　　　图 5-5-2　乳头内陷
　　　　　　同时左侧乳头内陷　　　　　　　　　　　　　　　　　(箭头指示处)

3. **乳房发育不良**　乳房发育不良是一种先天性疾患;这类乳房较之常人明显缩小,胸部平坦似男性。主要为腺体组织缺少,皮肤仍光整而有弹性。

【超声表现】

乳腺发育不全声像图表现为皮下脂肪和腺体菲薄(图 5-5-3),胸肌较薄。乳头内陷,甚至无乳腺和乳头发育。

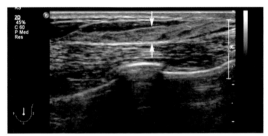

图 5-5-3　女 32 岁,乳腺发育不良,腺体层最大
厚度仅约 4mm(箭头指示处)

乳腺发育不对称时表现为两侧乳腺回声基本一致,但厚度和范围明显不同(图 5-5-4)。

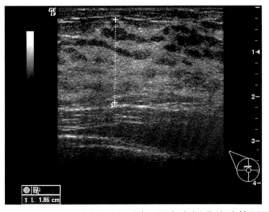 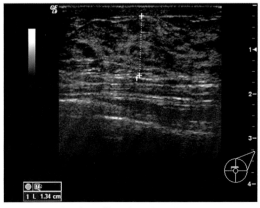

图 5-5-4　同一患者右侧乳腺腺体层厚明显大于左侧,但腺体回声基本一致

【相关影像学表现】

乳腺发育不全乳腺 X 线摄影表现为皮下脂肪和腺体菲薄；乳头内陷，甚至无乳腺和乳头发育。乳腺发育不对称时表现为两侧乳腺密度基本一致，但厚度和范围明显不同（图 5-5-5）。

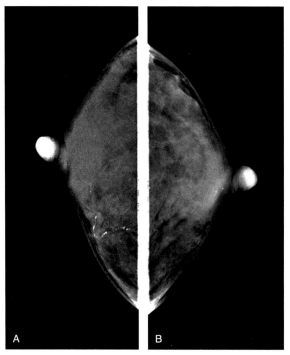

图 5-5-5　双乳 CC 位：乳腺发育不全，腺体致密，皮下脂肪和腺体菲薄
A. 右乳 CC 位；B. 左乳 CC 位。

【鉴别诊断及比较影像分析】

乳头内陷可通过整形进行改善，但需与乳腺癌引起的乳头内陷鉴别。

乳腺发育不对称如果差异不大，一般无须处理。但乳房内的肿瘤引起的患侧乳房增大而致两侧乳房不对称时，应引起注意，及时就医。

第六节　男性乳腺发育

【临床概述】

男性乳腺由于缺乏雌激素和孕激素的作用，始终停留在胎儿晚期状态，只有乳腺导管及其周围纤维组织和脂肪组织，一般不形成乳腺小叶及腺泡，其乳头及乳晕亦小，乳腺导管一般不超过乳晕范围。似乎只有在长期雌激素作用下或克兰费尔特综合征（Klinefelter's syndrome）的情况下，小叶组织才会形成[12]。男性乳腺发育以导管为主，较少发生小叶源性肿瘤。

男性乳腺发育（gynecomastia，GYN）是指由于乳腺腺体和间质的共同增生引起的乳腺肥大。Rohrich 等[13]报道 GYN 在男性群体的发生率为 32%~65%，造成患者生理和心理异常。Daniels[14] 和 Ismail 等[15] 报道 GYN 是男性乳房最常见的病变，可发生于任何年龄。

男性乳腺发育可单侧或双侧发生，在乳晕下可见纽扣样结节性增大，大者似女性青春期乳腺（图 5-6-1）。查体可显示乳晕后方坚实的盘状组织，呈向心性，可活动且常伴触痛。质韧伴触痛的腺体组织与周围较软的脂肪组织之间的界限尚清楚，但不锐利。本病须与少见的男性乳腺癌相鉴别，同时需与假性男性乳房发育及肥胖者乳晕后脂肪沉积相鉴别。在大多数情况下，乳腺 X 线摄影是可以明确诊断的，但使用超声在评价男、女性可触及区域的期望值促使超声在男性身上更广泛应用。男性患者在远离乳头的位置发现可扪及的肿块时,建议在完成乳腺 X 线摄影检查后进行超声检查。同其他成对的器官的影像学检查一样,进行乳房超声检查时,重要的是要遵循对称的原则。当不确定超声检查发现是一个生理性变化(如男性乳腺发育)还是需要活检的病灶时,需要扫查对侧乳晕下方相同但通常较小范围的区域(此时指的是男性乳腺发育)。在远离乳头位置的可触及肿块(通常在男性乳房的脂肪区域),使用乳腺 X 线摄影可以完全评价其特征。当无法进行触诊引导下穿刺活检时,可在超声引导下穿刺活检。

生理和病理的原因可造成男性乳腺发育,生理性原因是青春期或 50 岁以后内分泌失衡(图 5-6-2);在新生儿和青春期是短暂的,且通常是良性的。但发生在青春期前、青年和中年被认为是不正常的,需采用进一步的检查排除乳腺癌、其他新生物或其他病理性原因的可能,病理性原因包括慢性肝病、内分泌性肿瘤、药物(如降压药、抗抑郁药、激素、H_2 受体阻滞药、违禁药)等。

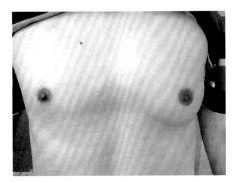

图 5-6-1　左侧乳房增大(男,28 岁)

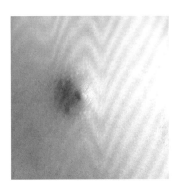

图 5-6-2　青春期乳腺发育(男 12 岁)

【超声表现】

男性乳房发育声像图特点:男性乳房发育时,乳房局部腺组织增厚,表现为以乳头为中心呈扇形或略偏向一侧的肿块回声,行超声检查时局部加压可有轻压痛。声像图可分三型[16,17]:

Ⅰ型为回声增强型,呈梭形、扁平形或长椭圆形,内部回声与女性正常乳腺组织回声相似,与后方胸肌较低回声形成清晰界面(图 5-6-3)。

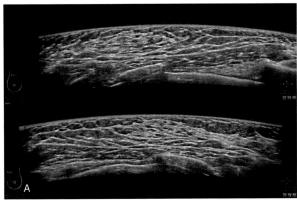
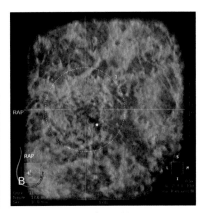

图 5-6-3　Ⅰ型高回声型 - 男性乳腺发育(黄色测量标识处及圆圈标识处)

A. 乳腺全容积超声成像横断面声像图(上图为右乳 AP 位,下图为左乳 AP 位);

B. 乳腺全容积超声成像冠状面声像图。

Ⅱ型为低回声型,呈椭圆形或扁平形,低回声中间有细线状带状回声或斑片状强回声,使回声强弱不等分布不均,呈网络状改变,边界不甚规则,类似于女性乳房小叶增生声像图改变,不均质低回声块无包膜。如伴有导管增生时可显示扩张的条状或管状低回声(图 5-6-4、图 5-6-5)。

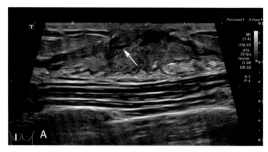
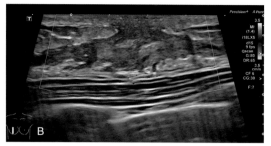

图 5-6-4　Ⅱ型低回声型 - 男性乳腺发育 (22 岁)

A. 箭头指示处为腺体内的导管结构；B. 腺体内可见少许彩流信号。

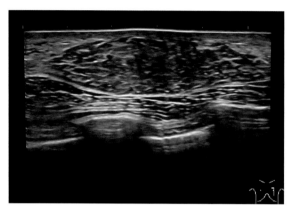

图 5-6-5　Ⅱ型低回声型 - 男性乳腺发育

Ⅲ型为弥漫高回声型，增大的乳腺腺体呈弥漫的致密高回声，可呈扇状，伸向乳腺深部脂肪组织内（图 5-6-6），乳头后方导管结构呈低回声。本型多在使用雌激素治疗的患者中见到，也见于先天性卵巢缺如患者雌激素替代治疗后的女性乳腺发育。

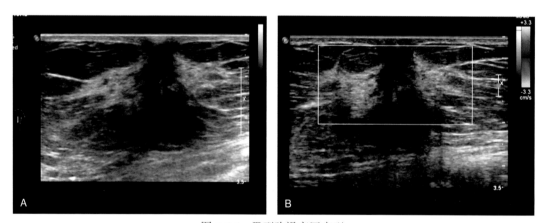

图 5-6-6　Ⅲ型弥漫高回声型

A. 增大的乳腺呈弥漫的致密高回声，呈扇状，伸向乳腺深部脂肪组织内，乳头后中央区呈低回声；
B. 彩色多普勒血流显像示致密高回声区内血流信号不明显。

【相关影像学表现】

乳腺 X 线可显示乳晕后方是乳腺导管和间质高密度影，男性乳腺发育症的乳腺 X 线特征是乳头后方可见呈扇状或分支状的致密影，典型征象是呈"火焰"样改变，并向乳头侧后方延伸，代表了组织学上不同程度的导管和基质增生，两侧通常不对称。通常可分为下列 3 型[18]：

1. 结节型（也称Ⅰ型或发育良好型）　X 线表现为乳头后方出现大部分边界清楚的结节，可呈扇状，向乳腺深部组织延伸，后缘较模糊，逐渐消失于前胸壁脂肪内；在较严重的患者中，结节可形成以乳头为顶点的三角形致密影或形成乳头后方盘状肿块样结构(图 5-6-7A、图 5-6-7B)。病理上可见导管和基质过度增生。此型多见。

2. **分支型(也称Ⅱ型或纤维静止型)** 特征是乳头后方分布的分支状结构,呈线状、条状、分支状影呈放射状伸向乳腺深部脂肪组织内,以外上象限为著(图 5-6-7C)。病理上可见基质透明样变。

3. **弥漫型或弥漫结节型** 表现为增大的乳腺内弥漫的结节样高密度影,类似于女性致密型乳腺的表现。此型与正常女性乳腺的区别在于乳腺增大很快,呈锥形,且没有 Cooper 韧带,而女性乳腺呈球形或半球形,可见到 Cooper 韧带(图 5-6-7D)。本型多在使用雌性激素治疗的患者中见到。

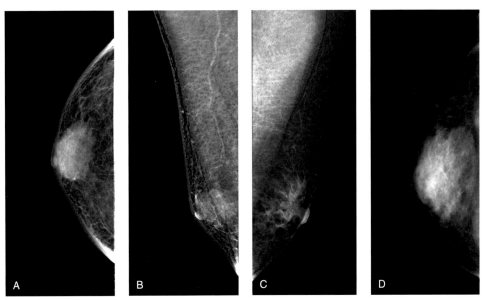

图 5-6-7 A(右乳 CC 位)、B(右乳 MLO 位):结节型男性乳腺,C(左乳 MLO 位):
分支型男性乳腺,D(右乳 CC 位):弥漫型男性乳腺

【鉴别诊断及比较影像分析】

超声检查可较直观地显示乳腺肿块部位、大小、形态及内部回声,但临床上应与乳房脂肪瘤、乳腺癌、乳房脓肿、假性男性乳腺发育症等相鉴别。

1. **与男性乳腺癌相鉴别** 男性乳腺癌好发于老年,发病率占乳腺癌的 0.1%,多为单发于偏乳头乳晕区的孤立结节,质地坚韧且边界不清,形状不规则,可与表层皮肤或胸肌筋膜粘连,或伴有乳头凹陷及同侧腋淋巴结转移,影像学表现为一小型肿块,边界清晰,多位于乳头偏心侧等三联征象,另尚可有与女性乳腺癌共有的征象。

2. **与假性男性乳腺发育症相鉴别** 假性男性乳腺发育症发生于肥胖老年男性,皮下脂肪丰满尤其是双侧乳房部位,触诊时显示组织柔软,境界不清,无明显肿物触及,乳腺 X 线片显示为脂肪组织,无乳腺组织。

(张建兴 轩维锋 庄淑莲 蔡丽珊)

参考文献

[1] HOUSSAMI N, CHEUNG MN, DLXON JM. Fibroadenoma of the breast. Med J Aust, 2001, 174 (4): 185-188.

[2] 彭玉兰. 乳腺高频超声图谱. 北京:人民卫生出版社,2004.

[3] AMERICAN COLLEGE OF RADIOLOGY. Illustrated breast imaging and reporting in date system. BI-RADS 3th ed. Reston VA: American College of Radiology, 1998.

[4] BARLOW WE, LEHMAN CD, ZHENG Y, et al. Performance of diagnostic mammography for women with signs or symptoms of breast cancer. J Natl Cancer Inst, 2002, 94 (15): 1151-1159.

［5］ KOLB TM, LICHY J, NEWHOUSE JH. Comparison of the performance of screening mammography, physical examination, and breast US and evaluation of factors that influence them: an analysis of 27, 825 patient evaluations. Radiology, 2002, 225 (1): 165-175.

［6］ ROUBIDOX MA, BAILEY JE, WRAY LA, et al. Invasive cancers detected subsequence to negative breast cancer screening: relationship of mammography density to tumor prognostic factors. Radiology, 2004, 230: 42-48.

［7］ AMERICAN COLLEGE OF RADIOLOGY. Breast imaging reporting and data system, Breast imaging atlas. 5th ed. Reston, VA: American College of Radiology; 2013.

［8］ 于代友 , 刘秀梅 , 陈雯 , 等 . 女性乳腺密度与年龄及乳腺癌的相关性研究 . 实用肿瘤学杂志 , 2016, 30 (4): 295-299.

［9］ BERG WA, ZHANG Z, LEHRER D, et al. Detection of breast cancer with addition of annual screening ultrasound or a single screening MRI to mammography in women with elevated breast cancer risk. Jama, 2012, 307 (13): 1394-1404.

［10］ LESAVOY MA, GOMEZ-GARCIA A, NEJDL R, et al. Axillary breast tissue: clinical presentation and surgical treatment. Ann Plast Surg, 1995, 35 (4): 356-360.

［11］ 邬昊婷 , 汪登斌 . 乳腺假血管瘤样间质增生的影像特征与病理表现 . 国际医学放射学杂志 , 2019, 42 (2): 181-184.

［12］ SANDISON AT. An Autopsy study of the human Breast, Monograph NO 8, National Cancer Institute. Lis Dept Health, Education and Welfare, 1962.

［13］ ROHRICH RJ, HA RY, KENKEL JM, et al. Classification and management of gynecomastia: defining the role of ultrasound-assisted liposuction. Plast Reconstr Surg, 2003, 111 (2): 909-923.

［14］ DANIELS IR, LAYER GT. Gynaecomastia. Eur J Surg, 2001, 167 (12): 885-892.

［15］ ISMAIL AA, BARTH JH. Endocrinology of gynaecomastia. Ann Clin Biochem, 2001, 38 (Pt 6): 596-607.

［16］ GARCÍA CJ, ESPINOZA A, DINAMARCA V, et al. Breast US in children and adolescents. Radiographics, 2000, 20 (6): 1605-1612.

［17］ 常洪波 , 李有忠 , 刘颖 , 等 . 男性乳房肥大症的超声诊断 . 中国超声医学杂志 , 2001, 17 (3): 179-180.

［18］ 蔡景龙 , 钱会利 , 刘振中 , 等 . 男性乳房发育症 . 中国现代普通外科进展 , 2004, 2 (7): 13-17.

第六章

乳腺良性上皮性病变

2012 年 WHO 乳腺肿瘤分类中,良性上皮性病变包括硬化性腺病、大汗腺腺病、微腺性腺病、放射状瘢痕 / 复杂硬化性病变、腺瘤(包括管状腺瘤、泌乳性腺瘤、大汗腺腺瘤、导管腺瘤)。放射状硬化性病变 / 放射状瘢痕 / 复杂硬化性病变为一组良性增生性病变,与硬化性腺病密切相关,由于巨检呈星芒状外观、中心性硬化及弹力组织变形、乳腺小叶结构扭曲等特点,导致在影像学、大体标本检查和低倍镜下形态上都酷似乳腺浸润性癌。

第一节　硬化性腺病

【临床概述】

硬化性腺病(sclerosing adenosis)是以小叶纤维化和增生小管的腺上皮萎缩而肌上皮却保存或增生为特征的结节状病变[1],是源于成形的终末导管小叶单位,由小叶中央的细长小导管增生拉长而形成。硬化作为本病的主要特征,是肌上皮细胞产生基底膜蛋白沉积,包绕、挤压腺体所致;硬化导致结构扭曲变形,貌似浸润性癌。

硬化性腺病常形成轮廓光滑的圆形或卵圆形结节,病变呈现规则的内部结构,受挤压的腺体位于中央结节周围,环绕轻度扩张的腺泡。当病灶周围纤维结缔组织或腺泡发生萎缩时,可呈扇贝样外观。硬化性腺病结节常沿小导管和小叶外导管分布;线性分布模式常成为该病在导管周围分布的仅有迹象(图 6-1-1)。

本病多见于育龄妇女,因其他良性病变切除的乳房标本中,至少 10% 含有硬化性腺病[2]。常表现为显微镜下散在病灶,病灶内可有钙化;发现钙化是促使活检的因素,但硬化性腺病往往表现为静止性病变,仅在组织学检查时才被发现。罕见情况下,硬化性腺病的多个小病灶融合,形成肿块,此时称为腺病瘤或结节性腺病。结节性硬化性腺病的发病年龄比镜下偶然发现者年轻 10 岁。本病被认为与体内的雌激素水平异常升高有关[3]。硬

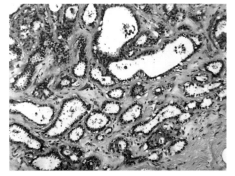

图 6-1-1　小叶扩张,结构紊乱,其内可见大小不等的小腺管,小叶周边的呈微囊(HE×100)

化性腺病本身是乳腺癌的一个独立危险因素,与非典型小叶增生无关[4],患者发生浸润性乳腺癌的风险增加 1.7~3.7 倍[5]。

另外,硬化性腺病与乳房疼痛有关,妊娠期也可能出现病情的快速进展[6]。临床表现为包块、疼痛、影像学改变或偶尔的组织学发现。硬化性腺病的包块可发生于 20 岁后的任何年龄,包块较小,通常直径不大于 2cm,质硬,边缘不清且与周围腺体组织附着紧密;无恶性肿瘤的典型表现。硬化性腺病可表现为局部持续性疼痛,但有时可在月经前加重,压力也经常导致疼痛加重,某些患者甚至因疼痛剧烈影响休息[6]。

【超声表现】

硬化性腺病的超声表现是多样的,既可呈现良性乳腺病变的表现,也可呈现恶性病变的表现。超声多表现为结节形态规则(多为圆形或椭圆形)、边缘光整、病灶内部多呈低回声,病灶后方回声无变化,病灶内可伴有点状高回声[7];肿块形态也可不规则,偶尔可表现为局部声影,而无明显肿块。Chen 等[8]根据硬化性腺病的超声表现将其分为 4 型:肿块型(51.7%,图 6-1-2A)、钙化肿块型(13.9%,图 6-1-3A)、异常回声区型(9.3%,图 6-1-4A)、声影型(4.0%,图 6-1-5)。

彩色多普勒超声肿块内及其周边常表现为无血流信号或血流信号稀少(图 6-1-3B、图 6-1-5C)。

弹性成像病变区组织硬度可增高(图 6-1-3C)。冠状面可见汇聚征(图 6-1-2B、图 6-1-4B)。

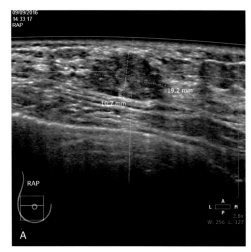
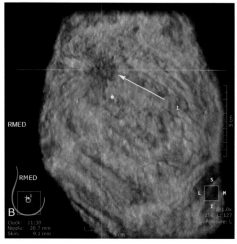

图 6-1-2　肿块型硬化性腺病 32 岁,发现右乳肿块 1 个月

A. 病灶呈类椭圆形低回声肿块,平行生长,局部边缘模糊,内部回声不均匀;B. 冠状面可见汇聚征,病理:乳腺增生病,局灶纤维腺瘤增生及硬化性腺病,伴普通型导管增生及导管上皮轻度不典型增生。

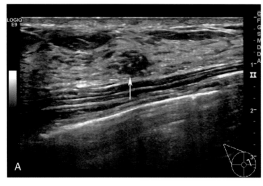
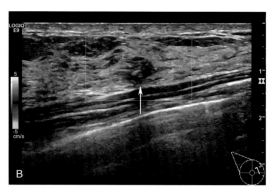
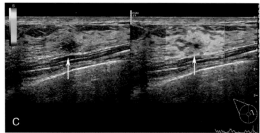

图 6-1-3　肿块伴钙化型

A. 指示处低回声区形态不规则,平行生长,边缘不光整,内部可见数个点状强回声,后方伴声影;
B. CDFI 示指示处病变区及周边未见明显彩流信号;C. 弹性成像示低回声区组织硬度稍增高。

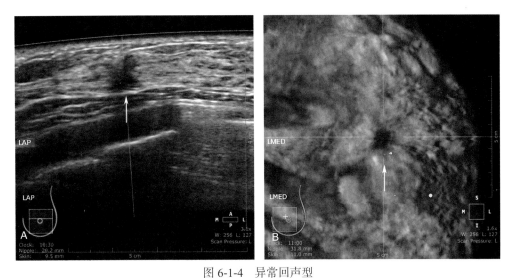

图 6-1-4　异常回声型

A. 指示处病灶形态不规则,非平行生长,边缘模糊,后方无明显改变;B. 冠状面指示处可见轻度汇聚征。

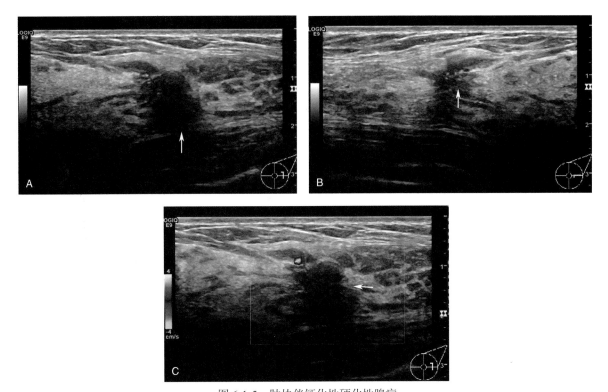

图 6-1-5　肿块伴钙化性硬化性腺病

A. 指示处病灶形态不规则,非平行生长,边缘模糊;B. 指示处病灶内部可见多个点状强回声,
后方回声衰减;C. 指示处病灶 CDFI 边缘部见点状血流信号,内部未见明显血流信号。

【相关影像学表现】

X 线改变可分为四种形式[9]:有结节(或肿块)伴钙化、有结节(或肿块)无钙化、无结节及肿块仅见结构扭曲伴钙化、无结节及肿块且无明显钙化,仅见结构扭曲。其中以微钙化型最为多见。无结节及肿块型可伴广泛分布于全乳腺的微细平滑钙化,通常双乳同时存在,此型容易鉴别。平滑的微钙化,数量可多达 10 个,聚集在小范围内;可伴或不伴广泛钙化,此类型不能与癌症钙化相区分,必须做病理活检(图 6-1-6)。

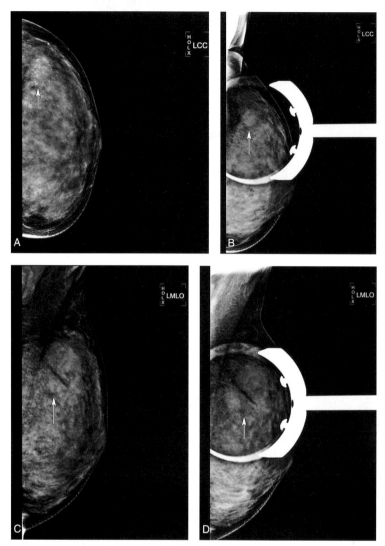

图 6-1-6　硬化性腺病乳腺 X 线表现

A. 左乳 X 线 CC 位;C. 左乳 X 线 MLO 位;B、D. 病变局部点压放大。左乳外上指示处隐约可见斑片状致密影,
边界不清,范围约 1.2cm×1.3cm,隐约可见点状钙化影。病理:乳腺硬化性腺病。

硬化性腺病病灶 MRI 强化方式多样,可见点状强化、肿块样强化、非肿块样强化。肿块样强化病灶,以不规则形强化多见,边缘多不光整,可见周边毛刺样延迟强化,内部强化多不均匀,肿块内见多发小蜂窝状或小囊状无强化区,考虑为包绕脂肪组织及挤压扩张变形的小腺管影病灶周围纤维组织延迟强化。非肿块样强化多为局域性分布的集丛样、簇环状强化及区域性分布的不均匀强化,并见少量叶段性、线样、弥散性不均匀强化,与病灶成分多样有关。病灶 TIC 曲线多为 Ⅰ、Ⅱ 型曲线,以 Ⅱ 型较多[10](图 6-1-7)。

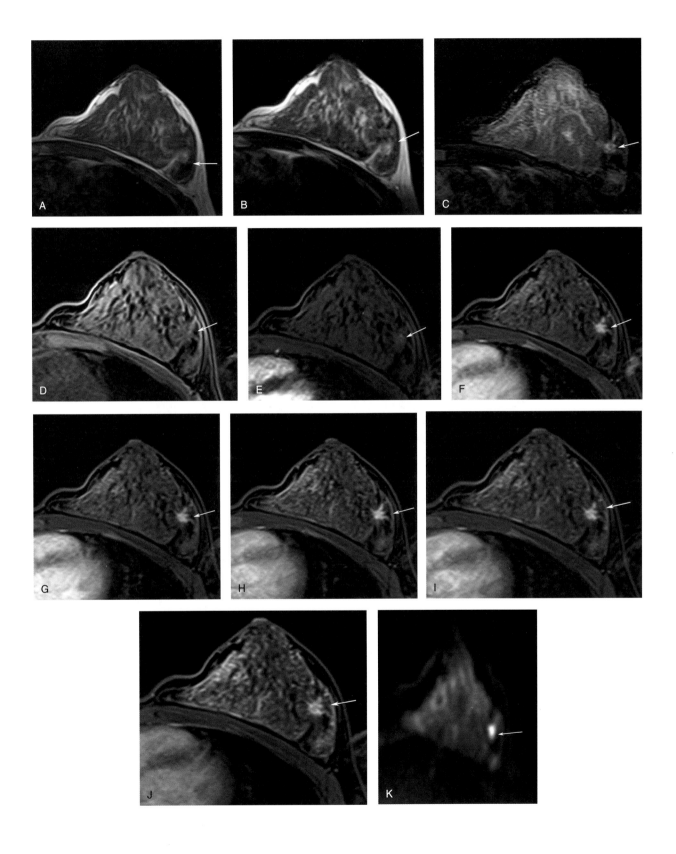

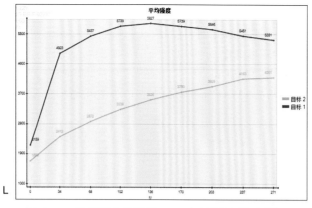

图 6-1-7 乳腺硬化性腺病 MRI 表现（箭头指示部）

A. T1WI；B. T2WI；C. 抑脂 T2；D. 强化前；E. 强化 1 期；F. 强化 2 期；G. 强化 3 期；H. 强化 4 期；
I. 强化 5 期；J. 延迟相；K. DWI；L. 动态增强曲线。

A~J. 强化前和动态增强后横轴位 1~5 期及延迟相，显示：左乳 3 点肿块不均匀强化，形态不规
则，边缘纠集；K. DWI 呈高信号，L. 动态增强曲线流入型（I 型）。病理：乳腺硬化性腺病。

【鉴别诊断及比较影像分析】

硬化性腺病需与良性病变中的手术后瘢痕、脂肪坏死及乳腺浸润性癌相鉴别。手术瘢痕可结合病史及局部皮肤的改变来鉴别；脂肪坏死腺体结构较为模糊，边缘毛糙，可有外伤史。当硬化性腺病表现为致密肿块或结构扭曲，部分病灶内见到成堆的细小钙化影，X 线上很难与浸润性导管癌、浸润性小叶癌相鉴别，应结合超声及增强 MRI 鉴别诊断，超声表现硬化性腺病声像图主要表现为低回声实质性肿块，内部回声不均匀，可有斑点状强回声，后方回声可衰减[11]。超声还可以显示病变内部的血流情况，有助于病变的诊断及鉴别诊断。浸润性癌在增强 MRI 图像上多表现为边缘环状强化的不规则肿块或结节灶，与硬化性腺病的持续强化表现不同，但对于较小的异常强化结节灶，两者鉴别起来有一定困难，应行粗针穿刺活检。

第二节 放射状瘢痕／复杂硬化性病变

【临床概述】

2012 第四版乳腺肿瘤 WHO 分类中将硬化性腺病与复杂性硬化病变分为两种疾病，将放射性瘢痕和复杂性硬化性病变划分为一类。乳腺放射状瘢痕（radial scar, RS）／复杂性硬化性病变是指女性乳腺组织中，由于放射状增生的导管系统围绕弹力纤维组织核心而形成的一种独特性病变；是一种少见的上皮增生性病变，因硬化性病变使小叶的结构扭曲，导致影像学上、病理诊断中极易与乳腺癌混淆[12]；多以腺病为主，并伴其他良性病变，肉眼观察呈不规则硬块，可见由弹性纤维构成的黄色条索样间质，呈对称的放射状星形结构。镜下观察病变呈星芒状，中心区可见透明变性的致密胶原纤维，有时存在明显的弹力纤维变性及小而不规则的导管，其细胞无异型、导管周围基底膜完整，间质中缺乏反应性成纤维细胞增生（图 6-2-1）。充分发育成形的放射状瘢痕，中央瘢痕区为间质和扭曲的上皮成分；结构松散的放射状瘢痕中，中央瘢痕区间质可含有少量的脂肪成分。最大径 <10mm，构型

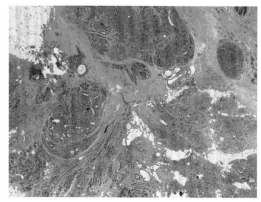

图 6-2-1 低倍镜下见乳腺导管和小叶增生，呈放射状排列，病灶中央纤维组织增生，伴间质硬化（HE×20）

较单纯者称为放射状瘢痕,最大径 ≥ 10mm,构型较复杂者称为复杂性硬化性病变[1]。放射状瘢痕/复杂性硬化性病变的恶性潜能尚无确定。有研究表明,放射状瘢痕/复杂性硬化性病变可能会增加进展为乳腺癌的风险[6]。放射状瘢痕为良性病灶,但与非典型增生以及癌症的关系非常密切[13]。在一项中位随访时间长达 12 年的研究中,Manfrin 等[14]通过观察 1 400 例经过活检证实为乳腺良性疾病的患者,发现伴有放射状瘢痕者日后罹患癌症的概率是不伴发者的 2 倍,而与良性疾病的组织类型相关性不大。

　　大多数放射状瘢痕呈对称的圆形,但少数病例可呈扁长形、哑铃形或不规则形。临床表现:多数因病灶太小而无特有的症状及体征。常因拟诊良性或恶性病变行病理检查时被意外发现。约不足 10% 的病变可形成肿块而被注意。回顾性尸检及活检研究,均提示放射状瘢痕并不罕见,且常为多灶性和双侧性。被诊断时患者年龄多在 40~50 岁[1]。

　　【超声表现】

　　Lee 等[15]的研究发现,超声可以发现 68.0% 的乳腺放射状瘢痕,多表现为低回声的肿物或团块,约22.0% 表现为结构不良。

　　病变形态不规则,边缘不光整,呈毛刺状,类似乳腺浸润性癌超声改变(图 6-2-2A、图 6-2-3A);多数病变直径较小,超声短期随访病变体积变化不明显。

　　彩色多普勒超声病变内常无明显血流信号显示,病变周边可检出彩流信号(图 6-2-2B、图 6-2-3B)。

　　冠状面成像由于病变边缘不光整,呈毛刺状,容积超声冠状面常可见"汇聚征"(图 6-2-3D、图 6-2-4)。

　　弹性成像病变区域硬度增高,可呈边缘硬环征(图 6-2-3C)。

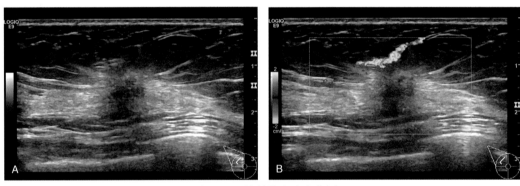

图 6-2-2　放射状瘢痕声像图

A. 右乳 10~11 点低回声区,形态不规则,边缘不光整,呈毛刺状,内部回声不均匀,周围结构纠集,后方回声稍衰减;B.CDFI:肿块旁可见一条状血流信号,血管因牵拉而移位,肿块内部未见明显血流信号。病理:放射状瘢痕。

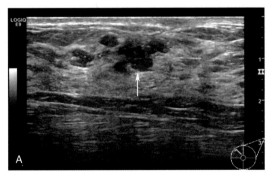
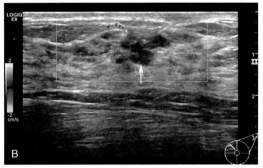

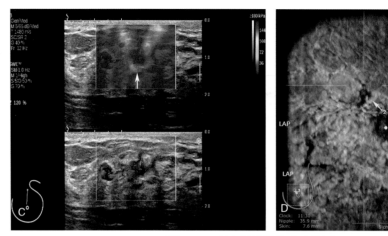

图 6-2-3　复杂硬化性腺病声像图

A.病灶(指示处)形态不规则,平行生长,边缘不光整,内部回声欠均匀,后方回声无明显改变；B.病灶(指示处)内部未见明显血流信号,边缘部可见少许条状血流信号；C.弹性成像病变区域(指示处)硬度增高,可呈边缘硬环征；D.冠状面成像由于病变(指示处)边缘不光整,呈毛刺状,容积超声冠状面常可见"汇聚征",病理:复杂硬化性腺病。

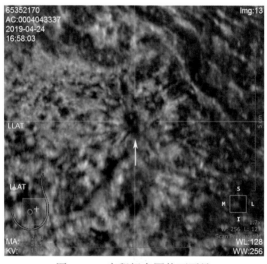

图 6-2-4　容积超声冠状面可见
"汇聚征"(指示处)

【相关影像学表现】

　　乳腺放射状瘢痕在乳腺 X 线摄影检查中的典型表现包括中央不透明区、星芒状结构、钙化等(图 6-2-5),常导致周围结构的牵拉、扭曲。但是这些表现没有特异性,在硬化性腺病及乳腺癌中均可见到[16]。Andersen等[17]对 32 例放射状瘢痕的研究发现,多数病变呈毛刺状,且直径较小(平均 7mm),尽管中心低密度为放射状瘢痕的可能性要大于乳腺癌,但仍然需要组织学检查以明确诊断(图 6-2-6)。

　　MRI 检查可以通过动态增强显像来识别手术后的结构扭曲或乳腺放射状瘢痕[18](图 6-2-7,图 6-2-8)。

【鉴别诊断及比较影像分析】

　　本病常与乳腺癌难以鉴别,均表现为形态不规则,边缘不光整的低回声肿块,乳腺 X 线摄影和 MRI 对本病鉴别困难,常需病理学检查方可进行鉴别诊断。

　　本病需与乳腺术后瘢痕及乳腺纤维瘤病相鉴别。明确手术病史有助于鉴别术后瘢痕。

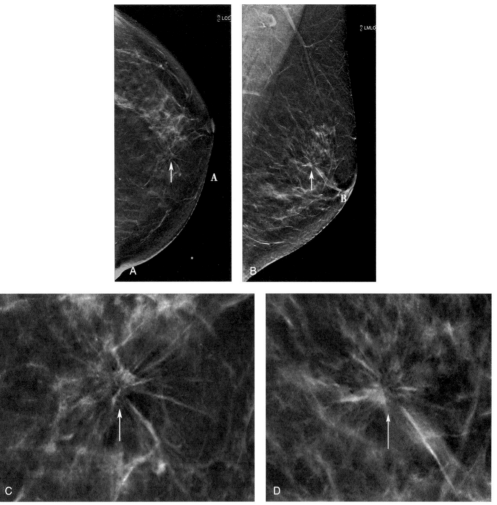

图 6-2-5　乳腺放射状瘢痕乳腺 X 线表现

A. 左乳 X 线 CC 位;B. 左乳 X 线 MLO 位;C、D. 病变局部放大左乳内上方可见局限致密,
结构纠集(箭头指示处)。病理:放射状瘢痕。

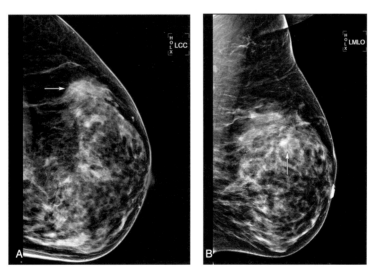

图 6-2-6　乳腺复杂硬化性腺病乳腺 X 线表现

A. 左乳 X 线 CC 位;B. 左乳 X 线 MLO 位左乳上方数个小钙化灶,
稍聚集(箭头指示部),病理:复杂硬化性腺病。

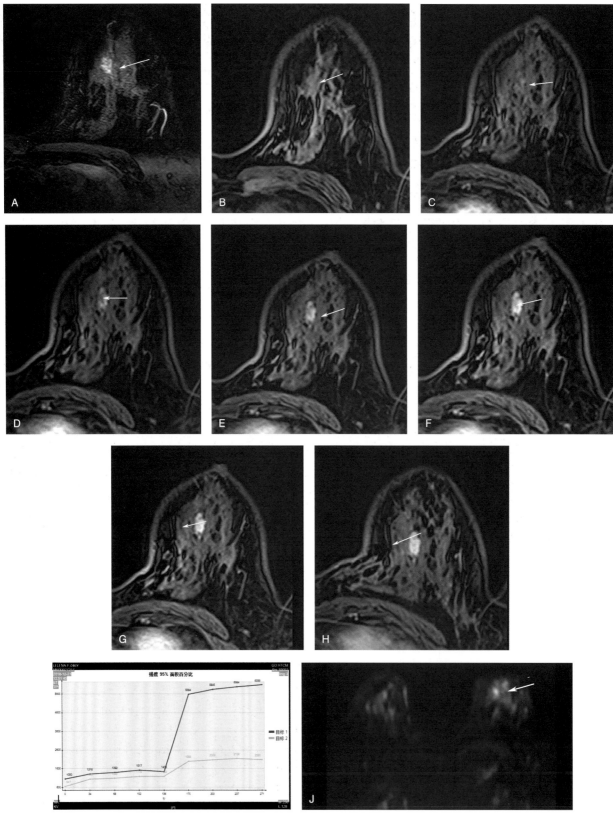

图 6-2-7 乳腺复杂硬化性腺病 MRI 表现

A. 抑脂 T2 呈高信号;B~H. 分别为强化前,动态增强 1~5 期,延迟期横轴位显示:左乳 11 点不均匀强化肿块,形态不规则,边缘不规整;I. 时间 - 强度曲线呈渐增型;J. DWI:呈高信号,ADC 值降低(箭头指示部)。病理:复杂性硬化性腺病。

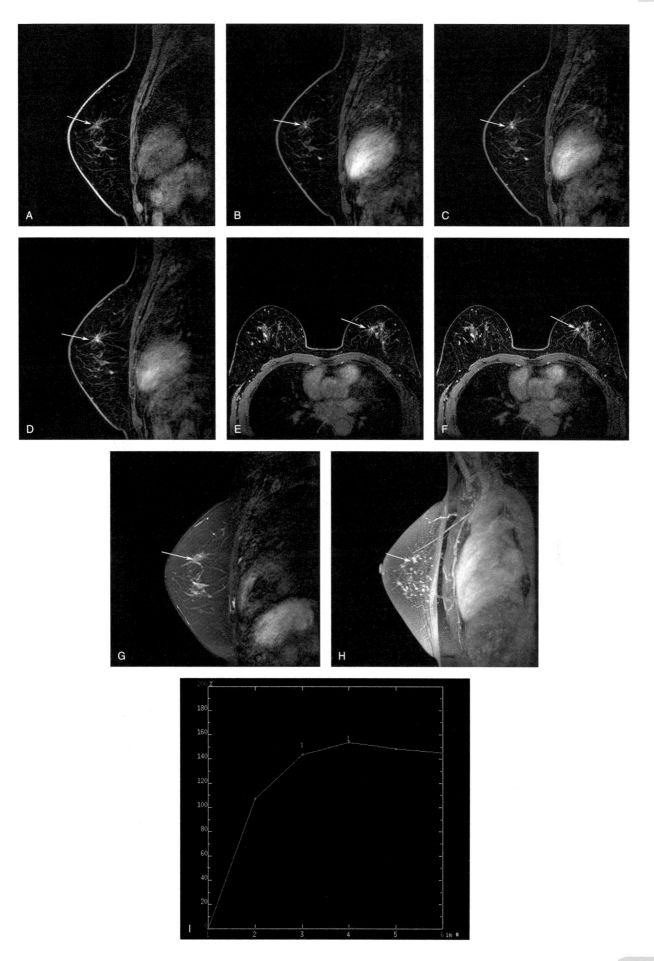

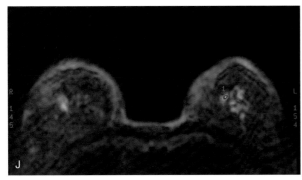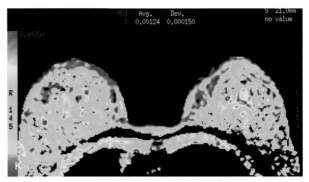

图 6-2-8　乳腺放射状瘢痕 MRI 表现

A~D. 分别为右乳矢状面 MRI 动态增强前和增强后 1min、2min、8min，显示左乳内上局限强化，结构纠集；E、F. 动态增强后延迟时相横断面 MRI 平扫横断面 T1WI 病变结构纠集；G. 矢状面脂肪抑制 T2WI 病变呈等信号；H. MIP 图；I. 时间-信号强度曲线呈渐增型；J、K. 分别为 DWI 图及相应 ADC 图，病变相应 DWI 呈较高信号，ADC 值稍低（b 值为 1 000s/mm²，ADC 值为 1.24×10⁻³mm²/s）。病理：放射状瘢痕。

第三节　乳腺管状腺瘤

【临床概述】

乳腺管状腺瘤是一种临床上罕见的良性上皮源性肿瘤，又称单纯腺瘤，国外统计资料显示该病占乳腺良性病变的 0.13%~1.7%[19]。1976 年 Hertel 等[20]将管状腺瘤划分为真正的腺瘤，认为其病理特征为由致密增生的腺管所形成的圆形、结节状的良性病变，其腺管具有典型上皮细胞和肌上皮细胞层，上皮细胞形态类似周围正常乳腺组织，极少有间质成分。但目前对于管状腺瘤是否应作为一个独立疾病或仅仅是以上皮成分为主的纤维腺瘤的一个亚型，尚有争议。一项免疫组化研究结果显示，上皮、肌上皮和肌纤维母细胞均参与管状腺瘤的构成，似乎更支持管状腺瘤为纤维腺瘤的一个极端亚型的看法[21]。病理学上管状腺瘤和纤维腺瘤的区别在于管状腺瘤含有较多上皮细胞成分，质地较软，随着肿瘤膨胀性生长，组织纤维间隔容易将管状腺瘤分成多结节状，从而呈现分叶状形态[22]（图 6-3-1）。

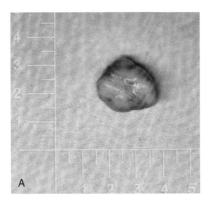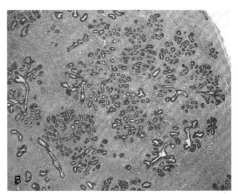

图 6-3-1　乳腺管状腺瘤病理图

A. 瘤体大体病理：肿块呈暗红色，大分叶状，界限清楚，形态规则；B. 组织病理：瘤体内由密集排列、大小一致的圆形-椭圆形小腺管组成，管腔开放或狭小，腔内可有分泌物，其间穿插着少量纤维间质（HE×50）。

本病多见于年轻育龄期女性，发病年龄一般小于 40 岁，很少发生于青少年或绝经后患者。肿瘤生长缓慢、病程较长,多数超过 6 个月,最长可达十余年。肿瘤直径 1.0~7.5cm,也有报道最大径达 15cm。乳腺管状腺瘤临床通常无症状,表现为无痛性、可触及的结节状肿物,无皮肤或乳头改变,活动度良好,质地较纤维腺瘤稍软,边界规整,腋窝淋巴结一般不肿大。本病几乎都发生于正常位置的乳腺组织内,但也有报道可发生于副乳腺[23]。

【超声表现】

乳腺管状腺瘤具有纤维腺瘤的类似特征超声表现为低回声、平行生长,边缘光整,内部回声均匀、后方回声增强,此外,有研究认为管状腺瘤具有一定超声特征:①管状腺瘤更易形成分叶状外观(图 6-3-2);②周边呈"小分支状"与腺体周边导管相延续,可能与其内部结构有关:管状腺瘤由致密增生的腺管形成,无真正的包膜,其内部腺管可能与病灶周边腺管相通[22]。内部回声较纤维腺瘤更不均匀,可呈现网格样或条索样强回声(图 6-3-3、图 6-3-4A、图 6-3-5)。

彩色多普勒肿块可见无或少量血流信号(图 6-3-2C、图 6-3-3C、图 6-3-4、图 6-3-5)。

冠状面成像肿块边缘光整或呈分叶状外观(图 6-3-6)。

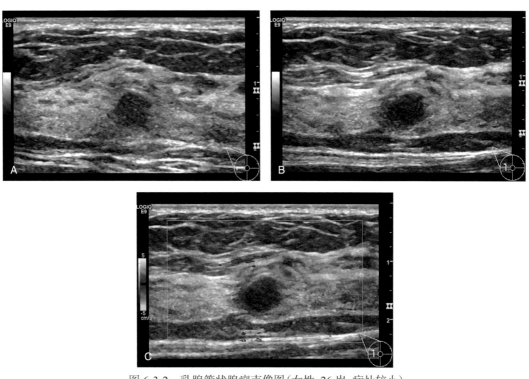

图 6-3-2 乳腺管状腺瘤声像图(女性,26 岁,病灶较小)

A、B.病灶形态规则、平行生长,边缘光整,内部呈均匀低回声、后方回声稍增强;
C.CDFI:病灶内未见明显血流信号。病理:管状腺瘤。

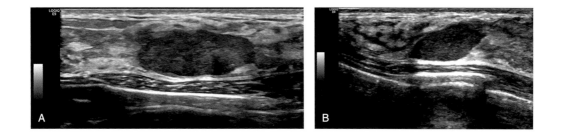

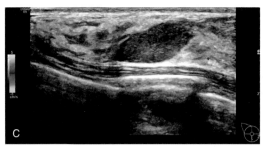

图 6-3-3　乳腺管状腺瘤声像图(病灶较大)

A、B.病灶形态规则,平行生长,边缘光整,内部呈均匀低回声,后方回声稍增强;

C.CDFI:病灶内未见明显血流信号。病理:管状腺瘤。

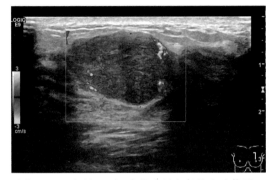 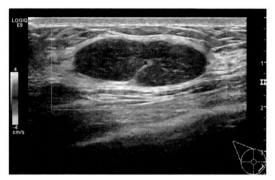

图 6-3-4　患者 29 岁,病灶内见点条状血流信号。　　　　图 6-3-5　患者 35 岁,病灶内见条索状高回声,
病理:管状腺瘤　　　　　　　　　　　　　　　　未见明显血流信号。病理:管状腺瘤

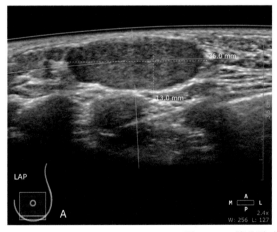 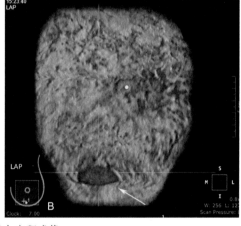

图 6-3-6　管状腺瘤全容积成像

A.横断面成像病灶形态规则,平行生长,边缘光整,内部呈均匀低回声,后方回声稍增强;

B.冠状面成像肿块边缘光整。病理:管状腺瘤。

【相关影像学表现】

针对管状腺瘤的影像学研究很少,除超声检查外,其他影像手段鉴别管状腺瘤与纤维腺瘤也较困难(图 6-3-7)。

【鉴别诊断及比较影像分析】

目前诊断管状腺瘤的主要依据是手术切除后及穿刺活检病理,采用针吸细胞学检查诊断管状腺瘤较困难,粗针穿刺活检可能得出比较可靠的结果,但最终诊断仍需手术切除后病理证实。超声可对易误诊的乳腺管状腺瘤和纤维腺瘤提供一定的鉴别诊断信息,有助于提高术前诊断率,但最终诊断仍需手术切除病理证实。以往文献报道的乳腺管状腺瘤的影像学表现与纤维腺瘤类似,术前正确诊断困难。

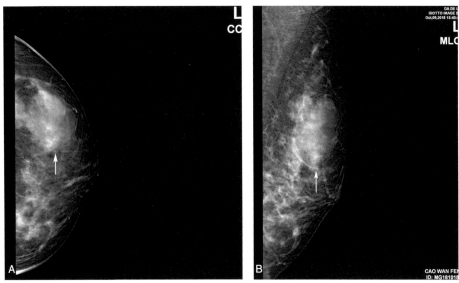

图 6-3-7　乳腺管状腺瘤乳腺 X 线表现

A. 左乳 CC 位；B. 左乳 MLO 位。左乳外上高密度影，形态规则，边缘光整，
瘤内密度均匀，周围结构无扭曲。术后病理：乳腺管状腺瘤。

（张建兴　庄淑莲　陈 铃　轩维锋）

参考文献

［1］　龚西瑜，丁华野.乳腺病理学.北京：人民卫生出版社，2009.

［2］　薛德彬，黄文斌.乳腺病理诊断难点.北京：人民卫生出版社，2011.

［3］　SHOKER BS, JARVIS C, CLARKE RB, et al. Abnormal regulation of the oestrogen receptor in benign breast lesions. J Clin Pathol, 2000, 53 (10): 778-783.

［4］　JENSEN RA, PAGE DL, DUPONT WD, et al. Invasive breast cancer risk in women with sclerosing adenosis. Cancer, 1989, 64 (10): 1977-1983.

［5］　BODIAN CA, PERZIN KH, LATTES R, et al. Prognostic significance of benign proliferative breast disease. Cancer, 1993, 71 (12): 3896-3907.

［6］　曼赛.良性病变与疾病.沈阳：辽宁科学技术出版社，2013.

［7］　周丽，杨蕊.乳腺硬化性腺病与浸润性癌在彩色多普勒超声下的影像表现分析.实用癌症杂志，2020, 35 (1): 156-159.

［8］　CHEN YL, CHEN JJ, CHANG C, et al. Sclerosing adenosis: Ultrasonographic and mammographic findings and correlation with histopathology. Mol Clin Oncol, 2017, 6 (2): 157-162.

［9］　GÜNHAN-BILGEN I, MEMIŞ A, USTÜN EE, et al. Sclerosing adenosis: mammographic and ultrasonographic findings with clinical and histopathological correlation. Eur J Radiol, 2002, 44 (3): 232-238.

［10］　刘园园，尚晓静，邓先琴，等.乳腺硬化性腺病的 MR 影像表现及与 X 线、病理对比分析.影像研究与医学应用，2019, 3 (1): 11-14.

［11］　张缙熙，姜玉新.浅表器官及组织超声诊断学.北京：科学技术文献出版社，2010.

［12］　付丽，傅西林.乳腺肿瘤病理学.北京：人民卫生出版社，2008.

［13］　肖晓云，智慧，杨海云，等.超声综合检查诊断乳腺放射状瘢痕.中国医学影像技术，2012, 28 (11): 2011-2014.

［14］　MANFRIN E, MARIOTTO R, REMO A, et al. Benign breast lesions at risk of developing cancer--a challenging problem in breast cancer screening programs: five years' experience of the Breast Cancer Screening Program in Verona (1999-2004). Cancer, 2009, 115 (3): 499-507.

［15］　LEE E, WYLIE E, METCALF C. Ultrasound imaging features of radial scars of the breast. Australas Radiol, 2007, 51 (3): 240-245.

［16］　CAWSON JN, MALARA F, KAVANAGH A, et al. Fourteen-gauge needle core biopsy of mammographically evident radial-scars. Is excision necessary？Cancer, 2003, 97: 345-351.

［17］　ANDERSEN JA, GRAM JB. Radial scar in the female breast. A long-term follow-up study of 32 cases. Cancer, 1984, 53

(11): 2557-2560.

［18］孙健玮, 宗绍云. 乳腺疾病影像学诊断的比较分析. 西部医学, 2007, 19 (004): 697-699.

［19］SENGUPTA S, PAL S, BISWAS BK, et al. Preoperative diagnosis of tubular adenoma of breast-10 years of experience. N Am J Med Sci, 2014, 6 (5): 219-223.

［20］HERTEL BF, ZALOUDEK C, KEMPSON RL. Breast adenomas. Cancer, 1976, 37 (6): 2891-2905.

［21］MAIORANO E, ALBRIZIO M. Tubular adenoma of the breast: an immunohistochemical study of ten cases. Pathol Res Pract, 1995, 191 (12): 1222-1230.

［22］付颖, 苗立英, 葛辉玉, 等. 乳腺管状腺瘤声像图特点及与病理对照分析. 中国医学影像技术, 2014, 30 (3): 402-405.

［23］HUANG Y, ZHANG H, ZHOU Q, et al. Giant tubular adenoma of the accessory breast in the anterior chest wall occurred in a pregnant woman. Diagn Pathol, 2015, 10: 60.

第七章

乳腺间叶性良性肿瘤

乳腺间叶性肿瘤在乳腺疾病中相对少见。2012 年 WHO 乳腺肿瘤分类中,结节性筋膜炎、假血管瘤样间质增生、脂肪瘤、乳腺血管瘤等均归类于乳腺间叶性肿瘤。本章主要论述这四种乳腺疾病。

第一节　结节性筋膜炎

【临床概述】

结节性筋膜炎(nodular fasciitis of the breast,NFB)是一种反应性成纤维细胞/肌成纤维细胞增生性假肉瘤样良性病变,又称结节性假肉瘤性筋膜炎、皮下假肉瘤样纤维瘤、浸润性筋膜炎及增生性筋膜炎等。乳腺结节性筋膜炎由 Konwaler 等[1]于 1955 年首次提出并命名。

病理大体表现[2]为结节状肿物,质地中等,边界不清,与恶性肿瘤相似(图 7-1-1A)。组织学表现[2],镜下由不成熟的成纤维细胞组成,界限相对清楚,病变较大时,中心区域细胞较少,有轻度玻璃样变性,周边区域细胞较丰富,可能伴有明显黏液变性及水肿,梭形细胞可以散乱分布,可能呈席纹状或束状排列,细胞大小相对一致,有时细胞核分裂象易见,可以有空泡状核及核仁(图 7-1-1B)。其病理形态学上具有多态性,所以临床工作中易与一些良、恶性肿瘤混淆而导致过度诊断。

其发病机制尚不明确,现多认为是创伤后引起的反应性病变,然而近年来有研究发现该病变有 USP6 基因重排的染色体易位[3]。乳腺结节性筋膜炎的组织学特征与其他部位相似,由肥胖的梭形细胞组成,呈短束状或漩涡状排列,核仁明显但相对一致;核分裂象易见,但无病理性核分裂;间质呈疏松、黏液样,可有囊性变;红细胞外渗和斑片状淋巴细胞浸润在该病的诊断中具有重要的提示作用;梭形细胞间有时可见破骨细胞样多核巨细胞;随着疾病的发展,细胞密度变化较大,早期细胞丰富,消退期细胞稀少而间质胶原沉积。免疫组化标记梭形细胞表达波形蛋白(vimentin)、平滑肌肌动蛋白(SMA)和肌特异性肌动蛋白(MSA),不表达细胞角蛋白(CK)(图 7-1-1C)、上皮细胞膜抗原(EMA)和 S-100 蛋白,也不表达雌激素受体(ER)、孕激素受体(PR),破骨样多核巨细胞可表达 CD68[4]。尽管该病变为良性,但临床及组织学行为均出现侵袭性特征,病变可侵犯及破坏邻近组织。临床、影像学和病理学均易误诊为恶性[2,5]。

本病常见于年轻人,好发于上肢、躯干、头颈部皮下,尤以前臂常见;少数可发生于手、会阴、关节、血管内等处,发生于乳腺者极其罕见。乳腺结节性筋膜炎大多发生于乳腺皮下或腺体实质内,好发于 20~40 岁女性,偶见男性患者报道[6]。一般为单侧乳腺孤立性肿块,肿块生长迅速,病程短(<3 个月)[7]。最大直径通常<5.0cm,有部分患者表现为局部肿胀、触痛或轻微疼痛感。乳腺结节性筋膜炎为良性反应性、自限性、增生性瘤样病变,以手术切除局部肿块为首选,切除后极少数可出现局部复发,一般不发生转移[8]。

【超声表现】

本病超声表现缺乏特异性,病变发生于乳腺皮下区或乳腺实质内,可局限于筋膜内,亦可浸润周围正常组织;一般表现为低回声结节,也可表现为略高回声;部分病例也可表现为低回声肿块;病灶多表现为形态不规则,边缘不光整,或部分边缘光整[9](图 7-1-2A、图 7-1-3A、图 7-1-4A)。

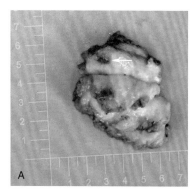

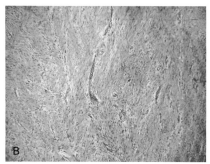
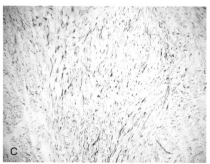

图 7-1-1 结节性筋膜炎病理

A. 大体病理示病变局限但无包膜(箭头指示处),病灶内呈灰红色;B. 梭形细胞于胶原化
间质中呈短束状或交织排列(HE×100);C. 免疫组化梭形细胞 CK 阴性(EnVision×200)。

彩色多普勒超声:病灶内均可探及中等或丰富血流(图 7-1-2B,图 7-1-3B)。

乳腺全容积成像除可评价病灶横断面信息外,还可显示其冠状面改变;本病的冠状面表现多为形态不规则,边缘不光整,但病灶周边无"汇聚征"(图 7-1-4)。

本病术前超声表现较难与乳腺其他良、恶性病变相鉴别。

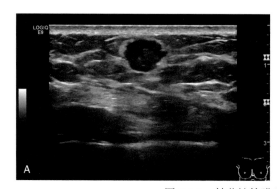
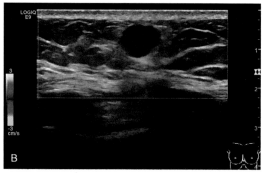

图 7-1-2 结节性筋膜炎呈低回声肿块声像图

A. 病灶呈形态不规则,平行生长,边缘不光整,内部呈欠均匀回声的低回声肿块,边缘部可见局限高回声,后方回声稍增强,病灶位于浅筋膜层后脂肪层内;B. CDFI 示病灶内未见明显彩色血流信号。病理:结节性筋膜炎。

【相关影像学表现】

乳腺 X 线摄影常表现为不规则,分叶状肿块(图 7-1-5)。乳腺结节性筋膜炎 MRI 表现为部位表浅且边界相对清晰的软组织肿块,部位较深的病变多为肌内型,肿块常较大,边缘不光整;动态增强扫描,乳腺癌多表现为早期明显强化,迅速达峰值,继而快速下降,时间信号曲线多为流出型,而结节性筋膜多表现为延迟强化的特点,时间信号曲线多呈缓慢上升型[7](图 7-1-6)。

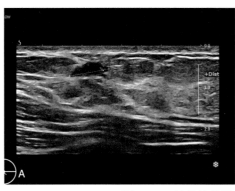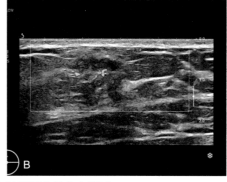

图 7-1-3　结节性筋膜炎呈低回声结节声像图

A. 病灶(指示处)位于腺体层浅层病灶,呈形态不规则,平行生长,边缘不光整,内部呈欠均匀回声的低回声,
后方回声无明显异常;B.CDFI 示病灶(指示处)内可见稍丰富彩色血流信号。病理:结节性筋膜炎。

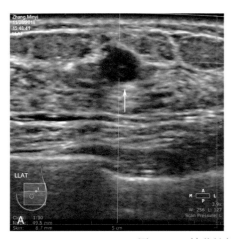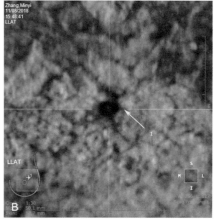

图 7-1-4　结节性筋膜炎全容积成像

A. 病灶(指示处)位于腺体层浅层,呈形态不规则,平行生长,边缘不光整,内部呈欠均匀
的低回声,边缘部可见局限高回声,后方回声稍增强;B. 冠状面病灶(指示处)显示边缘模
糊,未见"汇聚征"。病理:结节性筋膜炎。

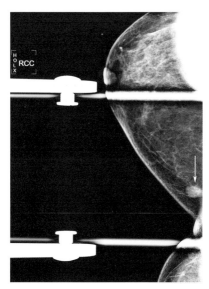

图 7-1-5　乳腺 X 线右乳局部加压放大图

显示右乳内下高密度肿块影(指示处),形态不规则,边缘不光整

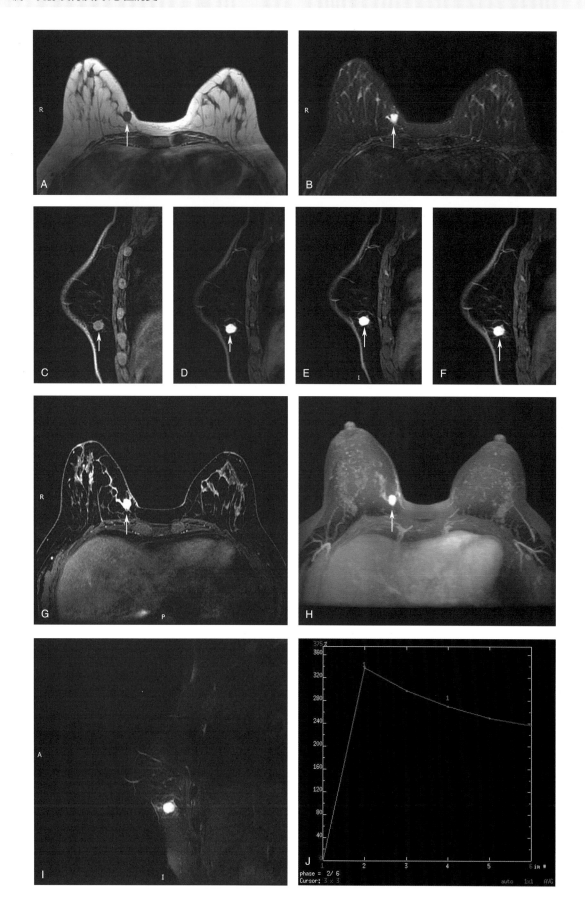

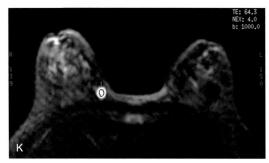

图 7-1-6　结节性筋膜炎乳腺 MRI 表现

A. MRI 平扫横断面 T1WI,肿块(指示处)呈较低信号;B、H. 分别为 MRI 平扫横断面及矢状面脂肪抑制 T2WI,肿块(指示处)呈较高信号;C~F. 分别为 MRI 动态增强前和增强后 1、2、8 分钟,肿块(指示处)呈明显强化,强化尚均匀;G. 动态增强后延迟时相横断面 T1WI 肿块(指示处)内部强化尚均匀;H. MIP 图;I、J. 肿块时间 - 信号强度曲线呈流出型(早期强化率约 360%);K. DWI 图相应 DWI 呈较高信号。病理:结节性筋膜炎。

【鉴别诊断及比较影像分析】

发生于乳腺的结节性筋膜炎罕见,大体及组织学形态类似恶性肿瘤,临床资料及影像学表现均难以确诊,与恶性肿瘤的鉴别贯穿本病诊断始终。结节的发生部位有助于诊断本病,乳腺癌多发生于乳腺腺体实质内,晚期可累及皮下脂肪层及皮肤,病灶主体位于实质内,而结节性筋膜炎不同,多表现为乳腺皮下的病灶,发生于乳腺腺体实质与脂肪层交界处的浅筋膜层。乳腺癌多表现为具有明显占位效应的肿块,而结节性筋膜炎多表现为团片状影,占位效应不明显[7]。

病理学上本病同时需与以下疾病鉴别:①纤维瘤病[10];②纤维肉瘤;③术后梭形细胞结节;④炎性肌纤维母细胞瘤;⑤梭形细胞癌[11]。但影像学鉴别困难。

第二节　假血管瘤样间质增生

【临床概述】

乳腺假血管瘤样间质增生(pseudoangiomatous stromal hyperplasia,PASH)为一种较为常见的瘤样病变,其本质为小叶外非特化间质纤维 - 肌纤维母细胞瘤样增生,肌纤维母细胞增生,包裹原有腺体形成双相性形态[12],病理学上大体标本上 PASH 与纤维腺瘤的表现类似,表现为单个或散在多个、边界清楚的结节,质硬或较韧,病灶变化较大,1.2~12cm,平均 6cm[12],切面多呈灰白色,质地均匀,可见囊样结构。若未进行穿刺,很少出现出血和坏死。镜下 PASH 可见类似血管腔的裂隙,但其内无红细胞,非真正血管网,即"假血管"结构(图 7-2-1)。依据是否形成肿块可分为结节性(肿瘤性)PASH 和非结节性 PASH。

本病于 1986 年由 Vuitch 等[13]首次报道,2012 年被 WHO 划分为良性间叶肿瘤,PASH 好发生于绝经前以及使用激素替代治疗的绝经后女性,在男性乳腺发育者中也不少见,发生率为 24%~47%,在各种乳腺良恶性疾病中有 PASH 镜下表现的出现率为 6.4%~23%[14],PASH 的病因及发病机制仍未明确。目前多认为其发生与激素水平有关[15]。PASH 代表着一种广泛的疾病谱,其临床表现不

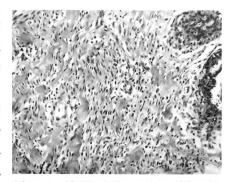

图 7-2-1　梭形细胞增生呈片状,其旁见普通型导管增生及柱状细胞增生(HE×100)

具备特征性,多由于其他疾病切除标本或活检时在显微镜下偶然发现。PASH 可伴发多种乳腺良性病变,目前没有明确证据提示或证明 PASH 与乳腺癌的发生有关[16]。

【超声表现】

超声表现多样,特征性不明显,可表现为单发或多发边缘光整的低回声或等回声卵圆形肿块,有时可见囊性成分,无后方声影[17],也可表现为等回声结节,内见导管样高回声影。部分可表现为不均质回声,中央回声较低,Piccoli 等[18]认为这种表现与乳腺 X 线摄影上的局灶不对称存在一定联系。少数 PASH 可出现边缘不光整、中央回声增高等可疑恶性征象。彩色多普勒超声结节血供不明显。冠状面肿块边缘光整或模糊,少数呈边缘不光整(图 7-2-2、图 7-2-3)。

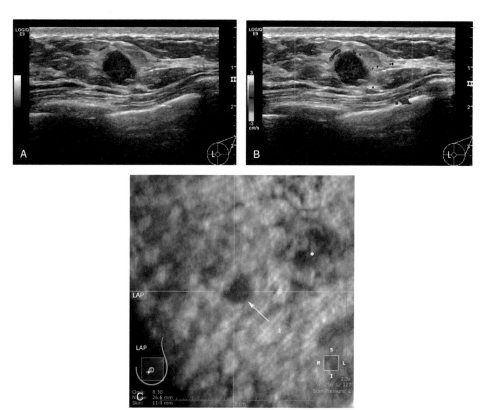

图 7-2-2　假血管瘤样间质增生常规超声及全容积超声声像图
A.病灶呈低回声,椭圆形,平行生长,边缘光整,内部回声均匀,后方回声无明显改变;B. CDFI 示未见明显血流信号;C.全容积冠状面显示边缘光整,未见"汇聚征"。病理:假血管瘤样间质增生。

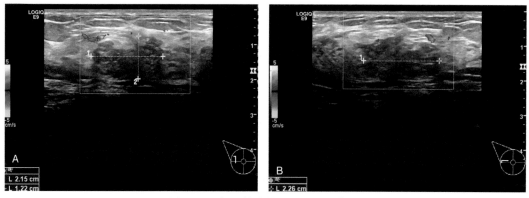

图 7-2-3　假血管瘤样间质增生声像图
A.病灶呈低回声,形态不规则,边缘不光整,内部回声欠均匀,后方回声无明显改变;
B. CDFI 示未见明显血流信号。病理:假血管瘤样间质增生。

【相关影像学表现】

乳腺 X 线摄影:可表现为边缘光整、不含钙化的肿块,也表现为局灶不对称。在有关 PASH 乳腺 X 线摄影影像表现的报道中,结构扭曲和成簇钙化较少发生,且非 PASH 本身造成(图 7-2-4、图 7-2-5)。

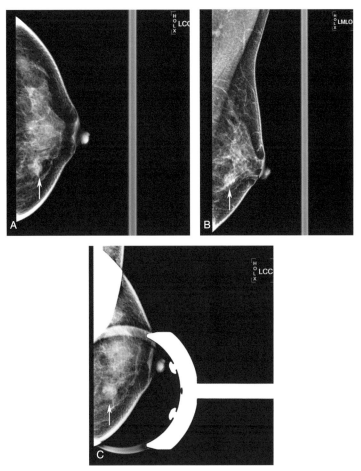

图 7-2-4　左乳 X 线及局部点压放大影像

左乳内侧可见一 1.2cm×1.2cm 中等密度结节状影(指示处),边缘光整,双乳未见泥沙样钙化影。

病理:假血管瘤间质增生。A:左乳 X 线 CC 位;B:左乳 X 线 MLO 位;C:左乳 CC 位局部点压。

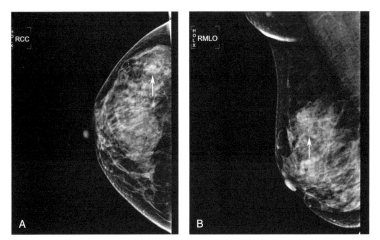

图 7-2-5　右乳 X 线影像

右乳外上象限见一类圆形结节影(指示处),边缘光整,约 1.6cm×1.6cm,密度欠均匀,其内见点状钙化。病理:假血管瘤间质增生。A. 右乳 X 线 CC 位;B. 右乳 X 线 MLO 位。

　　PASH 的 MRI 表现较为多样,在各序列上信号多变。结节性或肿瘤性 PASH 多表现为边界清楚的卵圆形肿块,与纤维腺瘤类似。非结节性 PASH 可呈局灶或段样分布的非肿块样强化[19]。时间 - 信号强度曲线(time-intensity curve,TIC)多呈渐增型,病变范围较大时可为平台型。较为特征性的表现为 T2WI 脂肪抑制序列上出现裂隙状高信号或囊性成分,这在结节性 PASH 中较常见,可能提示裂隙状"假血管"结构,但由于其非真正的血管腔,在增强后并不出现强化[20]。PASH 在 DWI 呈不均匀稍高信号,其 ADC 值可位于良性病变范围内[16](图 7-2-6)。

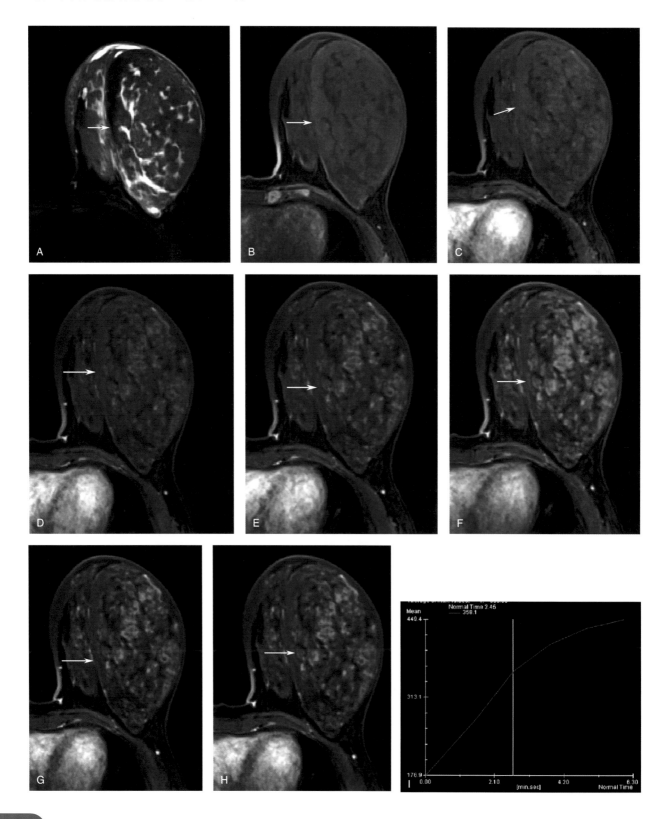

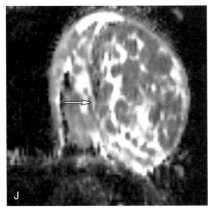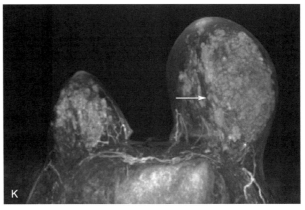

图 7-2-6 假血管瘤样间质增生 MRI 影像

A. 抑脂 T2 呈稍高信号;B~H. 强化前,动态增强强化 1~5 期,延迟期横轴位显示左乳外上中度强化肿块(指示处),
形态规则,边缘规整;I. 时间 - 信号强度曲线呈流入型;J. DWI:呈稍高信号;K. MIP 图。病理:假血管瘤样间质增生。

【鉴别诊断及比较影像分析】

　　本病需与纤维腺瘤鉴别,纤维腺瘤多见于绝经前女性,临床查体多为圆形、质硬、无痛肿块。纤维腺瘤在乳腺 X 线摄影上多表现为边界清楚的等密度肿块影,部分可见钙化。在超声上表现为圆形或卵圆形、边缘规整的低回声肿块影。纤维腺瘤存在由胶原纤维形成的间隔,在乳腺 T2WI MRI 上表现为低或中等信号条索样结构,为其特征性表现。有时还可见到无信号钙化区。而 PASH 无钙化,当出现 T1WI 低、T2WI 高、增强后无强化的裂隙区时,可与纤维腺瘤鉴别[21]。

　　PASH 可伴发恶性病变,对于细针抽吸病理结果与影像表现不符或存在其他高危因素的患者,建议行手术切除以明确诊断。PASH 可复发,需定期随访。

第三节　乳腺脂肪瘤

【临床概述】

　　乳腺脂肪瘤(breast lipoma)是一种由无异型性的成熟脂肪细胞构成的良性肿瘤。本病生长缓慢,常为单发。大体病理示肿瘤呈圆形或扁圆形,质地软,有完整包膜;切面呈灰黄色、黄色,油腻状(图 7-3-1A)。组织学表现为肿瘤由成熟的脂肪细胞组成,呈明显分叶状,外有薄层纤维性包膜(图 7-3-1B)。尽管真性脂肪瘤可以发生在乳腺,但在乳腺内许多被称为脂肪瘤的病变可能是乳腺组织内局灶性无包膜的含脂肪的乳腺组织[22]。

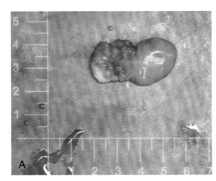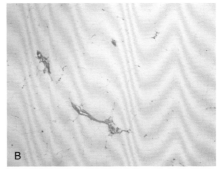

图 7-3-1 乳腺脂肪瘤病理表现

A. 大体病理:肿瘤呈圆形或扁圆形,质地软,有完整包膜;切面呈灰黄色、黄色,油腻状;
B. 组织病理:肿瘤由成熟的脂肪细胞组成,外有薄层纤维性包膜(HE×50)。

　　本病可发生于任何年龄,但常见于中年以上妇女。由于脂肪瘤不引起疼痛,而且质地较软,所以很少引起患者的注意,大多数患者就医时都自述是在洗澡时或无意之中发现,部分患者在常规超声检查时无意中发现。

【超声表现】

乳腺脂肪瘤超声的主要表现如下[23]:①生长部位:大多在脂肪层,少数位于腺体层,极少数位于乳房后间隙(图7-3-2);②数目:单发为主,也有多发;③形态:椭圆形、圆形、分叶状;④边缘及边界:边缘规则,界限清楚,表面光滑;⑤包膜:完整,但菲薄纤细;⑥内部回声:呈均匀的中强回声(密度及强度略低于腺体组织),体积较大者回声稍低,但其内部脂肪样结构较体积小者明显,即呈多条纤细的条带状回声规则地分布于瘤体内,又称"栅栏样"回声(图7-3-2A、图7-3-3);⑦后方回声:多无变化;⑧彩色多普勒:瘤体周边及内部均无血流信号,但随着超声设备对低速血流检出能力的提高,部分瘤体内及边缘也可检出少许彩色血流信号(图7-3-2B、图7-3-3、图7-3-4)。⑨超声弹性成像:瘤体质地柔软,与周围脂肪组织相似。

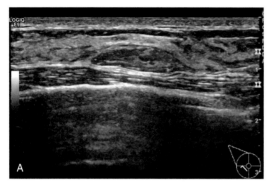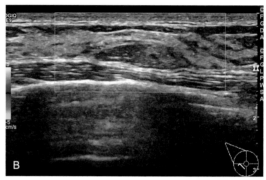

图7-3-2 乳腺脂肪瘤声像图

A.乳腺腺体层与肌层间低回声肿块,椭圆形,平行生长,边缘光整,内部回声不均匀,
后方回声稍增强;B.CDFI示未见明显血流信号。病理:乳腺脂肪瘤。

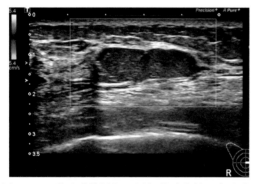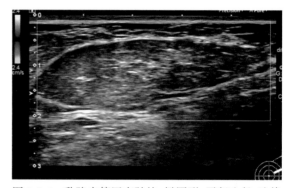

图7-3-3 乳腺腺体层与肌层间乳腺内低回声肿块,椭圆形,平行生长,边缘光整,内部回声均匀,后方回声稍增强,CDFI示未见明显血流信号。病理:乳腺脂肪瘤

图7-3-4 乳腺内等回声肿块,椭圆形,平行生长,边缘光整,内部回声不均匀,可见多条纤细条索状高回声,后方回声稍增强,CDFI示未见明显血流信号。病理:乳腺脂肪瘤

【相关影像学表现】

1. 乳腺X线表现 乳腺脂肪瘤大多表现为边缘光整的圆形或卵圆形低密度影,也可呈分叶状,瘤周的结缔组织形成纤细致密包膜,瘤内可见夹杂的纤维索条分隔[24]。除此之外,乳腺脂肪瘤还有以下的X线特点。①肿块大小:乳腺脂肪瘤生长缓慢,质地柔软,早期触诊不易发现,故发现的病例脂肪瘤大小范围变化较大。②瘤周包绕的菲薄的结缔组织构成致密纤细的包膜:多数包膜可在X线片中清楚显示;如包膜影显示不清者,往往不能在X线片上看到脂肪瘤的存在。③肿块密度:脂肪瘤的密度与其大小、发生部位等密切相关。如肿块与正常腺体相重叠,可表现为不均匀的低密度块影;如不重叠或较少重叠,则表现为均匀的低密度块影。如脂肪瘤内部发生过炎症或有外伤史,则脂肪瘤密度可稍高。④肿块位置:根据肿

块在乳房内层次深浅部位的不同,可分为乳腺浅层脂肪瘤、腺体间脂肪瘤、乳后间隙脂肪瘤[25]。乳腺浅层脂肪瘤因与腺体组织不重叠,多表现为均匀的低密度肿块影;切线位则显示最清晰。腺体内脂肪瘤基本表现为不均匀低密度肿块影。乳房后间隙脂肪瘤多数表现为均匀的低密度块影,且病变后缘可能不完全显示。⑤与周围结构的关系:病变较大时,无论位于哪种类型的腺体内,周围组织均受压、移位,病变均边缘光滑(图7-3-5)。

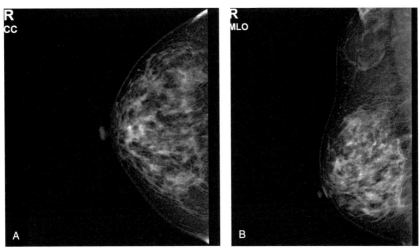

图 7-3-5　右乳内侧腺体密度结节影,边缘欠光整,内密度欠均匀,未见钙化影
A. 右乳 CC 位;B. 右乳 MLO 位。

2. MRI　乳腺脂肪瘤位于乳腺皮下,多呈单发。在 T1WI、T2WI 上与皮下脂肪信号相同,其内无正常的导管、腺体和血管结构。脂肪抑制序列可将其高信号抑制,有时可见肿瘤周围的低信号包膜,注射造影剂后一般无强化。

【鉴别诊断及比较影像分析】

本病需与纤维腺瘤及乳腺错构瘤等鉴别。脂肪瘤多位于皮下,质地较软,纤维腺瘤位于腺体内,回声均匀,呈低回声,常有包膜,触诊光滑,质韧,可滑动。位于腺体内的乳腺脂肪瘤难以同纤维腺瘤相鉴别,在鉴别诊断过程中,需注意肿块的硬度以及肿块内回声,脂肪瘤的硬度明显低于纤维腺瘤,而且常与皮下脂肪组织回声相同;脂肪瘤内一般无明显彩色血流信号。

本病同时需与正常脂肪组织相鉴别。

第四节　乳腺血管瘤

【临床概述】

乳腺血管瘤又称乳房血管瘤(breast hemangioma),是一种由成熟血管构成的良性肿瘤或畸形。乳腺血管瘤主要分海绵状血管瘤型、毛细血管型血管瘤及静脉型血管瘤,以海绵状血管瘤多见。海绵状血管瘤体由内衬扁平内皮细胞、充血扩张的薄壁血管组成,血栓有时存在,可伴乳头状内皮增生(Masson's 反应),在机化血栓和血管腔间的间质中可见营养不良性钙化[26]。

毛细血管型血管瘤常发生于乳腺真皮内,隆起于表面,呈结节状,质软,无包膜,大小不一。瘤体内纤维组织将大量排列方向不一的毛细血管分割成许多大小不一的小叶,在较大的血管周围呈丛状排列,小叶内毛细血管腔里含有红细胞,多少不一,部分毛细血管呈闭锁状态[26](图7-4-1)。乳腺血管瘤中,偶见血管瘤的内皮细胞核明显深染,命名为非典型血管瘤。乳腺血管瘤缺乏相互吻合生长方式、乳头状内皮增生和核分裂,应仔细观察除外血管肉瘤。

本病少见,可发生于任何年龄,一般单发,也可多发。病变极少形成可被触及的包块,影像学检查增加了血管瘤的检出率。血管瘤界限多清楚,质地较软,可压缩变形,无明显临床症状,生长缓慢[27]。体积较大的血管瘤能为临床检查所发现,部分血管瘤通过超声检查等发现。

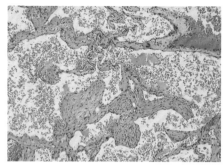

图 7-4-1　海绵状血管瘤
肿瘤由大小不等的囊状血窦构成,呈海绵状结构。血窦壁内衬覆一层内皮细胞,形态温和,血窦内充满红细胞(HE×100)。

【超声表现】

海绵状血管瘤表现:肿块形态规整或欠规整,无明显包膜,边缘为断续的线样回声;内部呈网状结构,网格大小不等、形态不规则、分布不均匀,呈迂曲扩张的管道样、蜂窝状或不规则状,彼此相通;网格为弱回声或无回声,大部分病例网格内可见缓慢流动的点状回声,部分病例网格内可见单个或多个大小不等的强回声,后方伴或不伴声影(图 7-4-2A、图 7-4-2B、图 7-4-3A、图 7-4-4A、图 7-4-4B)。彩色多普勒肿块网状结构内可见低速迂曲彩流信号(图 7-4-2C、图 7-4-2D、图 7-4-2E、图 7-4-3B、图 7-4-3C)。

肿块加压后,病变前后径均逐渐由厚变薄。加压过程中网状结构内网格逐渐变小,网格内点样回声流动加速,并见散开现象。加压后病变网状结构缩小或消失,网格内无流动的点样回声,病变变薄、回声相对增强,后方回声无改变。逐渐减压探头,后缘见后移现象,病变又由薄变厚,尔后复原。减压过程中网格逐渐变大,网格内点样回声流动加速,并见聚拢现象。减压后病变网状结构及回声又复原(图 7-4-4C)。

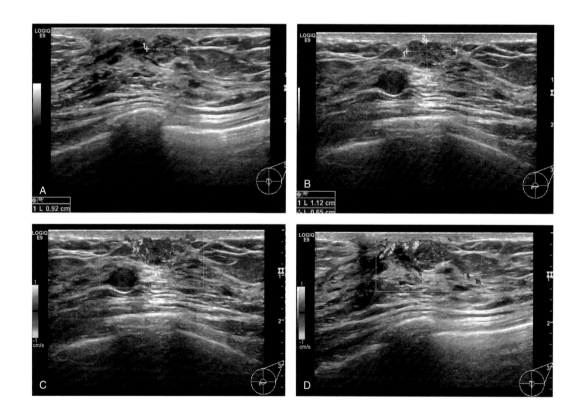

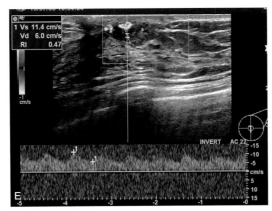

图 7-4-2　乳腺血管瘤声像图

A、B.肿块形态不规则,无明显包膜,边缘为断续的线样回声;内部呈网状结构,网格大小不等、形态不规则、分布不均匀,呈迂曲扩张的管道样、蜂窝状或不规则状,彼此相通;网格为弱回声或无回声,后方回声增强。C~E.彩色多普勒及频谱多普勒示肿块网状结构内可见低速迂曲彩流信号。病理:血管瘤。

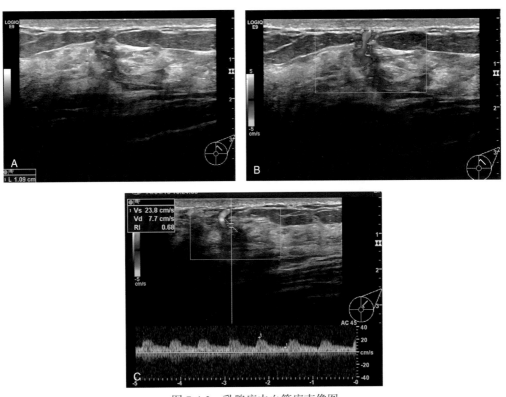

图 7-4-3　乳腺瘤内血管瘤声像图

A.肿块形态不规则,无明显包膜,内部回声不均匀;B.彩色多普勒示内部可见粗大条状血流信号;
C.频谱多普勒示低速彩流信号。病理:瘤内血管瘤。

【相关影像学表现】

1. **乳腺 X 线表现**　肿块呈圆形,有时呈分叶状,边缘光整,可形成灶性钙化或骨化,血管瘤肿块边缘可见有细线透亮包膜,与其他乳腺良性肿瘤难于鉴别(图 7-4-5),临床上乳腺局部皮肤色泽有改变。

2. **MRI 表现**　MRI 对血管瘤的诊断有明显的特点(图 7-4-6),但目前尚无乳腺血管瘤 MRI 影像征象的报道。

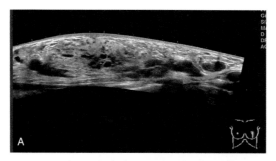

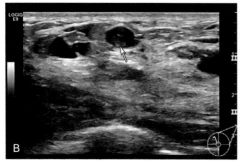

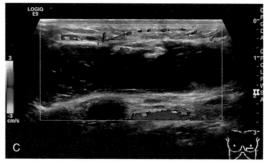

图 7-4-4　乳腺蔓状血管瘤声像图

A、B. 左乳内可见巨大不均质回声肿块,形态尚规整,边缘光整,肿块内可见大量网状及小囊肿无回声,并可见片状低无回声,部分无回声区内可见小团状极低回声;C. 低无回声区内未见明显血流信号,网状无回声区可见较丰富血流信号。术后病理:蔓状血管瘤声像(合并血肿及血栓形成)。

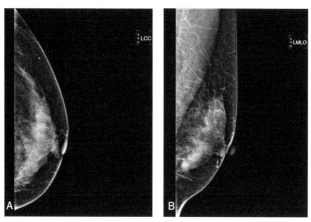

图 7-4-5　右乳散在小结节影,边缘模糊,结构紊乱,未见钙化。病理:乳腺血管瘤
A. 右乳 CC 位;B. 右乳 MLO 位。

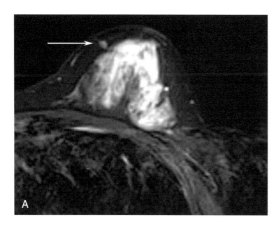

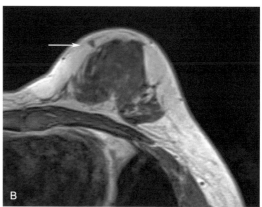

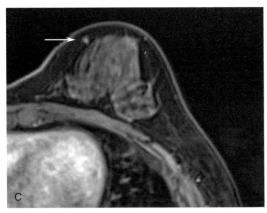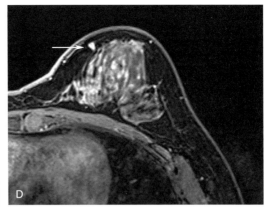

图 7-4-6 乳腺血管瘤 MRI 影像

A. T1WI 结节呈稍高信号(箭头指示处);B. T2WI 结节呈低信号(箭头指示处);

C. 增强扫查结节可见强化(箭头指示处);D. 延迟相结节内强化明显(箭头指示处)。

【鉴别诊断及比较影像分析】

乳腺血管瘤易于诊断,但乳腺血管瘤少见,二维超声易于与各种原因引起的乳腺导管扩张相鉴别,乳腺导管扩张常见于单支或聚集的数支导管扩张,扩张导管走向明显与乳头关系密切,而乳腺血管瘤则无此特征;诊断过程中需结合彩色多普勒进行鉴别。

本病同时需与乳腺淋巴管瘤相鉴别,因淋巴管瘤分为毛细淋巴管瘤、海绵状淋巴管瘤和囊状淋巴管瘤 3 类,特别是毛细淋巴管瘤、海绵状淋巴管瘤与毛细血管型血管瘤及海绵状血管瘤从二维形态上难以区分,鉴别诊断的重点在于皮肤表面的改变以及彩色多普勒的改变,血管瘤内为缓慢流动的血液,而淋巴管瘤内则为淋巴液。

第五节 乳腺颗粒细胞瘤

【临床概述】

颗粒细胞瘤是少见的良性肿瘤,好发于舌部,其次为皮下组织及软组织,乳腺也是较常见的部位之一。乳腺颗粒细胞瘤多数发生于乳腺腺体浅面的皮下组织,真正发生于乳腺实质的较少。近年来证实,本瘤来源于神经鞘的施万细胞,肿瘤无包膜,与周围组织边界不清,瘤体直径常为 0.5~4.0cm,质硬,切面呈灰色或灰黄色,均质状,稍凹陷、中央可见条索状结构[27]。

病理学上,肿瘤常见浸润性边缘,瘤细胞体积较大,呈多边形或卵圆形,通常细胞界线清楚,胞质丰富,含均匀分布的嗜酸性颗粒,有时胞界不清,相互呈融合状;细胞核小,呈圆形或椭圆形,较一致,染色质较致密;瘤细胞呈松散的巢状或条索状排列,其间有多少不等的纤维组织分隔或包绕,似浸润性生长,易误诊为癌。表面受累皮肤常呈假上皮瘤样增生改变(图 7-5-1)。

本病常发生于 20~50 岁,多见于女性。临床表现为无痛性肿块,质硬,较固定,且常与皮肤粘连,位于乳晕区可致乳头内陷,位于深部者可累及胸壁筋膜,临床常误诊为乳腺癌。颗粒细胞瘤手术完全切除后生物学行为常表现为良性,极少发生淋巴结转移,预后较好,但手术切除不彻底可局部复发。因此,局部广泛切除为乳腺颗粒细胞瘤最重要的治疗手段,且术后需进行随访。

【超声表现】

二维超声表现为实性低回声结节或肿块,形态不规则,边缘不光整,可见局部成角或毛刺状,肿块可呈非平行生长,肿块内呈低回声,钙化少见,肿块后方常伴后方回声增强。肿块与皮肤粘连或累及深部筋膜时,可致局部结构扭曲(图 7-5-2A)。

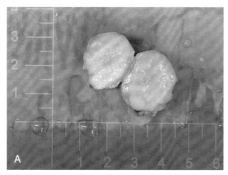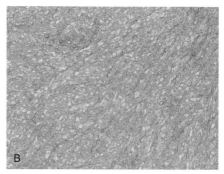

图 7-5-1 乳腺颗粒细胞瘤病理

A. 大体病理：肿瘤切面呈灰色或灰黄色，均质状。B. 组织病理：瘤细胞体积较大，呈多边形或卵圆形，胞界清楚，胞质丰富，含均匀分布的嗜酸性颗粒；瘤细胞呈松散的巢状或条索状排列，其间有多少不等的纤维组织分隔或包绕（HE×50）。

冠状面实性结节或肿块边缘不光整，可呈"汇聚征"（图 7-5-2B）。

CDFI 肿块内及周边血流信号不丰富（图 7-5-2C）。弹性成像肿瘤明显高于周围组织（图 7-5-2D）。

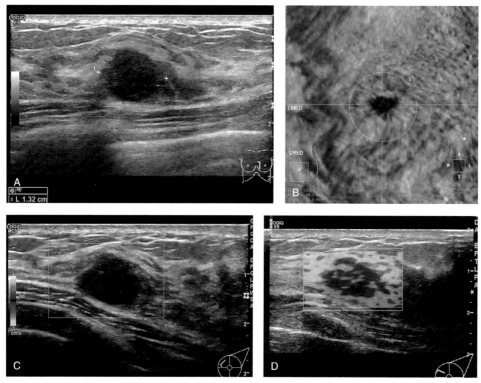

图 7-5-2 乳腺颗粒细胞瘤声像图

A. 肿块与皮肤粘连或累及深部筋膜时，可致局部结构扭曲；B. 冠状面实性结节或肿块边缘不光整，可呈"汇聚征"；C. CDFI 肿块内及周边未见明显血流信号；D. 弹性成像肿瘤明显高于周围组织。

【相关影像学表现】

1. **X 线表现** 局限性致密影或肿块，形态不规则，边缘不光整，可呈星芒状，钙化少见。

2. **MRI 表现** 报道较少，个案报道缺乏代表性且不尽相同。平扫 T1WI 多表现为低或高信号，T2WI 可表现为低、等或高信号，动态增强后可表现为均匀一致强化或边缘强化，时间 - 信号强度曲线多表现为渐增型[28]。

【鉴别诊断及比较影像分析】

本病需与乳腺恶性肿瘤相鉴别,但二维超声、弹性成像、乳腺 X 线及 MRI 平扫均难以鉴别,彩色多普勒血流成像及 MRI 血流动力学表现呈良性特征时,鉴别诊断应考虑本病的可能。

(张建兴 庄淑莲 轩维锋 黄 君 陈 铃)

参考文献

［1］ KONWALER BE, KEASBEY L, KAPLAN L. Subcutaneous pseudosarcomatous fibromatosis (fasciitis). Am J Clin Pathol, 1955, 25 (3): 241-252.

［2］ 黄传胜, 匡忠生, 陈文静, 等. 结节性筋膜炎 50 例临床病理特征 [J]. 临床与实验病理学杂志, 2011, 27 (3): 253-256.

［3］ 陈军, 叶新青, 李瑶, 等. 结节性筋膜炎存在涉及 USP6 基因的染色体易位. 中华病理学杂志, 2014, 43 (8): 533-536.

［4］ 刘艳梅, 张银华, 赵峰, 等. 乳腺结节性筋膜炎 4 例临床病理观察并文献复习. 临床与实验病理学杂志, 2017, 33 (9): 963-968.

［5］ DAHLSTROM J, BUCKINGHAM J, BELL S, et al. Nodular fasciitis of the breast simulating breast cancer on imaging. Australas Radiol, 2001, 45 (1): 67-70.

［6］ 肖海, 杨庆春. 男性乳腺结节性筋膜炎 1 例. 广东医学, 2013, 34 (08): 1312.

［7］ 孙琨, 陈克敏, 柴维敏, 等. 乳腺结节性筋膜炎二例. 放射学实践, 2013, 28 (10): 1084-1085.

［8］ 姜兴莲, 朱鸿, 刘翔. 乳腺结节性筋膜炎临床病理学观察. 中华病理学杂志, 2012, 41 (003): 186-187.

［9］ 王爱珠, 黄旴宁, 王宾, 等. 乳腺结节性筋膜炎超声表现 1 例. 中国医学影像技术, 2019, 35 (12): 1822.

［10］ 李伟平, 杨海峰, 阳宇. 乳腺纤维瘤病 12 例临床病理学观察. 临床与实验病理学杂志, 2012, 28 (7): 800-802.

［11］ 官忠燕, 丰宇芳, 干振康, 等. 乳腺梭形细胞癌 3 例临床病理学观察. 临床与实验病理学杂志, 2015, 31 (9): 996-1000.

［12］ 丁华野. 乳腺病理诊断和鉴别诊断, 北京: 人民卫生出版社, 2014.

［13］ VUITCH MF, ROSEN PP, ERLANDSON RA. Pseudoangiomatous hyperplasia of mammary stroma. Hum Pathol, 1986, 17 (2): 185-191.

［14］ KELTEN TALU C, BOYACL C, LEBLEBICI C, et al. Pseudoangiomatous stromal hyperplasia in core needle biopsies of breast specimens. Int J Surg Pathol, 2017, 25 (1): 26-30.

［15］ TAN PH, JAYABASKAR T, CHUAH KL, et al. Phyllodes tumors of the breast: the role of pathologic parameters. Am J Clin Pathol, 2005, 123 (4): 529-540.

［16］ 邹昊婷, 汪登斌. 乳腺假血管瘤样间质增生的影像特征与病理表现. 国际医学放射学杂志, 2019, 42 (2): 181-184.

［17］ SOLLOZO-DUPONT I, DOMINGUEZ-HERNÁNDEZ HA, PAVÓN-HERNÁNDEZ C, et al. An uncommon case of bilateral breast enlargement diagnosed as tumoral pseudoangiomatous stromal hyperplasia: imaging and pathological findings. Case Rep Radiol, 2017, 2017: 7603603.

［18］ PICCOLI CW, FEIG SA, PALAZZO JP. Developing asymmetric breast tissue. Radiology, 1999, 211 (1): 111-117.

［19］ KRINGS G, MCINTIRE P, SHIN SJ. Myofibroblastic, fibroblastic and myoid lesions of the breast. Semin Diagn Pathol, 2017, 34 (5): 427-437.

［20］ RAJ SD, SAHANI VG, ADRADA BE, et al. Pseudoangiomatous stromal hyperplasia of the breast: multimodality review with pathologic correlation. Curr Probl Diagn Radiol, 2017, 46 (2): 130-135.

［21］ 邓小丽, 王绍武, 张丽娜. 乳腺假血管瘤样间质增生的临床表现及影像特征. 国际医学放射学杂志, 2015, 38 (05): 431-433, 445.

［22］ AZZOPARDI JG. Problems in breast pathology. Philadephia: WB Saunders, 1979.

［23］ 严松莉. 乳腺超声与病理. 北京: 人民卫生出版社, 2009.

［24］ 王强修, 阮永威, 覃业军. 现代乳腺疾病诊断病理学. 北京: 中国医药科技出版社, 2008.

［25］ 张蕴, 杜红文, 张月浪, 等. 乳腺脂肪瘤乳腺 X 线及 CT 诊断. 实用放射学杂志, 2005, 21 (4): 411-413.

［26］ TAMURA G, MONMA N, SUZUKI Y, et al. Adenomyoepithelioma (myoepithelioma) of the breast in a male. Hum Pathol, 1993, 24 (6): 678-681.

［27］ 傅西林. 乳腺肿瘤病理诊断图谱. 北京: 科学技术文献出版社, 2003.

［28］ 刘佩芳. 乳腺影像诊断必读. 北京: 人民卫生出版社, 2018.

第八章

乳腺炎性病变及乳腺脓肿

乳腺炎性病变是指乳腺部腺体以及附属组织因各种原因引起的局部炎性改变,包括各种感染性及非感染性因素。常见的急性乳腺炎性病变通常容易参照病史进行诊断;罕见的乳腺炎性改变因疾病发生早期常表现为无痛性、质硬肿块,影像学表现与恶性肿瘤相似,容易误诊。不同类型的炎症在不同的发展阶段均具有不同的影像学特征和临床改变,因此在乳腺炎性病的诊断过程中,影像学改变需与临床表现相结合。

第一节　急性乳腺炎及乳腺脓肿

【临床概述】

急性乳腺炎(acute mastitis)是乳腺的急性化脓性病症,一般为金黄色葡萄球菌感染所致,多见于初产妇的哺乳期。细菌可自乳头破损或皲裂处侵入,亦可直接侵入乳管,进而扩散至乳腺实质。一般来讲,急性乳腺炎病程较短,预后良好;但若治疗不当,也会使病程迁延,甚至可并发全身性化脓性感染。

1. 急性哺乳期乳腺炎的病程　主要分为三个阶段[1,2]:

(1)初起阶段:患侧乳房胀满、疼痛,哺乳时尤甚,乳汁分泌不畅,乳房结块或有或无,全身症状可不明显,或伴有全身不适,食欲欠佳,胸闷烦躁等。

(2)成脓阶段:局部乳房变硬,肿块逐渐增大,此时可伴明显的全身症状,如高热、寒战、全身无力、大便干结等。常可在4~5天内形成脓肿,可出现乳房搏动性疼痛,局部皮肤红肿、透亮(图8-1-1)。成脓时肿块中央变软,按之有波动感。若为乳房深部脓肿,可出现全乳房肿胀、疼痛、高热,但局部皮肤红肿及波动不明显,需经穿刺方可明确诊断。有时脓肿可有数个,或先后不同时期形成,可穿破皮肤,或穿入乳管,使脓液从乳头溢出。

(3)溃后阶段:当急性脓肿成熟时,可自行破溃出脓,或手术切开排脓。破溃出脓后,脓液引流通畅,可肿消痛减而愈。若治疗不善,失时失当,脓肿就有可能穿破胸大肌筋膜前疏松结缔组织,形成乳房后脓肿;或乳汁自创口处溢出而形成乳漏;严重者可发生脓毒败血症。急性乳腺炎常伴有患侧腋窝淋巴结肿大,有触痛;白细胞总数和中性粒细胞数增加。

哺乳期乳腺炎常见的临床类型:①急性单纯性乳腺炎:初期主要是乳房的胀痛,局部皮温升高、压痛,出现边界不清的硬结,有触痛。②急性化脓性乳腺炎:局部皮肤红、肿、热、痛,出现较明显的硬结,触痛加重,同时患者可出现寒战、高热、头痛、无力、脉快等全身症状。此时腋下可出现肿大的淋巴结,有触痛,血白细胞计数升高,严重时可合并败血症。

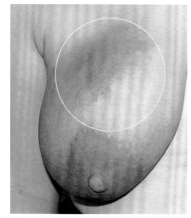

图8-1-1　女,28岁,哺乳5个月,右乳上方局部红、肿、痛2天(标示处为红肿区)

少数患者出现乳汁大量淤积并脓肿形成时,短期内可出现单侧或局部乳房明显增大,乳房局部变硬,皮肤红肿,透亮。

2. 临床类型　非哺乳期乳腺炎发病高峰年龄在20~40岁,依据临床表现,可分为三种临床类型[1]。

(1)急性乳腺脓肿型:患者突然出现乳腺的红、热、痛及脓肿形成。体格检查常可扪及有波动感的痛性肿块,部分脓肿可自行穿破、溃出(图8-1-2)。虽局部表现剧烈,但全身炎症反应较轻,中度发热或不发热,白细胞增多不明显。

(2)乳腺肿块型:逐渐出现乳腺肿块,微痛或无痛,皮肤无明显红肿,肿块边界可能比较清楚,无发热史,此型常被误诊为乳腺癌。

(3)慢性瘘管型:常有乳腺反复炎症及疼痛史,部分患者可有乳腺脓肿手术引流史,且多为乳晕附近脓肿,瘘管多与乳头下大导管相通,经久不息反复流脓。瘘管周围皮肤轻度发红,其下可扪及界限不清的肿块,严重者可形成多发性瘘管并致乳房变形(详见本章第二节)。

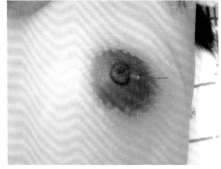

图8-1-2　女,21岁,局部乳房红、肿、热、痛3天,并乳头旁脓点形成(箭头指示处)

【超声表现】

1. 急性乳腺炎病程的不同阶段超声表现[1,3,4]

(1)初起阶段:病变区乳腺组织增厚,边缘不光整,内部回声一般较正常高,分布不均匀,探头加压局部有压痛;少部分病例呈轮廓不规则的较低回声区,内点状回声分布不均;CDFI示肿块周边及内部呈散在、点状血流信号(图8-1-3、图8-1-4)。

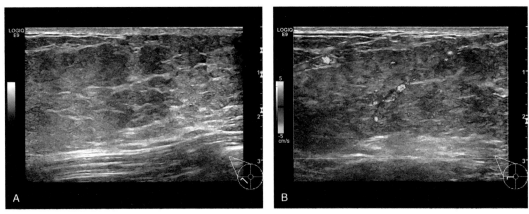

图8-1-3　哺乳期乳腺声像

A.哺乳期乳腺正常扩张导管小叶单元内乳汁充填,分隔结构显示清晰;B.CDFI示扩张导管小叶单元间隔的血流信号明显增多、丰富。

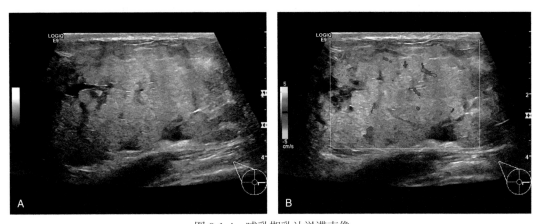

图8-1-4　哺乳期乳汁淤滞声像

A.哺乳期乳汁淤滞,出现不规则的较低回声区,内点状回声分布不均;B.CDFI示肿块内部及周边呈散在点状血流信号。

(2)成脓及溃后阶段:脓肿期边缘较清楚,壁厚不光滑,内部为低无回声区,其间有散在或密集点状回声,可见分隔条带状回声,液化不完全时,呈囊实性改变;彩色多普勒血流显像示肿块周边及内部呈点状散在血流信号,液化坏死区无彩色多普勒血流显示(图8-1-5、图8-1-6);脓肿破溃时,脓肿腔内液体(脓液)可经破溃口流出,局部可见自脓腔至皮表的窦道回声(图8-1-7)。患侧腋窝淋巴结具有良性肿大特征:淋巴结呈椭圆形,包膜完整,轮廓规则,淋巴门显示清晰(图8-1-8)。

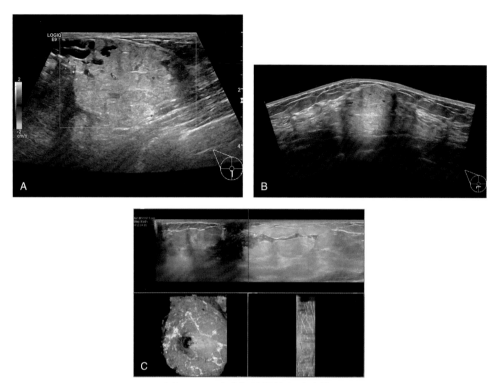

图 8-1-5　哺乳期局限性积脓声像

A. 内部呈液性暗区,其间密集点状回声,CDFI 示肿块内部及周边呈散在点状血流信号(右乳病例);B. 二维全景图可显示病灶及周围结构(右乳病例);C. ABVS 三维图可见片状稍高回声区,边缘模糊(冠状面及横切、纵切面可显示病变区及其周围毗邻改变)。

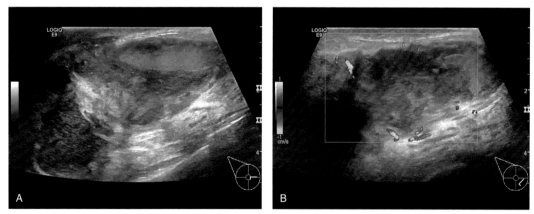

图 8-1-6　哺乳期急性乳腺炎并脓肿形成

A. 边缘模糊,壁厚不光滑,部分呈云雾状细密回声;B. CDFI 示周边可见少许点状及条状血流信号。

(3)乳腺炎病灶质地较软,超声弹性成像表现为组织弹性系数较低,受压可变形;如病变内发生液化坏死时,剪切波弹性成像时因液体为非弹性体而无弹性信息显示(图8-1-9)。

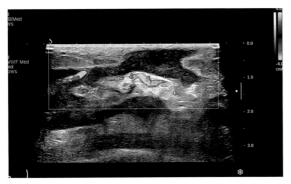

图 8-1-7　急性乳腺炎合并脓肿、窦道形成,破溃至皮肤表面,CDFI 示周边见少量条状血流信号

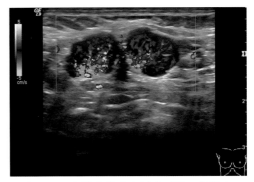

图 8-1-8　急性乳腺炎患侧腋下淋巴结肿大,CDFI 示内见丰富的血流信号

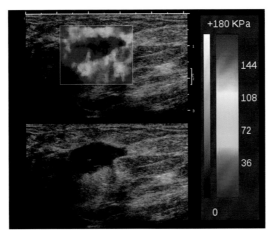

图 8-1-9　急性乳腺炎弹性成像声像图

病灶组织弹性系数较低,中间液化坏死区域无弹性信息显示。

　　2. 少数病例出现乳汁大量淤积并脓肿形成时,可见单侧或局部乳房明显增大,肿大乳房内检出局限大量的液性暗区,呈云雾状回声,因局限液性暗区内张力较高而表现为暗区周边部较光滑,正常乳腺组织因张力增高,乳腺内血流信号显示减少(图 8-1-10、图 8-1-11)。大量脓肿形成后,随着疾病的迁延,部分病例脓肿内可见条状高回声间隔,部分高回声间隔内可见少许彩色血流信号显示(图 8-1-12)。

　　3. 非哺乳型乳腺炎超声表现与相应的急性乳腺炎超声表现类似。

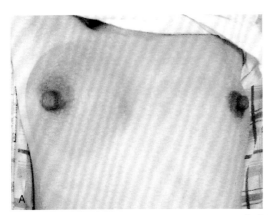
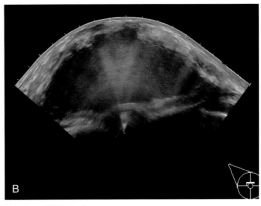

图 8-1-10　乳腺炎并大量脓肿形成

A. 体表外观:乳汁大量淤积并脓肿形成,患者乳房明显肿大;B. 肿大乳房内检出巨大团块,内呈云雾状回声。

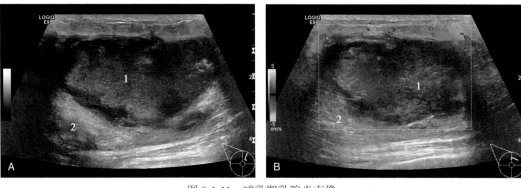

图 8-1-11　哺乳期乳腺炎声像

A.低回声肿块,周边见低回声区,1为病变区,2为腺体区;B.CDFI示周边探及少量血流信号。

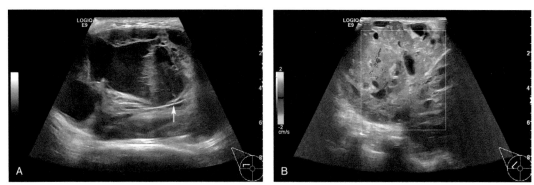

图 8-1-12　哺乳期乳腺炎并脓肿形成声像

A.检出大量液性暗区,箭头指示处为高回声分隔;B.CDFI示高回声分隔内探及少量血流信号。

【相关影像学表现】

　　患侧乳腺局限性不对称性密度增高、边缘模糊的团块状影为非产后乳腺炎主要X线表现。病变多位于乳晕后方,浅表者可伴有局部皮下脂肪层显示模糊;位于乳腺深部可伴有腺体后方胸大肌前方脂肪层显示不清,部分可有局部乳晕或皮肤增厚。少数病例局部尚可见增粗血管影像[5,6]。部分乳腺炎X线表现酷似乳腺癌,两者均可表现为不对称性密度增高影(图8-1-13)。

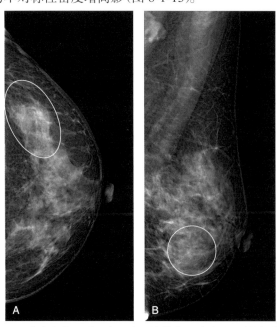

图 8-1-13　乳腺炎的X线:表现为边缘模糊的高密度团块影(标识处)

A.左乳CC位;B.左乳MLO位。

MRI 表现[5]：急性乳腺炎在 T1WI 常表现为片状低信号，T2WI 上呈高信号，且信号强度不均，边缘模糊，炎症周围的导管和腺体组织结构紊乱，纤维组织和血管扭曲，皮肤水肿、增厚（图 8-1-14A）。增强 MRI 扫描通常表现为轻至中度强化，且以延迟强化多见（图 8-1-14B）。

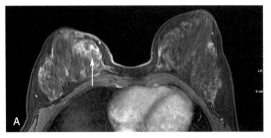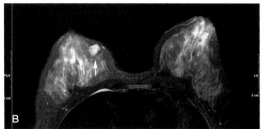

图 8-1-14　急性乳腺炎 MRI 影像
A. 右乳内下象限病变（指示部）T2 压脂呈高信号且信号强度不均，边缘模糊；
B. 动态增强病变（指示部）边缘部轻度强化。

【鉴别诊断及比较影像分析】

在乳腺炎性病变的诊断过程中，超声是最常用的检查方法。在超声检查和诊断急性乳腺炎和乳腺脓肿的过程中，必须密切结合临床，包括结合病史以及患者症状和体征、相关实验室指标，一般易于诊断，但必须注意其他相类似临床表现疾病的鉴别诊断，如炎性乳癌和乳腺导管扩张症（浆细胞性乳腺炎型）的急性期。

1. **与炎性乳癌鉴别**　①急性乳腺炎初起多发生在乳腺某一区段，当炎性乳癌细胞广泛浸润皮肤淋巴管网，病变累及大部分乳房时，皮肤呈橘皮样外观；②炎性乳腺癌乳房内可触及巨大肿块，皮肤红肿范围甚广，但局部压痛及全身中毒症状均较轻，穿刺细胞学检查，可找到癌细胞确定诊断；③急性乳腺炎超声弹性成像表现为病灶质地较软，有助于对乳腺炎病灶与炎性乳腺癌的鉴别。

2. **与浆细胞性乳腺炎鉴别**　浆细胞性乳腺炎是一种比较复杂的乳腺炎症，是乳腺导管扩张综合征的一个发展阶段，因其炎症周围组织里有大量浆细胞浸润而得名（详见本章第三节）。

3. **与哺乳期乳汁淤积鉴别**　哺乳期乳汁淤积是乳腺炎的主要诱因之一。在哺乳期，由于浓稠的乳汁堵住乳腺导管，而致乳汁在乳房某一部分停止流动时，形成体表触及的乳房内块状物，并有疼痛感，超声可检出局部淤积乳汁的异常回声（见图 8-1-4）。

哺乳期乳汁淤积如果部分乳房出现灼热、肿胀，疼痛且伴有发热症状，很可能已经导致乳腺炎的发生。因此，哺乳期出现乳汁淤积一定要及时治疗，使乳腺管畅通，才能避免乳导管内细菌滋生，防止乳汁淤积导致乳腺炎的形成。

通常情况下，通过疏通乳腺管、尽可能多休息这些方式，哺乳期乳汁淤积所导致的乳腺炎在 24 小时之内就可以好转。如果发热超过 24 小时，建议及时到专业的乳腺病医院接受治疗，不要再自行处理，以免处理不当加重病情，在治疗的同时，还应继续使奶水流动，用手法或吸奶器将奶排出。对于大量乳汁淤积合并脓肿形成时，无法通过乳腺管排出的，可进行穿刺引流排出淤积的乳汁及积脓。

第二节　慢性乳腺炎

【临床概述】

慢性乳腺炎（chronic mastitis）的成因有两个：一是急性乳腺炎失治误治，二是发病开始即是慢性炎症过程。慢性乳腺炎的特点是起病慢，病程长，不易痊愈，经久难消；以乳房内肿块为主要表现，肿块质地较硬，边界不清，有压痛，可以与皮肤粘连，肿块不破溃，不易成脓也不易消散；乳房局部没有典型的红肿热痛现象,发热、寒战、乏力等全身症状不明显。

临床分为残余性乳腺炎、慢性纤维性乳腺炎、浆细胞性乳腺炎及肉芽肿性乳腺炎等。其临床表现如下[5]：

1. **残余性乳腺炎** 断奶后数月或数年,乳腺仍有残留乳汁分泌而引起感染,临床经过较长,很少有脓肿形成,仅表现为局部疼痛及硬结,当机体抵抗力降低时出现,易反复,有误认为炎性乳腺癌,病理诊断最有价值。

2. **慢性纤维性乳腺炎** 急性化脓性乳腺炎后,乳腺或乳管内残留一或两三个硬韧的炎性结节,或由于炎性脓肿阻塞乳腺管,使乳管积液潴留而出现肿块。初期稍有压痛,后渐缩小,全身抵抗力降低时,此肿物可再度肿大、疼痛,易误诊恶性肿瘤,需结合病史或病理诊断。

3. **浆细胞性乳腺炎及肉芽肿性乳腺炎** 详见本章第三节及第四节。

慢性乳腺炎的病理表现因所致因素而不同,残余性乳腺炎及慢性纤维性乳腺炎表现为炎症灶内主要是巨噬细胞、淋巴细胞和浆细胞浸润,以及局部组织的纤维化;乳腺导管结构及小叶正常。

【超声表现】

慢性乳腺炎病灶较局限,多发生于乳腺外上象限及乳晕区,超声表现[7]：①局部腺体结构较紊乱,边界不清,病灶内部呈紊乱不均的实性低回声(图 8-2-1A);②多呈扁平不规则形,纵/横比值小于1;③小脓肿形成时,肿块内可显示低回声中有不规则无或弱回声(图 8-2-2A、图 8-2-3);④部分病灶内部显示散在点状高回声,这通常需与乳腺癌的点状钙化鉴别(图 8-2-4A);⑤慢性乳腺炎病灶质地较软,受压可变形,其内点状强回声受压可移动,周围无中强回声晕带(图 8-2-5A);⑥彩色多普勒显示无或弱回声区内部无血流信号,低回声区可检出少许彩色血流信号(图 8-2-1B、图 8-2-2B、图 8-2-4B、图 8-2-5B)。

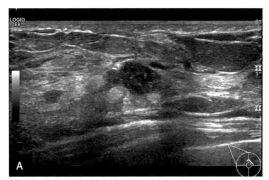
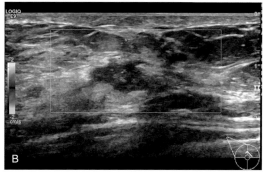

图 8-2-1 慢性乳腺炎声像图

A.超声示右乳内片状低回声区(指示部),形态不规则,边缘不光整,内呈不规则的无回声及低回声,病灶周围组织回声稍增高;B.CDFI 示其内及其周边未见明显彩流信号。

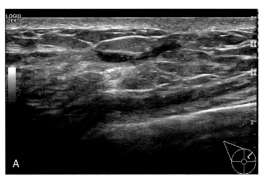
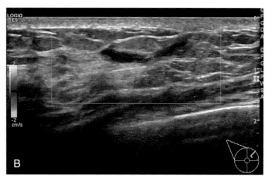

图 8-2-2 慢性乳腺炎伴小脓肿形成声像图

A.小脓肿形成时,肿块内可显示低回声或无回声;B.CDFI 示内未见明显血流信号。

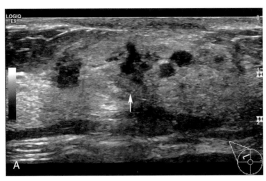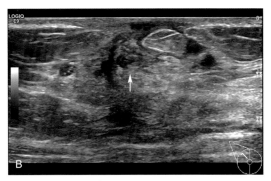

图 8-2-3　慢性乳腺炎伴病变延及皮下声像图
A. 病变区呈混杂不均质回声,形态不规整,边缘模糊,病灶周围组织回声增高,局部皮肤层增厚;
B. 病变区延及皮下及皮肤层(箭头所示为病灶区)。

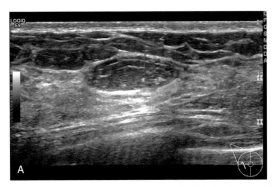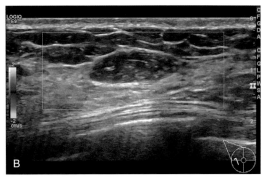

图 8-2-4　慢性乳腺炎病灶局限声像图
A. 慢性乳腺炎病灶位置局限,形态规则,平行生长,边缘光整,内出现点状高回声(指示处);
B. CDFI 示内未见明显血流信号。

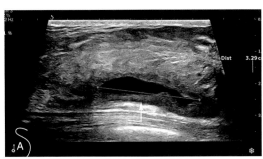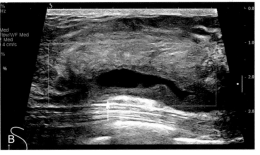

图 8-2-5　慢性乳腺炎伴脓肿延及乳房后间隙声像图
A. 乳腺腺体后方乳房后间隙可见大片状低无回声区(箭头所示),后方回声增强,
B. CDFI 低无回声区内未见明显血流信号。

【相关影像学表现】

慢性乳腺炎的乳腺 X 线可有多种不同类型的表现[6],可表现为:①乳腺内肿块影,边缘光整。该型与良性肿块(如纤维瘤、囊肿)较难鉴别,慢性乳腺炎的肿块密度相对较高;②局部非对称性致密影,伴有长短不等的条索影,似星芒状改变表现酷似恶性征象,易与乳腺癌的表现相混淆,术前单纯从乳腺 X 线改变上鉴别诊断有一定困难;③大片状密度增高影,呈网状改变,结构明显扭曲,可伴有腋下淋巴结增大,这一类表现炎症性改变较明显,仍需与炎性乳腺癌鉴别,炎性乳腺癌乳腺 X 线检查常表现为乳腺中央部位的密度增高,皮肤增厚则多以乳房的下部为明显;④仅表现为局部密度稍增高,此型一般为多量腺体型或致密型乳腺,由于乳腺组织较丰富,一些非对称性病不容易被发现,使之与一般乳腺囊性增生病相似,与之较难鉴别,此类型则需借助超声检查进一步诊断(图 8-2-6)。

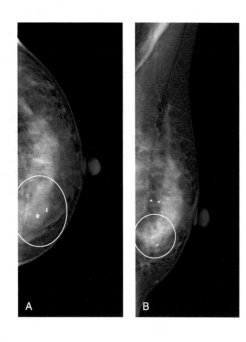

图 8-2-6 左乳内下局部结构紊乱,可见杂乱索状影,其中见一稍高密度片块状影,范围约 2.9cm×2.3cm,边缘欠清,其中及周围见数个点状及粗大钙化。患者曾有急性乳腺炎病史,自服中药治疗后症状好转,现查体:局部可触及肿块,边界不清,轻度压痛。抗感染治疗 1 周后肿块有缩小(A. 左乳 CC 位;B. 左乳 MLO 位)

MRI:慢性乳腺炎在 T1WI 上表现为局限性片状低信号,T2WI 上呈高信号,且信号强度不均[5]。

【鉴别诊断及比较影像分析】

慢性乳腺炎肿块型需与良性肿块(如纤维瘤、囊肿)鉴别,纤维腺瘤与囊肿均表现为边界清楚的肿块,纤维腺瘤内呈均匀低回声,常伴侧壁声影,后方回声增强,CDFI 肿块内常见少量彩流信号;囊肿内呈无回声,后方回声增强,CDFI 示囊肿内无明显血流信号。

片状低回声结节型需与乳腺癌相鉴别,乳腺癌肿块质地较硬,受压不变形,周围可见明显中高回声晕带,内部有时可见点状钙化,且内部血流丰富、走行紊乱。超声在慢性乳腺炎与上述疾病鉴别诊断时,必须结合临床病史及相关影像学表现。

第三节 乳腺导管扩张症

【临床概述】

乳腺导管扩张症(mammary duct ectasia)是乳腺的一根或数根乳导管因某些原因引起扩张,其中以主导管扩张为主,并累及该主导管所属的支导管、小导管及其周围乳腺组织的一系列疾病。初期表现为病变以乳头周围主导管引流停滞;浆细胞性乳腺炎是乳腺导管扩张症的后期表现,当病变发展到一定时期,导管周围出现以浆细胞浸润为主的炎症时才称其为浆细胞性乳腺炎(plasma cell mastitis)。因此,浆细胞性乳腺炎并不是一种独立的疾病[8,9]。

由于病变的原因、部位、范围等不同,乳腺导管扩张症在临床上可出现乳头溢液、乳晕下肿块、乳晕旁脓肿或瘘管等类型的临床表现[11-13]。

1. 乳腺导管扩张症的早期可无任何临床表现;常见症状为乳头溢液,性质为水样、浆液性或乳酪状,颜色可以是黄色的或棕绿色的,最终可成为血性的[14,15]。溢液为自发性,常间断出现,并可持续相当长时间。

2. 疾病进展时,扩张的乳导管壁伴随炎性反应和淋巴增殖,由于纤维化而变得增厚,使得乳导管变短而引起乳头回缩,最早的乳头改变是中心性凹陷,乳头呈水平的唇样变,逐渐可发展为不全性凹陷和完全性凹陷。也有因原有的先天性乳头凹陷引起导管排泄不畅,最后导致乳导管扩张者。乳晕部出现水肿时,可见假性橘皮样变。当导管扩张进一步发展，在导管内容物的分解产物的刺激下，或在外伤（包括手术、撞击）后，不断萎缩的乳导管上皮连续发生破裂，管内分泌物通过导管壁，引起导管周围组织的炎症，形成了乳晕下或乳晕周围的肿块[16]（图8-3-1）。

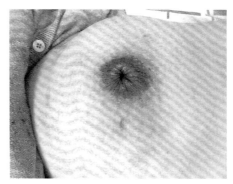

图8-3-1　乳腺导管扩张症外观：导管型乳头内陷，伴乳头旁红肿

3. 随着炎症向四周扩散时，肿块也迅速扩大，这一进程很快，常可于2~3天内肿块占据大部分乳房。由于肿块的迅速增大、僵硬、边缘不清与周围组织有粘连，局部皮肤有橘皮样变，乳头回缩，腋下淋巴结肿大，此时常被误诊为乳腺癌[17]。细胞学检查或病理切片上可见到大量淋巴细胞及浆细胞（图8-3-2），有时还可见到肉芽肿组织及朗格汉斯巨细胞。当脓肿形成时，乳房局部可出现不太明显的皮肤发红、发热、胀痛，全身症状可见低热、疲倦、头晕或头痛等，脓肿破溃后或形成瘘管，或暂时痊愈，以后反复发作，并常在一侧发病后，另一侧也出现同样病变[16]。有人把此期病变称作"乳晕导管瘘"。

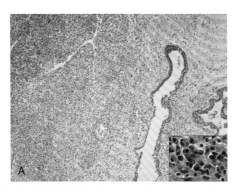

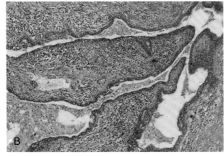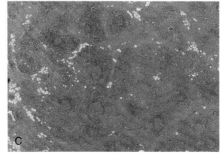

图8-3-2　乳腺导管扩张症病理

A、B.乳腺导管扩张，局灶上皮破坏，伴周围大量浆细胞、淋巴细胞及泡沫状细胞浸润（HE×100），小图示浸润的浆细胞（HE×400）;C.导管周围大量浆细胞、淋巴细胞及泡沫状细胞浸润（HE×100）。

此期临床分为两个类型。①乳晕旁脓肿或瘘管型[16]：即慢性复发性乳晕旁脓肿或瘘管，又称"导管炎"。多见于未婚少女或年轻妇女，90%伴有乳头发育畸形，例如乳头分裂、乳头内翻或内陷或乳头过小或扁平。因为乳头发育不良，乳头内翻必然造成导管扭曲变形，内容物排出不畅。乳头内翻使自然脱落的表皮细胞积聚，局部潮湿而糜烂，引发输乳管出口的堵塞，大导管内脂肪类物质积聚、变性，刺激导管壁引发导管周围的炎性反应。因为类脂性物质是自体产生的，诱发的炎症属于变态反应或细胞免疫反应，而不是像哺乳期急性乳腺炎由细菌感染引发的化脓性炎症。故炎性反应缓慢，初起症状轻微，不发热，疼痛不剧烈。②肿块型[16]：即慢性炎症包块，可有多处破溃。多见于中年妇女，多伴有乳头内翻或分裂，但也有乳头正常者。发病可能与导管扩张有关。肿块距乳头较远，与皮肤粘连，很像乳癌。肿块呈慢性炎性改变，质地韧，边界不清，轻微压痛，可以突然增大，或时大、时小。破溃后，形成多处复杂的瘘管或窦道，溃口总与乳头后的病灶相连。

根据乳腺导管扩张症的病理改变和病程经过，可分为3期[18]。①急性期：临床上出现乳晕范围内皮肤红、肿、发热、触痛，腋下可触及肿大的淋巴结并有压痛，全身可有寒战、高热等表现；常无血象增高，一般抗生素治疗无效。②亚急性期:此期急性炎症已消退,在原有炎症改变的基础上,发生反应性纤维组织增生。表现为炎性肿块,边缘不清,似乳腺脓肿,经久不愈,或愈合后又有新的小脓肿形成,使炎症持续发展。③慢性期:当病情反复发作后,可出现1个或多个边界不清的硬结,多位于乳晕范围内,扪之质地坚实,与周围组织粘连固着,与皮肤粘连则局部皮肤呈橘皮样改变,乳头回缩,重者乳腺变形,可见粉渣样分泌物或血性溢液。腋窝淋巴结可扪及。临床上有时很难与乳癌相鉴别。

以上临床表现不是所有患者都按其发展规律而出现,其首发症状不一定是先出现乳头溢液或急性炎症表现,也可能是先出现乳晕下肿块,在慢性期中可能出现经久不愈的乳晕旁瘘管。

乳腺导管扩张症多发生于绝经期前后或妊娠后,多数患者有授乳困难病史,发病率占乳腺良性病变的4%~5%[19];其自然病程长短不一,有的只有几天或几周,有的则可长达数年、数十年。可单侧单发,也有双侧同时发病,或一侧发病之后,经过若干时间后另一侧也发病,亦有一侧先后多处发病者。乳腺导管扩张症的治疗,国内外西医历来都主张以手术为主。但采用中西医结合治疗的方法尚有保留乳房的可能。

【超声表现】

根据乳腺导管扩张症的声像图特征,可分为以下四种类型[11-13]。

Ⅰ型:乳腺腺体层内单纯扩张的乳腺导管,导管壁光滑,无明显增厚,导管内可见点状弱回声,导管腔内未见实性回声充填(图8-3-3)。

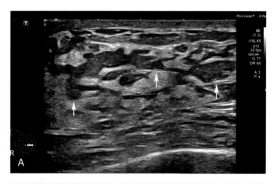

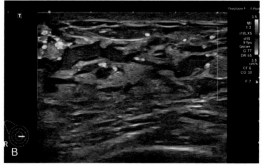

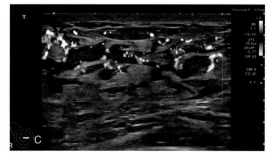

图8-3-3 Ⅰ型乳腺导管扩张症

A.乳腺导管不均匀扩张(箭头所示),管壁光滑,无明显增厚,导管内可见点状弱回声,导管腔内未见实性回声充填。导管内点状弱回声有运动感(见动图)。

B.CDFI示扩张导管周边可见丰富血流信号,导管内无明显血流信号(见动图)。

C.SMI示扩张导管周边可见丰富血流信号,导管边缘部也可显示血流信号(见动图)。

Ⅱ型(浆块型):腺体层内出现囊实性团块,实性成分位于导管内和/或导管周围。彩色多普勒超声显示团块内可检出动脉血流信号,多位于中心部位,血流信号丰富或不丰富(图8-3-4、图8-3-5)。

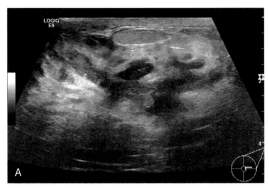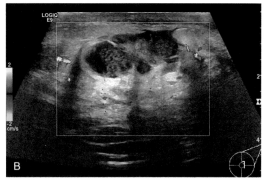

图8-3-4　Ⅱ型(浆块型)乳腺导管扩张症

A.腺体层内出现囊实混合回声团块,团块与扩张导管关系密切,扩张导管内可见细密低回声充填(与导管平行扫查切面);B.CDFI示混合回声团块内及周边可检出少量血流信号(与导管垂直扫查切面)。

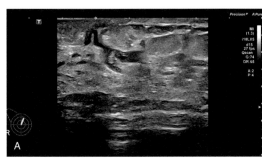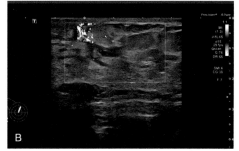

图8-3-5　Ⅱ型(浆块型)乳腺导管扩张症

A.乳头旁不均质回声团块,与导管关系密切;B.SMI:不均质回声团块内可检出血流信号,
多位于中心部位,血流信号丰富。

Ⅲ型:乳晕区或者周围带腺体层内有实性团块,团块周边可见弱回声带,内部回声为均匀稍强或者不均匀实性回声,彩色多普勒超声显示病灶内及周围未见明显彩流信号或仅见少许点状彩流信号(图8-3-6)。

Ⅳ型:腺体层部分或者完全液化的脓肿样回声,边缘模糊,液化区可见细小、运动点状回声,边缘血供较丰富,液化区无血流显示(图8-3-7、图8-3-8)。

以上表现既可单独存在,亦可同时出现。

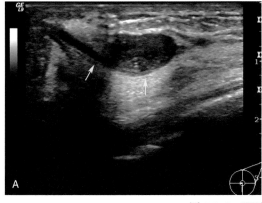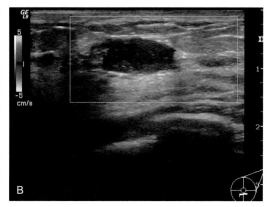

图8-3-6　Ⅲ型乳腺导管扩张症

A.乳头旁囊实性团块,肿块与导管关系密切(箭头示肿块及导管);B.CDFI示肿块内未见明显彩流信号。

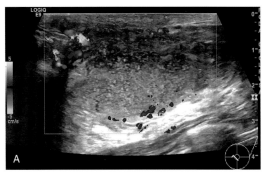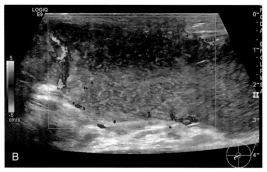

图 8-3-7　Ⅳ型乳腺导管扩张症

A.乳头旁不均质回声肿块,形态不规整,边缘不光整,肿块内见大量细密运动点状回声,
后方回声增强;B.彩色多普勒显示病灶周围及边缘部可见稍丰富血流信号。

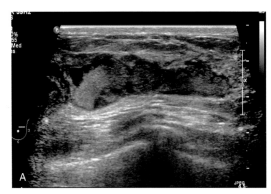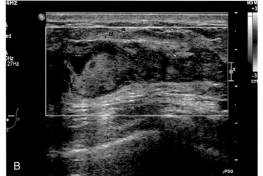

图 8-3-8　Ⅳ型乳腺导管扩张症

A.腺体层部分或者完全液化的脓肿样回声,边缘不光整,液化区可见细小运动点状回声;
B.病灶边缘可见少许点状血流信号,液化区无血流显示。

【相关影像学表现】

　　乳腺 X 线显示[20]:①早期大导管呈蚯蚓状扩张,宽 3~5mm,甚至达 10mm,扩张导管内因含有脂肪物质而显示高度透亮,表现为小囊状及条带状低密度影间杂分布所形成的蜂窝状改变,有时可见乳头内陷;②当病变后期有炎症反应时,乳腺 X 线平片则表现为乳晕下密度均匀或不均匀的浸润阴影,边缘模糊而无明显境界,也可伴有火焰状或丝状突起,皮肤因水肿而显示增厚,在扩张导管内有细胞残屑或黏稠脂肪酸结晶,有时发生钙化,X 线表现为沙砾状或圆形钙化斑(图 8-3-9)。

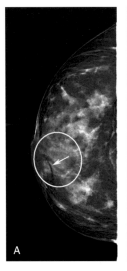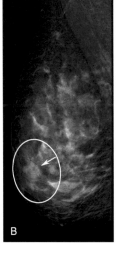

图 8-3-9　浆细胞性乳腺炎乳腺 X 线影像
(A. 右乳 CC 位;B. 右乳 MLO 位) 右乳晕后见片状稍低密度区,边界不清,其中见一1.4cm×1.1cm 中密度结节影,边界清晰,密度均匀,对应乳晕区皮肤增厚,右乳头先天发育不良、内陷。查体:右乳晕区触及片块状肿块,边界不清,其中可触及一小结节,波动感,局部皮肤潮红,皮温升高,压痛明显,细针穿刺抽出 1ml 脓液。病理示:浆细胞性乳腺炎。

MRI 表现[20]:①一般认为是输乳管上皮细胞萎缩,分泌功能丧失,上皮细胞脱落及脂性分泌物聚积于输乳管,使管腔扩大,MRI 表现为腺体内 T1WI 等低信号、T2WI 高信号的导管样结构,导管不规则扩张,走行迂曲,呈串珠状或条索状向周围放射状分布,以乳晕下方明显,边缘清晰、内部信号均匀的 T1WI 低、T2WI 高信号。②部分病灶 T1WI 呈高信号,可能由于导管内蛋白含量高造成;DCE-MRI 囊肿壁可见轻度强化,考虑由于脂性分泌物分解后的产物渗漏出管腔,刺激周围组织引起组织坏死、炎症和纤维组织增生所致。

【鉴别诊断及比较影像分析】

在乳腺导管扩张症的诊断及鉴别诊断中,不同临床表现、不同进展阶段的乳腺导管扩张症表现均需与相应的疾病鉴别。如导管扩张型需与导管内乳头状瘤所引起的导管扩张相鉴别,脓肿型需与急性化脓性乳腺炎所形成的脓肿相鉴别,实性团块型需与乳腺结核及乳腺癌相鉴别。

1. **导管扩张型与导管内乳头状瘤**[21]　两者均可表现为乳头溢液,但前者声像表现为扩张乳管内点状弱回声,团块影少见;后者声像图表现为扩张乳管内边缘欠规则的实性团块影,团块内部可见彩色血流信号。

2. **脓肿型与急性化脓性乳腺炎**[10]　两者从声像图上很难鉴别,需结合临床。前者发生于非哺乳期妇女,病程较长,病灶多位于乳晕区,其临床症状较一般乳腺炎轻,且抗感染治疗效果差;后者中 90% 发生于哺乳期妇女,病灶多在乳腺的外下象限或乳腺后,血白细胞总数显著增高,抗感染治疗有效。

3. **实质团块型与乳腺结核及乳腺癌**[10]　①与乳腺结核的鉴别:部分导管扩张症病灶内可见扩张导管,而乳腺结核病灶内常无扩张导管,所以单从声像图上两者鉴别困难,原发性乳腺结核很少见,临床上所见的乳腺结核多合并其他部位的活动性结核病灶,病理检查可发现病灶内干酪状坏死区;②与乳腺癌的鉴别:乳腺癌肿瘤常位于外上象限,声像图表现为前、侧方有厚薄不均的强回声带包绕的弱回声团块,其边缘不齐,可见蟹足状突起,纵向生长,且多见沙砾样钙化,病灶后方回声衰减,团块内血流丰富,血流分布紊乱,RI 常大于 0.7。

4. **实质团块型与肉芽肿性乳腺炎结节/肿块型**　单从二维声像图上两者鉴别困难,部分导管扩张症病灶内可见扩张导管,彩色多普勒血流显示肉芽肿性乳腺炎结节/肿块型常表现为较丰富血流且多位于周边,而实质团块型血流相对较少且多位于中心部位。

5. **乳腺导管扩张症早期与单纯性乳腺导管扩张**　鉴别困难,随着疾病的进展,当乳腺导管扩张症表现为浆细胞性乳腺炎时,则容易鉴别。

第四节　肉芽肿性小叶性乳腺炎

【临床概述】

肉芽肿性小叶性乳腺炎(granulomatous mastitis,GLM)是一类以肉芽肿为主要病理特征的乳腺慢性炎性病变,包括多个临床病种,其中一种较为多见,病因不明,肉芽肿性炎症以乳腺小叶为中心,故称肉芽肿性小叶性乳腺炎,1972 年 Kessler 首先报道,病名得到多数学者的认可[22]。曾称特发性肉芽肿性乳腺炎、乳腺肉芽肿或肉芽肿性小叶炎,是指乳腺的非干酪样坏死局限于小叶的肉芽肿病变,查不到病原体,可能是自身免疫性疾病,像肉芽肿性甲状腺炎、肉芽肿性睾丸炎一样,易与结核性乳腺炎混淆,以前发病率不高,所以,临床和病理医师都对其观察研究不多。

近年来,GLM 的发病数量有明显增多趋势。张建兴等通过大量的临床病例评价,认为本病的发生存在三个因素:第一为源自终末导管小叶单元位(TDLU)或终末导管内的分泌物大量进入组织间隙;第二为TDLU 周围脂肪坏死并启动机体的免疫机制至大量巨噬细胞聚集;第三为机体免疫能力相对不足,巨噬细胞吞噬大量异物后不能进行有效分解而致炎性肉芽肿形成。因此,在本病产生过程中,外力或外伤作用仅仅为产生疾病的第一步,但并非必然的第一步,口服抗抑郁药或催乳素增高都可以导致相同的结果。机体免疫能力的相对不足可以发生在破入组织间隙的异物过多、组织间隙脂肪细胞坏死过多,也可发生在因免疫力低下所导致的情景。

　　本病临床主要表现为乳腺肿块、疼痛、质地较硬、形态不规则,与正常组织界限不清,也可有同侧腋下淋巴结肿大。常发生在产后 3 年内,部分患者有明显的外伤史或机体免疫力低下病史。发病突然或肿块突然增大,几天后皮肤发红形成小脓肿,破溃后脓液不多,久不愈合,红肿破溃,此起彼伏(图 8-4-1A)。

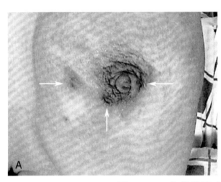
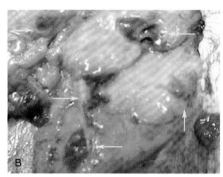

图 8-4-1　肉芽肿性小叶性乳腺炎大体病理

A. 外观:局部皮肤发红并破溃(箭头指示部);B. 大体病理:肿块无包膜,边界不清,质较硬韧,切面呈灰白间质淡棕黄色,弥漫分布粟粒至黄豆大小不等的暗红色结节(箭头指示处),部分结节中心可见小脓腔。

　　GLM 病理表现为肿块无包膜,边界不清,质较硬韧,切面呈灰白间质淡棕黄色,弥漫分布粟粒至黄豆大小不等的暗红色结节,部分结节中心可见小脓腔(图 8-4-1B)。镜下见病变以乳腺小叶为中心,呈多灶性分布;一般局限在乳腺小叶内,少数亦可累及乳腺小叶外。病变小叶的末梢导管或腺泡大部分消失,少数在边缘区尚有残存的乳腺小叶内导管。病变多呈结节状,大小不等,主要由淋巴细胞、上皮样细胞、多核巨细胞及少量嗜中性白细胞构成,偶见浆细胞。病变中常见嗜中性白细胞灶,无干酪样坏死及结核杆菌,无霉菌,无脂质结晶及明显的泡沫细胞、扩张的导管[23](图 8-4-2)。

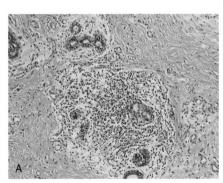
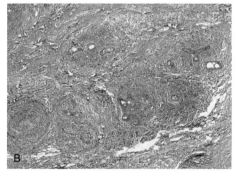

图 8-4-2　肉芽肿性小叶性乳腺炎组织病理

病变以乳腺小叶为中心,呈多灶性分布,病变小叶的末梢导管或腺泡大部分消失,少数在边缘区尚有残存的乳腺小叶内导管。病变多呈结节状,大小不等,主要由淋巴细胞、上皮样细胞、多核巨细胞及少量中性粒细胞构成,病变周边小血管明显增多(箭头指示部)。A. HE×200 ;B. HE×100。

　　GLM 的治疗尚存争议,而关键在于明确诊断。手术是治疗本病的主要手段之一,既要彻底切除病变,防止复发,又要最大限度地保留正常组织,台上整形,尽量保持乳房的完美;但常因病变累及范围过大,需进行大范围病变区域切除而影响乳腺外观及功能。激素治疗、免疫抑制剂治疗以及中医药治疗均有一定的效果。术后,治疗机制在于改变机体超敏状态[24,25]。中医药治疗对于乳腺组织及功能的保存方面有其独特的价值[26]。

【超声表现】

　　根据 GLM 声像图表现与病理对照分析,按病变范围可将其分为结节/肿块型、管样型、片状低回声型和弥散型。上述各型在疾病发展或转归的不同时期,各分型间可相互转化。各种分型间因疾病进展及转归状况不同,而表现为不同的声像学特征。

其二维超声及彩色多普勒表现分别为[27]:

1. **结节/肿块型**　常为本病初起改变,表现为形态不规则、边缘模糊及回声不均匀,呈低回声或低无混合回声;结节/肿块内伴有微脓肿或较大范围的脓肿形成,而呈多发小无回声或片状低无回声区(图8-4-3A、图8-4-4A)。结节/肿块内呈中等血流信号,部分病变区内及病变边缘部常可见丰富彩流信号,血管走行不规则,部分血流纤细,常无粗大、走行迂曲的血管(图8-4-3B、图8-4-4B)。

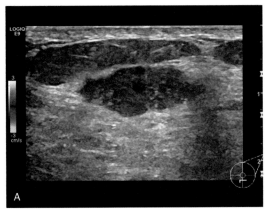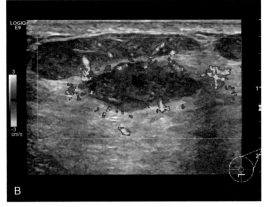

图 8-4-3　结节/肿块型声像图

A.病变呈肿块型,形态不规整,平行生长,边缘不光整,局部模糊,内呈不均匀低回声,可见小无回声区;
B.CDFI示病灶内及周边见丰富血流信号。

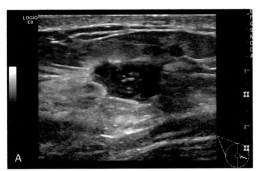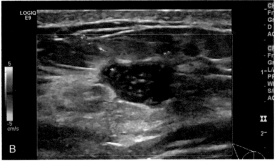

图 8-4-4　结节/肿块型声像图

A.病变呈肿块型,形态不规整,平行生长,边缘不光整,局部成角,内回声不均匀,可见片状无回声,病灶后方回声稍增强,病灶边缘组织回声稍增高;B.CDFI示内及周边见丰富血流信号(见动图)。

2. **管样型**　表现为不均质低回声内向组织间隙伸展的更低回声的不规则管道状、条索状结构可互相贯通,管状低无回声与正常腺体组织夹杂,部分管状回声内可见细密运动点状回声,CDFI示病变区域血流信号增多,呈中等丰富血流信号(图8-4-5)。

3. **片状低回声型**　边缘不光整的片状低回声。皮肤表面伴有或不伴有局部破溃,片状低回声位于腺体内,也可向皮下延伸,可伴有局部皮肤破溃;伴局灶坏死液化时,片状低回声区内可伴有细密点状回声,探头加压前后细密点状回声有运动感;片状低回声区呈中等丰富血流信号,部分病变区内及病变边缘部常可见较丰富彩流信号,血管走行不规则,部分血流纤细;病变无血流显示区常为肉芽肿性结节或坏死区域。片状低回声内合并大量脓肿时,可见大量的细密、点状回声有运动感;片状低回声边缘部及周边仍可见较丰富彩流信号(图8-4-6)。

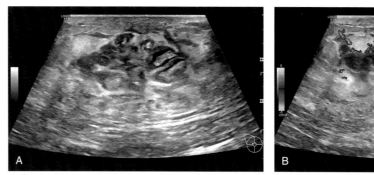

图 8-4-5　管样型声像图

A. 不均质低回声内向组织间隙伸展为更低回声的不规则管状结构、条索状结构；

B. CDFI 示病变区域内呈中等血流信号。

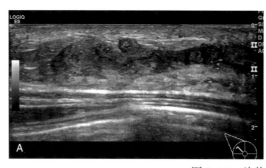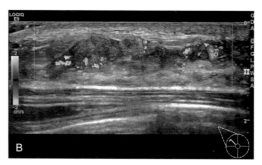

图 8-4-6　片状回声型声像图

A. 乳腺内边缘不光整的大片状低无回声区，与周围组织界限不清，内回声不均匀，可见少许无回声；

B. CDFI 示病变内及周边见较丰富的血流信号，血管走行不规则。

4. 弥散型　局部未见明显肿块回声，仅为腺体发硬，小叶内散在分布的肉芽肿性炎和微脓肿，常跨越多个象限存在，病变区域回声无正常腺体显示且回声明显低于正常腺体组织，部分弥漫低回声区内可见散在中等回声。并发脓肿形成时可在低回声区内见细密点状回声，加压前后见细密、点状回声有运动感。病变区内及病变边缘部常可见较丰富彩流信号，血管走行不规则，部分血流纤细（图 8-4-7）。

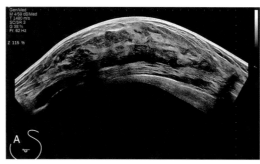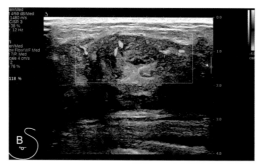

图 8-4-7　弥散型声像图

A. 宽景成像示乳腺内弥漫性低回声区，与周围组织无明确分界，内部回声减低、不均匀，弥漫低回声区内间有部分中等回声；B. 彩色多普勒显示片状低回声区内部分区域及周边血流信号增多，部分区域无血流信号显示。

5. 微血流成像（SMI）表现　由于 SMI 具有比 CDFI 更敏感的微细血流显示能力，因此 GLM 病变未坏死的实质区常可见明显丰富的微细血流，坏死区无明显血流信号（图 8-4-8）。

彩色多普勒及 SMI 超声在 GLM 的诊断及鉴别诊断中具有重要的临床价值，同时也是评价疾病进展及转归的重要指标。

超声弹性成像示病变炎症区及坏死区质地较软，坏死液化区呈液体的弹性特征（图 8-4-9）。

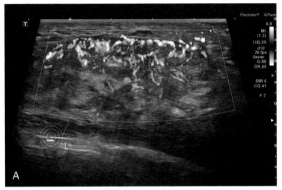

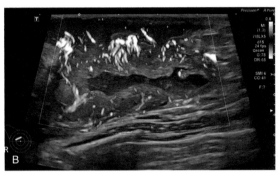

图 8-4-8　微血管成像
A. SMI 超声示肿块内弥漫丰富的血流信号（见动图）；
B. SMI 超声示坏死区域无明显血流信号（见动图）。

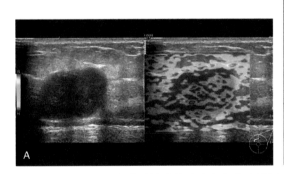
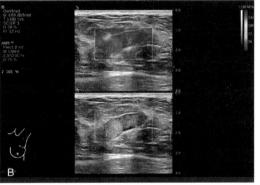

图 8-4-9　超声弹性成像示病变炎症区及坏死质地较软，坏死液化区呈液体的弹性特征
A. 助力式弹性成像；B. 剪切波弹性成像。

上述各种类型均可发生局灶坏死并脓肿形成（图 8-4-10），片状回声型及弥散型均可发生病变液化坏死向皮肤表面破溃而形成瘘管，两个相邻的坏死区间可相互连通而形成窦道（图 8-4-11~图 8-4-13）。病变区域大量脓肿形成后，由于压力的作用，产生的脓肿除向皮表破溃排出体外，可扩散至乳房后间隙等疏松的组织间隙（图 8-4-14）。弥散型病变累及乳腺全腺体层，形成累及全腺体层的炎性病变与微脓肿夹杂存在，病变非坏死 / 脓肿区常表现为血供丰富（图 8-4-15）。

GLM 超声诊断困难，必要时可穿刺活检。

【相关影像学表现】

乳腺 X 线表现：①局限不对称密度、不规则形态结节或肿块以及全乳弥漫肿胀。可伴有其他次要征象：皮肤水肿、增厚；乳头内陷；腋下淋巴结肿大等。钙化少见。②局限不对称密度，表现为结节样或多发小簇状结节密度，边缘模糊。③肿块样病变，形态不规则，边缘模糊，周围见棘状突起或毛刺，与乳腺癌鉴别困难，少数小的结节样病变在致密乳腺中显示受限或与乳腺增生结节相似。④乳房弥漫肿胀，全乳密度增高，乳房增大，此类不易进行乳腺 X 线检查，可选用其他手段，如超声、MRI 等（图 8-4-16、图 8-4-17）。

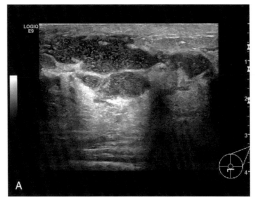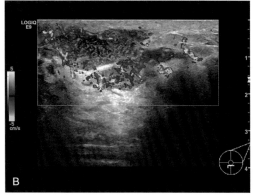

图 8-4-10 肉芽肿性小叶性乳腺炎局灶坏死并脓肿形成

A. 片状低无回声区形态不规整,边缘不光整,内可见大量细密运动点状回声,后方回声增强;B. CDFI 片状低无回声区边缘部及周边可检出丰富的血流信号,中央区(伴细密运动点状回声区)未见明显彩色血流信号。

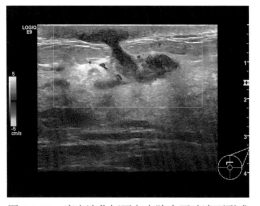

图 8-4-11 病变液化坏死向皮肤表面破溃而形成瘘管,形成"哑铃型"声像图

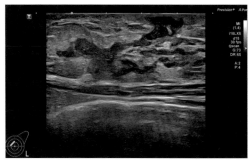

图 8-4-12 病灶向皮下蔓延时可见链接病灶与皮下的条状低回声(瘘管),SMI 示瘘管内及周边探及丰富血流信号(见动图)

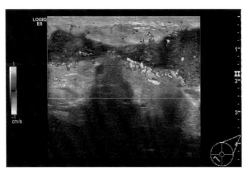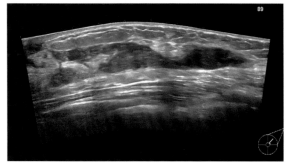

图 8-4-13 两个相邻病灶坏死区间可相互连通而形成窦道,CDFI 示病灶内及周边探及丰富的血流信号

图 8-4-14 脓肿扩散至乳房后间隙,并在腺体后间隙形成大片状低无回声区(脓肿)

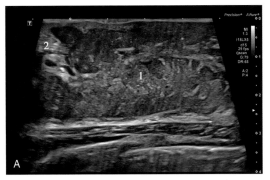

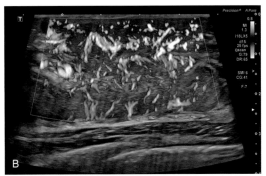

图 8-4-15　炎症累及全腺体层

A. 大片状低回声占据乳腺全腺体层(1 为炎性低回声区,2 为残存的少许腺体高回声),动图示炎性低回声区可见少许细密运动点状回声;B. SMI 示炎性低回声区可见明显丰富血流信号(见动图)。

MRI 表现:GLM 在 MRI 上表现分为肿块样病变和非肿块样病变,肿块样病变范围较局限,形态较规则,边界多较清晰。

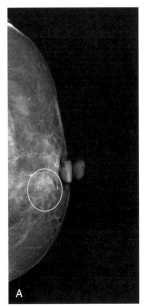
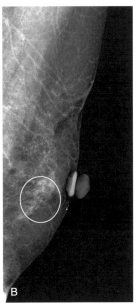

图 8-4-16　左乳晕内侧见一稍高密度结节状影(指示处),大小约 1.3cm×1.5cm,边缘模糊,密度不均,其中及周围见多个小点状钙化。查体:左乳晕区触及一小结节,边界欠清,质较硬,少许压痛。病理:左乳肉芽肿性小叶性乳腺炎

A. 左乳 CC 位;B. 左乳 MLO 位。

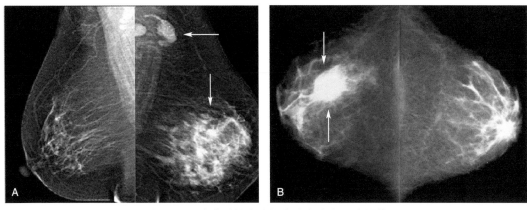

图 8-4-17 肉芽肿性小叶性乳腺炎乳腺 X 线影像

A. 女, 34 岁, 左乳内高密度影(MLO 位), 边缘不光整, 密度不均匀(箭头指示处); 左侧腋下淋巴结肿大(箭头指示处)。病理: 左乳肉芽肿性小叶性乳腺炎。B. 女, 28 岁, 右乳内高密度肿块影(CC 位), 边缘不光整(箭头指示处); 病理: 左乳肉芽肿性小叶性乳腺炎。

    非肿块型病变病灶呈节段性或区域性或沿导管分布, 病变范围较广, 可自乳头向后按节段、锥形分布, 最大病变可占据半个乳房, 边缘模糊[12], Kocaoglu 等[13]认为病灶 MRI 平扫以 T1WI 较低信号、T2WI 较高信号为主, 无明显特异性。动态增强较平扫可以更加清晰显示病灶范围及形态, 增强后病灶内部强化可分为均匀性强化和不均匀性强化, 不均匀性强化的内部伴环形强化多见[14], 均匀性强化边缘清晰, 呈斑片、结节样强化, DWI 呈高信号, ADC 值降低, 不均匀性强化边界模糊, 伴内部环形强化时环形强化常多发, 其中 "蜂窝状" 强化最为典型, 为病灶内多发微脓肿聚积表现, 脓肿壁均匀环形强化, 脓肿腔不强化, 对应区域 DWI 呈现更高信号, ADC 值降低, 伴随征象: ①乳房悬韧带增厚, 邻近皮肤水肿, 受累皮肤形成微脓肿, 增强后皮肤内环状强化[15]; ②病灶周围腺体呈网格样改变, 邻近皮肤受牵拉, 增强后腺体明显强化[16]。MRI 表现特点与病理对照研究结果表明, 不均匀强化病变中心伴多发环形强化病变表示 GLM 内出现坏死及脓肿形成; 而表现为边界清楚、形态不规则轻度不均匀强化的病变则以纤维组织增生为主, 未见脓肿形成或极小坏死不能在 MRI 图像上得以显示(图 8-4-18)。

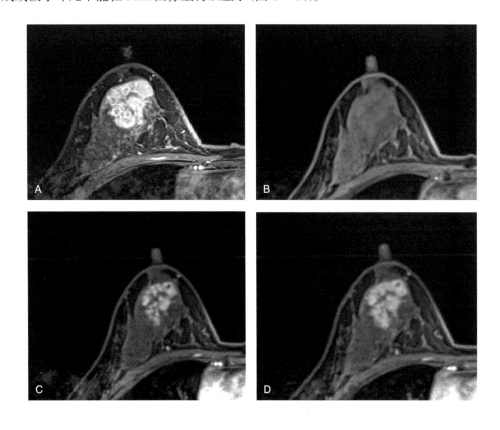

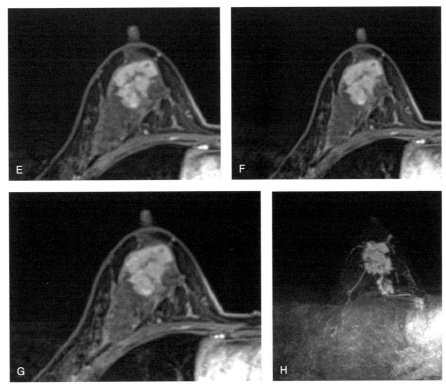

图 8-4-18　肉芽肿性小叶性乳腺炎 MRI 影像

A. T1WI 为高信号；B~G. 强化前，动态增强强化 1~5 期横轴位显示：右乳晕后明显强化
病灶，形态不规则，边缘不规整；H. MIP 图。病理：肉芽肿性小叶性乳腺炎。

【鉴别诊断及比较影像分析】

本病结节/肿块型酷似乳癌，易造成误诊误治。GLM 二维超声图像及乳腺 X 线检查均可表现为形态不规则、回声不均匀等恶性征象，加上多数患者伴有同侧腋下淋巴结肿大，因此极易考虑为乳腺癌，是误诊的主要原因之一[28]。但仔细观察，仍可发现两者之间的不同[27,29]：①病灶均可表现为形态不规则，但乳腺癌的肿块边缘的角状突起常常细而尖，可能与恶性肿瘤的侵蚀性生长特性有关，而本病角状边缘多较粗钝；②GLM 肿块内散在分布的小囊状、管状无回声，而乳腺癌肿块内出现无回声区较少见；③典型的乳癌肿块内部多有微小的钙化斑点，而本病仅在伴有脓肿的病灶内可见细小点状高回声，为黏稠脓液内的反射，亮度不如乳癌肿块内部的钙化斑点；GLM 尤其与超声下钙化点呈阴性表现的乳癌肿块鉴别难度较大，此时应进一步行 CDFI 检查；④GLM 与乳腺癌血流信号检出率均较高[30]，但 GLM 内血管走行自然，乳腺癌肿块内血管排列不规则、迂曲且粗细不一，以穿入血管及其分支、直接血管分支及中央粗大血管为主；GLM 血管多分布于边缘或局部中心稀少[10]。

GLM 非肿块型表现时（如片状低回声型）需与非肿块型乳腺恶性病变相鉴别，特别是非肿块型乳腺导管内癌。鉴别点在于 GLM 与非肿块型乳腺恶性病变的发病年龄存在明显区别；乳腺导管内癌常伴微小钙化，病变区域内不伴有微小脓肿形成，血供丰富，但丰富程度远低于 GLM（图 8-4-19）。

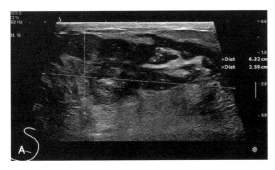
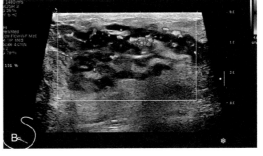

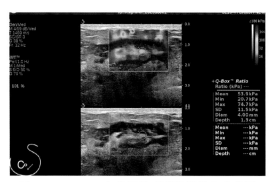

图 8-4-19　GLM 与非肿块型乳腺导管内癌鉴别

A. 53 岁女性，左乳外侧触及肿块，无红肿热痛，二维超声示左乳片状低回声区，形态
不规整，边缘不光整，病变区伴微小点状高回声；B. 内探及较丰富的血流信号；C. 弹
性成像示肿块质地较硬。病理：乳腺导管内癌。

本病当伴有红肿化脓时，可误诊为乳腺导管扩张症、乳腺结核或细菌性脓肿，而错误地切开引流。

GLM 结节／肿块型与乳腺导管扩张症实质团块型相鉴别，详见本章第三节。

GLM 结节／肿块型需与局限脂肪坏死相鉴别，但后者多见于 40 岁以上女性，特别是体型肥胖者；且为外伤引起的无菌性炎症。

片状低回声型易误诊为其他类型乳腺炎，本病声像图上类似乳腺脓肿，但脓肿囊壁往往较厚。当病变中心出现囊状、管状或簇状更低回声区、病变内透声差并见密集的点状弱回声，高度提示脓肿形成。CDFI 病变边缘部血流明显较其他类型乳腺炎丰富。

弥漫型 GLM 需与乳腺结核的混合型及窦道型相鉴别，乳腺结核常继发于其他部位的结核，病程缓慢，初期无触痛；而 GLM 伴疼痛，且发病突然，抗炎及抗结核治疗无效。

第五节　乳腺 Zuska 病

【临床概述】

乳腺 Zuska 病又称乳晕下脓肿、乳晕旁瘘管、慢性复发性乳晕旁脓肿。乳晕旁瘘管的病变一般局限在乳晕周围，早期表现为慢性复发性乳晕旁脓肿，以后形成乳腺瘘管，1951 年 Zuska 报道 5 例，后被命名为 Zuska 病[31,32]。乳腺 Zuska 病大约占门诊乳腺疾病的 4%，常见于乳头内陷和乳头发育不良的年轻女性，平均年龄不超过 30 岁，男性亦可发病[33]，甚至有婴儿乳瘘。治疗不当很容易导致伤口长时间不能愈合，或暂时愈合了，不久后又破溃，如此反反复复，最终形成瘘管，数年乃至 30 年都不能彻底治愈。

乳腺 Zuska 病的临床特点：主要发生于非哺乳期，多见于 15~60 岁妇女，尤其未婚少女，也有少数男性。多半有乳头内陷、内翻等乳头发育不良畸形，也偶见乳头正常者。乳晕下肿块、疼痛、乳晕旁红肿、化脓、破溃。乳头溢液，粉刺样分泌物，有臭味，或有少许脓液。乳晕下形成脓肿，常在乳晕旁或附近破溃，形成瘘管的外口。反复发作，时好时坏，病史可长达 30 年（图 8-5-1）。

国外认为与吸烟有关[34]，但国内患者多不吸烟，因此病因不明。病理上是乳头内输乳管上皮鳞状化生，也就是柱状上皮变为复层扁平上皮，类同皮肤不断角化，形成角栓，阻塞导管腔，诱发炎症，形成瘘管的内口[34-36]；晕下脓肿周围慢性炎症改变，也可见到肉芽肿形成。

手术治疗切除上皮鳞状化生的输乳管是本病最有效的治疗方法。手术时如果不能切除鳞状化生的瘘管内口，就必然复发。

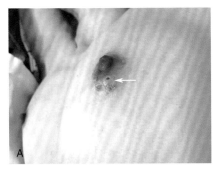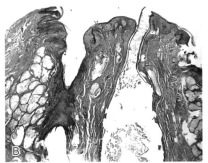

图 8-5-1　乳腺 Zuska 病外观及病理

A. 外观,乳晕区脓肿,长期反复、迁延不愈(箭头指示处);B. 组织病理:输乳管上皮明显鳞状上皮化生,
上皮及角化物脱落阻塞管腔(HE×50)。

【超声表现】

　　乳腺 Zuska 病在超声下常表现为乳晕区的不规则低回声区,边缘光整,常呈"倒三角形",病变与乳头关系密切,内部或可见导管样结构,管壁增厚,管腔内不清晰;中央区成脓时,表现为低回声区内可见低无回声,探头加压可见细密、点状回声有运动感(图 8-5-2A、图 8-5-3A、图 8-5-4A、图 8-5-5A)。

　　彩色多普勒显示病变内丰富血流信号,并发成脓时表现为边缘部丰富血流信号,成脓区无明显血流信号(图 8-5-2B、图 8-5-3B、图 8-5-4B、图 8-5-5B)。

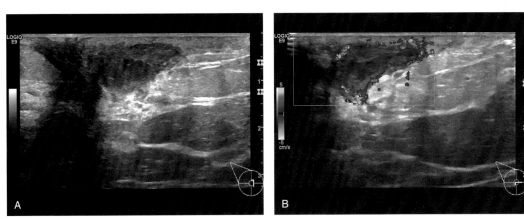

图 8-5-2　乳腺 Zuska 病声像图

A. 乳头旁低回声区,呈倒三角形,边缘不光整,内回声不均匀,可见少许低无回声区,后方回声增强;
B. CDFI 示低回声区边缘部及周边见丰富的血流信号。

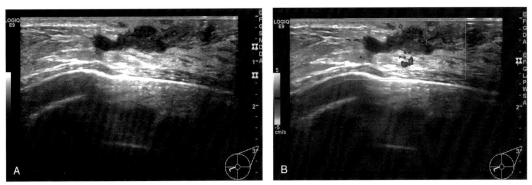

图 8-5-3　乳腺 Zuska 病声像图

A. 病灶内部可见导管样结构,管壁增厚,管腔内不清晰;B. CDFI 示周边见少量血流信号。

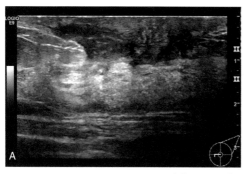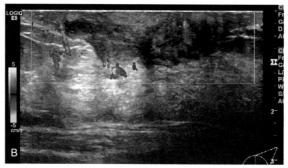

图 8-5-4 女,41 岁,反复左乳头流脓

A. 低回声区内见低无回声区(坏死区),低无回声区与乳头关系密切;B. CDFI 示低无回声区无明显血流信号,
边缘部可见丰富血流信号。

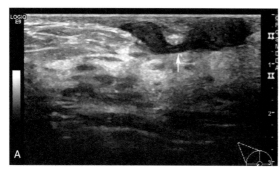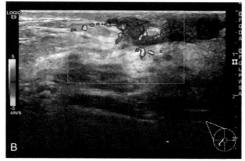

图 8-5-5 女,28 岁,未婚育,右乳头内陷伴乳头旁脓肿迁延不愈

A. 乳头旁低回声区,低回声区与乳头间可探及管状结构(箭头所示);B. CDFI 示病灶内探及丰富的血流信号。

【相关影像学表现】

乳腺 Zuska 病极易误诊为浆细胞性乳腺炎[37],但前者发病部位为乳管开口处(输乳管、乳窦处),因乳腺导管上皮鳞化,形成角栓,阻塞导管开口,分泌物淤积导致导管扩张,形成乳晕下脓肿,最终形成乳窦部的导管瘘。乳腺 Zuska 病与浆细胞性乳腺炎发病年龄不同,病因不同,病变部位不同,但病变形成机制近似。可结合病史及病理结果相鉴别。

【鉴别诊断及比较影像分析】

乳腺 Zuska 病常需要与其他乳腺炎性疾病及乳腺癌鉴别,如浆细胞性乳腺炎、非特异性乳腺炎、肉芽肿性乳腺炎、淋巴细胞性乳腺炎、乳腺内脂肪坏死、乳腺结核等。本病特殊的临床表现及发病位置为鉴别提供了充足的诊断依据。

第六节 乳腺结核

【临床概述】

乳腺结核(breast tuberculosis)大都继发于肺或肠系膜淋巴结结核的血源性播散,或由于邻近的结核病灶(肋骨、胸骨、胸膜或腋淋巴结结核)经淋巴管逆行播散或直接蔓延而引起。

本病常见于 20~40 岁的妇女,病程缓慢[38]。初期表现为乳房内有一个或数个结节,无疼痛或触痛,与周围组织分界不清,常有皮肤粘连,同侧腋淋巴结可肿大;临床无发热,可伴有低热、盗汗、红细胞沉降率(血沉)增快等。脓块软化后形成冷脓疡,可向皮肤穿出形成瘘管或窦道,排出有干酪样碎屑的稀薄脓液,少数患者的肿块经纤维化而变成硬块,使乳房外形改变和乳头内陷,与乳腺癌不易鉴别。

　　乳腺结核病理表现复杂,病变早期呈实性结节状,质较硬,边界不清;晚期结节相互融合成不规则的肿块,质较软,切面见病变中心坏死液化,形成脓腔,并可形成顽固性窦道。镜下:渗出为主时病变主要为中性粒细胞、巨噬细胞及渗出液;增生为主时病变主要为类上皮细胞、朗格汉斯巨细胞、淋巴细胞及少量成纤维细胞形成的结核结节;坏死为主时,病变部主要为脂质较多的干酪样坏死物或坏死液化物;而纤维化为主时病变主要为纤维组织和钙质(图 8-6-1、图 8-6-2)。

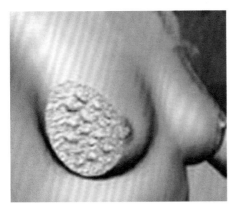

图 8-6-1　乳腺结核示意

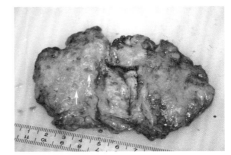

图 8-6-2　大体病理

相互融合的不规则肿块,质较软,切面见病变中心坏死液化,形成脓腔(箭头指示处)。

【超声表现】

　　乳腺结核声像图表现复杂,这与乳腺在受到结核杆菌侵袭后可表现为不同病变类型分不开的。乳腺结核病理时期不同,声像图表现亦不同,主要是实质肿块型,其次为混合型及窦道型[39]。

　　1. **实质肿块型**　乳腺腺体层内低回声病灶,可以表现为较小的低回声实质性肿块,病灶形态不规则,边缘较光整或欠光整,内部回声较均匀,类似于纤维腺瘤的声像图;也可以表现为实性低回声肿块,形态不规整,边缘模糊,内回声不均匀,伴斑点状钙化灶,后方声影不明显;CDFI 可见肿块内部有丰富血流信号,类似于乳腺癌声像图(图 8-6-3)。

　　2. **混合型及窦道型**　病灶可呈无回声区,形态不规则,边缘不光整,内部回声不均匀;液化不完全的病灶,内部回声不均匀,可见实性回声与无回声、强回声钙化斑混合分布,部分病灶破坏局部皮肤、脂肪层等,除引起上述部位坏死和溃疡外,还常有窦道与表皮相连通(图 8-6-4)。

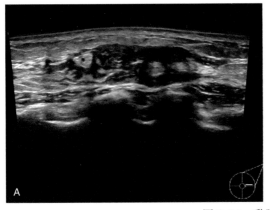
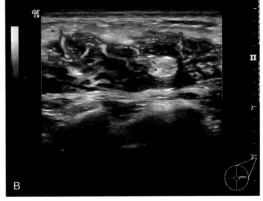

图 8-6-3　乳腺结核声像图

A. 病灶为不均质低回声肿块,形态不规整,平行生长,边缘模糊,内见斑点状高回声;
B. CDFI 示病灶内部见丰富的血流信号。

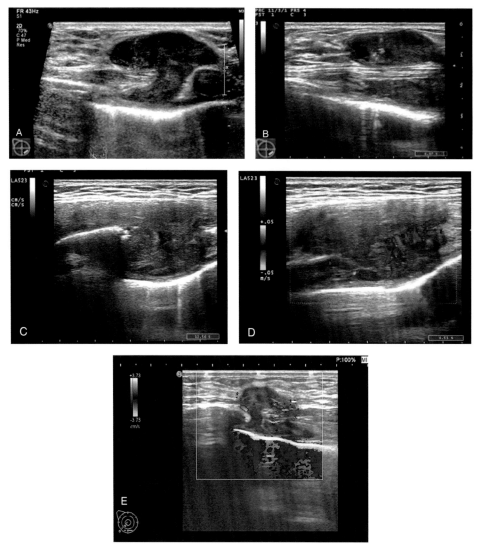

图 8-6-4　乳腺结核及治疗前后声像图

A～C. 病灶内呈低回声与无回声，与强回声斑混合分布，病灶破坏肌层，后延及肋间肌；
D. CDFI 示内部见较丰富的血流信号；E. 抗结核治疗后病变范围明显缩小。

【相关影像学表现】

乳腺结核极易误诊为乳腺癌，单纯原发的乳腺结核少见，临床上大多是由胸壁累及乳腺，或由其他器官继发而来，胸部 CT 可显示局部软组织肿块影及局部骨质破坏（图 8-6-5）。乳腺结核易累及腋窝淋巴结，其 MRI 征象与乳腺癌难以鉴别，也表现为早期强化的特点，所以必须结合临床病史及其他检查综合分析。

乳腺结核同时需与肉芽肿性乳腺炎弥散型及实质团块型乳腺导管扩张症相鉴别，详见本章第三节。

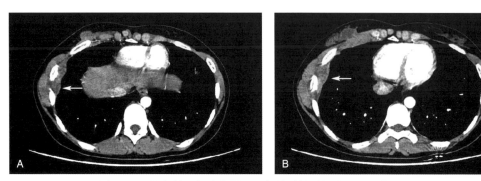

图 8-6-5　局部软组织肿块影及局部骨质的破坏（图 A、B 箭头指示处）

【鉴别诊断及比较影像分析】

本病需与乳腺癌相鉴别,因乳腺结核声像图表现复杂,常难以鉴别,所以必须结合临床及其他检查综合分析。部分病例伴窦道或溃疡形成时,需与乳腺脓肿相鉴别。与其他类型乳腺慢性炎症鉴别困难,需要结合病史,必要时除进行组织学检查外,诊断性治疗也是重要的鉴别诊断方法。

第七节　硬化性淋巴细胞性乳腺炎

硬化性淋巴细胞性乳腺炎在乳腺良性疾病中不足 1%,部分患者为长期罹患 1 型糖尿病的女性,故又称糖尿病型乳腺炎。乳腺发病时间在患糖尿病后 6~37 年,平均间隔 20 年。本病见于青年及中年妇女,年龄 19~63 岁,平均年龄 34~47 岁,偶有男性发病[40]。

硬化性淋巴细胞性乳腺炎是以乳腺间质纤维化为主的非化脓性炎症。显微镜下:乳腺小叶结构基本存在,腺泡萎缩,小叶内大量淋巴细胞、浆细胞浸润,但一般不形成淋巴滤泡,血管及乳腺导管周围也有淋巴细胞浸润[40](图 8-7-1)。间质纤维组织增生,较新的病变以成纤维细胞、肌成纤维细胞增生为主,病程较长者有明显的胶原化,细胞成分减少,部分反复发作的患者可以看到新旧病变同时存在,病变间界限不清。本病临床上虽容易与乳腺癌相混淆,但在显微镜下还是比较容易区别的。

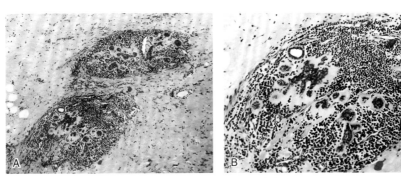

图 8-7-1　硬化性淋巴细胞性乳腺炎组织病理

病变沿乳腺小叶分布,部分病变融合,间质呈硬化性改变,伴小叶腺泡萎缩,小叶内淋巴细胞、浆细胞浸润,小叶内腺管消失,间质毛细血管周围有程度不等的淋巴细胞、浆细胞浸润(A. HE×50;B. HE×100)。

肿块常发生于单侧乳腺,约 50% 为双侧发生。其在乳腺中的部位不一,无痛性肿块,质硬活动,表面不规则,直径大小不一,无完整包膜,一般可活动,有压痛,有时也会固定,可发生乳腺变形[40]。临床易误诊为乳腺癌。本病多数病例可反复发作,部分病例有自限倾向。

【超声表现】

病变区域与腺体间呈片状低回声区,形态不规整,边缘不光整,低回声区内不伴有无回声区及钙化(图 8-7-2A、图 8-7-3A、图 8-7-3C),彩色多普勒病变区域血流信号常不丰富(图 8-7-2B、图 8-7-3B)。本病需与乳腺癌及其他类型乳腺炎症相鉴别。较长的病史及常好发于糖尿病患者是本病的鉴别点之一。

冠状面成像病灶边缘常不光整,但无毛刺及"汇聚征"(图 8-7-3D)。

【相关影像学表现】

本病少见,少有影像学报道。乳腺 X 线表现为局限性高密度区或不均匀软组织影,病灶范围较小时,可无明显病变显示(图 8-7-4)。

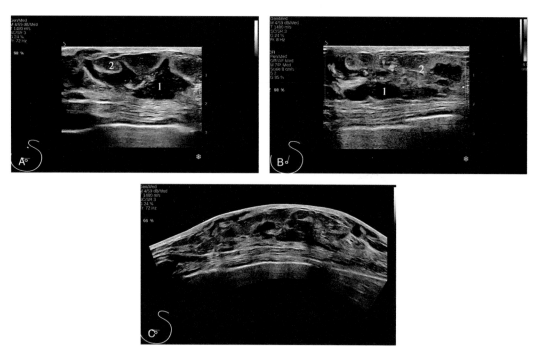

图 8-7-2 硬化性淋巴细胞性乳腺炎声像图

A. 腺体内片状低回声区,形态不规整,平行生长,边缘不光整;1 为炎症区,2 为腺体及脂肪组织;
B. 彩色多普勒示少量血流信号;C. 宽景成像可显示病变累及的范围。

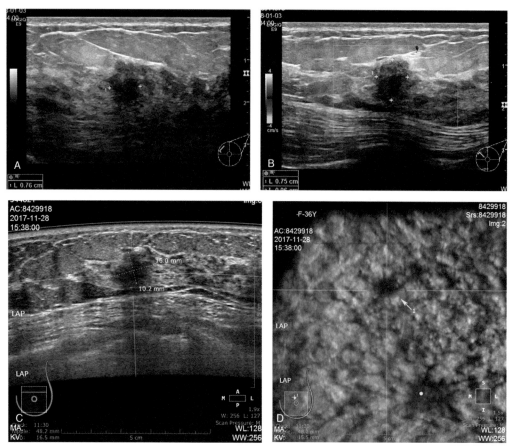

图 8-7-3 硬化性淋巴细胞性乳腺炎常规超声及全容积超声影像

A、C. 腺体内低回声结节,形态不规整,非平行生长,边缘不光整;B. CDFI 示结节内及其周边
未见明显彩色血流信号;D. 冠状面示结节边缘不光整(箭头指示处)。

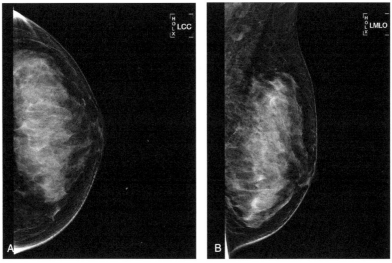

图 8-7-4　左乳腺 X 线未见明显软组织影
A. 左乳 CC 位;B. 左乳 MLO 位。

【鉴别诊断及比较影像分析】

本病临床上需与乳腺癌相鉴别。影像学改变需与其他类型乳腺炎相鉴别。明确病史有助于鉴别诊断。但偶有病例淋巴细胞性小叶炎与乳腺癌或淋巴瘤并存,诊断困难。

第八节　乳腺炎性病变的治疗思考与超声评价

乳腺组织学结构为多管状腺泡,整个乳腺导管系统通畅时,从最远端的小叶内腺泡产生的分泌物就可不受限制而到达大导管。发生急性乳腺炎时,多数单纯性急性乳腺炎病例会消退而痊愈,而当各种因素导致导管破裂分泌物大量破入组织间隙时则需另行处理;因此对于急性乳腺炎的不同阶段可采用不同的方法进行治疗[41]。

如果急性乳腺炎没有消退或治疗不当,可发展为慢性;慢性炎症的病理组织学上包括增生和渗出,渗出是淋巴细胞等的渗出,增生是纤维组织增生,这样就可引起导管狭窄。导管狭窄可引起远端导管扩张,导管内分泌物淤积潴留形成囊性扩张;导管壁完整时,内容物潴留在导管内;扩张导管破裂时,内容物外流至组织间隙。内容物外流可继发 TDLU 周围脂肪坏死,致局部炎性细胞浸润。因此在治疗中,需注意因导管内容物(分泌物)外流所导致的脂肪坏死及炎症反应,包括合理的引流治疗[41]。

在以组织细胞集聚的基础上出现肉芽肿为主的病变,在病变发展过程中,同时可以见到导管潴留、扩张、破裂后,常引起周围脂肪组织坏死以及巨噬细胞反应。随着病情继续发展,局部小叶消失,纤维化形成。

乳腺炎性病变不可能是单一的一种病变表现,而是一个连续的发展过程,因此在治疗中,除特殊感染及特殊类型外,针对慢性乳腺炎性病变的不同发展阶段而进行治疗,而非针对具体病理分型。

(一) 急性乳腺炎的治疗

不同类型的乳腺炎发病机制不同,治疗的方法有差异,针对同一类型不同阶段的乳腺炎的治疗也有不同。

初起阶段:以保守治疗为主,乳汁淤积是急性乳腺炎发生的病理基础,因此,排乳是治疗的关键。

成脓阶段:此期患者以彻底排脓,减轻全身感染症状为主要目标。单个脓腔或者局限性的脓肿可采取抗生素、红外线、中医理疗等对症治疗的基础上,在超声引导下穿刺抽脓。

溃后阶段:脓肿进一步发展成熟,浅表脓肿自行破溃,深部脓肿可穿向乳房和胸大肌间的脂肪,形成乳房后位脓肿。此期保守治疗效果不佳,往往需要手术。

在急性乳腺炎治疗过程中,超声对于疾病发展阶段可进行准确评价,并可指导治疗方案的选择,必要时可行超声引导下的介入治疗。

（二）慢性乳腺炎的治疗

药物和手术是治疗慢性乳腺炎的有效手段,药物治疗主要包括抗生素、激素等,但用药后易复发。常见的手术类型有切开引流术、局部切除术、全乳切除术等;局部切除术、全乳切除术后复发率均低于切开引流术。有研究表明,中医药对慢性乳腺炎的治疗有其独特的价值,特别对于乳腺组织及功能的保存方面[26]。

（三）乳腺 Zuska 病

按摩及应用热疗可促进导管通畅。脓肿切开引流可解决急性期感染。治疗因脓肿自行破溃,行脓肿切开引流术及抗感染治疗,在炎症控制后择机手术,行病变导管及脓腔腺体区段切除术。

（四）乳腺结核

目前,关于乳腺结核的治疗,达成共识的治疗方式是通过合适的手术治疗、结合直接监测下的抗结核药物化疗可达到最佳疗效。

（五）超声在乳腺炎性病变评价及治疗中的应用

在乳腺炎治疗过程中,超声可对病变区域大小、病变区与腺体层和/或脂肪层之间的相互关系、发展阶段等进行准确评价,并可指导治疗方案的选择,必要时可行超声引导下的介入治疗。在肉芽肿性乳腺炎的发展及治疗过程中,超声可对炎症的范围以及病灶周边炎症反应状况进行评价(包括脓肿的有无、范围,病变累及皮下及乳房后间隙状况,局部血供状况),也可对治疗效果进行评价(图 8-8-1~ 图 8-8-5)。

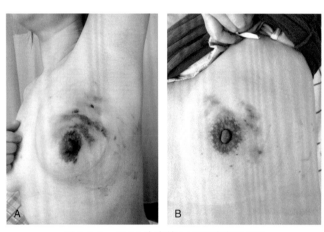

图 8-8-1 GLM 治疗前(A)和治疗后(B)

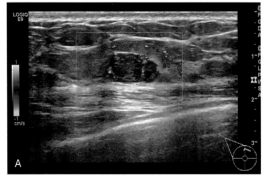
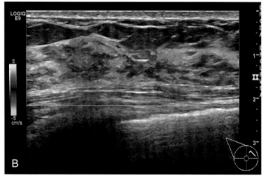

图 8-8-2 肿块型 GLM 治疗前(A)和治疗后(B)

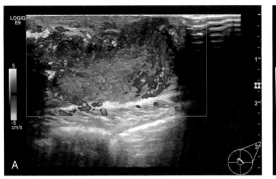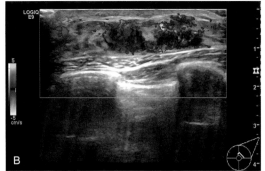

图 8-8-3　肿块型 GLM 治疗（A）和治疗后 1 个月后（B）

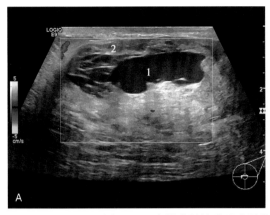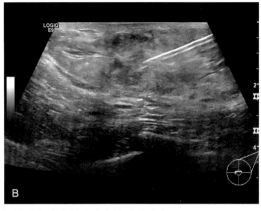

图 8-8-4　急性化脓性乳腺炎脓肿穿刺引流治疗前（A）和治疗中（B）

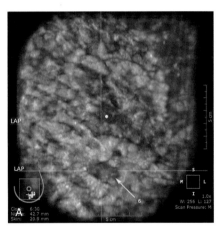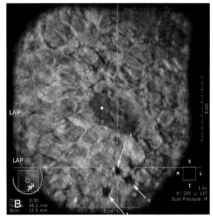

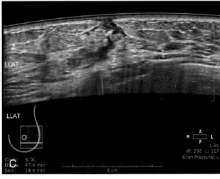

图 8-8-5　GLM 治疗后局部坏死组织残余（箭头指示处极低回声区）。
A、B 为冠状面，C 为横断面

（张建兴　晏　丹　李颖嘉　张　丽）

参考文献

［1］吴祥德，董守义．乳腺疾病诊治．北京：人民卫生出版社，2000.

［2］彭玉兰．乳腺高频超声图谱，北京：人民卫生出版社，2004.

［3］李泉水．浅表器官超声．北京：人民军医出版社，2009.

［4］张缙熙，姜玉新．浅表器官及组织超声诊断学．北京：科学技术文献出版社，2010.

［5］李树玲．乳腺肿瘤学．北京：科学技术文献出版社，2007.

［6］王强修，阮永威，覃业军．现代乳腺疾病诊断病理学．北京：中国医药科技出版社，2008.

［7］胡永升．现代乳腺影像诊断学．北京：科学出版社，2001.

［8］吴迪，佟金学．浆细胞性乳腺炎研究进展．实用肿瘤学杂志，2007, 21 (6): 567-569.

［9］许良中．乳腺病理学．上海：上海医科大学出版社，1999.

［10］邓立强，岳林先，蔡志清．乳腺导管扩张症的超声诊断．临床超声医学杂志，2007, 10: 633-634.

［11］吴林生，朱世亮，陈爱英，等．浆细胞性乳腺炎的超声诊断与探讨．中国超声诊断杂志，2002, 3 (009): 720-722.

［12］庄华，彭玉兰，罗燕，等．乳腺导管扩张症的高频超声表现．华西医学，2007,(3): 501-503.

［13］DUCHESNE N, SKOLNIK S, BILMER S. Ultrasound appearance of chronic mammary duct ectasia. Can Assoc Radiol J, 2005, 56 (5): 297-300.

［14］BROWNING J, BIGRIGG A, TAYLOR I. Symptomatic and incidental mammary duct ectasia. J R Soc Med, 1986, 79 (12): 715-716.

［15］蒋宏传，王克有，李杰，等．乳管镜下浆细胞性乳腺炎的分型及临床研发．中华外科杂志，2004, 42 (3): 163-165.

［16］左文述．现代乳腺肿瘤学．济南：山东科学技术出版社，2006.

［17］宋希林，左文述，王永胜，等．乳腺导管扩张症 273 例临床分析．普外临床，1996, 11 (6): 363-365.

［18］谷振声．实用乳腺外科病理．北京：人民军医出版社，1988.

［19］曹月敏，王国佩．乳腺外科学．石家庄：河北科学技术出版社，1991.

［20］刘佩芳．乳腺影像诊断手册．北京：人民卫生出版社，2009.

［21］张素阁，刘道祯，刘兰芬．高频超声对乳腺导管内乳头状瘤的诊断价值．中国超声医学杂志，2002, 18 (11): 831-832.

［22］HAN BK, CHOE YH, PARK JM, et al. Granulomatous mastitis: mammographic and sonographic appearances. AJR Am J Roentgenol, 1999, 173 (2): 317-320.

［23］傅西林．乳腺肿瘤病理诊断图谱．北京：科学技术文献出版社，2003.

［24］WOLFRUM A, KÜMMEL S, THEUERKAUF I, et al. Granulomatous mastitis: A therapeutic and diagnostic challenge [J]. Breast Care (Basel), 2018, 13 (6) :413-418.

［25］STEUER AB, STERN MJ, COBOS G, et al. Clinical characteristics and medical management of idiopathic granulomatous mastitis. JAMA Dermatol, 2020, 156 (4): 460-464.

［26］李松莲，聂佳欣，葛安琪，等．中医药治疗肉芽肿性小叶性乳腺炎研究进展．湖南中医杂志，2018, 34 (4): 176-178.

［27］张缙熙，姜育新．浅表器官及组织超声诊断学．北京：科学技术文献出版社，2010.

［28］ASOGLU O, OZMEN V, KARANLIK H, et al. Feasibility of surgical management in patients with granulomatous mastitis. Breast J, 2005, 11 (2): 108-114.

［29］刘秉彦，符少清，李龙浩，等．彩超检查肉芽肿性乳腺炎 15 例分析．中国超声医学杂志，2006, 22 (11): 874-876.

［30］张廷继，吴瑜，吴敏兰，等．乳腺肿瘤组织中血管形成的研究．肿瘤研究与临床，2001, 13 (5): 313-315.

［31］ZUSKA JJ, CRILE G JR, AYRES WW. Fistulas of lactiferous ducts. Am J Surg, 1951, 81 (3): 312-317.

［32］PASSARO ME, BROUGHAN TA, SEBEK BA, et al. Lactiferous fistula. J Am Coll Surg, 1994, 178 (1): 29-32.

［33］JOHNSON SP, KAOUTZANIS C, SCHAUB GA. Male Zuska's disease. Bmj Case Rep, 2014, 2014 (apr03 2).

［34］GOLLAPALLI V, LIAO J, DUDAKOVIC A, et al. Risk factors for development and recurrence of primary breast abscesses. J Am Coll Surg, 2010, 211 (1): 41-48.

［35］PATEY DH, THACKRAY AC. Pathology and treatment of mammary-duct fistula. Lancet, 1958, 2 (7052): 871-873.

［36］HABIF DV, PERZIN KH, LIPTON R, et al. Subareolar abscess associated with squamous metaplasia of lactiferous ducts. Am J Surg, 1970, 119 (5): 523-526.

［37］GUADAGNI M, NAZZARI G. Zuska's disease. G Ital Dermatol Venereol, 2008, 143 (2): 157-160.

［38］GÖKSOY E, DÜREN M, DURGUN V, et al. Tuberculosis of the breast. Eur J Surg, 1995, 161 (7): 471-473.

［39］黄渊金，肖莹，廖锦堂，等．乳腺结核的超声诊断与分型．中国超声医学杂志，2000 (10): 782-784.

［40］张详盛，步宏，赵澄泉．乳腺病理诊断和鉴别诊断．北京：人民卫生出版社，2014.

［41］纪小龙．乳腺疾病动态变化病理图谱．北京：人民军医出版社，2016.

第九章

乳腺纤维上皮性肿瘤

纤维上皮性肿瘤是一组真正的双相性病变,由上皮和间叶(间质)成分组成,以后者为主并决定肿瘤的大体表现。纤维腺瘤和叶状肿瘤起源于小叶内特化间质细胞,其特点为产生黏液样间质;而假血管瘤样间质增生则来源于特化间质的肌纤维母细胞,产生胶原性间质。乳腺错构瘤和变异性纤维腺瘤中均存在畸形腺体。

第一节　乳腺纤维腺瘤

【临床概述】

乳腺纤维腺瘤(fibroadenoma)是女性最多见的乳房良性肿瘤,可以发生于任何年龄,好发于20~35岁的年轻女性,尤以20岁左右的未婚女性多见。大多单发,约20%为多发,甚至两侧乳房同时或轮流出现。本病病因不明,可能是雌激素水平过高所致。临床上,患者多无症状,多数乳房肿块是本病唯一症状,多于无意间发现,一般不伴有疼痛感,亦不随月经周期而变化。少部分病例乳腺纤维腺瘤与乳腺增生病共同存在,此时可有经前期乳房胀痛。肿块多呈圆形或椭圆形,与周围乳腺组织界限清楚,活动度好,生长缓慢;常<3cm,直径>4cm的肿瘤仅占10%[1]。随着影像学的普及,小的不可触及的纤维腺瘤也越来越多地被发现。

在组织病理上,乳腺纤维腺瘤由上皮和纤维组织两种成分混合组成;肿瘤常有完整的包膜(图9-1-1A);腺泡成分较多者,呈浅红色,质地较软;纤维成分较多者,质地较硬;少数肿瘤可有黏液变性、裂隙或小囊(图9-1-1B);在陈旧性病变或绝经后患者,间质可发生玻璃样变、钙化甚至骨化[2]。纤维腺瘤的上皮成分偶尔可癌变[3],大多数表现为小叶原位癌或导管内癌,其间质成分也可出现肉瘤变;若上皮和间质两种成分均恶变,则可表现为癌肉瘤。

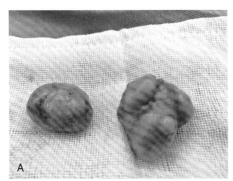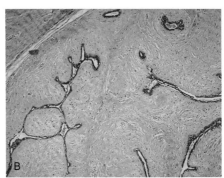

图 9-1-1　乳腺纤维腺瘤病理

A. 大体病理:瘤体包膜完整光滑;B.组织病理:肿瘤边界清楚,由增生的间质和腺体成分构成,间质细胞稀少,伴胶原变性,腺体被增生的间质挤压呈拉长的裂隙状(HE×100)。

特殊类型乳腺纤维腺瘤主要表现:①巨大型,直径>7cm,又称巨大纤维腺瘤,多发生于青春期女性,肿瘤生长快(图9-1-2);②复合型,瘤内局部腺管增生活跃,甚至有不典型增生,亦可见广泛肌上皮增生,纤维囊性乳腺增生病和硬化性腺病等增生性病变,癌变率高于其他类型;③坏死型,肿瘤大部分或全部出现出血梗死性坏死;④囊内型,纤维腺瘤位于高度扩张的导管内,囊壁衬覆立方上皮或柱状上皮;⑤分叶型,通常为分叶状巨大纤维腺瘤,间质细胞增生不明显;⑥细胞型,多发生于青春期女性,肿瘤生长快,间质富于细胞,上皮和或肌上皮增生显著,可见核分裂象;⑦纤维腺瘤病,纤维腺瘤周围出现腺病、囊肿病,两者移行,界限不清。

幼年性纤维腺瘤指主要发生在青春期和年轻妇女的富于细胞的纤维腺瘤,称富于细胞的纤维腺瘤。大多数单发,有时可多发,或者双侧。当生长速度快时,可致乳腺变形,约占纤维腺瘤的4%,20岁以下女性多见。肿瘤平均大小为2~3cm,大者可至20cm。

乳腺纤维腺瘤最有效的治疗方法是手术,但并非只要一发现腺瘤就需立即手术,而应严格掌握手术时机及适应证。对于肿块生长迅速、术后短期复发或有恶变可能的,应尽快手术治疗。

【超声表现】

1. 二维超声表现

(1)典型声像:①肿块形态规则,大部分肿块呈椭圆形或类圆形,边缘光整,多有完整包膜;②肿块内多为低回声,病灶内回声均匀;③肿块长轴方向与乳腺腺体平面方向平行,纵横比值(前后径/横径)小于1;④部分包膜回声较强时,可有典型的侧方声影;⑤病灶后方的腺体回声多数正常,少数后方回声增强;⑥肿块与皮肤及周边组织无粘连;⑦病灶内一般不伴钙化(图9-1-3)。

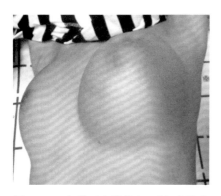

图9-1-2　左乳巨大肿块(12岁),皮肤变红,乳头部平坦,病理:巨大乳腺纤维腺瘤伴间质增生活跃

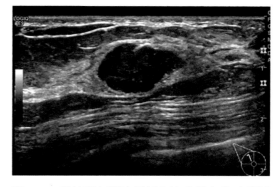

图9-1-3　肿块形态规则,平行生长,边缘光整,内部回声均匀,后方回声无改变。

(2)不典型声像:①回声不均匀,少数纤维腺瘤内部回声不均匀。主要原因:较大纤维腺瘤部分囊性变,使肿块内呈囊实混合性病灶;部分病灶在生长过程中,由于供血不足,使中心区坏死,回声较低呈弱回声,边缘部则呈中低回声;少数肿瘤可因黏液变性、裂隙或小囊状改变而表现为瘤内小无回声(图9-1-4A),极少数病例肿块内因纤维成分发生硬化或玻璃样变性,而呈"子母结"状改变(图9-1-4B)。②形态不规则及边缘不光整型,肿块组织生长速度不一且受邻近结构阻挠而呈分叶状(图9-1-5、图9-1-6A)。由于肿瘤正处于生长过程中,包膜尚未完全形成,或因肿块与腺体有一定程度的重叠,或因

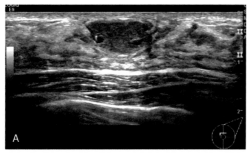

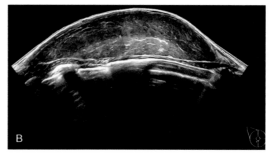

图9-1-4　肿块形态规则,平行生长,边缘光整,后方回声无改变

A.肿块内可见小无回声区;B.肿块内回声不均匀。

肿块周围伴导管上皮增生，或因在摄片时恰逢患者月经来潮乳腺明显充血水肿均可致病灶边界不清。③肿块后方回声衰减，可能是由于纤维腺瘤本身的硬化，相邻乳腺组织的退化以及较厚的包膜形成的声影（图9-1-7）。④肿块内伴钙化。纤维腺瘤生长达一定时期后，可有一段静止期，在静止期间，肿瘤内可发生退行性改变，在其中央与周围部分可形成多数细粒钙化，易被误认为癌钙化；但乳腺纤维腺瘤钙化相对较弥漫分布；且形态较单一，呈圆形钙化微粒，而后者是成簇分布于肿块内外的，形态多样，如圆形、丝条状、小叉状、小棒状等（图9-1-8、图9-1-9）。

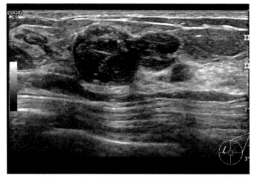

图9-1-5　肿块形态不规则，呈大分叶状。病理：
乳腺纤维腺瘤

2. **彩色多普勒表现**　纤维腺瘤中血流信号多不丰富，病灶内及周边无血流或仅见点状、棒状血流信号（图9-1-6B、图9-1-10A、图9-1-10B）。少数肿块内血流丰富，此时多为生长较旺盛期（图9-1-10C、图9-1-10D、图9-1-10E）。瘤内伴局灶梗死时，肿块内或局部未见彩流信号（图9-1-11）。

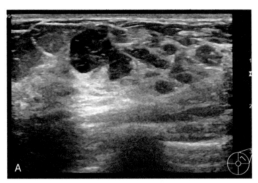
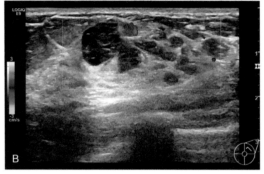

图9-1-6　多结节状纤维腺瘤声像图
A.肿块形态不规则，呈大分叶状，多个散在结节汇聚，形成类孔雀开屏状；B.肿块内及周边见棒状血流
信号。病理：乳腺纤维腺瘤。

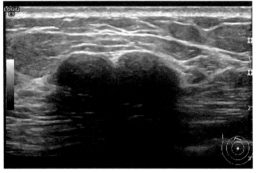

图9-1-7　肿块后方回声衰减

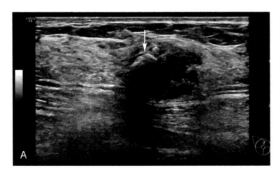
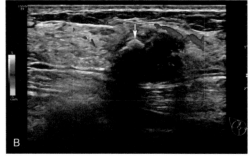

图9-1-8　肿块内伴钙化
A.肿块内可见团块状强回声，后方伴声影；B.肿块内未见明显血流信号，肿块外可见条状血流信号。

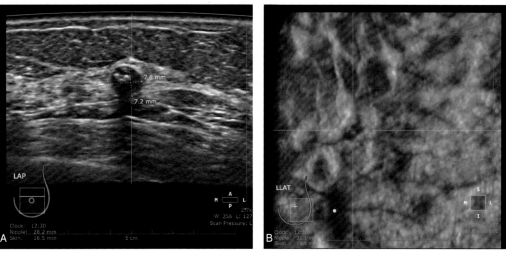

图 9-1-9　纤维腺瘤乳腺全容积成像

A. 容积超声横断面:肿块形态规则,边缘光整,内可见团块状强回声,后方伴声影;B. 冠状面肿块边缘
部分光整(十字交叉处),周边组织走行自然,无"汇聚征"。

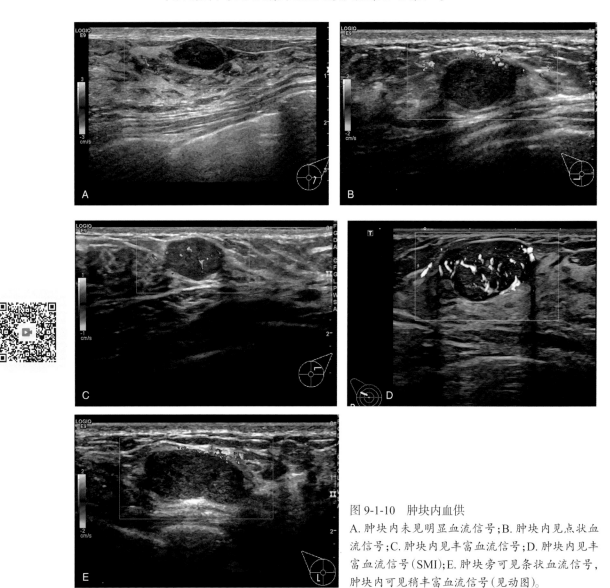

图 9-1-10　肿块内血供

A. 肿块内未见明显血流信号;B. 肿块内见点状血流信号;C. 肿块内见丰富血流信号;D. 肿块内见丰富血流信号(SMI);E. 肿块旁可见条状血流信号,肿块内可见稍丰富血流信号(见动图)。

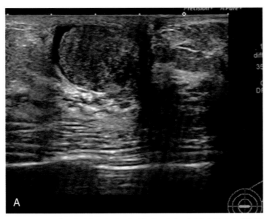
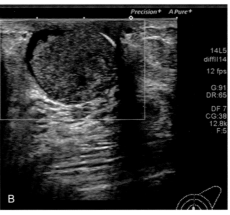

图 9-1-11　24 岁,女性,患者左乳头后方实性低回声肿块。病理:乳腺纤维腺瘤伴凝固性坏死及间质血管增生

A.乳头旁可见一实性低回声肿块,肿块形态规则,平行生长,边缘光整,内回声不均匀,后方回声增强;肿块旁
可见弧形无回声。B.肿块内未见彩流信号,周边可见血流信号(SMI)。

3. **弹性成像表现**　超声弹性成像时纤维腺瘤表现为质地较软,肿瘤组织弹性系数较低,弹性评级
常为 3 分以下[4,5](图 9-1-12)。吴慕冰[6]采用剪切波弹性成像技术分析乳腺纤维腺瘤,结果发现 97 例
乳腺纤维腺瘤患者的最大弹性模量值为:E_{max}=29.20(23.50~38.70)kPa,平均弹性模量值为:E_{mean}=15.20
(13.20~25.50)kPa;且弹性模量值与患者年龄、病灶包膜回声、乳头间距离、钙化、硬化性腺病等均有一定的
关系。且乳腺纤维腺瘤的弹性评分与病理类型之间有一定的相关性。广泛黏液样变或透明样变可以使管
内型以及管周型合并管内型的纤维腺瘤硬度减低。SWE 图像特征以 Ⅰ 型为主,即病灶内部及周边均呈均
匀深蓝色[7]。

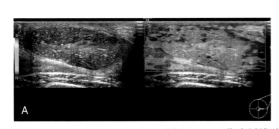
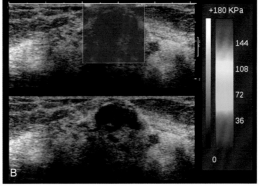

图 9-1-12　乳腺纤维腺瘤超声弹性成像表现

A.超声弹性成像示肿块质地较软;B.剪切波弹性成像示肿块质地软。

4. **乳腺容积超声表现**　与手持超声相比,可通过多切面重建实现包括冠状面在内的三个垂直断面
的扫查。冠状面图像上,纤维腺瘤周边多可见连续高回声环(完整界面回声),无"汇聚征"(图 9-1-9B、图
9-1-13A),肿块较大时可出现滑动征(图 9-1-13B)。且乳腺容积超声测量病灶大小不具有扫查角度的主观
依赖性,有利于病灶的动态随访[8]。

【相关影像学表现】

1. **MRI 表现**　瘤体呈圆形或椭圆形,形态规则,边缘光整,多呈分叶状,单发或多发。在平扫 T1WI 上
腺瘤呈低或等信号,在 T2WI 上信号多不同,肿瘤内因细胞、纤维成分、水分等不同,其 T2WI 信号不同。纤
维化纤维腺瘤呈低信号,黏液样、腺瘤样或混合型纤维腺瘤呈高信号。增强扫描以均匀性强化为主,纤维
化纤维腺瘤很少强化,其他纤维腺瘤多呈延迟强化,但也有不少早期强化,在强化病灶中可有不强化的内
部分隔(图 9-1-14)。TIC 分型中以 Ⅰ 型曲线为主。Ⅰ 型是持续上升型,呈现渐进性且持续强化,良性病灶
多见;Ⅱ 型是上升平台型,早期为明显强化,中后期维持稳定水平,良恶性都可出现;Ⅲ 型是快速流出型,早

期迅速强化而后又迅速下降,大多见于恶性病灶。

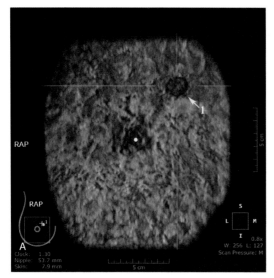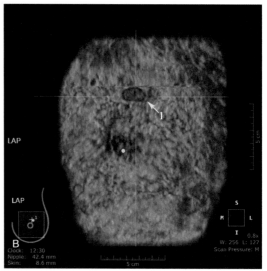

图 9-1-13　乳腺纤维腺瘤全容积超声成像
A. 容积超声冠状面:肿块周边可见连续高回声环(完整界面回声),无"汇聚征";B. 肿块较大时可出现滑动征。

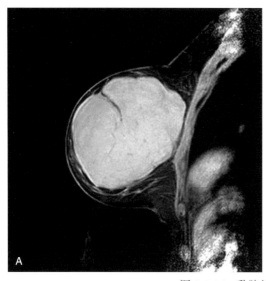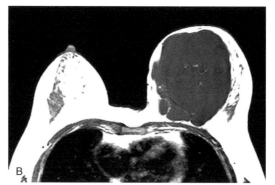

图 9-1-14　乳腺纤维腺瘤 MRI 影像
A. T2WI 肿块内呈高信号;B. T1WI 肿块内呈低信号。

2. 乳腺 X 线典型征象　为圆形、椭圆形的密度略高于周围组织的结节影,形态规则,边缘光整,部分周围可见透亮晕,皮肤无增厚或凹陷;部分肿块内伴钙化时,可见粗大高密度影(图 9-1-15、图 9-1-16)。近年来随着数字化乳腺断层融合 X 线摄影的应用,断层图像增加了病灶与周围组织的对比度,大大提高了乳腺纤维腺瘤的检出率及诊断的准确性,尤其是对致密型乳腺的病变检出[9]。

【鉴别诊断及比较影像分析】

在乳腺纤维腺瘤的诊断以及鉴别诊断中,需注意肿块的形态、边缘、内部回声、有无边缘浸润以及肿块硬度、血供等信息;典型的乳腺纤维腺瘤超声诊断并不困难,肿块不典型时需要与乳腺癌、乳腺囊肿、增生结节及叶状肿瘤等相鉴别。

1. 形态不规则及边缘不清型乳腺纤维腺瘤与乳腺癌相鉴别　前者可呈分叶状,但均为大分叶;后者因肿块向周围浸润,而呈边缘模糊、成角、细分叶或毛刺状。容积超声对肿块边缘可提供多维度的观察。对于边缘模糊的纤维腺瘤及肿块边缘毛刺状不明显的乳腺癌,彩色多普勒具有重要的鉴别价值,纤维腺瘤内血流常不丰富,而乳腺癌内常具丰富血流,且分布不均。此外,弹性成像可观察肿块组织力学特性,超声造影可从微血管分布的角度提供帮助。

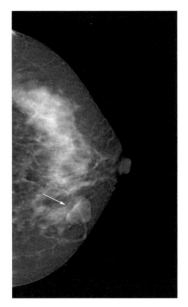 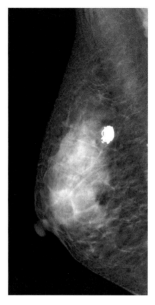

图 9-1-15　箭头指示部位椭圆形的密度略高于周围组织(左乳 CC 位)

图 9-1-16　结节内可见团块状高密度的结节影,边缘光整(右乳 MLO 位)

2. 肿块后方回声衰减型纤维腺瘤与乳腺癌鉴别　需注意瘤体内血供状况、肿块纵横比以及边缘有无毛刺征等,同时也可借助弹性成像评价肿块的硬度。肿瘤内伴钙化时,乳腺纤维腺瘤内的钙化常为粗大钙化,而乳腺癌内的钙化常为针点状钙化,超声对肿块内针点状钙化的检出不如乳腺 X 线,在肿瘤内钙化的鉴别时,可参考乳腺 X 线表现。

3. 血供丰富型的纤维腺瘤与乳腺癌鉴别　应注意肿块的二维特征及彩色多普勒血流频谱特点,同时也需结合病史及临床体征。乳腺 X 线以及 MRI 在纤维腺瘤与乳腺癌的鉴别诊断中均具各自的特征及重要的临床价值,但任何一种检查都有其相对局限性,综合的评价有利于结果的正确判断。

4. 纤维腺瘤与乳腺囊肿通常较易鉴别　但较小的纤维腺瘤与稠液囊肿鉴别困难,需注意肿块内彩色血流信号的有无,有明显彩色血流信号的可排除乳腺囊肿的可能,但无血流信号并不代表就是乳腺囊肿,部分小纤维腺瘤内血流信号也可以不显示,此时 B-flow 成像、弹性成像、超声造影以及其他影像学可提供一定的帮助;即便如此,小部分稠液囊肿依然不能从影像学上得到鉴别,须结合临床及随访。

5. 典型的纤维腺瘤与增生结节容易鉴别　增生结节边缘模糊,无包膜,后方回声无改变,结节内无明显血流信号,临床表现为疼痛与月经周期相关,双乳多发。对不典型的纤维腺瘤而言,肿块的疼痛与月经周期相关具有一定的鉴别诊断价值;但诊断过程中,部分病例即使采用不同的超声影像手段进行观察依然难以鉴别,对于这类病例,临床随访是必要的。

6. 纤维腺瘤与肉芽肿性乳腺炎肿块型相鉴别　纤维腺瘤内出现小无回声时与肉芽肿性乳腺炎肿块型的鉴别点在于,肉芽肿性乳腺炎肿块型内低无回声多发,肿块内血流信号明显增多丰富,微血流成像可显示明显丰富的瘤内及周边微血流信号。

7. 纤维腺瘤合并周围导管扩张与其他囊实性肿块相鉴别　妊娠哺乳期纤维腺瘤周围导管因瘤体压迫,常可合并导管扩张并局限性积乳囊肿形成,与纤维腺瘤共同形成囊实性肿块,瘤体较小而囊肿较大时,超声评价易于将囊肿作为关注重心;瘤体较大且形态不规整、边缘不清晰时,易误认为一体存在的囊实性肿块。超声评价重点在于实性部分与囊性部分的解剖关系,以及实性区域的血供状况(图 9-1-17)。

超声对于乳腺纤维腺瘤与叶状肿瘤的鉴别诊断具有一定的价值,但常难以鉴别(详见本章第二节)。

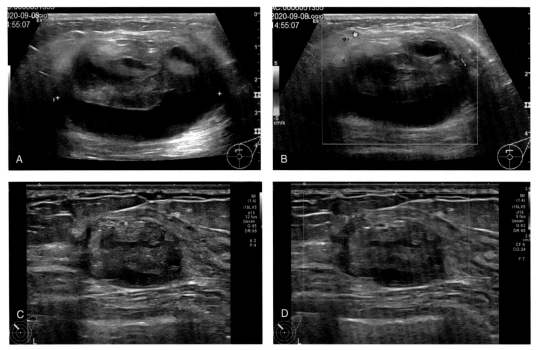

图 9-1-17　囊实性肿块表现的乳腺纤维腺瘤

产后哺乳 7 个月发现左乳肿块,2020 年 9 月超声发现左乳囊实性肿块(A),肿块边缘可见少许彩色血流信号,内部未见明显彩色血流信号(B);穿刺抽液后,2020 年 12 月复查,囊实性肿块体积缩小,肿块内呈等低不均质回声(C),彩色多普勒示肿块内未见明显彩色血流信号,边缘部可见少许血流信号(D)。术后病理:(左乳肿物)乳腺纤维腺瘤,部分间质泡沫样细胞增生及少量多核巨细胞反应,部分导管囊状扩张。

第二节　乳腺叶状肿瘤

【临床概述】

乳腺叶状肿瘤(phyllodes tumors,PT)是由乳腺间质和上皮成分构成的纤维上皮型肿瘤,临床非常少见。占所有乳腺原发肿瘤的 0.3%~1.0%[10],占乳腺纤维上皮型肿瘤的 2.0%~3.0%[11,12]。根据病理组织学特点,可分为良性、交界性或低度恶性及恶性三类[13],60%~70% 为良性。

乳腺叶状肿瘤多见于中年女性,高峰年龄为 50 岁左右[11,14]。与纤维腺瘤相比,发病年龄稍晚一些,极少见男性病例报道。多数患者为单侧乳房单发病灶,少数多发,左、右侧发病率相当。临床表现为无痛性肿块,少数伴局部轻压痛,质地硬韧,部分可有囊性感。边缘光滑,边界清晰或欠清,活动度可,与皮肤及周围组织无粘连。肿块较大时,局部有明显肿块外凸感,局部皮肤受压变薄,皮下浅静脉曲张明显,可发生皮肤溃破并继发感染(图 9-2-1A)。肿瘤增长缓慢,病程较长,多数有一个较长时间无特殊不适的乳房肿块。部分患者有肿块在短期内迅速增长的病史,对诊断此病有提示意义。一般无乳腺癌常见的间接征象,如皮肤凹陷、乳头回缩、乳头溢液和腋窝淋巴结肿大等。

乳腺叶状肿瘤与纤维腺瘤同属纤维上皮型肿瘤,由良性上皮成分和间质肿瘤细胞构成,且以间质成分为主,间质过度增生是其本质,但必须含有上皮结构,否则就只能是中胚叶组织来源的肉瘤,而非叶状肿瘤。病理学检查叶状肿瘤体积一般较大,直径多数在 5cm 以上,个别肿瘤甚至长满整个乳房[12]。常呈分叶状,质韧,界限清楚。部分有较完整的包膜。切面灰白或多色相间。肿瘤较小时类似纤维腺瘤的表现,较大时可呈鱼肉状,类似间质肉瘤的表现[14]。其内常见囊腔,含清亮液体或胶冻样物质。瘤灶内出血、坏死、液化或黏液样变性常见[14-19](图 9-2-1B、图 9-2-1C、图 9-2-1D),有时可见黏液、脂肪、纤维、平滑肌、横纹肌、软骨及骨样结构。镜检可见肿瘤呈双相生长,比较经典的结构类型为间质肿瘤组织与上皮成分不规则无规律增生,间质组织局部增殖呈叶状突入上皮管腔,使之呈狭长而不规则的裂隙样,形成肉眼可见的囊叶状结构,并可见出血及囊变。良性叶状肿瘤表现为间质细胞增多,中有轻到中度的细胞异型性,有局限的肿瘤边界,缺少间质细胞过度生长(图 9-2-2);交界性叶状肿瘤间质细胞增多更为明显,且具有较高程度的异型性,具有边缘浸润,但也缺少间质细胞的过度生长(图 9-2-3)。恶性叶状肿瘤间质细胞异型性更加明显,具有浸润边缘,具有一定区域间质细胞的过度生长(图 9-2-4)。

　　乳腺叶状肿瘤生物学行为难以预测,病理组织学分类与临床过程无相关性,良性、交界性和恶性肿瘤在术后均有复发或转移,主要经血行转移,包括胸壁、肺、肝、中枢神经系统和骨等部位[11]。手术切缘存在肿瘤细胞是乳腺叶状肿瘤复发的主要预后因素,因此,如果乳腺叶状肿瘤术后的切缘呈阳性,进行再次手术切除是必要的。

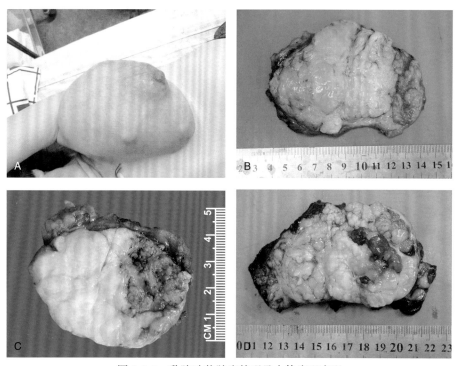

图 9-2-1　乳腺叶状肿瘤外观及大体病理表现

A. 外观:肿瘤长满整个乳房,左侧乳腺明显肿大,局部有明显外凸感,皮下浅静脉增粗。B. 良性叶状肿瘤大体病理:肿瘤边界清楚,切面呈灰白色,局灶呈旋涡状,质中,未见明确出血、坏死。C. 交界性叶状肿瘤大体病理:肿瘤边界清楚,大部分区域具有类似于良性叶状肿瘤的灰白质中区域。箭头所示为局灶囊性变区域,瘤组织呈具有半透明感的颗粒状、结节状,伴有出血。D. 恶性叶状肿瘤大体病理:肿瘤体积较大(11.5cm×6.3cm),局部边界欠清。切面呈分叶状、菜花状。肿瘤质地分布不均匀:部分区域呈鱼肉状;部分区域黏液变明显,呈半透明外观,伴明显的囊腔和裂隙状结构,可见出血、坏死。

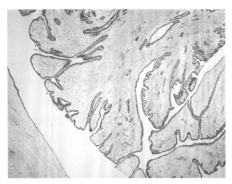

图 9-2-2 良性叶状肿瘤组织病理

肿瘤位于囊腔内,呈分叶状结构,表面被覆
上皮细胞,间质细胞增生活跃(HE×40)。

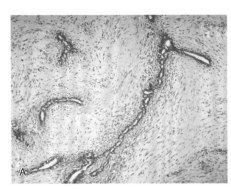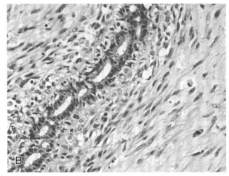

图 9-2-3 交界性叶状肿瘤组织病理

A. 与良性叶状肿瘤比较,间质细胞密度中度增加,以裂隙和导管周围更明显(HE×100);
B. 高倍镜下显示间质细胞核呈中度异型性,可见核分裂(HE×400)。

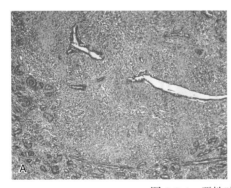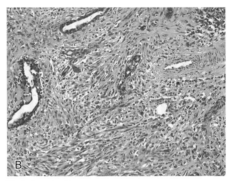

图 9-2-4 恶性叶状肿瘤组织病理

A. 间质高度富于细胞,核呈显著异型性(HE×100);B. 高倍镜下显示间质细胞核呈中度异
型性,可见核分裂(HE×400)。

【超声表现】

1. 二维超声表现 ①分叶状或卵圆形实性肿块,形态规则,边缘较光滑,完整,甚至带包膜(图 9-2-5A、图 9-2-6A、图 9-2-7A、图 9-2-7B)。肿块少数体积较小,可以是小到 1cm 的结节,大多数体积较大,平均直径 4~5cm(图 9-2-8)。②肿块内呈低或中等偏低回声,均匀或不均匀(图 9-2-6A、图 9-2-9),一部分肿块内可见裂隙状无回声,当肿块内部出现囊变时提示叶状肿瘤,尤其是乳腺恶性叶状肿瘤,可能与肿瘤内部片状坏死、黏液变、出血等有关(图 9-2-10、图 9-2-11A);少数病例肿块内可见强回声或较强回声结节,肿块内极少见微钙化(图 9-2-12A)。③肿块后方回声增强,侧方回声衰减或消失(图 9-2-7A)。④探头压迫时,肿块可发生形变,有时可有弹性感或囊性感,活动性好。⑤患侧腋淋巴结反应性增生。

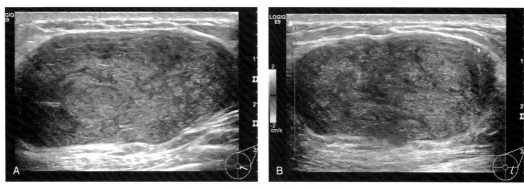

图 9-2-5　乳腺良性叶状肿瘤声像图

A. 乳腺内实性肿块，形态规则，呈椭圆形，平行生长，边缘光整，内呈不均匀低回声，可见裂隙状无回声，
肿块后方回声增强；B. 肿块内可见少许点状血流信号。病理：良性叶状肿瘤。

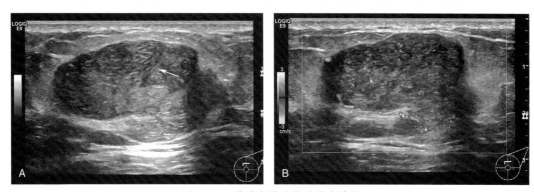

图 9-2-6　乳腺良性叶状肿瘤声像图

A. 乳腺内实性肿块，形态规则，呈大分叶状，平行生长，边缘光整，肿块内呈不均匀低回声，可见裂隙状无
回声区（箭头指示部），肿块后方回声增强；B. CDFI 示肿块内可见稍丰富彩流信号。病理：良性叶状肿瘤。

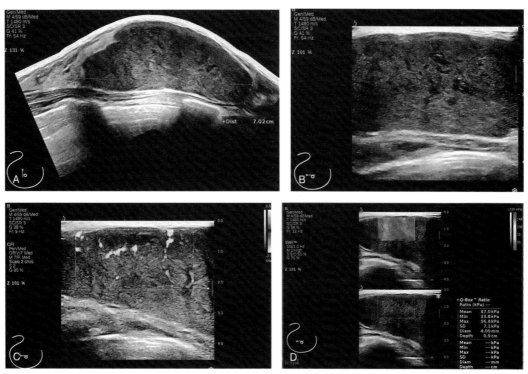

图 9-2-7　乳腺良性叶状肿瘤声像图（巨大肿块）

A. 乳腺内实性肿块，形态规则，呈大分叶状，平行生长，边缘光整，肿块内呈不均匀低回声，可见裂隙状无
回声区，肿块后方回声增强；B. 肿块内可见裂隙状无回声区；C. 肿块内可见丰富血流信号；D. 剪切波弹
性成像示肿块内硬度较均匀，最大弹性模量值为：$E_{max}=47.0\text{kPa}$。

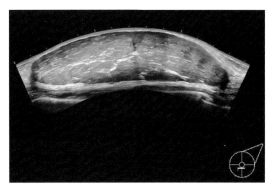

图 9-2-8 乳腺内巨大肿块，长径达 12cm。病理：良性叶状肿瘤

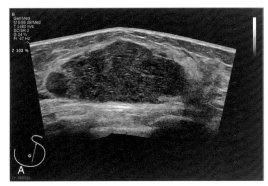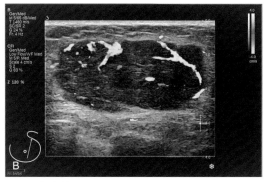

图 9-2-9 交界性叶状肿瘤声像图

A.肿块形态规则，呈大分叶状，平行生长，边缘光整，内回声不均匀，可见裂隙状无回声，后方回声增强；

B.CDFI 示肿块内见丰富彩流信号。病理：交界性叶状肿瘤。

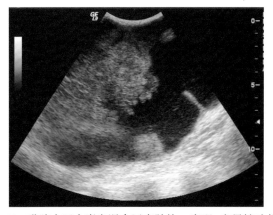

图 9-2-10 乳腺内巨大囊实混合回声肿块。病理：交界性叶状肿瘤

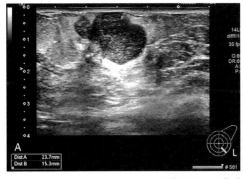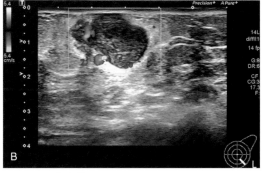

图 9-2-11 乳腺恶性叶状肿瘤声像图

A.肿块形态不规则，局部呈分叶状，边缘不光整，内回声不均匀，可见小无回声区，后方回声增强，肿块周边组织回声增高，浅面与皮肤层紧邻；B.肿块内可见丰富血流信号。病理：恶性叶状肿瘤。

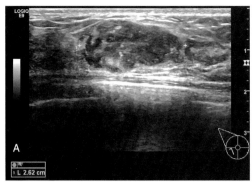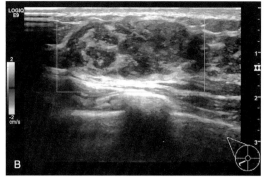

图 9-2-12 乳腺交界性叶状肿瘤瘤内伴钙化

A.肿块形态规则,平行生长,边缘尚光整,内回声不均匀,呈等回声与低回声混杂,并可见斑点状及斑片状高回声,后方回声增强;B.肿块内可见少许点状血流信号。病理:乳腺交界性叶状肿瘤,瘤内伴钙化。

实性瘤体内探及无回声的细小囊变区有一定特异性,可提示诊断特异性或敏感性较高的指标有[21]:①肿块局部及周围皮肤变薄;②肿块内小囊性无回声区;③肿块内静脉曲张。

2. **彩色多普勒表现** 肿块体积较小时,瘤内可无明显血流信号显示(图 9-2-5B);随着肿瘤体积增大,肿块内可见明显丰富血流信号和皮下浅静脉扩张[20],且瘤体越大,血流信号越丰富[22](图 9-2-6B、图 9-2-10B、图 9-2-12B、图 9-2-13B)。

3. **弹性成像表现** 超声弹性成像应变率(3.19±2.33)明显高于纤维腺瘤(1.69±0.88),超声弹性成像应变比与病理组的相关系数显著[23]。SWE 检查时叶状肿瘤的 E_{mean} 和 E_{max} 明显高于纤维腺瘤(E_{mean}:15.7~66.7kPa;E_{max}:21.0~76.7kPa)[23]。

4. **乳腺全容积超声表现** 乳腺容积超声能够提供没有声衰减的冠状切面,可以更好观察病灶边缘。良性叶状肿瘤冠状面边缘多为连续高回声,而恶性肿瘤边缘呈不连续高回声环,周边可呈毛刺状和星芒状。但良性、交界性及恶性叶状肿瘤冠状面边缘都可表现为光整边缘。

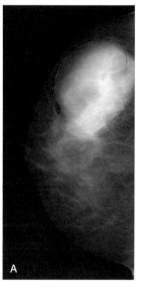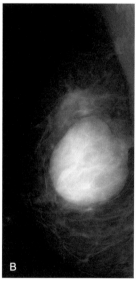

图 9-2-13 右乳外上见一稍高密度肿块影,大小约 3.8cm×4.1cm,分叶状,边缘尚光整,其中密度均匀,未见钙化。病理:右乳良性叶状肿瘤

A.右乳 CC 位;B.右乳 MLO 位。

【相关影像学表现】

1. **乳腺 X 线表现** 目前认为乳腺叶状肿瘤的 X 线表现缺乏明显的特异性。但乳腺内椭圆形、分叶状较大肿块,甚至占据整个乳腺,周边有"透亮晕征"是较具特征性的乳腺叶状肿瘤的 X 线表现。通过分析肿块的大小、形态、边缘及密度,对确诊有一定帮助。乳腺叶状肿瘤大多数为椭圆形肿块,可有浅分叶或明显分叶,生长较快,由于病变周围的阻力不同,乳腺叶状肿瘤可呈多结节状生长。影像学表现与肉眼观察乳腺叶状肿瘤为一个包裹的多个卵圆形结节肿块,缺乏一个真正的包膜相符。肿瘤周围的脂肪组织被挤压后可形成约 1mm 宽的透亮环,称为"透亮晕征",围绕肿块的大部或全部[12,21]。较大肿块也可推挤周围乳腺腺体及小梁,造成后者的局限性移位,但单纯依靠此种征象在 X 线上与纤维腺瘤无法区别。乳腺叶状肿瘤基本上无皮肤增厚及乳头受累表现,这也是该类肿瘤的特征之一(图 9-2-13、图 9-2-14、图 9-2-15)。

2. **MRI** 乳腺叶状肿瘤在 MRI 上主要表现为分叶状或卵圆形肿块,瘤体较大,边缘较光整,分叶状外形被认为是该肿瘤较具特征性的表现,肿瘤巨大时,可占据整个乳腺,但皮下脂肪层及皮肤层仍较完整。因常伴出血及囊变,内部信号不均匀。T1WI 平扫、T2WI 平扫信号多不均匀,T1WI 以低信号为主,T2WI 以较高信号为主,增强后明显强化伴不强化的囊变区,叶状肿瘤强化是否均匀与肿瘤的良、恶性无显著相关性。动态增强后病变时间 - 信号强度曲线(TIC)多为渐增及平台型[11,25]。如果肿瘤表现为流出型曲线时,应考虑恶性叶状肿瘤。DWI 可很好地鉴别乳腺良恶性病变,ADC 值可作为鉴别良恶性病变的一项定量指标,但 ADC 值因 b 值不同而不同,目前还未有公认的诊断截断值。也有研究发现叶状肿瘤的 MRI 影像表现具有特征性,但无特异性,最终诊断仍依赖于病理组织检查[26](图 9-2-16)。

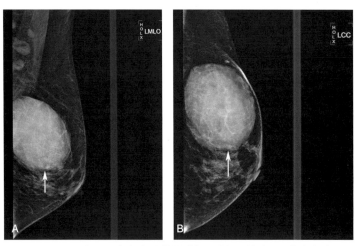

图 9-2-14　左乳见一高密度肿块影(指示处),边缘光整,其中密度欠
均匀。病理:交界性叶状肿瘤
A. 左乳 MLO 位;B. 左乳 CC 位。

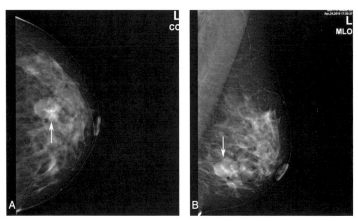

图 9-2-15　左乳外下一稍高密度肿块影(指示部),肿块边缘部分模糊,
内见数个沙粒样钙化。病理:左乳恶性叶状肿瘤
A. 左乳 CC 位;B. 左乳 MLO 位。

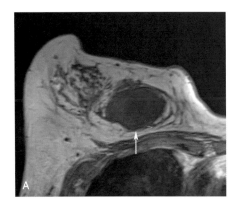
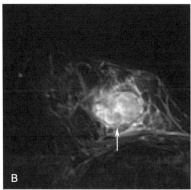
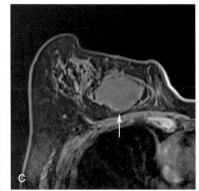

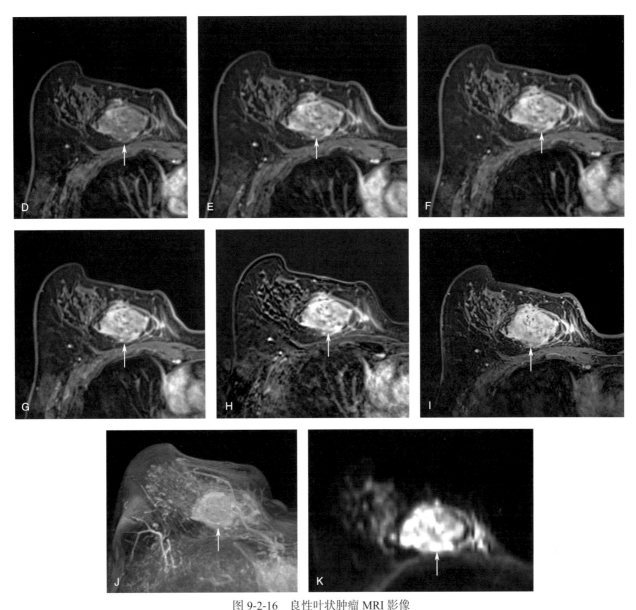

图 9-2-16 良性叶状肿瘤 MRI 影像

A. T1WI 呈低信号；B. 抑脂 T2 高信号；C~H. 强化前（C）、动态增强强化 1~5 期（D~H）、延迟期（I）横轴位右乳内上明显强化肿块（指示处），形态规则，边缘规整；J. MIP 图；K. DWI 为高信号。病理：良性叶状肿瘤。

【鉴别诊断及比较影像分析】

乳腺叶状肿瘤瘤体较小时多表现为边缘光整的低回声结节，声像学特征不明显，影像学上与纤维腺瘤难以鉴别。肿瘤较大时影像学表现则具有一定特征性，一般为分叶状，边缘光整。X 线上呈较高密度，超声可探及实性瘤体内的囊性无回声区，MRI 能够清晰显示叶状肿瘤的分叶状形态特点，平扫 T1WI 呈较低信号，T2WI 呈较高信号。肿瘤内囊性改变区则表现为典型长 T1、长 T2 信号，肿瘤于动态增强早中期时相呈快速渐增性强化，中后期时间 - 信号强度曲线以平台型为主，也可为渐增型或流出型。叶状肿瘤通常缺乏边缘浸润、毛刺、邻近皮肤增厚及乳头回缩、周围结构扭曲等类似乳腺癌的恶性征象，一般无腋淋巴结肿大，据此可在术前做出诊断或提示临床考虑此病。

1. 乳腺叶状肿瘤与纤维腺瘤相鉴别 ①纤维腺瘤患者相对较年轻，肿瘤体积一般较小，直径多在 1~3cm，很少超过 5cm，生长较缓慢。②纤维腺瘤瘤体大小及伴发的触痛可随激素水平变化而发生周期性变化。③纤维腺瘤肿瘤影像学上回声 / 密度 / 信号比较均匀，部分可有粗大钙化。④超声检查可探及光滑清晰的包膜回声，肿块内通常无明显血流信号。⑤纤维腺瘤 MRI 平扫多数呈较低 T1WI、较高或中等

T2WI 信号,特征性表现为内部分隔在 T2WI 上呈低或中等信号,增强后内部分隔强化程度相对较低,动态增强纤维腺瘤的强化方式多数为缓慢渐增型。良性及交界性叶状肿瘤瘤内出血时,T1WI 病灶内见片状高信号影;T2WI 上叶状肿瘤多呈高信号,纤维腺瘤多呈低或等低信号;动态增强叶状肿瘤多呈明显不均匀强化,可见无强化分隔及囊变;纤维腺瘤多表现为均匀强化。时间 - 信号强度曲线(time-signal intensity curve,TIC)分型,叶状肿瘤以 Ⅱ 型多见,纤维腺瘤以 Ⅰ 型多见;DWI 信号表现,叶状肿瘤全部表现为高信号,纤维腺瘤可表现为等低或低信号[27]。

但纤维腺瘤与叶状肿瘤的这些特点存在明显重叠,基于这些原因,超声显示肿块直径较大或明显分叶生长时应手术切除,以排除叶状肿瘤。

2. 乳腺叶状肿瘤与髓样癌及黏液腺癌等一些特殊类型乳腺癌　鉴别有时较难。髓样癌临床触之较软,边界清楚,因伴有大量淋巴细胞浸润肿瘤及周围组织,在影像学上常表现为边缘浸润或小分叶的恶性征象。黏液腺癌因其自身病理学特点,在影像学表现上有一定特殊性。X 线上可近似良性肿瘤表现,边缘较光滑,密度多比较淡;但当有出血或呈浸润性生长时,密度增高,并伴有恶性征象。MRI 平扫 T2WI 病变呈明显高信号;动态增强表现与一般乳腺癌相似。

3. 乳腺叶状肿瘤与其他间质肉瘤　亦有相似表现,如边缘较光滑、锐利、略高密度、明显强化等,但其他肉瘤的分叶状形态及血供增加不如叶状肿瘤显著。如结节或肿块型乳腺淋巴瘤在乳腺 X 线上可表现为良性或不典型乳腺癌征象,与叶状肿瘤不易鉴别,但淋巴瘤常伴有腋下淋巴结肿大而分叶状的形态学表现不如叶状肿瘤常见。

第三节　乳腺错构瘤

【临床概述】

乳腺错构瘤(breast hamartoma)是一种良性肿瘤样畸形,发生于 20~80 岁的女性,病因至今尚不明确,最早由 Arrigori 等[28]于 1971 年提出,约占乳腺良性肿块的 1.2%,多以无痛性肿块为唯一的临床表现,少数伴胀痛感,一般孤立单发,肿块生长缓慢,边界尚清,质地柔韧,活动良好,多位于乳晕后或乳房边缘区,尤以外上象限多见[29]。

乳腺错构瘤多发于哺乳后期和绝经早期妇女。不少学者根据本病多发于哺乳后期和绝经早期,推断可能与内分泌因素有关。有作者认为乳腺错构瘤是乳腺的正常组织生长排列紊乱的结果,即由残留乳腺管胚芽及纤维脂肪异常发育而构成错构样畸形生长,形成混合着不同数量纤维、脂肪、乳腺导管和乳腺小叶,有完整包膜的肿物[30,31](图 9-3-1)。偶尔可见平滑肌(肌样错构瘤)[32]。虽然形态上具有肿瘤外貌,但无连续性生长的特征,生长到一定程度即停止生长或明显减慢速度。哺乳期时,瘤体内乳腺小叶单位可分泌乳汁,导致瘤内乳汁淤积。

错构瘤依据组织成分所占比例的不同分为 3 型[33]。①腺型错构瘤:乳腺小叶为该瘤的主要成分,大量良性增生的乳腺小叶间散布着少量纤维和脂肪组织;②纤维型错构瘤:以增生的乳腺纤维组织为主要成分,大量囊样分布的纤维组织中散在少量脂肪及腺体组织;③脂肪型错构瘤:脂肪组织为该瘤的主要成分,有少量纤维组织及腺体组织。脂肪含量与患者年龄无关[34]。哺乳期时,上述三种类型均可发生瘤内乳汁淤积。

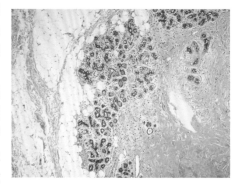

图 9-3-1　乳腺错构瘤组织病理
肿瘤由乳腺小叶、纤维间质和脂肪组织混合构成(HE × 100)。

【超声表现】

1. 二维超声表现　乳腺错构瘤大多数为椭圆形,边缘光整,周围可见晕圈及包膜,探头加压肿瘤可被轻度压缩;内部回声多种,可为高回声、低回声或混杂回声,后方可有轻度回声增强,无声影,部分可见侧边声影。

　　根据其不同的超声表现,可将其分为4型[35]。①Ⅰ型:团块内部以不均匀低回声为主,伴有条线状或小片状不均质高回声(图9-3-2~图9-3-4);②Ⅱ型:团块内部分呈低回声,部分呈高回声,团块内高回声似呈水中半岛或浮岛状(图9-3-5);③Ⅲ型:团块内呈豹纹状不均质回声,与周围正常乳腺腺体回声相类似(图9-3-6、图9-3-7);④Ⅳ型:团块边缘光整,内伴大量低无回声区,壁厚薄不均匀,团块边缘部呈等回声或稍高回声,本型常发生于哺乳期(图9-3-8)。

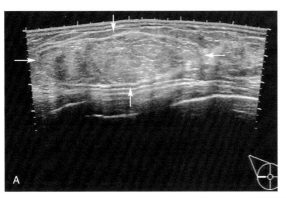
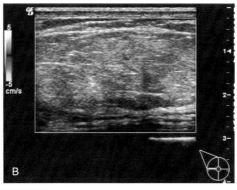

图 9-3-2　Ⅰ型乳腺错构瘤

团块形态规则,边缘光整,内部呈不均匀低回声为主,伴多发细线状高回声。病理:乳腺错构瘤。

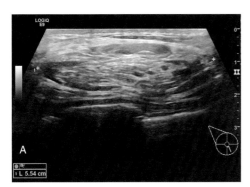
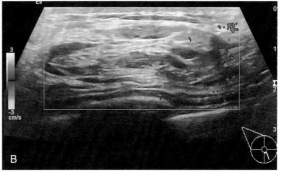

图 9-3-3　Ⅰ型乳腺错构瘤

A. 团块形态规则,边缘光整,内部以不均匀低回声为主,伴多发条线状高回声;B. CDFI:肿块内未见明显血流信号。病理:乳腺错构瘤。

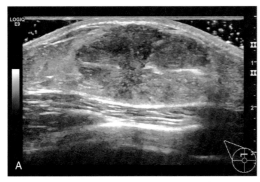
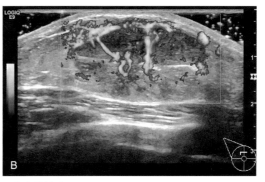

图 9-3-4　Ⅰ型乳腺错构瘤

A. 团块内部以不均匀低回声为主,伴有条线状稍高回声向肿块中央汇聚,形成车辐状;B. CDE:肿块内及周边见丰富血流信号,血管走行呈车辐状。病理:乳腺错构瘤。

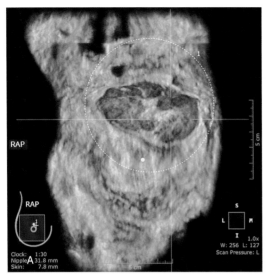
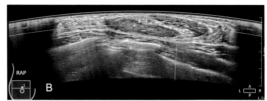

图 9-3-5　Ⅱ型乳腺错构瘤

图 A 冠状面及图 B 横断面示：团块内部分呈低回声，部分呈高回声，团块内高回声似呈水中半岛或
浮岛状。病理：乳腺错构瘤。

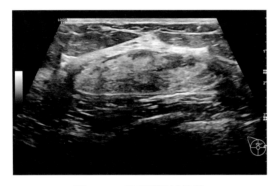
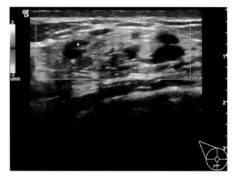

图 9-3-6　Ⅲ型乳腺错构瘤

团块内呈豹纹状不均质回声，与周围正常乳腺腺体
回声相类似。病理：乳腺错构瘤。

图 9-3-7　Ⅲ型乳腺错构瘤 CDFI

CDFI：团块内见少量血流信号。
病理：乳腺错构瘤。

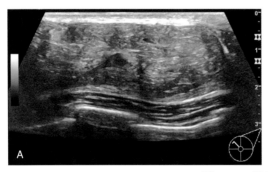
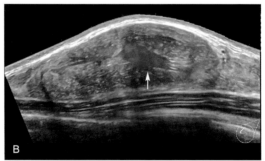

图 9-3-8　Ⅳ型乳腺错构瘤

A. 团块边缘光整，内伴大量低无回声区，壁厚薄不均匀，团块边缘部呈等回声或稍高回声；B. 团块内可
见少量血流信号。病理：哺乳期乳腺错构瘤。

2. 彩色多普勒表现　显示瘤体内部血流多不丰富[35]（图 9-3-3B、图 9-3-7），但血供的丰富程度跟瘤体
内的成分以及所处的生理状态有关，少部分病例病变内可见少许血流信号或丰富血流信号（见图 9-3-4B、
图 9-3-8C）。

3. 超声弹性成像表现　乳腺错构瘤内高回声区的最大、平均弹性模量均高于低回声区,最小弹性模量低于低回声区,但差异无统计学意义;与周围腺体组织比较,最大、平均、最小弹性模量差异无统计学意义[36]。

4. 容积超声表现　乳腺错构瘤冠状面可显示较常规超声更为清晰的肿物边缘,以及瘤体内部结构分布(见图9-3-5)。

【相关影像学表现】

1. 乳腺 X 线表现　乳腺错构瘤多数肿块在乳腺 X 线上表现为境界清楚,边缘光滑,周围有包膜,其 X 线表现因病理组织构成不同,分为混合型、致密型和脂肪型三种类型[37]。

(1)混合型:表现为高低不等的混杂密度肿块,部分伴钙化,瘤体被光滑锐利线样假包膜包裹,瘤内以低密度的脂肪组织表现为主,混以不规则纤维组织及腺体组织致密影,边缘模糊呈"浮冰"样改变,有时可见致密分隔,在以高密度影表现为主的肿块内混有低密度影,有时可见低密度分隔(图9-3-9)。

(2)致密型:因为纤维组织密度高于腺体组织,肿块内大部分呈均匀致密,小部分在边缘部混杂低密度脂肪影。在低密度部位可见光滑线样假包膜,在包膜下见透亮带,周围乳腺组织,乳腺小梁移位,此型易误诊为良性肿瘤(图9-3-10)。

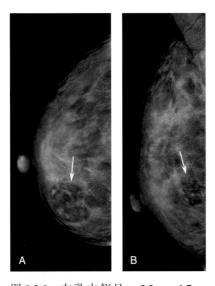
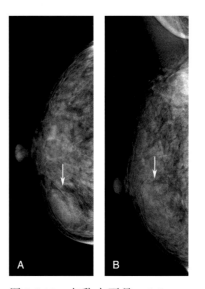

图 9-3-9　右乳内侧见一 2.2cm×1.7cm 混合密度块影(箭头指示处),轻度分叶,其中可见脂肪及腺体密度影,以脂肪密度为主。病理:右乳错构瘤
A. 右乳 CC 位;B. 右乳 MLO 位。

图 9-3-10　右乳内下见一 3.5cm× 1.7cm 混合密度块影(箭头指示处),边缘清晰光滑,其中可见脂肪及腺体密度影,以腺体密度为主。触诊:质软,活动。病理:右乳错构瘤
A. 右乳 CC 位;B. 右乳 MLO 位。

(3)脂肪型:表现为低密度透明区内有少量小斑点状或絮状影,如在脂肪型乳腺的背景下其高密度影不明显时,表现为完整的致密线样影形成的囊性肿块,易误诊为脂肪瘤,积乳囊肿等(图9-3-11)。

2. MRI　乳腺错构瘤在 MRI 的表现依据肿瘤内成分含量不同,在 T1WI 和 T2WI 表现为不同信号强度,如以脂肪组织为主,则 T2WI 呈高信号表现,其中可见低或中等信号区;如以腺体和纤维组织为主,则 T2WI 信号强度低,并在其中可见高信号区,呈高信号表现的脂肪组织影在脂肪抑制序列上呈低信号(图9-3-12)。

【鉴别诊断及比较影像分析】

乳腺错构瘤需与腺体内脂肪瘤、纤维腺瘤、乳腺癌及积乳囊肿相鉴别。

1. 与腺体内脂肪瘤鉴别　腺体内脂肪瘤回声强度与周围腺体回声相似,呈中等强度回声,断面肿块内部呈编织状纹理样,边界较清楚,无明显包膜回声。

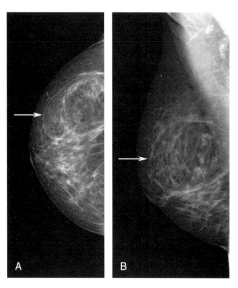

图 9-3-11　右乳外侧见一 3.6cm×4.1cm 混合密度块影(箭头指示处,未能完全包括在片内),边缘清晰光滑,其中可见脂肪及腺体密度影,以脂肪密度为主。触诊:质软,活动。病理:右乳错构瘤
A. 右乳 CC 位;B. 右乳 MLO 位。

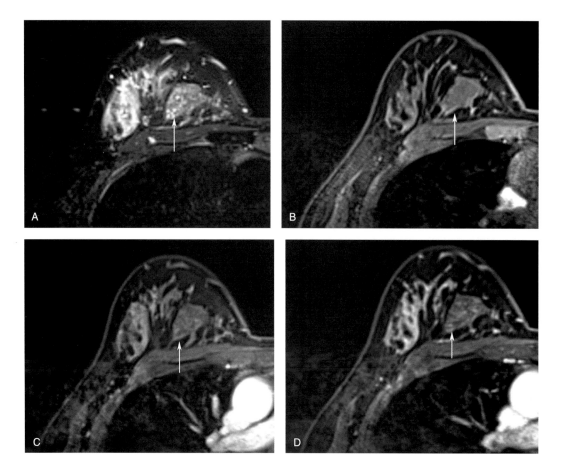

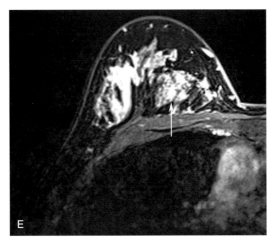

图 9-3-12 乳腺错构瘤 MRI 影像

A.T2WI 右乳肿块（指示处）呈稍高信号；B~D. 增强扫查肿块
（指示处）呈轻度强化；E. 延迟相肿块（指示处）内稍增强。

2. 与纤维腺瘤鉴别 当纤维腺瘤周围脂肪向病灶内突起，或脂肪组织异型，常需与纤维腺瘤相鉴别。纤维腺瘤以年轻女性多见，密度略低于周围腺体组织，内部呈低回声，肿瘤后方回声增强，可见侧方声影。

3. 与乳腺癌鉴别 当错构瘤与周围组织粘连时，可使皮肤出现橘皮样改变，外表酷似恶性肿瘤，故需与乳腺癌相鉴别。两者内部虽都不甚均匀，但乳腺癌瘤体形态不规则，无包膜，边缘呈锯齿状或蟹足状，后壁回声减低或消失，后方回声衰减，钙化灶呈沙砾样，内部血供丰富；而错构瘤钙化灶呈粗颗粒或块状，内部血流稀少。

4. 与积乳囊肿相鉴别 乳腺错构瘤组织学上类似正常乳腺组织或非特异性良性病变的乳腺组织，哺乳期瘤体内可类似其他乳腺腺体组织分泌乳汁，而产生的乳汁不能通过导管排出，可形成瘤体内积乳，类似于积乳囊肿的形成。鉴别在于病史，以及瘤体边缘部的改变，乳腺错构瘤常具有光整边缘，形成的积乳区域仅占瘤体的一部分；因积乳而形成不均匀厚壁区 CDFI 常无明显血流显示。

（张建兴 薛雯 陈铃）

参考文献

［1］ 丁华野，张祥盛，步宏，等. 乳腺病理诊断和鉴别诊断. 北京：人民卫生出版社，2014.

［2］ HAAGENSEN CD, ROSATO FE. Diseases of the Breast [J]. Annals of Surgery, 1972, 176 (5): 690.

［3］ PICK PW, IOSSIFIDES IA. Occurrence of breast carcinoma within a fibroadenoma: a review. Arch Pathal Lab Med, 1984, 108: 590-594.

［4］ 林僖，李安华，王悦，等. 超声弹性成像对乳腺实性肿瘤的初步研究. 中国超声医学杂志，2006, 22 (003): 185-187.

［5］ FLEURY EF, RINALDI JF, PIATO S, et al. Appearence of breast masses on sonoelastography with special focus on the diagnosis of fibroadenomas. Eur Radiol, 2009, 19 (6): 1337-1346.

［6］ 吴慕冰. 剪切波弹性成像技术评价乳腺纤维腺瘤的影响因素分析. 中国现代药物应用，2018, 12 (20): 46-47.

［7］ 李婷婷，康春松，李慧展，等. 剪切波弹性成像图像分型在乳腺肿瘤诊断中的价值. 中华肿瘤杂志，2019, 41 (7): 540-545.

［8］ SHIN HJ, KIM HH, CHA JH, et al. Automated ultrasound of the breast for diagnosis: interobserver agreement on lesion detection and characterization. AJR Am J Roentgenol, 2011, 197 (3): 747-754.

［9］ 汤伟，杨孟，高毅，等. 数字乳腺断层融合 X 线摄影术评估乳腺癌肿块大小的效能对比研究. 中国癌症杂志，2018, 28 (11): 813-818.

［10］ GUERRERO MA, BALLARD BR, GRAU AM. Malignant phyllodes tumor of the breast: review of the literature and case report of stromal overgrowth. Surg Oncol, 2003, 12 (1): 27-37.

［11］ KINOSHITA T, FUKUTOMI T, KUBOCHI K. Magnetic resonance imaging of benign phyllodes tumors of the breast. Breast J, 2004, 10 (3): 232-236.

［12］ LIBERMAN L, BONACCIO E, HAMELE-BENA D, et al. Benign and malignant phyllodes tumors: mammographic and sonographic findings. Radiology, 1996, 198 (1): 121-124.

［13］ TAVASSOLI FA, DEVILEE P. World Health Organization Classification of tumours: Pathology and genetics tumors of the breast and female genital organs. Histopathology, 2010, 46 (2): 229-229.

［14］ ESPOSITO NN, MOHAN D, BRUFSKY A, et al. Phyllodes tumor: a clinicopathologic and immunohistochemical study of 30 cases. Arch Pathol Lab Med, 2006, 130 (10): 1516-1521.

［15］ YABUUCHI H, SOEDA H, MATSUO Y, et al. Phyllodes tumor of the breast: correlation between MR findings and histologic grade. Radiology, 2006, 241 (3): 702-709.

［16］ YILMAZ E, SAL S, LEBE B, et al. Differentiation of phyllodes tumors versus fibroadenornas: mammographic and sonographic features. Aeta Radiol, 2002, 43: 34-39.

［17］ GEISLER DP, BOYLE MJ, MALNAR KF, et al. Phyllodes tumors of the breast: a review of 32 cases. Am Surg, 2000, 66 (4): 360-366.

［18］ WURDINGER S, HERZOG AB, FISCHER DR, et al. Differentiation of phyllodes breast tumors from fibroadenomas on MRI. AJR Am J Roentgenol, 2005, 185 (5): 1317-1321.

［19］ MANGI AA, SMITH BL, GADD MA, et al. Surgical management of phyllodes tumors. Arch Surg, 1999, 134 (5): 487-492.

［20］ 白媛媛, 丁转兰. 超声在乳腺叶状肿瘤和纤维腺瘤鉴别诊断中的价值. 影像研究与医学应用, 2018, 2 (17): 163-165.

［21］ 严松莉, 唐旭平, 曹亚丽. 超声在乳腺叶状瘤和纤维腺瘤鉴别诊断中的价值. 中华超声影像学杂志, 2006, 15 (3): 202-202.

［22］ 刘丽, 徐辉雄, 谢晓燕. 乳腺叶状肿瘤的超声诊断. 影像诊断与介入放射学, 2010, 19 (2): 51-52.

［23］ LI LJ, ZENG H, OU B, et al. Ultrasonic elastography features of phyllodes tumors of the breast: a clinical research. PLoS One, 2014, 9 (1): e85257.

［24］ KIM GR, CHOI JS, HAN BK, et al. Combination of shear-wave elastography and color Doppler: Feasible method to avoid unnecessary breast excision of fibroepithelial lesions diagnosed by core needle biopsy. PLoS One, 2017, 12 (5): e0175380.

［25］ FARRIA DM, GORCZYCA DP, BARSKY SH, et al. Benign phyllodes tumor of the breast: MR imaging features. AJR Am J Roentgenol, 1996, 167 (1): 187-189.

［26］ LI LJ, ZENG H, OU B, et al. Ultrasonic elastography features of phyllodes tumors of the breast: a clinical research. PLoS One, 2014, 9 (1): e85257.

［27］ 彭腾飞, 黄波, 罗娅红, 等. 乳腺良性及交界性叶状肿瘤与纤维腺瘤磁共振的差异性表现. 磁共振成像, 2018, 9 (11): 813-818.

［28］ ARRIGONI MG, DOCKERTY MB, JUDD ES. The identification and treatment of mammary hamartoma. Surg Gynecol Obstet, 1971, 133 (4): 5775-82.

［29］ 崔志英, 张桦. 乳腺错构瘤超声表现. 中国实用医药, 2015, 10 (18): 145-146.

［30］ 许良中. 乳腺病理学. 上海: 上海医科大学出版社, 1999.

［31］ BERNÁ JD, NIEVES FJ, ROMERO T, et al. A multimodality approach to the diagnosis of breast hamartomas with atypical mammographic appearance. Breast J, 2001, 7 (1): 2-7.

［32］ 宋希林, 乳腺错构瘤 (附 9 例报告). 实用肿瘤学, 1996, 010 (002): 35-37.

［33］ CHARPIN C, MATHOULIN MP, ANDRAC L, et al. Reappraisal of breast hamartomas. A morphological study of 41 cases. Pathol Res Pract, 1994, 190 (4): 362-371.

［34］ SEVIM Y, KOCAAY AF, EKER T, et al. Breast hamartoma: a clinicopathologic analysis of 27 cases and a literature review. Clinics (Sao Paulo), 2014, 69 (8): 515-523.

［35］ 张建兴, 沈嫱, 司徒红林, 等. 38 例乳腺错构瘤的彩色多普勒超声图像分析. 中国介入影像与治疗学, 2009, 6 (3): 218-221.

［36］ 张孟珂, 王知力, 何艳, 等. 乳腺错构瘤的剪切波弹性成像及超声造影特征. 中国医学影像学杂志, 2019, 27 (2): 81-85.

［37］ WANG ZL, SUN L, LI Y, et al. Relationship between elasticity and collagen fiber content in breast disease: a preliminary report. Ultrasonics, 2015, 57: 44-49.

第十章

乳腺囊肿样病变及上皮 - 肌上皮性肿瘤

2012 版 WHO 乳腺肿瘤分类并未将乳腺囊肿样病变进行分类叙述,本章中的乳腺囊肿样病变主要指的是乳腺内各种原因引起的乳腺内管道结构异常,所导致的局灶囊性改变,包括导管不畅引起的乳腺单纯性及积乳囊肿、淋巴管不畅引起的淋巴管瘤等。

上皮 - 肌上皮性肿瘤由双相增生的腺上皮细胞和肌上皮细胞组成,是由于腺上皮细胞和肌上皮细胞的异常增生,这类肿瘤形成了多种生长方式。乳头状结构非常容易见到,因此,这类肿瘤易与导管内乳头状瘤混淆。1991 年,Tavassoli[1] 描述了乳腺肌上皮瘤(AME)的 3 种组织学类型:第 1 种类型为腺病型,其特征是增生的肌上皮细胞形成特殊的小管状结构,低倍镜下貌似管状腺瘤,高倍镜下肌上皮细胞显著增生,层次增多;第 2 种类型为梭形细胞型,主要为梭形的肌上皮细胞实性增生,中间夹杂着少量腺上皮细胞构成的不规则间隙样结构;第 3 种类型为小叶型,实性巢状增生的肌上皮细胞围绕扁平的腺管形成小叶状结构,不同的小叶之间可见多少不等的纤维间隔。WHO(2012)将乳腺上皮 - 肌上皮性肿瘤分为多形性腺瘤、腺肌上皮瘤(AME)、伴有癌的腺肌上皮瘤(MAME)和腺样囊性癌。乳腺 AME 及 MAME 主要见于中老年人,发病年龄 22~92 岁,平均年龄 59 岁[2]。

第一节 乳 腺 囊 肿

【临床概述】

由于乳腺导管上皮增生、乳腺结构不良、炎症、肿瘤的压迫等原因,造成乳腺腺叶、小叶导管上皮脱落或其他物质阻塞导管以后,致使分泌物排出不畅而淤滞在导管内,最终导管扩张形成囊肿。囊肿可继发感染导致急性乳腺炎或乳腺脓肿;如果不继发感染亦可长期存在,随时间的推移囊内水分逐渐吸收,囊内容物变稠,而使囊肿变硬。

囊肿壁由薄层纤维组织构成,内面衬以很薄的上皮细胞层,有些地方甚至脱落,囊内为淡红色无定型结构物质及吞噬乳汁的泡沫样细胞,囊肿周围间质内可见多量的单核细胞、类上皮细胞、多核巨细胞、淋巴细胞和浆细胞浸润。

乳腺囊肿(breast cysts)种类繁多,最常见的是乳腺积乳囊肿、单纯囊肿[3,4];分泌性囊肿、蓝顶囊肿、假性囊肿等临床上比较罕见。

1. **单纯囊肿** 在乳腺囊肿中最为常见。发病年龄在 40~49 岁[5],青春期前及绝经后极少见。其病因系内分泌失调。主要是雌激素增多而孕酮减少甚至缺乏,使乳腺导管上皮增生,细胞增多,导致导管伸长迂曲,血运障碍而管壁坏死,形成囊肿。此后管壁萎缩,组织坏死、出血,可引起炎症,囊壁还可发生恶变,故必须引起注意。

患者多在无意中扪及乳房包块,呈圆形或椭圆形、边界清楚、活动,呈囊性。月经来潮前乳房胀痛。囊肿随月经周期的改变而逐渐增大,其特点:双侧、多发;生长迅速;囊内容物多呈水性。

2. **积乳囊肿** 又称乳汁潴留囊肿,发病年龄在 20~40 岁,妊娠、哺乳期,尤其是断奶后,更易发生此病[6]。其病因及病理特点是：任何原因引起的乳管梗阻，如炎症刺激、手术损伤，造成输乳管的狭窄或堵塞，乳汁淤积在所属腺泡及末端乳管内，腺泡坏死、彼此融合形成大小不等的囊肿，形似球样。囊肿呈单房或多房，大小不等，从数毫米到数厘米；囊内为黏稠的乳酪样或较稀薄乳汁。临床表现主要为乳房内肿块，部分伴有皮肤发红，烧灼感或轻微疼痛。肿块可大可小（哺乳或按摩后缩小），并逐渐增大。停止哺乳后不再增大[7]。

【超声表现】

单纯囊肿：①形态规则，呈圆形或椭圆形，边缘光整，呈单房或多房；②内部呈均质无回声；③囊肿后壁回声增强，呈"蝌蚪征"，同时囊肿的两侧呈暗区，称为侧方声影（图 10-1-1~ 图 10-1-3）。

积乳囊肿：①形态规则，呈圆形或椭圆形，边缘光整，单发多见，亦可见多发性（图 10-1-4）。②病变的内部回声实际上是乳汁产生的，含有约 10% 的固体、脂肪及脱落上皮；乳腺囊肿声像图的变化取决于内部液体状态，早期当囊内悬浮液回声均一时，囊内透声良好，其内细小密集的点状回声随外力作用漂动，出现明显的后方回声增强（图 10-1-5）；晚期如果内容物浓缩或凝结至干酪样，则出现液性裂隙或液性边缘，也可产生强回声灶和声影，肿块囊壁明显增厚，质地较硬，类似于实性肿块（图 10-1-6、图 10-1-7）。③囊肿内为较稀薄乳汁或沉积物时，B-flow 显像囊内可见明显运动的细小点状回声。④囊肿合并感染时，囊肿壁增厚，边缘不清，CDFI 示增厚囊壁或囊肿周边血流信号增多（图 10-1-8）。

其他超声表现：① CDFI 囊肿内未见明显彩色血流信号，囊肿壁上点状或棒状血流信号，并发感染时形成液平面；②超声造影，囊肿内造影全期无强化；③超声弹性成像，单纯性囊肿与囊肿内为较稀薄乳汁或沉积物时，囊肿内呈质软肿块；随着积乳囊肿内乳汁浓缩，囊肿内硬度相对增高。定量弹性成像因囊肿内液体为非弹性体而无弹性信息显示（图 10-1-9）；④冠状面成像囊肿边缘光整，与周围组织界限清楚，内呈无回声（图 10-1-10）。

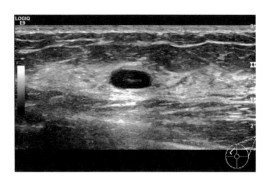

图 10-1-1　单纯性囊肿

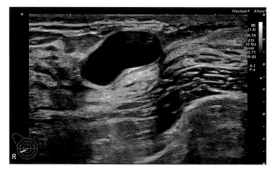

图 10-1-2　单纯性囊肿

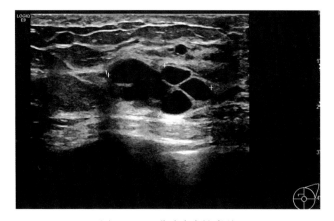

图 10-1-3　乳腺多房性囊肿

女，35 岁。无回声区内可见多条高回声分隔。

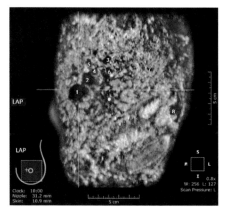

图 10-1-4　乳腺全容积成像冠状面可显示多发囊肿（数字标识处）毗邻关系以及与乳头（黄色标记处）关系

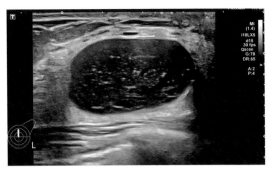

图 10-1-5 稠液囊肿

无回声区内见细小密集的点状回声,有运动感,后方回声增强。

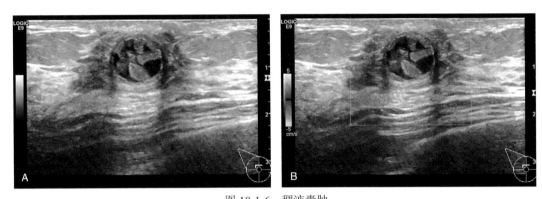

图 10-1-6 稠液囊肿

A.肿块形态规整,边缘光整,内回声不均匀,部分呈无回声,肿块内低回声呈车辐状;B.彩色多普勒:
肿块内及周边无彩流信号。介入治疗并 TCT 检查证实为乳腺稠液囊肿。

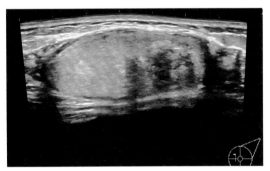

图 10-1-7 积乳性囊肿

女,28 岁,产后 6 年余,终止哺乳 5 年余。

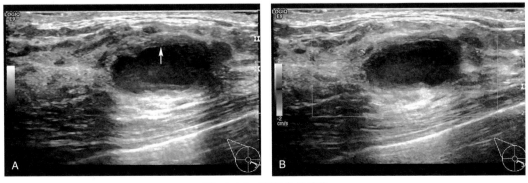

图 10-1-8 囊肿合并感染

A.囊肿壁增厚(箭头指示处),边缘模糊,后方回声增强;B. CDFI 示增厚囊壁或囊肿周边血流信号增多。

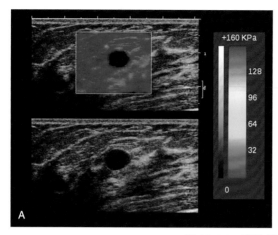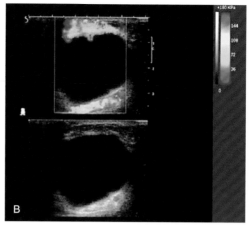

图 10-1-9 囊肿剪切波弹性成像

囊肿内为液体而无信号值显示,A. 小囊肿 SWE 图,B. 大囊肿 SWE 图

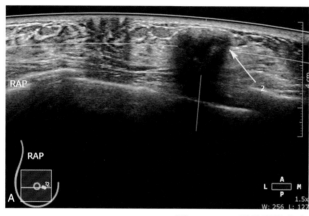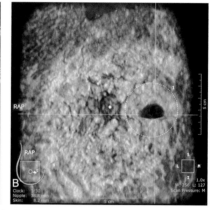

图 10-1-10 积乳囊肿全容积成像

A. 横断面示病灶形态规整,边缘光整,病灶近场回声增高,呈细密回声,后方回声衰减;

B. 冠状面成像囊肿边缘光整,与周围组织界限清楚,内呈无回声。病理:乳腺积乳囊肿(内呈乳酪样)。

【相关影像学表现】

1. **乳腺 X 线特征** 单纯囊肿的乳腺 X 线表现为圆形或椭圆形致密阴影,边缘光整,密度均匀;因囊肿挤压周围的脂肪组织而在囊肿壁周围常出现"透亮晕";囊肿的密度与乳腺腺体相似或稍致密。单发囊肿常为圆形;多发囊肿常为椭圆形,两侧者多见。积乳囊肿又称乳汁潴留样囊肿,较单纯囊肿少见。积乳囊肿的乳腺 X 线表现为圆形或椭圆形透亮区,直径为 1~2cm,偶有 3cm 以上者;囊肿密度与脂肪密度相同;囊肿可见于乳房的任何部位,以发生于乳房深部者最为常见(图 10-1-11、图 10-1-12)。

2. **MRI 特征** MRI 对乳腺囊肿及积乳囊肿具有很高的敏感和特异性,单纯囊肿呈长 T1 长 T2 信号(图 10-1-13)。当囊肿内含血性液体时,可在 T1WI 上呈现高信号,单纯囊肿不强化,但当合并感染时,可有薄的边缘强化。当囊肿内部伴有不规则及块状强化时,在形态学上提示为囊性坏死、囊内肿瘤或乳头状瘤的存在。积乳囊肿因囊液含较高的蛋白质、脂肪,多呈短 T1 短 T2 信号。

3. **CT 特征** 呈圆形或椭圆形水样密度区,密度均匀,囊壁多无钙化,增强后复杂囊肿可伴有囊壁强化。

【鉴别诊断及比较影像分析】

在乳腺囊肿的鉴别诊断中,根据囊肿的不同表现应与下列乳腺疾病相鉴别:

1. **应与乳腺癌相鉴别** 后者呈实性低回声肿块,边界不清,形态不规则,呈"锯齿"状,肿物生长快,病程短,彩超可见较丰富的血流信号;而乳腺囊肿常表现为边界清楚的无回声区,肿块内常无明显彩流信号。

2. **与乳腺囊内癌相鉴别** 在高分辨力的声像图中,囊壁上出现包含碎片的壁小结。较大的乳腺导管内乳头状癌在声像图中近似一个复杂的囊肿,大多可见导管与病灶相通。在上述两种情况下,彩色多普勒超声能证实肿块回声有血流,确诊通常需要细针活检来完成[8]。

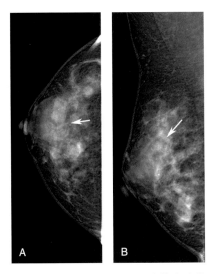

图 10-1-11　右乳晕外上见一中等密度块影(箭头指示处),大小约 3.1cm×3.2cm,边缘大部分清晰,其中见一点状钙化,行细针穿刺抽出 4.5ml 黄色液体
A. 右乳 CC 位;B. 右乳 MLO 位。

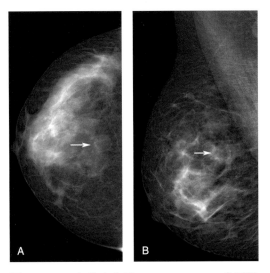

图 10-1-12　右乳上方见一 1.2cm×1.3cm 类圆形低密度结节影(箭头指示处),边缘清晰光滑,可见弧形钙化。病理:右乳积乳囊肿
A. 右乳 CC 位;B. 右乳 MLO 位。

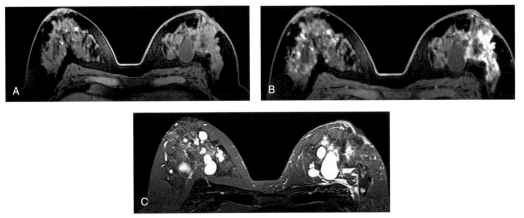

图 10-1-13　双乳内见多个圆形、椭圆形异常信号影,T1 呈等低信号,T2 呈高信号,增强扫描未见强化
(左乳外形稍扭曲,为术后所致)
A. T1WI 平扫;B. T1WI 增强;C. T2WI 平扫。

3. 囊肿合并感染时,需与乳腺炎、乳腺脓肿相鉴别　结合病史有助于诊断。

4. **与乳腺囊性增生相鉴别**　单纯性囊肿无须与乳腺囊性增生区别,因为其形成机制基本一致;而积乳囊肿又称乳汁潴留囊肿,其内伴乳汁回声时易于鉴别。

5. **与乳头状囊腺瘤或导管瘤相鉴别**　后者为导管扩张,内有实性肿物,呈囊实性占位,彩超见周边及实性部分有血流信号,可以鉴别。

6. 囊内呈黏稠乳酪样物时,应与乳腺纤维腺瘤等相鉴别,部分病例难以诊断,需进行组织学活检方可进行诊断。

7. **与皮脂腺囊肿相鉴别**　因皮脂腺管被阻塞造成皮脂淤积而成,声像图表现与乳腺囊肿相似,但其位于皮肤层内;检查时应注意病变所在组织层次。部分囊肿内回声比较复杂,囊壁增厚,内回声不均匀,此时应与乳腺脓肿等相鉴别。

第二节　乳腺淋巴管瘤

【临床概述】

乳腺淋巴管瘤(lymphangioma)是由淋巴管和结缔组织组成的先天性良性肿瘤,是胚胎发育过程中某些部位的原始淋巴囊与淋巴系统隔绝后所发生的肿瘤样畸形,由增生、扩张、结构紊乱的淋巴管组成。根据病理和临床表现将淋巴管瘤分为毛细淋巴管瘤、海绵状淋巴管瘤和囊状淋巴管瘤3类,其中囊状淋巴管瘤占3/4[9]。本病极罕见,仅在文献中有报道。

【超声表现】

淋巴管瘤根据不同分类具有不同的超声表现,较常表现为边缘光整的囊性肿块,低张力、可伴分隔,部分可形态不规则,分隔上有点线状血流信号[10]。单房及实性肿块少见(图10-2-1、图10-2-2)。

因本病为一种极罕见的特殊类型的乳腺肿瘤,相关报道极少。

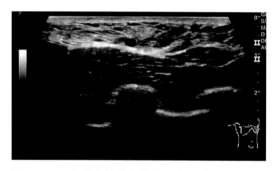
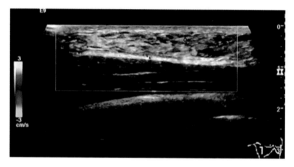

图10-2-1　右乳内见囊实肿块回声,形态欠规则,平行生长,边缘光整,内部分呈筛网状无回声,可见高回声分隔

图10-2-2　CDFI右乳囊实性肿块周边及内部未见明显血流信号

【相关影像学表现】

1. **乳腺X线特征**　表现为肿块密度较低,较正常腺体密度略淡,具有囊性病变特点,边缘清晰,乳腺断层显像(DBT)多不能显示其薄壁及分隔。

2. **MRI特征**　淋巴管瘤在T1WI呈低或稍低信号,如果囊内合并有出血或较多蛋白成分聚集,可以为高信号[9]。在T2WI呈高信号,其内可见低信号纤维分隔。囊状淋巴管瘤边界清晰,T2WI为极高信号,增强后边缘可有轻度强化。对于毛细血管状及海绵状淋巴管瘤,边缘常欠清晰,T2WI呈不均匀较高信号影,中央信号高于边缘。增强后动脉及门脉期均可见病灶边缘轻度强化,延迟期边缘强化呈等信号,病灶中央不强化。

3. **CT特征**　囊性淋巴管瘤表现为单发或多发囊性低密度灶,为水样密度或略高于水。边界清楚,但外形不规则,常有分叶,其内多见分隔。囊壁及分隔较少钙化。强化后囊内容物无强化,囊壁及囊间隔为轻度强化。毛细血管状及海绵状淋巴管瘤,CT表现平扫多为低密度灶,边界清楚或模糊均可,伴有分叶,病灶边缘及分隔有强化,持续至延迟期,而内容物没有明显强化[12]。

【鉴别诊断及比较影像分析】

根据淋巴管瘤的不同类型应与下列乳腺疾病相鉴别。

1. **应与乳腺囊肿相鉴别**　超声图像均表现为边界清晰的囊性包块,但囊肿一般为单房、边缘光整的囊性结构,当囊肿合并感染时,可变现为壁厚、分隔及囊壁伴血流信号等表现,需与该病鉴别。

2. **应与乳腺脓肿相鉴别**　脓肿及乳腺淋巴管瘤均可伴有红、肿、热、痛等临床症状[13]。脓肿的超声表现有壁厚、内透声不佳,并根据病情的发展超声表现具有特异变化;而乳腺淋巴管瘤具有沿淋巴走行的特征,可结合病史及病灶位置进行鉴别。

3. 应与乳腺癌相鉴别 部分乳腺癌可表现为以囊性为主的病灶特征,但乳腺癌具有恶性病变的特征,如形态不规则、非平行生长、边缘不光整、局部成角变形等典型特征,可与淋巴管瘤相鉴别。

4. 需与血管瘤相鉴别 因淋巴管瘤分为毛细淋巴管瘤、海绵状淋巴管瘤和囊状淋巴管瘤 3 类,特别是毛细淋巴管瘤、海绵状淋巴管瘤与毛细血管型血管瘤及海绵状血管从二维形态上难以区分,鉴别诊断的重点在于皮肤表面的改变以及彩色多普勒的改变,血管瘤内为缓慢流动的血液,而淋巴管瘤内则为淋巴液。

第三节 乳腺腺肌上皮瘤

【临床概述】

乳腺腺肌上皮瘤(adenomyoepithelioma,AME)是一种少见的特殊类型的乳腺肿瘤,而乳腺恶性腺肌上皮瘤更为罕见,发生率仅占乳腺原发肿瘤的 1%[14]。瘤内同时混有腺上皮成分并伴肌上皮明显增生,由于临床病例较少,易与其他乳腺疾病混淆。WHO(2003)乳腺肿瘤新分类中,将其归于肌上皮病变中,并明确定义为:有腺上皮内衬的腔隙,周围主要由实质增生为主、形态各异的肌上皮细胞组成。2012 年 WHO 对 AME 的定义作了一定调整,将恶性腺肌上皮瘤或者伴癌成分的腺肌上皮瘤统一归为"腺肌上皮瘤变癌",包括上皮源性、肌源性、上皮 - 肌源性的癌[15]。

乳腺腺肌上皮瘤通常发生于成年女性,偶有男性病例报道[16,17]。其发病年龄跨度较大,21~92 岁均有报道,平均年龄为 59 岁[18]。临床上常可触及无痛、单发性、有边界的实性结节状包块,少数病例包块边界欠清;亦有部分病例因体积较小仅在影像学检查时发现;包块平均直径 1.0~2.5cm,已报告病例肿瘤最小直径为 0.3cm,亦有个别病例直径达 10cm[19]。病变可位于乳腺任何区域,少数患者伴有乳头溢液或皮肤溃烂;通常生长缓慢,病程长短不一,长者可达数十年。

乳腺腺肌上皮瘤一般表现为单发结节性肿块,边界清楚,偶可为多发,少数病例肿块边界欠清。切面均为实性,无包膜或有假包膜,可见少量囊性结构和不规则白色点片状区域,硬如橡胶,呈粉红、灰黄或褐色,部分病例可见肿瘤局部透明样变、灶性钙化及出血。如有恶变,肿瘤组织质碎或呈鱼肉样。

乳腺腺肌上皮瘤组织病理特点为腺上皮内衬的管腔,周围是层状或成排增生的肌上皮细胞;通常腺上皮和肌上皮均增生,但以肌上皮增生为主。增生的肌上皮中含多少不等的腺体,与周围组织界限不清,腺细胞受挤压萎缩或消失,呈假浸润图像,因此容易被误诊为浸润性癌,尤其在冰冻切片时。腺上皮成分由柱状细胞组成,胞质嗜酸性,构成管状和乳头状结构的腺腔,腺腔内可见分泌物,PAS 染色阳性。肌上皮成分由多角形至梭形细胞组成,通常无明显核异形和核分裂象,核圆形至细长形,核仁小,胞质透明,富含糖原,通常构成管状结构的外层或实性区域。肿瘤细胞可呈梭形排列,以管状、乳头状或更为常见的分叶状生长,也可由几种生长类型混合而成。少数病例可见皮脂腺、软骨及鳞状化生,并可伴有钙化、骨化及黏液上皮分化[20](图 10-3-1)。

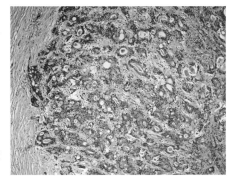

图 10-3-1 腺肌上皮瘤组织病理
边界清楚的肿瘤性结节,由上皮细胞增生形成腺体及其周围增生明显的肌上皮构成,腺上皮嗜酸性,肌上皮胞质透明(HE×200)。

【超声表现】

表现为实性低回声肿块,边缘多为光整,平行生长,形态规则或不规则,后方回声稍增强,无周围间质破坏;部分肿块轻度分叶状。彩色多普勒示肿块内线状彩色血流信号(图 10-3-2~图 10-3-4)。

良性腺肌上皮瘤多无淋巴结肿大,肿瘤增大明显时应高度怀疑恶性变。

因本病为一种少见的特殊类型的乳腺肿瘤,目前尚无超声弹性成像的相关报道。

【相关影像学表现】

乳腺 AME 比较罕见,其临床、影像学、组织学数据有限。Erel 等[21]回顾性分析了多例乳腺 AME 的临床资料后发现其彩色超声、X 线、CT、MRI 表现无特异性,大多数结果提示 BI-RADS 4 类,与其他乳腺肿瘤无法区分(图 10-3-5、图 10-3-6)。

【鉴别诊断及比较影像分析】

良性乳腺 AME 和乳腺腺样囊性癌均可能伴有恶性征象,部分很难与恶性肿瘤鉴别,超声图像无特异性,术前诊断困难;但若肿瘤边缘特征提示 BI-RADS 4 类或 5 类,且内部可见蜂窝状或小片状无回声,应考虑乳腺腺样囊性癌可能。建议行穿刺活检[22,23]。

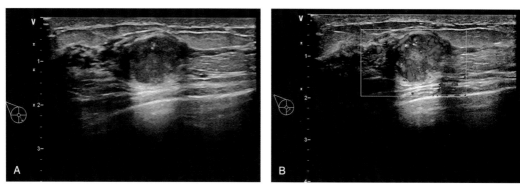

图 10-3-2　腺肌上皮瘤声像图

A.肿块形态不规则,平行生长,边缘光整,内见点状高回声,后方回声增强;

B.彩色多普勒:肿块内见丰富血流信号。

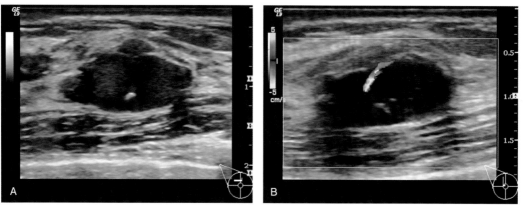

图 10-3-3　腺肌上皮瘤声像图

A.肿块内可见斑块状强回声,后方回声增强;B.彩色多普勒:肿块内线状彩色血流信号。

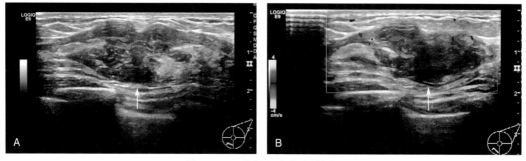

图 10-3-4　腺肌上皮瘤声像图。

A.肿块(指示处)形态不规则,平行生长,边缘不光整,内回声不均匀,后方回声无改变;

B.彩色多普勒:肿块(指示处)内未见血流信号。

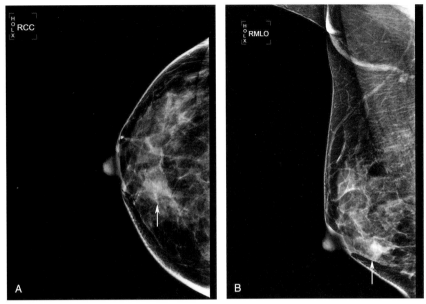

图 10-3-5 右乳内下高密度影(指示处),边缘模糊。病理:乳腺腺肌上皮瘤
A. 右乳 CC 位;B. 右乳 MLO 位。

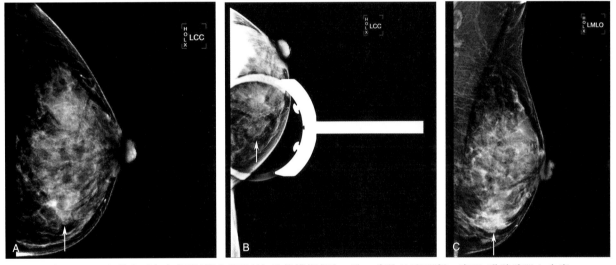

图 10-3-6 左乳内下高密度影(箭头指示处),边缘模糊(图 A 及 C 病灶显示不清)。病理:乳腺腺肌上皮瘤
A. 左乳 CC 位;B. 左乳 CC 位点压;C. 左乳 MLO 位。

(张建兴 刘 佳 蔡丽珊)

参考文献

[1] TAVASSOLI FA. Myoepithelial lesions of the breast. Myoepitheliosis, adenomyoepithelioma, and myoepithelial carcinoma. Am J Surg Pathol, 1991, 15 (6): 554-568.

[2] MCLAREN BK, SMITH J, SCHUYLER PA, et al. Adenomyoepithelioma: clinical, histologic, and immunohistologic evaluation of a series of related lesions. Am J Surg Pathol, 2005, 29 (10): 1294-1299.

[3] 李泉水 . 浅表器官超声 . 北京 : 人民军医出版社 , 2009。

[4] 张海 . 乳腺融合影像学 . 北京 : 人民卫生出版社 , 2017。

[5] 赵亚莉 . 女性乳腺疾病体检数据分析及防治 . 铁路节能环保与安全卫生 , 2018, 8 (6): 321-324.

[6] 李幸运 . 哺乳期单纯积乳囊肿的诊治体会 . 中医临床研究 , 2018, 10 (1): 133-134.

[7] FAGUY K. Breast disorders in pregnant and lactating women. Radiol Technol, 2015, 86 (4): 419M-438M.

［8］ROQUE M, DUARTE I, FOUTO O, et al. Invasive Ductal Carcinoma of the Breast in a Complex Cyst. Breast J, 2015, 21 (6): 683-684.

［9］卓睿, 丘平, 石雪枫. 乳腺巨大囊状淋巴管瘤误诊一例. 中华医学杂志, 2009, 89 (38): 2734-2735.

［10］陈晓林, 刘中华. 乳腺淋巴管瘤超声表现 1 例. 中华超声影像学杂志, 2015, 24 (6): 499.

［11］BEZZI M, SPINELLI A, PIERLEONI M, et al. Cystic lymphangioma of the spleen: US-CT-MRI correlation. Eur Radiol, 2001, 11 (7): 1187-1190.

［12］王瑞, 秦明伟. 脾脏淋巴管瘤的影像学表现及鉴别诊断. 中国医药科学, 2019, 9 (17): 142-144.

［13］郭翠琴. 乳腺巨大淋巴管瘤 1 例. 医学影像学杂志, 2015, 25 (1): 72.

［14］吕昌新, 李良, 王新美, 等. 乳腺恶性腺肌上皮瘤一例并文献复习. 中华乳腺病杂志 (电子版), 2012, 6 (6): 698-703.

［15］杨文涛, 朱雄增. 2012 版 WHO 乳腺肿瘤分类解读. 中华病理学杂志, 2013, 42 (2): 78-80.

［16］TAMURA G, MONMA N, SUZUKI Y, et al. Adenomyoepithelioma (myoepithelioma) of the breast in a male. Hum Pathol, 1993, 24 (6): 678-681.

［17］刘岳松, 许志龙. 老年男性左乳腺腺肌上皮瘤一例. 中华老年医学杂志, 1997, 16 (5): 10: 265.

［18］MCLAREN BK, SMITH J, SCHUYLER PA, et al. Adenomyoepithelioma: clinical, histologic, and immunohistologic evaluation of a series of related lesions. Am J Surg Pathol, 2005, 29 (10): 1294-1299.

［19］郁敏, 李小强, 李英凤, 等. 乳腺腺肌上皮瘤 5 例并临床病理分析. 临床与实验病理学杂志, 2016, 32 (09): 1044-1046.

［20］JONES M, FLETCHER J. Malignant adenomyoepithelioma of the breast. Pathology, 2017, 49 (3): 322-325.

［21］刘嘉琦, 佟德旭, 何雨笑, 等. 乳腺恶性腺肌上皮瘤一例报道并文献回顾. 中华乳腺病杂志 (电子版), 2019, 13 (3): 191-192.

［22］杜岳武. 少见乳腺腺肌上皮瘤与乳腺腺样囊性癌超声声像图探讨. 现代实用医学, 2019, 31 (5): 665-666, 710.

［23］李娜, 常才, 陈雅玲, 等. 乳腺腺样囊性癌的超声特征分析. 中华超声影像学杂志, 2016, 25 (10): 912-913.

第十一章

乳腺外伤性疾病

乳腺外伤性病变是指因各种原因乳房区域外伤所导致的各种组织损伤或异物,包括乳腺脂肪组织挫伤与坏死及乳房内异物等。本章中所叙述的疾病不包括由于乳房部外伤所引起的乳腺炎性改变及异物肉芽肿。

第一节　乳腺脂肪挫伤与脂肪坏死

【临床概述】

乳房挫伤和挤压伤,都能引起皮下出血,形成青紫的瘀斑、血肿。由于乳房内的脂肪组织对外力的抵抗力差,钝性暴力和碾挫伤容易引起脂肪坏死、液化,使局部形成囊腔,周围组织逐渐纤维化。乳房外伤后要随时注意观察皮肤及肿块的变化。一般在受伤后几天之内,可出现皮下出血,局部呈紫蓝色大片瘀斑,周围皮肤潮红,皮下有边界不清的肿块,有压痛。1~2周后,因血肿被吸收,含铁血黄素沉着,局部皮肤可发黄;肿块轮廓逐渐明显、变硬,体积缩小,有的可以完全被吸收,有些肿块则长久不消;有的因瘢痕组织收缩引起皮肤粘连,乳头凹陷[1]。乳房受伤后,为促进血肿的吸收,可以做理疗、热敷等,当肿块不能继续吸收、缩小时,可以考虑局部手术切除肿块。

乳腺脂肪坏死(fat necrosis of breast,FNB)是由显性或非显性乳房创伤引起的一种病变,文献报道仅37%~50%的患者有明显的外伤史[2,3]。其病变本质是坏死组织在酶解液化过程中诱发的以单核巨噬细胞浸润为主的肉芽肿性炎症,此外,乳腺导管扩张症时的内容物经管壁渗入乳腺间质内,炎症、肿瘤出血坏死等也可伴发脂肪坏死[1]。

【超声表现】

乳腺脂肪坏死的影像表现与病理基础密切相关,病理表现以脂肪坏死液化、慢性肉芽肿性炎症、囊肿形成及纤维化为主要特征,随着时间推移、病情发展,其病理改变不一,病灶中坏死液化的程度、是否伴有出血、肉芽组织的含量、是否有囊腔形成、囊腔内容物的成分、纤维增生充填的程度以及是否出现钙化等是构成超声图像的病理学基础[4]。

乳腺脂肪坏死的超声分型与病理组织学改变[5,6]:

(1)等回声型病灶,其病理基础为噬脂细胞性肉芽肿及其外周增生的纤维组织。坏死灶可完全纤维化伴胆固醇结晶和钙盐沉着,其组织密度大,故其回声较其他类型高(图11-1-1A)。

(2)低回声型病灶,呈实质性的病灶,病理主要表现为以坏死物吸收和纤维组织增生为主,可见大量上皮样细胞、泡沫细胞及较多异物巨细胞形成的肉芽肿,形成界线较清的硬节或星状瘢痕,坏死区被致密纤维组织所取代,部分病灶内部留有少许含有油样物的空泡,可见较多胆固醇结晶沉着和钙化(图11-1-2);由于纤维组织的牵拉皱缩等,可引起局部腺体实质或皮下及皮肤的扭曲,靠近乳晕的病灶还可导致乳头的倾斜,声像图所见的边缘模糊、"角征""毛刺"等征象都可借此解释。此外,还有部分囊性病灶也表现为低回声,病理检查发现病灶为囊性,但其内容物十分黏稠或似干酪样坏死物。

(3)无回声型病灶,手术标本切开可见有大小不等的囊腔,内含液化、混浊的灰黄色油样物,周围见少量结缔组织包绕液化脂肪(图11-1-3A)。

(4)囊实混合回声型病灶,病理表现为以上几种间杂并存(图11-1-4、图11-1-5A、图11-1-5B)。

(5)后方出现回声增强的病灶液化较完全、纤维成分较少,透声好;后方回声衰减的病灶纤维组织多,若是囊性病灶,则其囊腔内容物液体量少,似干酪样坏死,或是出现数量不等不同形式的钙化(图11-1-6A、图11-1-6B)。

乳腺软组织挫伤时,其回声特点与其他部位软组织挫伤相同,表现为软组织层内的不均质高回声(图11-1-7A)。

彩色多普勒超声病变区域常无血流信号显示(图11-1-1B、图11-1-3B、图11-1-5C、图11-1-6C、图11-1-7B)。

冠状面显像局灶脂肪坏死时,病变多边缘光整(图11-1-4B);局部软组织挫伤时病变边缘模糊,与周围组织无明显分界。

【相关影像学表现】

乳腺X线表现为脂肪层内片状或结节状稍高密度影,但缺乏特异性,需要结合病史及其他影像学检查(图11-1-8)。

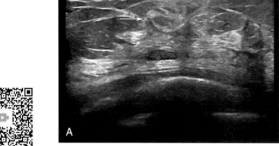
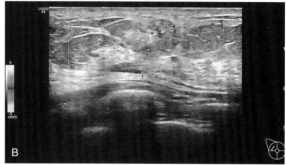

图 11-1-1　等回声型:亚甲蓝注射后脂肪组织内回声改变(A,箭头指示处;见动图);CDFI:内未见明显血流信号(B)

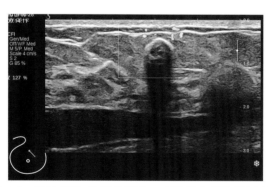

图 11-1-2　低回声型:边缘并钙化。声像图表现为低回声团周边可见环状高回声,后方回声衰减;CDFI:其内未见血流信号

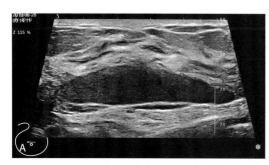
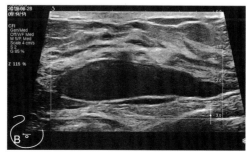

图 11-1-3　无回声型:声像图表现为无回声区,后方回声无改变(A);CDFI:其内未见血流信号(B)

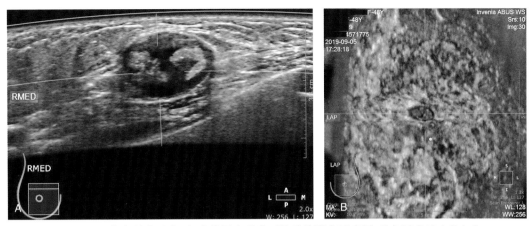

图 11-1-4　囊实混合回声型：声像图表现为不均质的混合回声团，后方回声无改变（A）；
冠状面病变边缘光整（B）

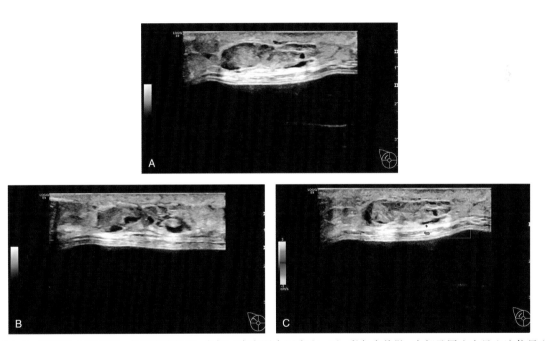

图 11-1-5　囊实混合回声型：术后脂肪坏死，内部呈囊实混合回声（A,B）；彩色多普勒：内部及周边未见血流信号（C）

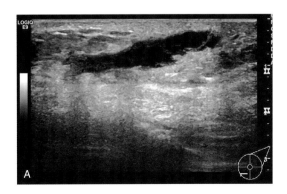

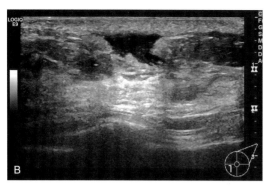
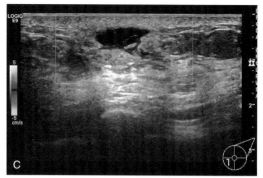

图 11-1-6 外伤后皮下血肿：皮下片状无回声区，形态不规则，边缘不光整，后方回声增强（A）；无回声区位于皮下及脂肪层，腺体层前方（B）；彩色多普勒：无回声区周围及内部未见血流信号（C）

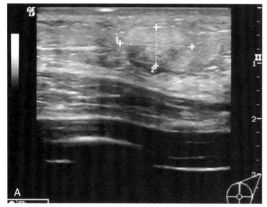
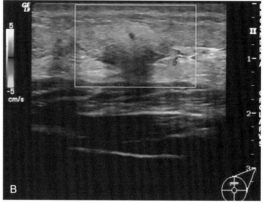

图 11-1-7 乳腺软组织挫伤：外伤后皮下软组织层内片状高回声，边界欠清，形态不规则，内部回声不均匀（A）；CDFI 是其内未见明显彩流信号，片状高回声区伴明显压痛（B）

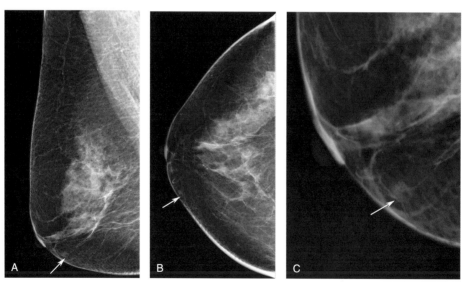

图 11-1-8 脂肪层可见片状稍高密度影（箭头指示部），形态欠规则，边缘模糊
A. 右乳 MLO 位；B. 右乳 CC 位 C. 右乳 MLO 位局部放大图。

MRI 表现：①脂肪坏死灶 T1WI 内呈低信号（图 11-1-9A），T2WI 高信号（图 11-1-9B）。② T2WI+FS 脂肪抑制中央低信号（黑洞征），病灶周围水肿造成信号增高；病灶较小时仅见高信号灶，动态强化病灶周围呈明显强化（图 11-1-9C~H），时间信号强度呈平台型（图 11-1-9I）。③脂肪坏死灶周围相应 DWI 呈较高信号（图 11-1-9K）；④脂肪坏死偶尔可在几年后强化，呈边缘毛刺肿块、局灶性非肿块样强化曲线等特点[11]。

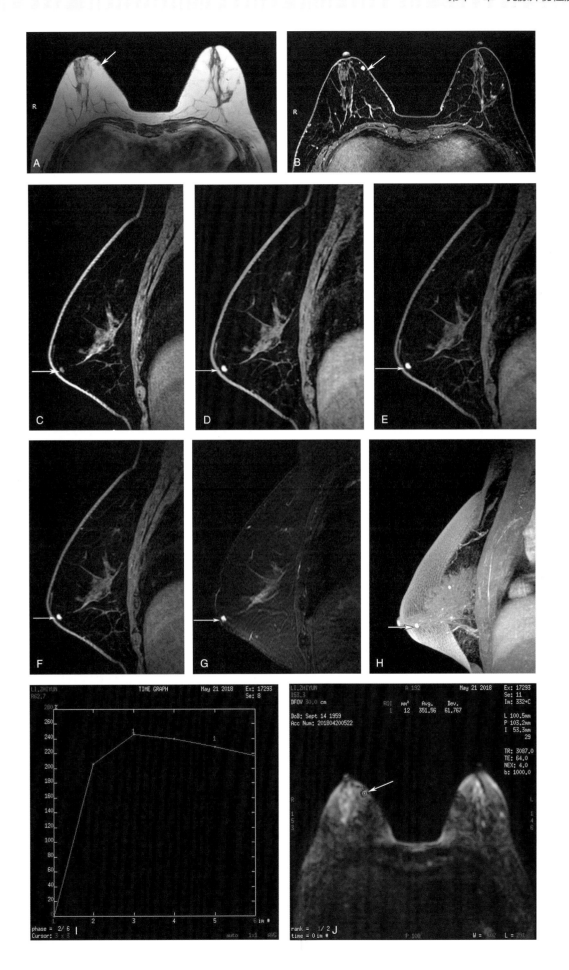

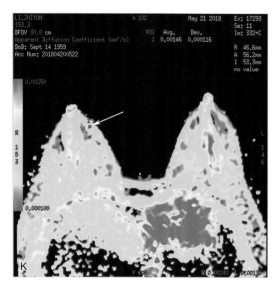

图 11-1-9 右乳内侧脂肪层可见局限信号表现(箭头指示处),于平扫 T1WI 呈较低信号(A);脂肪抑制 T2WI 呈较高信号(B);动态增强后呈明显强化(C~G);MIP 图(H);时间 - 信号强度曲线呈近似平台型(早期强化率约 200%)(I);相应 DWI 呈较高信号(图 J);ADC 值稍高(b 值为 1 000s/mm^2,ADC 值为 1.5×10^{-3}mm^2/s)(K)

【鉴别诊断及比较影像分析】

部分病变可形成紧靠皮肤的硬结,边界不清,活动度差,可使皮肤粘连固定,导致皮肤下陷,乳头倾斜和退缩现象,故易误认为癌[9]。声像图可出现实质性的回声,边界不清,边缘不光整,角状突起及毛刺等恶性征象,此外,极少数病例出现的簇状分布的微钙化也容易导致误诊。而边缘光整,形态规则,后方回声稍增强或无改变的病灶,则易误诊为纤维腺瘤,若是病灶位于皮下,则易误诊为表皮样囊肿。但本病亦有值得注意的地方,病灶初期较大,随着时间的推移,逐渐变小,彩色多普勒及能量多普勒显示病灶内部未见血流信号,而乳腺癌通常血流丰富,病灶不断增大。囊性与囊实混合的病灶超声表现易与乳腺脓肿、乳腺导管扩张症、导管内乳头状瘤及纤维囊性乳腺病等相混淆[10],鉴别困难较大,但此类病灶乳腺 X 线具有特征性表现——低密度的单发或多发脂性囊肿周围有较高密度的纤维包绕,囊壁可伴有钙化;较超声显像而言,乳腺 X 线能更为清楚地显示钙化的特征;而对于位置表浅的病灶,超声定位可以帮助乳腺 X 线在摄影时进行切线位投照,有利于将病灶显示于脂肪层内帮助诊断。因此,在诊断乳腺脂肪坏死的过程中,我们不但要详细询问病史,还应密切结合乳腺其他影像学检查。

第二节 乳腺内异物

【临床概述】

乳房在外伤或手术过程中,导致异物进入或遗留,以及隆乳手术后,隆乳材料破溃或泄漏,这些物质进入乳房中的腺体层或脂肪层,均为异物。

【超声表现】

超声声像学表现根据进入物质的不同而表现各异[5],异物的声像图与异物形状相近。异物如为金属时,表现为点状、团块状、条状或环状强回声,后方可伴彗尾征(图 11-2-1)。异物周围伴有或不伴有无回声包绕;如为非金属时,根据具体材质的不同以及声学特性的差别表现为中等回声或高回声(图 11-2-2、图 11-2-3),如为隆乳材料时,表现为无回声或极低回声区(详见第十二章)。异物周围并发炎症反应时,可表现为周围彩色多普勒血流信号明显增多、丰富(图 11-2-4)。

【相关影像学表现】

金属或其他 X 线不能穿透的异物 X 线检查可显示异物的大小、形态、位置(图 11-2-5),易于诊断;但 X 线阴性的异物,X 线检查难以诊断。

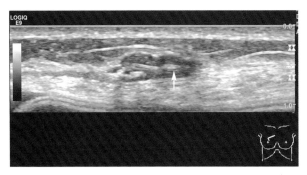

图 11-2-1　乳腺术后留置钛夹：低回声区内可见短条状强
回声,后方慧尾征不明显(箭头指示处)

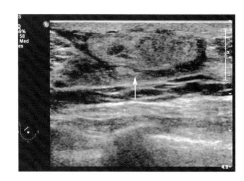

图 11-2-2　乳腺纤维腺瘤微创旋切术后,术
区明胶海绵置入 3 个月(箭头指示处)

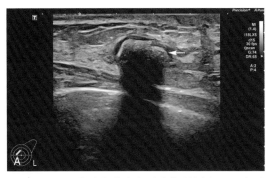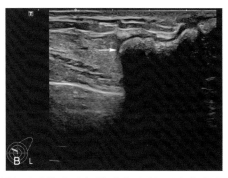

图 11-2-3　左乳腺炎乳头旁引流条(纱条)置入术后,局部见片状强回声(箭头指示处),后方伴声影
(A:与导管走行垂直切面;B:与导管走行平行切面)

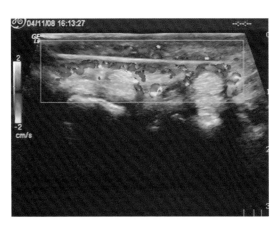

图 11-2-4　右侧胸壁钢针刺入后,胸壁条状
高回声,高回声旁血流信号明显增多、丰富

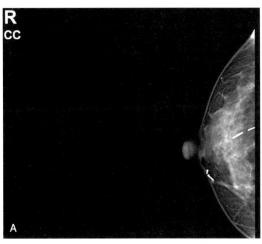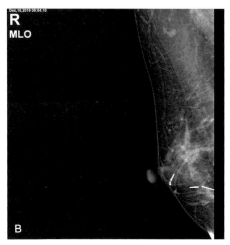

图 11-2-5　右乳内沿导管走行的短条状高密度影(导管内异物)
A:右乳 CC 位,B:右乳 MLO 位。

【鉴别诊断及比较影像分析】

乳腺内异物一般都有明显病史，不难诊断。但较高回声异物应与库珀氏韧带相鉴别，库珀氏韧带连接于浅筋膜的浅、深面，与乳腺腺体层呈近似垂直走向，角度较固定；异物周围一般可见条状无回声区。强回声异物应与钙化灶相鉴别，一般钙化性病变多与一些乳腺疾病伴发。低回声、无回声异物应与乳腺内囊性病变等相鉴别。

（张建兴　刘　佳　路　红　轩维锋　陈　铃）

参考文献

［1］左文述. 现代乳腺肿瘤学. 济南：山东科学技术出版社，2006.

［2］MEYER JE, SILVERMAN P, GANDBHIR L. Fat necrosis of the breast. Arch Surg, 1978, 113 (7): 801-805.

［3］CLARKE D, CURTIS JL, MARTINEZ A, et al. Fat necrosis of the breast simulating recurrent carcinoma after primary radio-therapy in the management of early stage breast carcinoma. Cancer, 1983, 52 (3): 442-445.

［4］严松莉，唐旭平，曹亚丽. 乳腺脂肪坏死的超声表现及病理对照研究. 中华超声影像学杂志，2008, 17 (5): 456-457.

［5］张缙熙，姜玉新. 浅表器官及组织超声诊断学. 北京：科学技术文献出版社，2010.

［6］冯健，李泉水，张家庭，等. 乳腺脂肪坏死的超声表现及病理对照分析. 中国临床医学影像杂志，2008, 19 (11): 765-768.

［7］赵玉梅，张俊义. 乳腺脂肪坏死的 X 线表现及病理对照研究. 中华放射学杂志，2005, 39 (12): 1281-1284.

［8］蔡丰，王立，张涛，等. 乳腺脂肪坏死的 X 线诊断. 中华放射学杂志，2001, 35 (5): 28-30.

［9］殷玉鹏，程岩，赵天娇. 乳腺脂肪坏死误诊为乳腺癌. 临床误诊误治，2013, 26 (2): 38-39.

［10］刘印钦，冯庆箐，李永林. 乳房外伤性脂肪坏死 27 例诊治体会. 浙江创伤外科，2014,(6): 957-958.

［11］KERRIDGE WD, KRYVENKO ON, THOMPSON A, et al. Fat necrosis of the breast: a pictorial review of the mammo-graphic, ultrasound, CT, and MRI findings with histopathologic correlation. Radiol Res Pract, 2015; 2015: 613139.

第十二章

隆乳术（乳房增大成型术）

隆乳手术的方法很多,常见的隆乳手术有4种:①注射隆乳手术;②假体隆乳手术;③自体脂肪移植隆乳手术;④多种移植物复合的隆乳术。4种常见方法的优、缺点比较如下。

1. **注射隆乳手术**　注射隆乳手术是将一种人工化学物质,如聚丙酰胺水凝胶(奥美定),通过注射填充到乳房后间隙而起到丰满乳房的作用。优点在于采用直接注入的方法,操作简便无伤痕;但由于注入物直接与人体接触所以其安全性受到人们的质疑;也正因该手术操作简单,所以出现较多并发症:如感染、出血、分布不均、硬结等,国家现已明令禁止。其最大缺点是抽出困难而且无法准确判断是否已"彻底"抽干净。

2. **假体隆乳手术**　20世纪60年代硅凝胶假体诞生后假体隆乳就在全世界范围内广泛使用,是传统的、成熟的隆乳方法。现阶段应用的硅胶假体分为普通的圆形假体以及更符合乳房解剖形态的解剖型假体。硅胶乳房假体隆乳术是目前最主要和最普遍的隆乳手术方式[1]。优点:①目前尚无充足的资料证明假体具备致癌和致病的可能;②手术效果可靠稳定;③置入的假体可完整取出,所以一般不会导致不可逆转的并发症。缺点:①手术创伤较注射的方法大;②假体不可以终身放置,尽管目前的假体质量可靠,但10~20年后仍可能要二次手术更换假体。

3. **自体脂肪移植隆乳术**　优点:自体脂肪移植隆乳术理论上是最理想的隆乳方法,因为没有排斥反应,再加上有"真乳房"的感觉,心理上非常好接受。缺点:无论何种假体,作为外来移植物,其移植后出现的排斥、感染、包膜挛缩以及不真实的外观等不足,一直都是需要面对的困境。目前脂肪移植的成活率较低(<40%),因此需要采用"少量多次"的方法,但由于治疗效果不稳定而限制了该手术方法的广泛使用。

4. **多种移植物复合的隆乳术**　优点:相较于单一假体隆乳,复合隆乳可以使整形外科医师能更好地雕琢乳房的形态,同时考虑到解剖型假体较圆形假体有更高的旋转畸形发生率,而联合使用脂肪移植来配合圆形假体,可以减少解剖型假体的使用率,同时可增加假体选择的灵活性。并且复合隆乳用于纠正双侧乳房不对称较单一假体纠正更为精确灵活[2,3]。缺点:在植入假体后,脂肪的填充量有待进一步研究。

乳腺假体植入可以是硅胶、人造脂肪等填充物直接注入或用硅胶囊植入于乳腺腺体与胸大肌之间,可达到隆乳或乳房再造的作用。超声可为其提供术中定位及观察充填效果,同时有助于假体植入术后检查,观察假体的形状、大小、位置、有无破裂、溢漏,确定有无组织反应等并发症。对于注射式假体植入的抽取术后,观察假体取出状况,有无残留及残留的位置等。

第一节　注射式隆乳术

【临床概述】

注射式隆乳术是把隆乳材料,如亲水性聚丙烯酰胺(HPAMG)、奥美定等,注射进乳房从而达到隆乳目的。关于注射隆乳,权威专家其实一直就表示了他们的反对意见。被认为"这是一种没有退路的手术",一旦出现问题,注射的东西很难取出来[4]。

注入的隆乳材料位于乳腺腺体后脂肪间隙,位置相对固定。大量HPAMG注入乳腺腺体后脂肪间隙,没有包裹,在多重因素(外力等)的作用下,注射物可移动,游走于乳腺腺体及皮下脂肪中,形成多个结节。临床表现为患乳变形,可触及单个或多个中等硬度的孤立性结节。

发生炎症改变并大量积脓时,可见单侧乳房体积明显增大,出现红、肿、热、痛等炎性改变[5]。极少数病例可并发乳腺癌等,与所采用假体材料有关。

【超声表现】

正常状况下,乳腺腺体层后方与胸大肌之间可见无回声区,呈无壁状,无回声区中央部回声均匀,边缘部常与周围组织分界不清;假体的回声因隆乳材料的不同而有所不同(图12-1-1)。

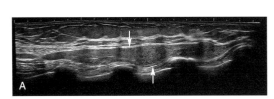
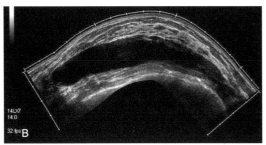

图 12-1-1　注射式隆乳术后,假体位置正常,呈无壁状(箭头指示区),假体内回声因隆乳材料不同而不同
A. 人造脂肪;B. 聚丙酰胺水凝胶(奥美定)。

注射物移位或异位,可见腺体内或脂肪层内无回声区,边缘光整或不光整,其内回声不均匀,后方回声增强,CDFI其内及其周边未见明显彩流信号[5]。异位的异物可出现异物肉芽肿,此时肿块内呈低、无混合回声,低回声区可检出少许彩流信号(图12-1-2~图12-1-4)。

假体取出术后部分残留时,可在原假体植入位置探及原假体回声一致的异常回声(图12-1-5)。

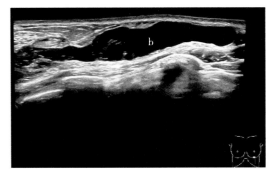
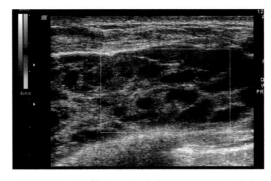

图 12-1-2　假体位置异常(下移),假体大部分位于腺体层足侧(a.腺体层,b.假体)

图 12-1-3　假体注入后,胸大肌处呈网格状改变

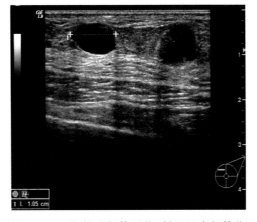
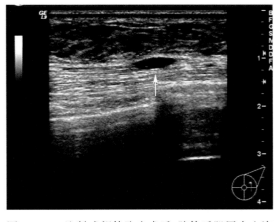

图 12-1-4　注射式假体异位,低无回声假体位于腺体层前方脂肪层内

图 12-1-5　注射式假体取出术后,腺体后肌层内少许假体组织残留(无回声,箭头指示部)

发生炎症改变并大量积脓时,可见假体层明显增厚,其内回声混浊,混浊回声区边缘血流信号增多、丰富(图 12-1-6)。

极少数病例并发乳腺癌时,肿瘤组织可向假体内生长(图 12-1-7)。

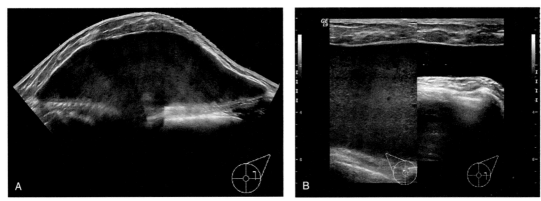

图 12-1-6　注射式隆乳后形成脓肿的超声表现

A. 注射式隆乳后并发右乳假体内脓肿形成;B. 形成脓肿的乳腺假体与对侧正常假体对比。

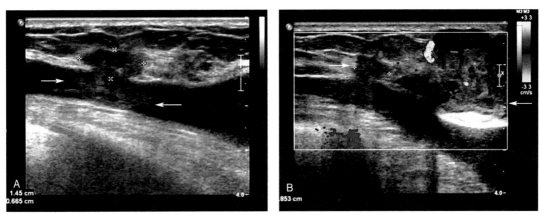

图 12-1-7　注射式隆乳术后并发乳腺癌

A. 癌组织向假体内生长(箭头指示部);B. 瘤体(箭头指示区)内可见少许血流信号。

【相关影像学表现】

1. 乳腺 X 线特征[6]　HPAMG 与腺体密度相等或稍高,呈半球形,边界清晰而不规则,后缘及近胸壁部位不能显示,注射物与腺体间可见透亮晕环,为假包膜(图 12-1-8)。注射物异位时,患乳皮下、乳腺间或腺体后方单个或数个类圆形或不规则形的致密影,与周围正常腺体组织对比度差(图 12-1-9)。

2. MRI　注射物呈 T1WI 低信号,T2WI 高信号,边界清楚,能清晰显示注射物后缘及其与周围组织的关系。注射物异位时,注射物散在于腺体中,T2WI 呈明显高信号,与周围组织分界清楚(图 12-1-10、图 12-1-11)。若出现并发症或者合并其他病变时,MRI 的检出率与准确率均明显高于乳腺 X 线。

【鉴别诊断及比较影像分析】

本病有明显的手术病史,与其他乳腺疾病不难鉴别;但假体异位时,需与乳腺囊肿相鉴别。

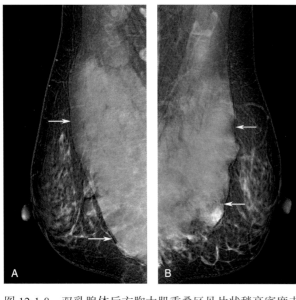

图 12-1-8　双乳腺体后方胸大肌重叠区见片状稍高密度丰
乳填充物影,前缘欠光整,未见渗入乳腺组织内(指示处)
A. 右乳 MLO 位;B. 左乳 MLO 位。

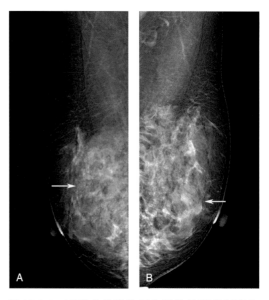

图 12-1-9　双乳内及腺体后方见片状稍高密度丰
乳填充物影,与腺体分界不清(指示处)
A. 右乳 MLO 位;B. 左乳 MLO 位。

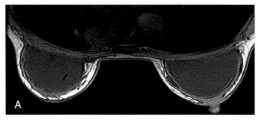
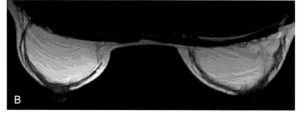

图 12-1-10　注射式隆乳术后,注射物 T1WI 低信号(A),T2WI 高信号(B)

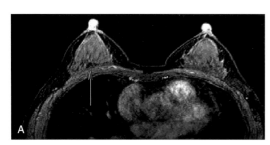
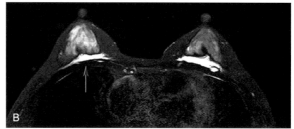

图 12-1-11　硅胶注射后 MRI 表现
A. T2 轴位压脂双侧腺体后方硅胶注射物(箭头指示部低信号);B. T1 轴位增强注射物(箭头指示部高信号)。

第二节　假体隆乳手术

【临床概述】

假体隆乳手术是指通过手术的方法,将假体放置在胸大肌和胸壁之间的间隙或腺体后方的乳房后间隙。假体种类很多,有国产硅胶、盐水袋,美国 MT、MG,英国 NG,法国 ES。各种假体安全定位精确无痕,手感柔软。

假体隆乳是世界上开展时间最长、经验最多的方法,就是这样的隆乳手术的"老资格",也会出现一些后遗症。装有盐水的假体植入人体后,可以因盐水的渗漏而变小,而且盐水假体的手感不是太好,目前很少单独采用。硅橡胶液和水凝胶液假体较少发生渗漏且手感特别好,所以被广泛采用,但也有渗漏后引起局部组织红肿、硬节、化脓的危险性,因而也有采用双层囊的,即在硅橡胶或水凝胶囊假体外再加一层盐水囊,以增加其安全性(图 12-2-1)。

硅胶假体出现至今,已经历了许多次改进和演化。但是,这些改进并没有取得突破性进展,各种假体之间没有什么质的区别。手术后纤维挛缩等并发症依然存在,只是发生率大小的问题。

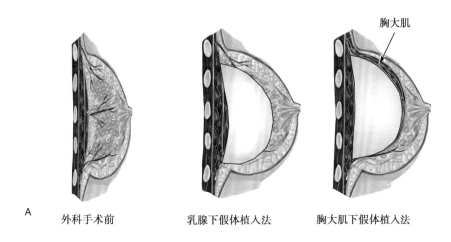

A.　外科手术前　　　　　乳腺下假体植入法　　　　胸大肌下假体植入法

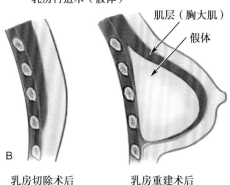

B.　乳房切除术后　　　　乳房重建术后

图 12-2-1　假体植入方法及位置图示

A.腺体后方及胸大肌后方假体植入术示意图;B.乳房切除术后,乳房再造术假体植入示意图。

【超声表现】

正常状况下,可在腺体后或胸大肌的后方可见囊袋状无回声区,边缘光整,厚壁或者呈双层壁状回声,无回声区后方回声增强,彩色多普勒血流无回声区内及周围未见彩流信号(图 12-2-2、图 12-2-3)。

囊袋状假体过大时,囊袋周边不能平展而呈波浪状,假体与腺体或胸大肌间偶可见少量积液(图 12-2-4、图 12-2-5)。

囊袋状假体破裂后,腺体或胸大肌后方可见多条反折的厚壁或双层囊壁回声,多条反折囊壁回声间可见少量无回声区(图 12-2-6)。

【相关影像学表现】

1. 乳腺 X 线特征[6]　假体与腺体密度相等或稍高,呈半球形,边缘清晰而形态规则,后缘及近胸壁部位可明显显示,注射物与腺体间可见包膜(图 12-2-7、图 12-2-8)。

2. MRI 特征　乳腺 MRI 检查能很好地显示假体的状态,同时能显示隆乳术后乳腺改变。囊袋状假体内填充物呈 T1WI 低信号,T2WI 高信号,假体具有明显边界,能清晰显示假体边缘,以及其与周围组织的关系(图 12-2-9)。

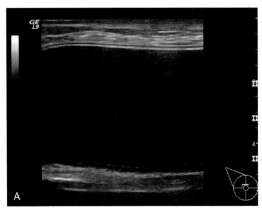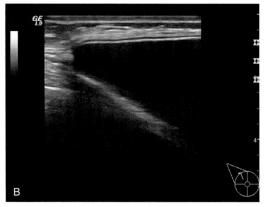

图 12-2-2 囊袋式假体植入术后,位置正常,位于腺体层后方,呈双层囊状回声,边缘部平整

A. 假体前后径最大处;B. 假体边缘与正常组织交界处。

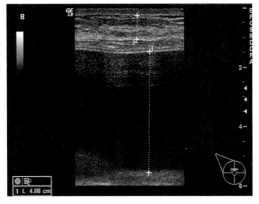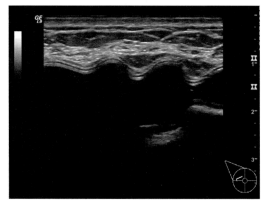

图 12-2-3 囊袋式假体植入术后,位于肌层后方,边缘平整　　　　图 12-2-4 囊袋式隆乳术后,植入囊袋呈 S 形改变

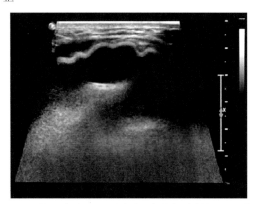

图 12-2-5 植入囊袋呈 S 形改变,囊袋与腺体间见少许积液

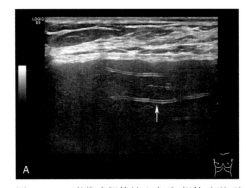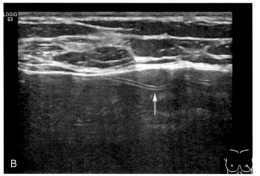

图 12-2-6 囊袋式假体植入术后,假体破裂,腺体后方可见多条反折的双层囊壁回声(箭头指示处)

A. 右乳;B. 左乳。

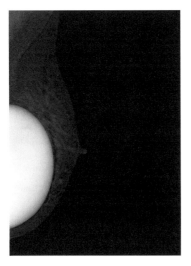

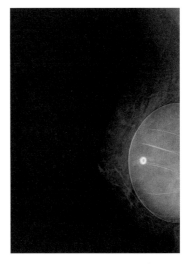

图 12-2-7　左乳 MLO 位:囊袋式　　　　　图 12-2-8　右乳 MLO 位:囊袋式
假体植入术后,假体为硅胶袋　　　　　　　　假体植入术后,假体为盐水袋

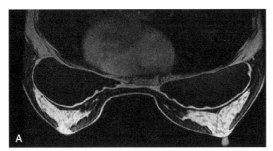

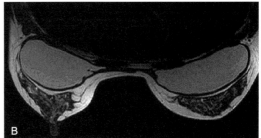

图 12-2-9　明胶体 menter(曼托)植入术后 MRI 影像
A. 囊袋状假体内填充物呈 T1WI 低信号;B. T2WI 稍高信号。

囊袋状假体破裂后,假体内物质外漏,假体内部于平扫 T2WI 可见多发线样及条带状低信号(图 12-2-10)。

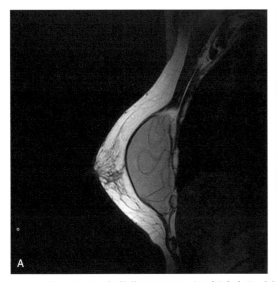

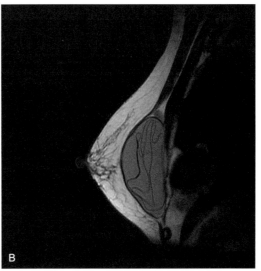

图 12-2-10　矢状位 T2WI 显示双侧胸大肌后方可见假体信号影,双侧假体内部于平扫 T2WI
可见多发线样及条带状低信号,呈"意面征"
A. 右乳;B. 左乳。

【鉴别诊断及比较影像分析】
本病有明显的手术病史,与其他乳腺疾病易鉴别。

<h1 style="text-align:center">第三节 自体脂肪隆乳术</h1>

【临床概述】

自体脂肪隆乳术是将身体任何部位的脂肪注射到胸部,让它重新生长,与自身胸部融为一体,使乳房丰满、有形(大腿脂肪成活率最高)。自体脂肪隆乳手术方法:将抽出的脂肪细胞经过离心提纯,筛选出具有活性的脂肪细胞从腋下或乳房下皱襞注射到乳腺后腔或皮下,注射量约50~150ml[7]。

自体脂肪注射隆乳术具有操作简便、创伤小、供区皮肤表面几乎不留瘢痕的优点,而且自体脂肪细胞组织相容性好,没有免疫排斥反应及毒性物质吸收等问题,故临床使用较为广泛。但自体脂肪游离移植术后成活率不高,容易出现脂肪堆积,因供血不足导致脂肪坏死、溶解、吸收,极易引发感染,出现疼痛和产生囊肿、纤维化或钙化、乳房变形、脂肪坏死等后遗症[8]。这些并发症的出现不仅影响手术效果,且给患者造成严重的身心负担。

【超声表现】

超声检查可全面清晰显示乳腺各层次的变化情况;并且术后可重复多次检查。正常情况下,注入的成活的自体脂肪与周围脂肪组织呈同等回声(图12-3-1);但产生囊肿、纤维化或钙化、脂肪坏死等后遗症时,表现为局部脂肪层内的无回声区、高回声或强回声区等声像(图12-3-2~图12-3-4)。少部分病灶自体脂肪移植后,除局限性脂肪坏死外,还会并发炎症,乃至脓肿形成(图12-3-5)。

乳腺全容积成像可显示成活脂肪与脂肪坏死所处的层次、位置、范围以及相互间的位置关系(图12-3-6)。

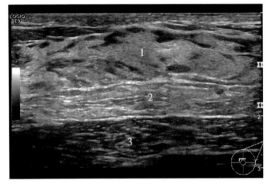

图12-3-1 自体脂肪移植术后,腺体后脂肪假体回声正常(1为腺体层,2为移植脂肪,3为肌层)

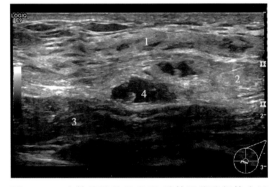

图12-3-2 自体脂肪移植术后,腺体后脂肪假体内局灶性坏死(1为腺体层,2为移植脂肪,3为肌层,4为脂肪坏死液化区)

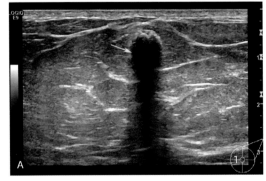

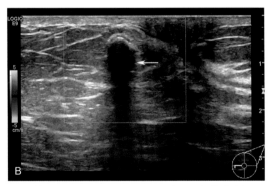

图12-3-3 自体脂肪移植术后,腺体前方植入的脂肪假体坏死,脂肪层内环状强回声,后方伴声影(A指示处);彩色多普勒坏死区无血流显示(B指示处)

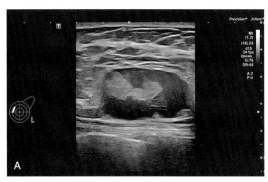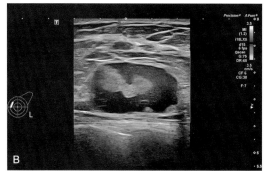

图 12-3-4　自体脂肪移植术后,腺体后方植入的脂肪假体坏死
A.腺体内无回声区内可见等回声团;B.彩色多普勒坏死区无血流显示。

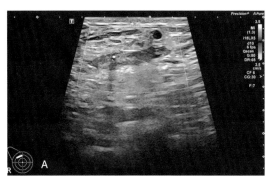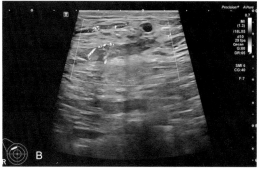

图 12-3-5　自体脂肪移植术后,腺体后方植入的脂肪假体坏死,并局灶炎症及脓肿形成
A.片状低回声区,内回声不均匀,可见点状高回声,CDFI 示其边缘部可见点状彩色血流信号;
B.SMI 示炎症坏死区部分可见稍丰富血流信号。

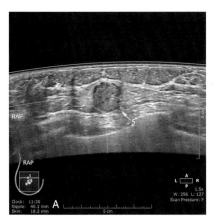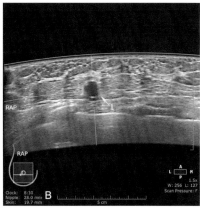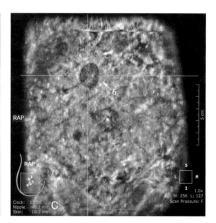

图 12-3-6　自体脂肪移植术后,乳腺全容积成像
A.腺体后方植入的脂肪假体坏死,可见局灶低回声团(指示处);B.腺体后脂肪层内无回声团(指示处);C.冠状面可显示病
灶边缘光整,内回声不均匀(指示处)。

【相关影像学表现】

乳腺 X 线及 MRI 表现:正常情况下,注入的成活的自体脂肪与周围脂肪组织呈同等密度或信号(图
12-3-7),但产生囊肿、纤维化或钙化、脂肪坏死等后遗症时,表现为局部脂肪层内的低密度灶、高密度区等
(图 12-3-8、图 12-3-9)。

自体脂肪移植后囊肿坏死区 MRI 表现为 T1WI 低信号区,T2WI 高信号区;纤维化或钙化区表现为
T1WI 及 T2WI 的低信号区,增强后可见边缘强化(图 12-3-10)。

【鉴别诊断及比较影像分析】

本病有明显的手术病史,与其他乳腺疾病易于鉴别;但自体植入脂肪坏死时,超声表现难与单纯脂肪
坏死相鉴别,需结合病史。

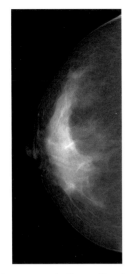

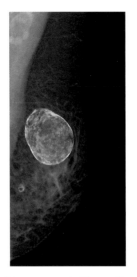

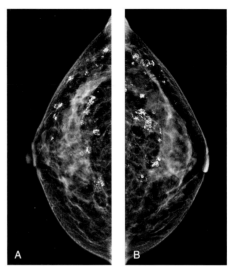

图 12-3-7 右乳 CC 位：自体脂肪移植术后，腺体后方可见多量脂肪，腺体受压前移

图 12-3-8 左乳 CC 位：自体脂肪移植术后，团状坏死并钙化

图 12-3-9 双乳呈自体脂肪注射式丰乳术后改变，双侧乳后间隙、皮下脂肪层可见脂肪密度影，其内可见大小不等散在分布粗糙不均质钙化

A. 右乳 CC 位；B. 左乳 CC 位。

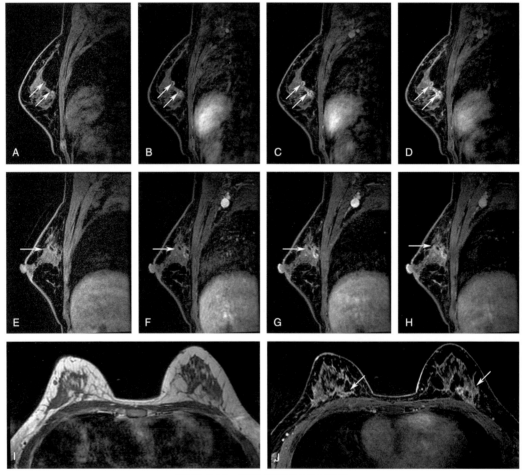

图 12-3-10 囊肿坏死区 MRI 表现

A~D. 左乳 MRI 动态增强前和增强后 1、2、8 分钟；E~H. 右乳 MRI 动态增强前和增强后 1、2、8 分钟；I. MRI 平扫横断面 T1WI；J. 动态增强后延迟时相横断面 T1WI。双乳呈自体脂肪注射式丰乳术后改变，双乳基本对称，双侧乳后间隙、皮下脂肪层可见脂肪信号影，其内可见多发大小不等信号影（箭头指示部），增强后以边缘强化为著，内部未见明显强化，多点测量边缘时间 - 信号强度曲线以渐增型及流出型为主。

第四节　多种移植物复合的隆乳术

【临床概述】

由于单一的移植物往往不能很好地解决临床中出现的所有问题，因此，促使多种移植材料联合使用的复合隆乳应运而生。目前，已有整形外科医师将假体隆乳同自体脂肪移植联合应用。临床有假体隆乳同自体脂肪移植联合应用并获得了较好的隆乳效果。其中假体主要提供更多的容量支持，而自体脂肪则更多地应用于乳沟、假体边缘、软组织菲薄的部位，起到修饰乳房内侧，减小内侧间距，改善分离畸形，隐藏假体轮廓，增加软组织覆盖，进而提升美学效果及安全性的作用[8]。

【超声表现】

在腺体后或胸大肌的后方可见囊袋状无回声区，边缘光整，厚壁或者呈双层壁状回声，无回声区后方回声增强。在囊袋状无回声区上方，乳房假体与胸壁过渡区域可见与周围脂肪组织的同等回声（图12-4-1~图12-4-4）。彩色多普勒血流无回声区内及周围未见彩流信号。

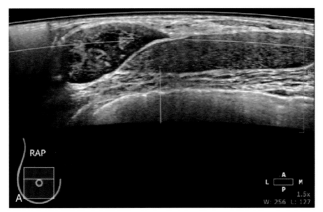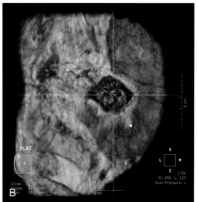

图 12-4-1　右乳注射不同材料隆乳后乳腺全容积成像（ABUS）表现
A. 右乳注射不同材料隆乳后（ABUS 正中位横切面）；B. 右乳注射不同材料隆乳后（ABUS 外侧位冠状面）。

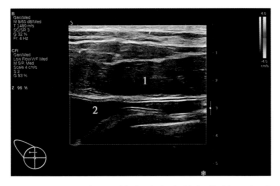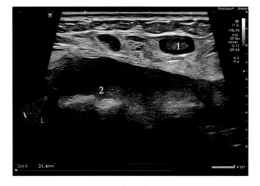

图 12-4-2　48 岁，注射隆乳取出并假体植入术后　　图 12-4-3　50 岁，注射隆乳取出并假体植入术
（1 为注射假体，2 为植入假体）　　　　　　　　后（1 为注射假体，2 为植入假体）

【相关影像学表现】

乳腺 X 线及 MRI 表现：兼具假体与自体脂肪移植的影像学特征。即假体与腺体密度相等或稍高，呈半球形，边缘光整，形态规则，后缘及近胸壁部位可明显显示，而注入的成活的自体脂肪与周围脂肪组织呈同等密度或信号。

【鉴别诊断及比较影像分析】

本病有明显的手术病史,与其他乳腺疾病易鉴别。

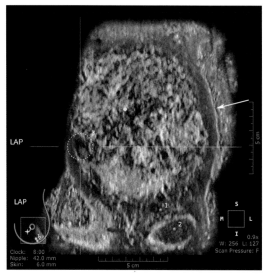

图 12-4-4　注射隆乳取出并假体植入术后

ABUS 正中位冠状面,图中圆圈标识处为残留注射假体,箭头指示处为植入假体边缘部。

第五节　乳腺增大成型术相关并发症

植入材料的选择与隆乳术后并发症有关,而造成患者术后感染的主要因素是机体抵抗力的下降。假体最易出现的并发症有包膜挛缩、硅凝胶渗出、假体破裂、疼痛等,甚至引发自身免疫性疾病;而注射式隆乳和自体脂肪移植则更易出现硬结、血肿。

不同的手术方式均可能出现相同的并发症[9-11],包括术后短期改变。①疼痛:常发生在术后 2~3 天,主要与假体压迫周围组织及胸大肌活动有关,但发生感染或血肿,肿痛会加剧,则需要外科处理。②感染:一般发生于注射后 4 周内,轻者表现为浅表性感染,严重者通常为深部感染,可发展为脓肿、败血症等(图 12-5-1)。③血肿:表现为假体外异常低、无回声区。多为注射量过大或手术操作粗暴使乳腺后间隙软组织裂伤,造成毛细血管断裂。④乳房形态异常:早期主要由假体形状及大小不合适、假体移位、腔隙大小不当及位置偏移、加压包扎不当、上肢过早抬举活动等原因引起,后期主要由包膜挛缩[9]、包膜内积液等原因引起。如患者术后体重波动明显,移植脂肪颗粒会随体重发生变化,也可引起继发性不对称或外形不佳。⑤气胸。⑥血管栓塞。

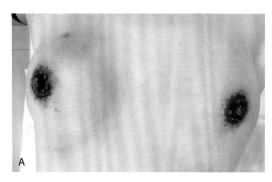

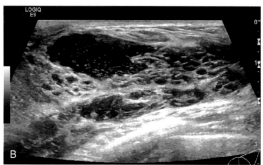

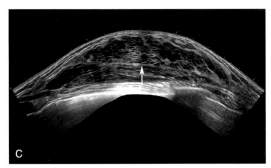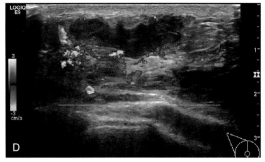

图 12-5-1　注射隆乳术后合并哺乳期乳腺炎

A. 外观：右乳局部红肿；B. 乳腺腺体内呈筛网状及局灶无回声区；C. 宽景成像可显示乳腺假体与腺体层的
分层结构；D. 彩色多普勒显示局限血流信号明显丰富，局灶无血流信号。

除术后短期内改变外，还可能发生如下改变。①硬结、囊肿和钙化：包括散在性硬结、局限性硬结、弥漫性硬结是硬结的 3 种表现形式。散在性硬结多因术后按摩不当，水凝胶分散不均匀所致。局限性硬结则因注射层次不当所致，注射过浅易形成皮下硬结，注射过深，结节多形成于胸肌内。弥漫性硬结是由于广泛纤维组织增生所致。临床表现为乳腺疼痛，乳房外形局限性膨隆或变形。硬结、囊肿和钙化是术后最常见的并发症，尤其是注射隆乳和自体脂肪移植隆乳术，多在术后 6 个月左右出现[10]。②纤维包膜挛缩。③无菌性炎症：病因不明，多与周围组织对假体的反应性刺激、术中损伤、术后按摩不当或创伤有关。④乳头、乳晕感觉减退：主要为经乳晕切口进行手术，损伤该区域神经组织引起。一般无须治疗，大多可恢复。⑤切口瘢痕：瘢痕体质、钳夹挫伤、血肿、感染、过分分离、二次手术等因素均可引起切口瘢痕增生。⑥自体免疫性疾病：可能与渗漏的硅凝胶长期刺激机体组织有关。

除上述并发症外，隆乳剂假瘤与隆乳剂相关性肿瘤也是其重要的并发症[12]。①隆乳剂假瘤多见于中青年女性，隆乳术后至发现肿块的间隔时间从 3 个月到 10 年，常有乳腺不适，可触及界限不清、活动度差的硬结或肿块，压之疼痛，可引起乳腺硬化变形，亦可出现同侧胸壁、上臂或腋下，甚至腹股沟淋巴结的肿大。硅胶囊破裂者可现全身症状。自体脂肪组织隆乳可引起脂肪组织坏死及伴发病变，坏死液化的脂肪除可引流到腋下淋巴结外，甚至可移行到腹部或腹股沟处形成肿块，临床易误诊为癌。隆乳剂假瘤的病理变化因隆乳剂植入 / 注入体内的时间及机体反应程度的不同，病变的表现也不完全一样。②隆乳剂与肿瘤的关系：有报道显示隆乳可发生淋巴瘤或乳腺癌，因此隆乳与肿瘤的关系一直是争论的焦点。2012 年 WHO 乳腺肿瘤分类提出了与隆乳相关的间变性淋巴瘤激酶（ALK）阴性的间变性大细胞淋巴瘤，明确指出隆乳可诱发淋巴瘤。文献中亦有伴发浸润性癌（如浸润性导管癌、鳞状细胞癌等）的报道。

（张建兴　刘柃希　路　红）

参考文献

［1］中华医学会整形外科学分会乳房专业组 . 硅胶乳房假体隆乳术临床技术指南 . 中华整形外科杂志 , 2013, 29 (1): 1-4.

［2］BRAVO FG. Parastemal infiltmtion composite breast augmentation. Plast Reconstr Surg, 2015, 135 (4): 1010-1018.

［3］AUCLAIR E, ANAVEKAR N. Combined use of implant and fat grafting for breast augmentation. Clin Plast Surg, 2015, 42 (3): 307-314, vii.

［4］卢金强 , 刘立刚 , 张劲松 , 等 . 聚丙烯酰胺水凝胶注射隆乳术后并发感染的治疗 . 中国美容医学 , 2007, 16 (11): 1484-1486.

［5］邱少东 , 从淑珍 . 浅表器官和周围血管超声读本 . 北京 : 人民军医出版社 , 2009.

［6］胡永升 . 现代乳腺影像诊断学 . 北京 : 科学出版社 , 2001.

［7］王炜 . 整形外科学 . 杭州 : 浙江科技出版社 , 1999.

［8］宋儒耀 , 方彰林 , 等 . 美容整形外科学 . 北京 : 北京出版社 , 2002.

［9］王屹, 范雅琳 . 硅胶假体隆乳术后包膜挛缩的预防 . 中国保健营养 , 2013, 23 (1 下): 126.

［10］LIN JY, SONG P, PU L. Management of fat necrosis after autologous fat transplantation for breast augmentation. Plast Reconstr Surg, 2018, 142 (5): 665e-673e.

［11］陈晨, 隋志甫, 王聪敏, 等 . 假体隆乳术并发症原因分析与防护对策 . 中国美容医学 , 2011, 20 (5): 857.

［12］张祥盛, 丁华野 . 关注乳腺的医源性病变 / 改变 . 中华病理学杂志 , 2014, 43 (4): 221-225.

第十三章

其他医源性乳腺疾病

乳腺医源性病变/改变是指乳腺疾病诊治过程中引起的损伤性和反应性改变,包括治疗行为,如放疗、化疗、手术切除等;活检手术,如针吸细胞学、粗针穿刺、切除活检、麦默通手术、电刀、纤维乳管镜、示踪等;隆乳充填物破裂引起的假瘤样反应等。近年来,随着乳腺临床诊治技术的发展,上述原因引起的医源性病变/改变也逐渐增多,可能干扰或完全掩盖对原发病变的诊断。在此类病变诊断过程中最关键的问题是要掌握临床病史。

第一节 术后瘢痕

【临床概述】

术后瘢痕(postoperative scar)形成于手术部位,是手术后局部肉芽组织增生所致。术后瘢痕在术后不同时期,其内组织成分的含量各不一样;根据术后时间长短可分为早期新鲜瘢痕(术后 3 个月内)、临界期瘢痕(术后 3~6 个月)及陈旧瘢痕(术后 6 个月以上)[1,2]。

【超声表现】

超声表现为局部低回声区,边缘不光整,形态不规则,内部回声不均匀,彩色多普勒检查因瘢痕形成时间的长短以及肉芽组织增生状况而不同,早期新鲜瘢痕及临界期瘢痕内均可见不同程度的彩流信号(图13-1-1~ 图 13-1-3),陈旧瘢痕内常无明显血流显示(图 13-1-4);瘢痕周边常无血流显示。

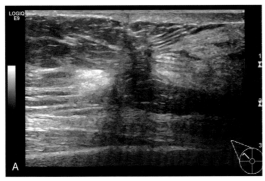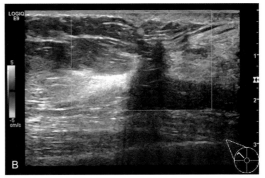

图 13-1-1　MMT 术后瘢痕形成

A. MMT 术后术区瘢痕形成(术后 3 个半月);B. 术区未见明显彩流信号。

【相关影像学表现】

MRI 表现[1,2]:多数手术瘢痕 MRI 平扫表现为 T1WI、T2WI 低信号影,常为不规则的束带状或星状轮廓。MRI 的 T1 加权成像为低信号,T2 加权成像大部分呈稍低信号,少部分呈稍高信号,边缘欠光整。早期新鲜瘢痕(术后 3 个月内)因组织增生活跃或含水量较高可表现为 T1WI 低信号、T2WI 高信号,周围可见轻微水肿；陈旧瘢痕（术后 6 个月以上）因血管纤维化，胶原纤维致密，多表现为 T1WI、T2WI 低信号影；临界期瘢痕（术后 3~6 个月）信号往往介于两者间。MRI 增强扫描，新鲜瘢痕多表现为程度不同的不规则周边环状强化或瘢痕样强化，少数可呈局限性强化或弥漫性强化；因形成时间不同可呈早期快速强化或延迟强化，越早期的新鲜瘢痕强化越明显。临界期瘢痕强化程度明显减轻，仍可呈周边环状、局灶性或弥漫性强化，多数为延迟强化，极少数早期快速强化。陈旧瘢痕多无强化或轻微强化。

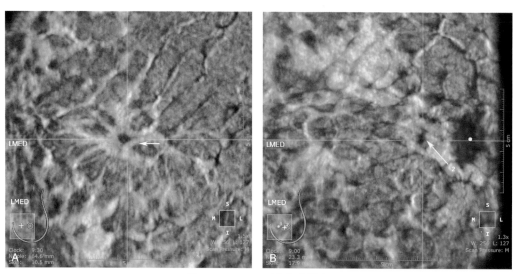

图 13-1-2　GLM 治疗后瘢痕

ABUS 冠状面，图 A 及图 B 箭头指示处为两个不同的病灶。

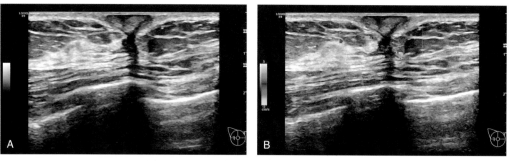

图 13-1-3　临界期瘢痕，未见明显血流信号

A. 二维图像；B. 彩色多普勒图像。

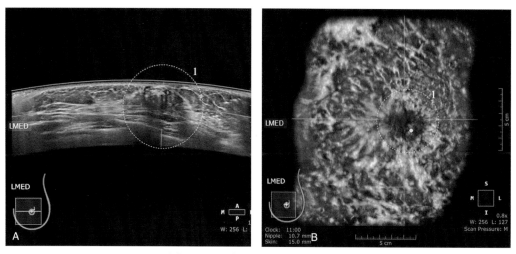

图 13-1-4　陈旧性瘢痕 ABUS 表现

A. 陈旧性瘢痕（ABUS 横断面，见标识处局灶不均质回声区，与皮肤层相连续）；B. 陈旧性瘢痕（ABUS 冠状面，见标识处局灶低回声区，边缘组织明显牵拉扭曲）。

但 MRI 因检查费用昂贵,观察瘢痕的血流灌注时,需进行增强扫查,日常诊断中,很少应用 MRI 对瘢痕进行观察。

【鉴别诊断及比较影像分析】

1. **术后瘢痕与乳腺癌相鉴别**　术后瘢痕形成于手术部位,患者有明确的手术病史,彩色多普勒检查术后瘢痕区内血流状况因瘢痕形成时间而不同,陈旧瘢痕内常无血流显示。

2. **术后瘢痕与放射状瘢痕(radial scar,RS)相鉴别**　术后瘢痕有明显的手术病史,病变部位与手术部位完全一致。乳腺放射状瘢痕是一种少见的上皮增生性病变,因硬化性病变使小叶的结构扭曲,导致影像学上、病理诊断中极易与乳腺癌混淆[3];该类瘢痕的病灶主要呈假性浸润表现,同疾病的发展过程与切片截取有密切关系。该类瘢痕与外伤、脓肿以及手术等瘢痕存在较大区别,病理类型独立,主要有如下特点:①乳腺组织呈回缩以及纤维化状态;②可能存在导管的闭塞或者扩张;③存在慢性炎症。也有理论解释为该类瘢痕为上皮组织或者间质结构出现的重排列状态。乳腺放射状瘢痕在乳腺 X 线检查中的典型表现包括中央不透明区、星芒状结构、钙化等。但是这些表现没有特异性,在硬化性腺病及乳腺癌中均可见到[4]。MRI 检查可以通过动态增强显像来识别手术后的结构扭曲或乳腺放射状瘢痕[5]。病灶边缘模糊,可见毛刺,呈等 T1 稍长 T2 信号,DWI 呈等高信号,ADC 值减低,增强扫描病灶呈不均明显强化,时间 - 信号强度曲线呈快速上升平台型。

3. **术后瘢痕与纤维瘤病(fibromatosis)相鉴别**　乳腺纤维瘤病(韧带样瘤)少见,1923 年首先由 Nichols[6]报道。国外文献报道较多。在新版 WHO 乳腺肿瘤分类中[7],将其定义为病变来源于乳腺实质内的成纤维细胞和肌纤维母细胞,具有局部侵袭性,无转移潜能,须排除胸部筋膜来源的纤维瘤病累及乳腺。乳腺纤维瘤病的发病率在乳腺所有病变中不足 0.2%,可发生于 13~80 岁的女性(平均年龄 46 岁,中位年龄 40 岁),与围绝经期或绝经后的患者相比,生育期女性更常见[7]。病变呈孤立性,无痛,硬韧,可触及的肿物。双侧肿瘤少见。可见皮肤及乳头内陷,乳头溢液少见。大体上,肿瘤界限欠清,直径 0.5~10cm(平均 2.5cm),切面灰白,质硬。可见病变由梭形细胞(成纤维细胞 / 肌纤维母细胞)构成,梭形细胞呈束状及编织状排列,背景是丰富粉染的胶原纤维,有程度不等的玻璃样变性。梭形细胞数量不等,没有或仅有轻度的细胞不典型性和多形性,核分裂象少见。肿瘤组织呈指状突入乳腺组织中,周围可见少量淋巴细胞浸润。组织学与免疫表型类似于机体其他部位的肌肉筋膜或腱膜来源的纤维瘤病。增生的梭形成纤维细胞和肌纤维母细胞形成相互交织的束;病变周围呈典型的浸润性指状突陷入乳腺导管和小叶内(图 13-1-5)。免疫组化染色:梭形细胞 vimentin 阳性,少部分细胞 actin 也可阳性,而 CK、S-100 蛋白、ER、PR、AR、PS2 均阴性。

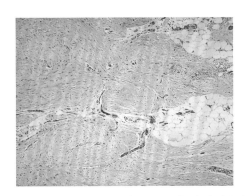

图 13-1-5　纤维瘤病:肿瘤边界不清,在脂肪组织
中见浸润性生长。瘤细胞长梭形,似成纤维细胞
样,核形态温和,产生胶原性基质(HE,×100)

　术后瘢痕超声表现为短毛刺状低回声肿块,肿块后方伴声影,CDFI 肿块内无明显彩流信号,肿块周边可见血流显示[8](图 13-1-6)。乳腺纤维瘤病乳腺 X 线呈边界不清或毛刺样肿块,由于胸肌筋膜常同时受累,乳腺纤维瘤病常位于腺体后方且较固定,移动性差,并常引起胸大肌及乳头牵拉性改变。乳腺纤维瘤

病在典型的 MRI 显示为 T1 加权成像不规则的等信号,T2 加权成像呈不均质的高信号。通常乳腺纤维瘤病的增强呈渐进性强化。乳腺纤维瘤病常采用局部扩大切除治疗,局部复发率约 25%,有研究表明局部复发多由于术前手术范围不确定,病变切除不完全所致[9]。

本病还需与术后血肿、肉芽肿及残存或复发肿瘤相鉴别。

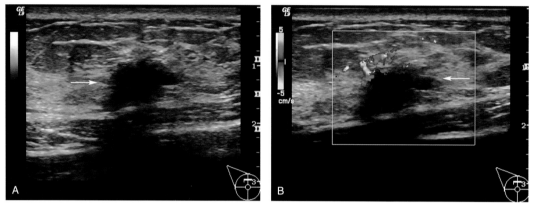

图 13-1-6　女,25 岁,右乳上方低回声肿块(箭头指示处),形态不规则,边缘不光整,内回声不均匀,后方
回声衰减(A);CDFI 示肿块旁可见丰富彩流信号(B)。术后病理:纤维瘤病

第二节　术后血肿

【临床概述】

肿瘤切除术后,因局部止血不良导致术区小血管渗血,形成局限性血肿(hematoma),所形成血肿位于术区,常有清楚或不清楚的边界,其内可出现凝血块。小的血肿可能不被人发现,仅表现为局部肿胀和肿胀恢复时间较长;而大的血肿会对周围组织造成压迫,引起局部组织缺血,甚至造成皮瓣坏死。

【超声表现】

超声表现为术区异常回声区,边缘光整或不光整,形态规整或不规则,内部回声可因血肿内凝血块的形成与否而表现为不同的回声,可呈云雾状回声(急性出血)、无回声、低回声或混合回声;后方回声增强,彩色多普勒检查其内常无血流显示[10](图 13-2-1~ 图 13-2-6)。

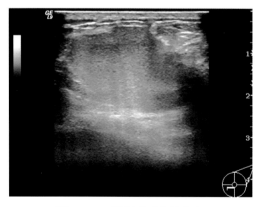

图 13-2-1　微创术后急性出血

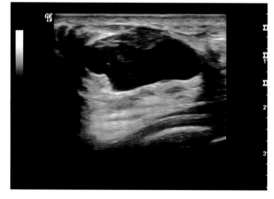

图 13-2-2　微创术后血肿

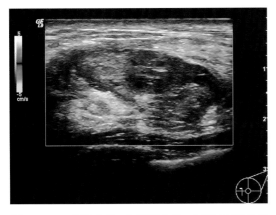

图 13-2-3　术后血肿,内伴凝血块,CDFI 示其内未见明显彩流

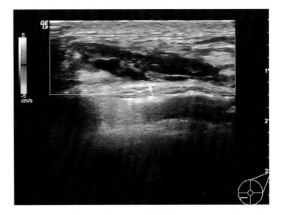

图 13-2-4　术后混合血肿,内伴凝血块及无回声积液

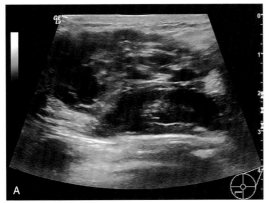

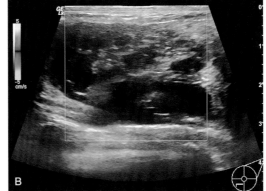

图 13-2-5　术后混合血肿,内伴凝血块及积液,并与周围组织混杂(A);CDFI 血肿区无明显彩流信号(B)

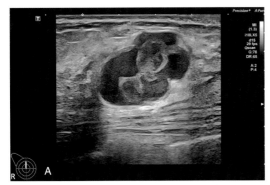

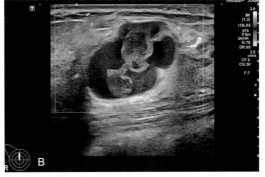

图 13-2-6　囊肿穿刺后囊内出血并凝血块形成

A. 右乳无回声区(原囊肿区)内可见团状低无回声,无回声区内回声模糊,呈云雾状,后方回声增强;

B. CDFI 无回声区内未见明显彩流信号。

【相关影像学表现】

因术后血肿的形成常有明显的手术病史,超声表现结合病史易于诊断。乳腺 X 线仅见局限性致密影而难以诊断(图 13-2-7);乳腺 MRI 可清晰显示病灶,但随着血肿形成时间不同而表现为不同的影像,造影全期血肿内无强化(图 13-2-8)。

【鉴别诊断及比较影像分析】

血肿的形成有明显的外伤手术史,易与其他疾病相鉴别。

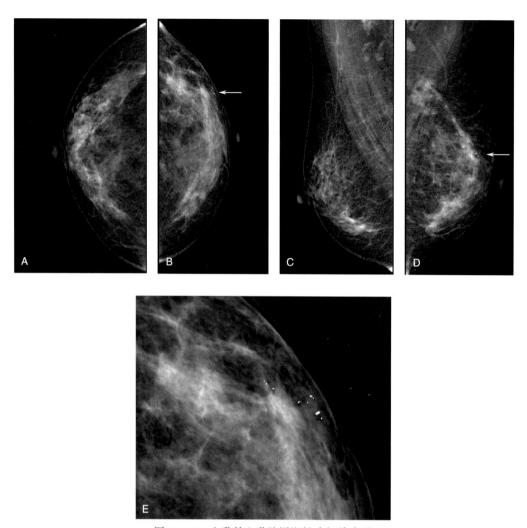

图 13-2-7 左乳外上乳腺浸润性癌切检术后

左乳外上术区结构紊乱,可见局部致密影,内可见数个点状钙化(箭头指示处),对应皮肤增厚。
病理:血肿。A. 右乳 CC 位;B. 左乳 CC 位;C. 右乳 MLO 位;D. 左乳 MLO 位;E. 左乳 CC 位局部放大。

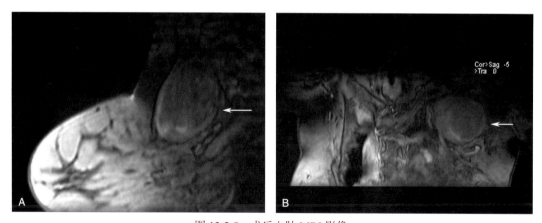

图 13-2-8 术后血肿 MRI 影像

T1WI 左腋下胸肌内见一巨大不规则肿块(A. 轴位指示处;B. 冠状位指示处),边界大部分清晰,
信号欠均匀。病理:血肿。

第三节 术后假性动脉瘤

【临床概述】

假性动脉瘤指当局部动脉全层破裂,导致局限性动脉出血及损伤动脉旁与动脉管腔相通的血肿形成,即形成假性动脉瘤[11],多由于创伤、感染及手术缝合不当所致。随着介入超声诊断技术的开展,医源性血管损伤引起假性动脉瘤病例显著增加。假性动脉瘤好发于外周浅表动脉,发生于乳腺内小动脉比较罕见。

【超声表现】

超声多表现为无回声区,并明确显示假性动脉瘤的大小、结构及部位,以及瘤体内异常彩色血流信号及频谱多普勒信号(图 13-3-1),特别是双期双向频谱是假性动脉瘤的特异性频谱,具有特异性的诊断价值。

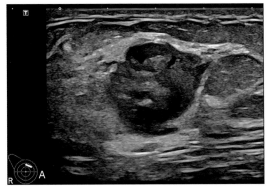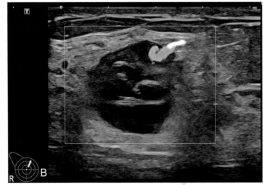

图 13-3-1 术后假性动脉瘤并瘤内血肿形成

A. 二维可见局灶低无回声区;B. 能量多普勒:病灶内可见局灶明亮多普勒血流信号。

【鉴别诊断】

乳腺假性动脉瘤在二维图像上与乳腺囊肿、局限性导管扩张有相似表现,并且乳腺假性动脉瘤较为少见,因此在临床工作中对囊性结构不能盲目诊断,尤其是对乳腺有穿刺病史患者,需要观察彩色血流信号加以鉴别。

第四节 术后皮内淋巴水肿

【临床概述】

乳腺表面皮肤的淋巴引流与其他部位的皮肤相似,由浅层和深层淋巴管网组成。浅层的毛细淋巴管网位于真皮乳头下层,无瓣膜;在浅层的深面为深层淋巴管网,含瓣膜,网状结构相对于浅层较疏松,而管径较粗,其在乳头乳晕下方形成相对致密的网状结构,称为乳晕下淋巴管丛。乳房皮下或乳头淋巴管丛通过体表淋巴管回流,这些无瓣淋巴管与真皮淋巴管沟通并合并乳晕下淋巴管丛。乳晕下丛接受乳头乳晕淋巴管,并通过垂直淋巴管与别处皮下和真皮淋巴管连接[7]。从表面到深丛,从经输乳管的乳晕下丛到小叶周和深皮下丛,淋巴液单向流动。导管周围淋巴管恰好位于管壁肌上皮层[8]。乳腺内的淋巴管起源于小叶周围,与各级导管相伴行,与乳腺的各级导管结构不同的是淋巴管之间相互吻合成网状,汇集成集合淋巴管,乳腺实质内的淋巴管网与乳晕下淋巴管丛相交通,而乳腺内的集合淋巴管可能伴随深静脉汇入相应的淋巴结。

乳腺皮肤的淋巴管网与身体其他部位的淋巴管网一样,其与周围的皮肤淋巴管网可以看作一个整体,乳腺皮肤的浅深淋巴管网与乳腺实质内的淋巴管网相交通。正常乳腺皮肤层厚度约为 2mm。外科手术等对局部浅、深层淋巴管的破坏,由于浅、深层淋巴管网的存在,通常不会引起区域淋巴回流障碍;但术后由于较长的手术切口,手术范围较大对淋巴管网造成较大破坏,保乳手术后局部放疗对皮内淋巴管网的破坏,而导致区域淋巴回流障碍,当表现为浅淋巴管网破坏时,可表现为区域皮肤层水肿(图 13-4-1)。

【超声表现】

术后皮内淋巴水肿时,可表现为局部皮肤层明显增厚,增厚皮肤层内可见小低回声(图 13-4-2A、图 13-4-3A)。

彩色多普勒超声增厚皮肤层内常无明显血流显示(图 13-4-2B、图 13-4-3B)。

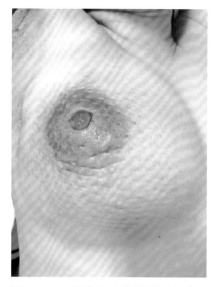

图 13-4-1　保乳术后乳晕周围皮肤层水肿,呈橘皮样外观

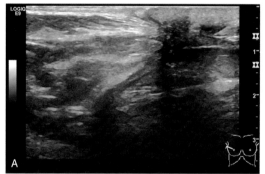 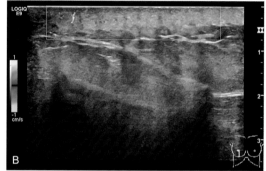

图 13-4-2　术区切口旁皮肤层水肿超声表现
A. 术区切口旁皮肤层明显增厚;B. 增厚区可见少许点状血流信号。

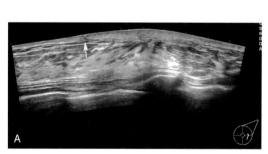 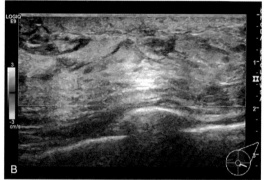

图 13-4-3　术区皮肤层水肿超声表现
A. 术区皮肤层明显增厚,箭头指示部为术区;B. 增厚区未见血流信号。

【相关影像学表现】

乳腺 X 线可见局部皮肤层明显增厚,腺体层内常无异常回声。

【鉴别诊断】

皮内单纯性淋巴水肿需与癌性淋巴水肿相鉴别,其主要鉴别点在于病史及回声表现,癌性淋巴水肿需有明显恶性肿瘤病史及增厚皮肤层内常可显示较丰富彩色血流信号(图 13-4-4)。

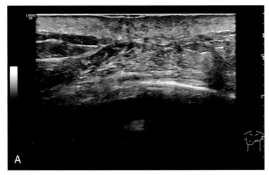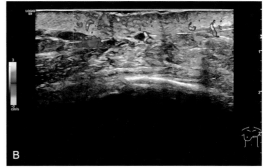

图 13-4-4 皮肤层内癌性淋巴水肿
A. 皮肤层增厚;B. 增厚皮肤层内血流信号丰富。

（张建兴 刘枰希 陈 铃）

参考文献

［1］BEEKMAN WH, HAGE JJ, TAETS VAN AMERONGEN AH, et al. Accuracy of ultrasonography and magnetic resonance imaging in detecting failure of breast implants filled with silicone gel. Scand J Plast Reconstr Surg Hand Surg, 1999, 33 (4): 415-418.

［2］张雪鹏 , 孙泽民 , 张文 . 乳腺肿瘤 MRI 检查的临床应用 . 肿瘤学杂志 , 2001, 7 (3): 183-185.

［3］付丽 , 傅西林 . 乳腺肿瘤病理学 . 北京 : 人民卫生出版社 , 2008.

［4］BRODIE C, O'DOHERTY A, QUINN C. Fourteen-gauge needle core biopsy of mammographically evident radial scars: is excision necessary？ Cancer, 2004, 100 (3): 652-653.

［5］孙健玮 , 宗绍云 . 乳腺疾病影像学诊断的比较分析 . 西部医学 , 2007, 19 (4): 697-699.

［6］NICHOLS RW. Desmoid tumors: a report of thirty-one case8. Arch Surg, 1923, 7: 227-236.

［7］DRIJKONIBGEN M, TAVASSOKI FA, MAGRO G, et al. Mesenehymal tumours//Tavassoli FA, Devilee P. World Health Organization Classification OF Tumors. Pathology and genetics. Tumors of the breast and female genital organs. Lyon: IARC Press, 2003: 89-98.

［8］JUNG HK, KIM EK, KO KH, et al. Breast fibromatosis showing unusual sonographic features. J Ultrasound Med, 2010, 29 (11): 1671-1674.

［9］WARGOTZ ES, NORRIS HJ, AUSTIN RM, et al. Fibromatosis of the breast. A clinical and pathological study of 28 cases. Am J Surg Pathol, 1987, 11 (1): 38-45.

［10］张缙熙 , 姜玉新 . 浅表器官及组织超声诊断学 . 北京 : 科学技术文献出版社 , 2010.

［11］周永昌 , 郭万学 . 超声医学 . 5 版 . 北京 : 科学技术文献出版社 , 2006.

第十四章

乳腺区域其他疾病

乳腺区域除腺体及相关性疾病外,乳腺区域的皮下脂肪、皮肤层等各种组织结构均可发生相关病变,这些病变除乳腺蒙多病外均可发生于全身其他部位,但因发生于乳腺区域,因此在 2013 版 ACR 乳腺超声 BI-RADS 分类中,统一将此类良性病变分类归为 BI-RADS 2 类。而乳头部脓肿为发生于乳头部的急性炎症导致的局部积脓,属需要进行临床治疗且需要进行治疗评价的一类。

第一节　皮下脂肪瘤

【临床概述】

脂肪瘤是最常见的软组织良性肿瘤之一,好发于任何年龄及任何有脂肪存在的部位,一半以上发生于四肢,主要在皮下软组织层内,也可见于筋膜、肌肉层内,儿童较少见,按位置可分为脂肪层脂肪瘤、肌间脂肪瘤、筋膜间脂肪瘤,按成分可分为纤维脂肪瘤、血管脂肪瘤[1]。发生在乳腺部位的皮下的脂肪瘤同其他部位脂肪瘤一样,临床表现为缓慢生长的无痛性肿块,常为无意中发现,位于体表的脂肪瘤质地较软,可推动,边界清楚,无压痛,位于深部或较小的脂肪瘤触诊较困难,脂肪瘤可单发,亦可多发,肿块大小不等。本节仅叙述发生于乳腺部位皮下脂肪层内的脂肪瘤。

【超声表现】

乳腺区域皮下圆形、椭圆形的高回声、低回声或中等回声团,可单发或多发,内部回声较均匀一致,边缘光整,有包膜(图 14-1-1A、图 14-1-2A、、图 14-1-3A、图 14-1-4A)。病变内部回声的不同,取决于瘤体内成分。彩色多普勒显示一般内部未见明显血流信号,偶尔见少量点状血流信号(图 14-1-1B、图 14-1-2B、图 14-1-3B、图 14-1-4B)。

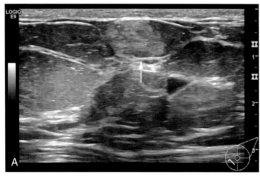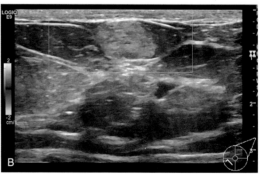

图 14-1-1　皮下脂肪瘤(高回声)声像图

A. 皮下脂肪层内高回声肿块(箭头指示处),形态规则,呈椭圆形,平行生长,边缘光整,内部回声不均匀;
B. CDFI 示内部及周边未见明显血流信号。

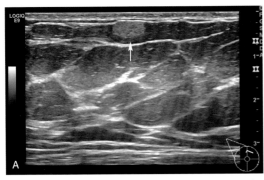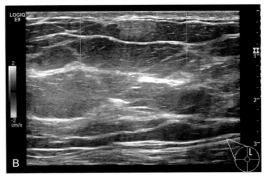

图 14-1-2　皮下脂肪瘤（高回声）

A. 皮下脂肪层内高回声肿块（箭头指示处），形态规则，呈椭圆形，平行生长，边缘光整，内部回声均匀；
B. CDFI 示内部及周边未见明显血流信号。

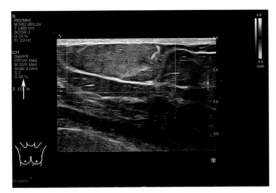

图 14-1-3　皮下脂肪瘤（中等稍高回声）

皮下脂肪层内中等稍高回声肿块（箭头指示处），形态
规则，呈椭圆形，平行生长，边缘光整，内部回声不均
匀；CDFI 示内部边缘区可见一短条状血流信号。

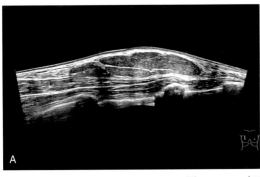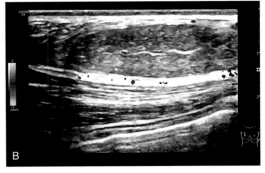

图 14-1-4　皮下脂肪瘤（等回声）

A. 宽景成像示皮下脂肪层内等回声肿块，形态规则，呈椭圆形，平行生长，边缘光整，内部回声不均匀，
可见多发条状稍高回声；B. CDFI 示内部及周边未见明显血流信号。

【其他影像学表现】

乳腺 X 线表现：①病灶上下径与左右径大，前后径小；②轴位片或斜位片病变与正常腺体影重叠，呈混杂密度，切线位或局部点压片可排除密度对病变的影响，显示病变密度与皮下脂肪密度相同，或重叠少部分腺体密度；③切线位或局部点压片可显示病灶的上下缘和左右缘，与正常腺体密度呈杯口状相邻[2]（图 14-1-5）。

MRI 表现：T1WI、T2WI 与皮下脂肪信号相同，其内无正常的导管、腺体和血管结构。脂肪抑制序列可将其高信号抑制，有时可见肿块周围的低信号包膜，注射造影剂一般无强化。

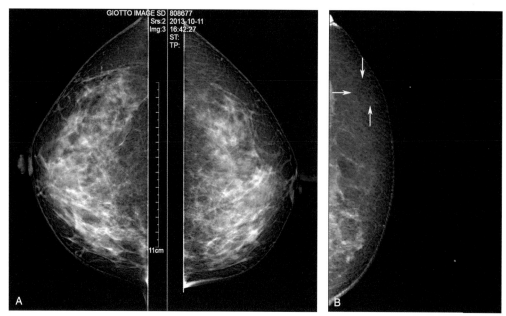

图 14-1-5 皮下脂肪瘤 MG 声像

A.双侧乳腺 MLO 位双乳内未见明显占位性病变，B.左乳切线位皮下脂肪层内可见一低密度影（箭头指示处）。

【鉴别诊断及比较影像分析】

皮下脂肪瘤与纤维腺瘤、正常脂肪组织相鉴别。皮下脂肪瘤位于皮下，纤维腺瘤位于腺体内，后者形态规则，边缘光整，有包膜。呈低回声的脂肪瘤较难与正常脂肪组织相鉴别，但脂肪瘤能触及肿块，边界清楚，有包膜，而正常脂肪组织不能触及肿块，内可见条状高回声。

第二节 皮下血管瘤

【临床概述】

血管瘤是常见的软组织肿瘤之一，但发生在乳腺部位的血管瘤较少见，它是起源于血管内皮细胞和周围组织的一种血管发育异常的良性肿瘤，没有包膜，可呈浸润性生长。常见有毛细血管瘤、海绵状血管瘤、蔓状血管瘤三种。血管瘤的生长范围可分为局限型和弥漫型；局限型部位表浅；弥漫型广泛浸润，可累及皮肤、皮下组织、肌肉及骨骼[3]。临床触诊为质偏软肿块，病程较长，患者多无自觉症状。

【超声表现】

海绵状血管瘤表现为混合性低回声肿块，无明显包膜，形态不规则，内部回声不均匀，呈蜂窝状，探头加压可变形缩小，彩色多普勒可见丰富的红蓝相间血流信号，加压后血流有再充盈（图 14-2-1）。

蔓状血管瘤表现为皮下大小不等或相互交错的管道样回声，管壁清晰，形态不规则，边缘模糊，彩色多普勒可见丰富红蓝及五彩镶嵌血流信号（图 14-2-2）。

【其他影像学表现】

1. 乳腺 X 线表现 多表现为边缘光整的分叶状高密度或等密度肿块，少数病例肿块边缘呈毛刺状，与乳癌类似[4]。

2. MRI 表现[5] ① T1WI 多呈不均匀中等信号，T2WI、STIR、FLAIR 多呈不均匀高信号；②在 T2WI 上多数病灶内可见迂曲的、粗细不均的细条状高信号和低信号间隔；③部分病灶内可见管状和蚯蚓状流空现象，部分病灶可见斑块状低信号；④ Gd-DTPA 增强后病灶早期增强不明显，延迟期呈不均匀强化，内见迂曲的、粗细不均的细条状强化，低信号间隔和斑块状血栓不强化。

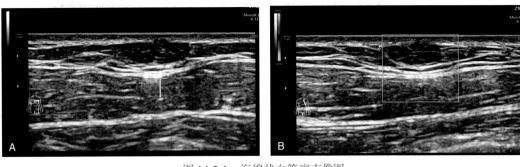

图 14-2-1　海绵状血管瘤声像图

A.混合性低回声肿块,无明显包膜,内呈蜂窝状;B.彩色多普勒显示未见明显血流信号。

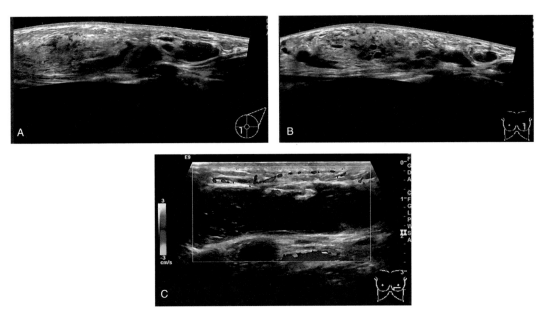

图 14-2-2　蔓状血管瘤声像图

A.宽景成像显示腺体内及皮下见相互交错的管道样回声;B.肿块形态不规整,边缘模糊;C.彩色多普勒
显示内部未见明显血流信号。

【鉴别诊断及比较影像分析】

1. **血管瘤与淋巴管瘤相鉴别**　后者呈多房性囊性包块,边界大部分清晰,彩色多普勒显示暗区内无血流,分隔条带状高回声上可有条状血流。

2. **海绵状血管瘤与蔓状血管瘤相鉴别**　两者二维声像图相似,但在彩色多普勒血流上,后者无须加压腔内即见明亮五彩血流,以动脉为主,易发生动静脉瘘。

第三节　皮下脂膜炎

【临床概述】

皮下脂膜炎,又称特发性小叶脂膜炎,是一组累及脂肪组织的异质性炎症性病变,全身脂肪组织均可受累,也可发生在乳腺皮下脂肪层内。病理上分为小叶性脂膜炎及间隔性脂膜炎,病因复杂,局部外伤、寒冷、感染、放射药物、皮下脂肪血管的病变可影响脂膜而发生炎性改变。病理表现是小叶内脂肪细胞变性、坏死,组织细胞及少量淋巴细胞、浆细胞浸润,血管壁内膜增厚,晚期纤维组织增生纤维化,形成结节。临床上以皮下结节为特征,结节大小不等,直径 1~2cm,少数可达 6cm。

【超声表现】

超声特征可分为三型[6]。

Ⅰ型为结节性脂膜炎，表现为皮下脂肪组织增厚，内部回声增强，分布不均匀的片状回声内可伴有网格状低回声，无明显边界，位置表浅，有压缩性。彩色多普勒显示无明显血流信号或其内见点状血流信号。

Ⅱ型为液化型脂膜炎，随着病程的延续，结节性脂膜炎部分结节可自行破溃、液化。表现为皮下脂肪层结节状低回声区或圆形片状无回声区，边界清晰，彩色多普勒显示无明显血流信号（图 14-3-1）。

Ⅲ型为钙化型脂膜炎，是由于皮下血管壁及内膜的增厚，导致皮下脂肪组织的血供相对减少，发生营养不良，出现转移性钙盐沉积。表现为皮下脂肪层内出现条形或不规则形的强回声团，后方伴声影，彩色多普勒显示未见明显血流信号。

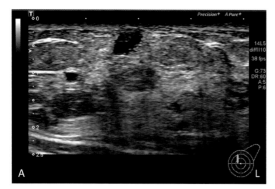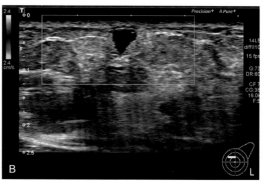

图 14-3-1 液化型脂膜炎声像图

A. 皮下脂肪层内片状无回声区，边缘光整；B. 彩色多普勒显示内部未见明显血流信号。病理：脂膜炎。

【其他影像学表现】

1. 乳腺 X 线表现 目前尚无乳腺 X 线对乳腺皮下脂膜炎的报道。

2. MRI 表现[7] ①病灶仅位于皮下脂肪组织内；②与皮肤关系密切；③在急性炎性期，为稍长 T1、稍长 T2 信号，边界不清；而在纤维化期 T1WI、T2WI 在略低信号基础上见絮状稍高信号。

【鉴别诊断及比较影像分析】

皮下脂膜炎与蜂窝织炎、脂肪瘤、皮下脂膜炎样 T 细胞淋巴瘤相鉴别。急性蜂窝织炎疼痛明显，可表现为皮下软组织回声增强，边界不清，可见多灶液性暗区，血流信号丰富，CDFI 可提供鉴别。脂肪瘤是脂肪层内最常见的病变，呈中高回声，边界清楚，两者较易鉴别。皮下脂膜炎样 T 细胞淋巴瘤是一种临床少见的外周 T 细胞淋巴瘤，主要累及皮下脂肪组织，患者常表现为发热、寒战，伴发两系或三系全血细胞减少，皮肤损害好发于肢体，大多数为多发，表现为皮下结节或肿块，无压痛，常导致脂肪广泛坏死[8]。早期常常误诊为结节性脂膜炎或感染性疾病，诊断困难，本病诊断的关键是提高认识、熟悉临床、结合实验室，最终确诊需要依赖病理检查。

第四节 表皮样囊肿

【临床概述】

表皮样囊肿是角质囊肿的一种，多为外伤导致表皮基底细胞层进入皮下生长，囊壁为表皮，囊内为角化鳞屑，多见于易受外伤和磨损的部位，紧贴皮肤。有研究认为可能是一种单胚层源性的真性良性肿瘤。表皮样囊肿可发生在任何年龄，也可发生在全身任何部位的皮肤或皮下软组织浅层，临床多无症状。患者以皮下扪及肿块、肿块增大或继发感染等就诊，乳腺部位的表皮样囊肿也非常常见。大多数情况下体积较小,比较容易诊断,乳腺表皮样囊肿约 5% 可发生恶变[9]。

【超声表现】

皮下见边缘光整的圆形或椭圆形类实性的低回声,内回声均匀或不均匀,部分伴裂隙样低回声、片状无回声或点状、短线状高回声,内部回声与囊腔内角化物成分有关(图 14-4-1A)。彩色多普勒显示无血流信号(图 14-4-1B),当表皮样囊肿破裂合并急性感染时囊肿周边可见丰富血流信号。

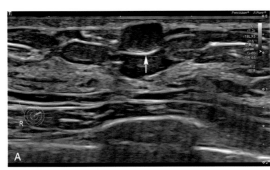 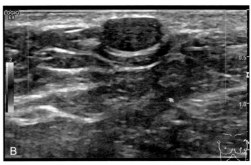

图 14-4-1　表皮样囊肿声像图

A.皮下椭圆形低回声团,边界清晰,内回声均匀;B.彩色多普勒显示未见明显血流信号。

【其他影像学表现】

1. 乳腺 X 线表现　肿块较大时通常表现为边缘光整的类圆形肿块,密度均匀、致密(图 14-4-2),与其他乳腺良性病变难以区分。

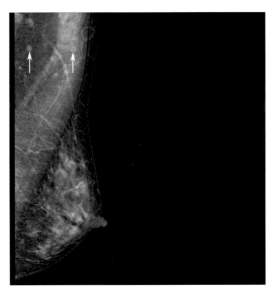

图 14-4-2　表皮样囊肿乳腺 X 线表现

边缘光整的类圆形肿块,密度均匀、致密(箭头指示处)。

2. MRI 表现　通常为水样信号,但在 T2WI 信号可呈低、等高信号。

【鉴别诊断及比较影像分析】

乳腺表皮样囊肿与积乳囊肿相鉴别。表皮样囊肿位于皮下,一般体积较小,积乳囊肿位于腺体内,多在哺乳期和哺乳后形成。

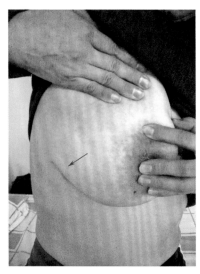

第五节 乳腺蒙多病

【临床概述】

蒙多病(Mondor disease)又称胸腹壁血栓性浅静脉炎,于1939年被命名为一种独立疾病,是一种以病变部位突发性疼痛或扪及条索状肿物为主要特征的临床少见病。病因不明,据报道局部慢性感染、外伤、手术等可能为诱发因素[10],好发年龄为30~35岁,男女均可发生,女性较多见。容易受累的部位是胸腹壁、乳腺、上肢、腹股沟、阴茎等,尤以胸腹壁、乳腺常见。主要临床表现是突发的局部疼痛和紧缩感,活动时牵扯痛加重,随后患部皮下可见或可触及沿血管走行的长短不一的硬条索状物,可有分叉,触痛明显,压紧索条两端,在索条走行部位上出现一条沟状凹陷或嵴状隆起,状如弓弦,局部无红肿疼痛,沿条索状物可略发红或发黄,一侧或两侧均可发生,与皮肤相连,直径2~4mm。全身症状不明显,局部无肿大压痛的淋巴结。蒙多病的病理基础是受累部位皮下的大静脉局部非感染性硬化性血栓闭塞性静脉炎和静脉周围炎。本病是自限性疾病,多在6~7个月内自行消退(图14-5-1)。

图14-5-1 蒙多病体表外观:条索状物走行部位可见沟状凹陷(箭头指示处)

【超声表现】

乳腺区域皮下浅静脉扩张,呈多处狭窄的管状无回声或低回声,形似串珠,管壁清晰。彩色多普勒内部未见明显血流信号,在病变后期彩色多普勒可见静脉再通后出现血流信号(图14-5-2~图14-5-3)。

乳腺容积冠状面:冠状面显像可见皮下迂曲走行的低无回声(图14-5-4)。

【其他影像学表现】

乳腺X线:病变区域可见条索状高密度区。

【鉴别诊断及比较影像分析】

1. **乳腺导管扩张症** 位于腺体内,好发于非哺乳期,乳头、乳晕部的输乳管及大导管扩张,管腔透声差,形成脓肿时,加压探头可见流动感,局部血流信号较正常组织丰富,血流频谱为低阻型。

2. **胸壁血肿** 有外伤病史,皮下低 - 无回声结节,边界清晰,未见包膜,压之可见其形状改变,有时可见到破入其内的小血管[11]。

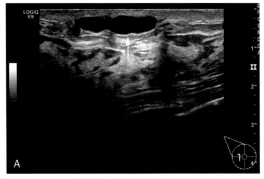
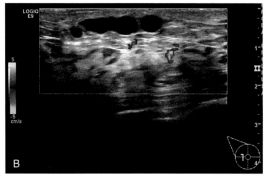

图14-5-2 乳腺区域浅静脉扩张并其内血栓形成

A.皮下管状无回声区,形似串珠,管壁清晰;B.彩色多普勒内部未见明显血流信号。

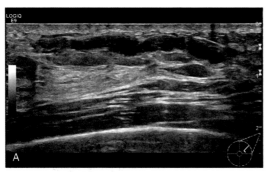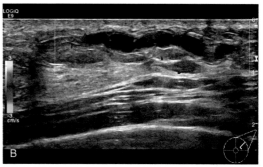

图 14-5-3　乳腺区域浅静脉扩张,其内血栓形成后少许再通

A. 皮下迂曲走行的低无回声区,管壁见低回声充填;B. CDFI 示管腔内可见少许点状彩色血流信号。

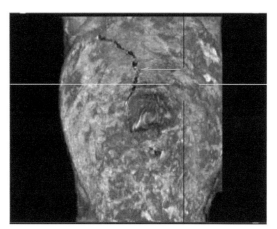

图 14-5-4　容积超声冠状面可见皮下迂曲走
行的低无回声(箭头指示处)

3. 皮下血管瘤　好发于头面部,外观呈鲜红或者紫红色,超声图像表现为皮下实性高回声或低回声团块,边界清晰,内部回声不均匀,后方回声可略增强,探头加压后可发生形变,CDFI 示瘤体内见较丰富的五彩斑斓血流信号,在瘤体深部可见大血管主干插入。

第六节　乳腺区域恶性病变、乳头脓肿及其他

一、隆突性皮肤纤维肉瘤

隆突性皮肤纤维肉瘤是一种发生在真皮与皮下间叶组织的低度恶性肿瘤,好发于中年,肿瘤具有质硬、生长缓慢、隆起于皮肤表面、逐渐出现疼痛的临床特点,可发生在任何部位的皮肤,以躯干部多见,腹侧多于背侧(图 14-6-1A)。

超声表现:肿块位于皮肤及皮下组织,紧贴或隆起于皮肤,大多形态规则,呈水平性生长,内部以低回声为主,部分呈混合回声(图 14-6-1B);彩色多普勒显示周边及内部可见丰富血流信号(图 14-6-1C)。

二、乳头部脓肿

乳头部因皮肤破损而致细菌逆行感染,致乳头部炎症的发生。乳头部因输乳窦与外界相通,通常不易发生脓肿,但由于炎症等因素导致输乳孔闭塞时,由于炎症产生的坏死组织不能排出,而致乳头部脓肿形成。

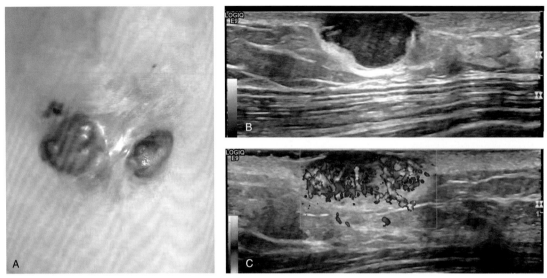

图 14-6-1　隆突性皮肤纤维肉瘤外观及声像图

A. 外观：皮肤表面肿块，隆起于皮肤表面，呈紫红色，肿块表面凹凸不平；B. 低回声肿块位于皮肤层并侵犯皮下软组织，形态规则，平行生长，边缘光整，呈回声不均匀，肿块边缘部回声稍增高，后方回声增强；C. 彩色多普勒显示肿块内可见明显丰富血流信号，肿块周边可见少许血流信号。

　　乳头部脓肿的形成可致乳头明显增大、红肿，乳头部疼痛明显。超声可见乳头内明显无回声区，无回声区内可见细密运动点状回声，乳头部非脓肿区血流信号明显增多、丰富，脓肿张力较高时，可使周围血流信号显示减少（图 14-6-2A、图 14-6-2B）。

　　乳头部脓肿的治疗主要在于引流和消炎治疗。脓肿引流后，乳头部体积迅速缩小，局部由于脓肿对周围组织压迫的减低，周围呈明显丰富血流信号（图 14-6-2C、图 14-6-2D）；随着疾病的好转，乳头内血流信号逐渐恢复正常，乳头体积恢复正常（图 14-6-2E、图 14-6-2F）。

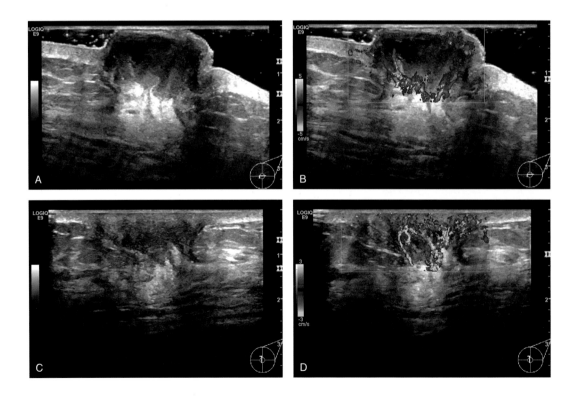

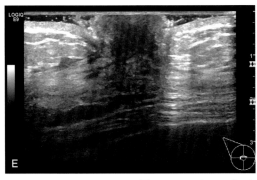
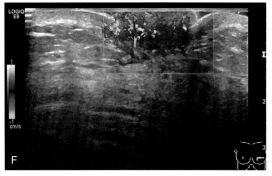

图 14-6-2　女,49 岁,突发乳头部肿大并红肿痛 2 天

A.乳头内见明显无回声区,无回声区内可见细密运动点状回声;B.彩色多普勒示乳头部非脓肿区血流信号明显增多、丰富;C.乳头部脓肿引流 3 天后,乳头部体积迅速缩小;D.乳头部脓肿引流 3 天后,CDFI 示乳头部见丰富血流信号;E.乳头部脓肿治疗 1 周后,乳头大小恢复正常;F.乳头部脓肿治疗 1 周后,乳头部血流信号基本恢复正常。

三、亚甲蓝注射后肉芽肿

目前,乳腺癌前哨淋巴结的定位常使用亚甲蓝进行皮下注射,皮下及皮内注射后的亚甲蓝可沿淋巴管走行至前哨淋巴结。除注射至皮下脂肪的亚甲蓝可引起局部脂肪坏死外,极少部分患者亚甲蓝注射后可局部形成肉芽肿,表现为局灶低回声结节,形态不规则,边缘不光整,内部回声不均匀,彩色多普勒结节周边可见少许彩流信号(图 14-6-3)。

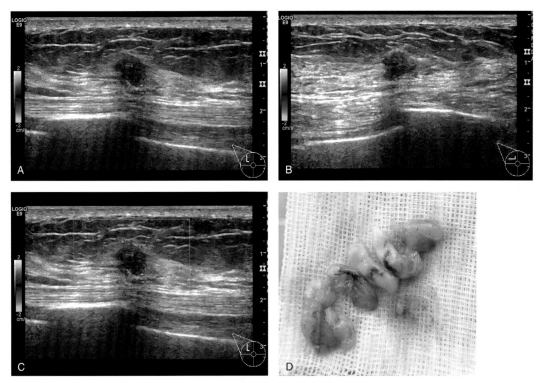

图 14-6-3　右乳腺癌保乳术后 5 个月

A、B.亚甲蓝注射后 5 个月,右乳 10 点新发低回声肿块,形态不规则,非平行生长,边缘不光整,内部回声不均匀后方回声稍衰减,周围结构扭曲;C.CDFI 示肿块周边可见少许彩色血流信号;D.切除后标本,蓝黑着色条状的为亚甲蓝。术后病理:亚甲蓝注射后肉芽肿。

(张建兴　陈　淼)

参考文献

［1］ 中国医师协会超声医师分会 . 中国浅表器官超声检查指南 . 北京：人民卫生出版社 , 2017.

［2］ 张蕴 , 杜红文 , 张月浪 , 等 . 乳腺脂肪瘤钼靶 X 线及 CT 诊断 . 实用放射学杂志 , 2005, 21 (4): 411-413.

［3］ 轩维峰 . 浅表组织超声与病理诊断 . 北京：人民军医出版社 , 2015.

［4］ 丁小南 , 袁建华 . 软组织血管瘤的 MRI 诊断 . 医学影像学杂志 , 2012, 22 (9): 1556-1558.

［5］ 康莹 , 查莉 , 喻丹莉 . 超声和 X 线误诊乳腺血管瘤分析 1 例 . 中国超声医学杂志 , 2019, 35 (8): 755.

［6］ 宋宴鹏 , 葛桂霞 , 唐兴武 . 皮下脂膜炎的超声表现 . 中国介入影像与治疗学 , 2011, 8 (2): 156-157.

［7］ 王晓慧 , 雷军强 , 窦郁 , 等 . 皮下结节型脂膜炎 MRI 表现 1 例 . 中国医学影像技术 , 2012, 28 (3): 451.

［8］ 吕铮 , 石远凯 , 周立强 , 等 . 原发皮下脂膜炎样 T 细胞淋巴瘤的临床表现、治疗及预后 . 中华肿瘤杂志 , 2010, 32 (5): 350-353.

［9］ 鲍润贤 . 乳腺卷 . // 中华影像医学 . 2 版 . 北京：人民卫生出版社 , 2010: 61.

［10］ SASSO F, GULINO G, BASAR M, et al. Penile Mondors'diseas e: an underestimated pathology. Br J Urol, 2015, 77 (5): 729-732.

［11］ 李漪 , 龙滨 , 陈志刚 , 等 . 高频超声在 Mondor 病诊断中的应用价值 . 声学技术 , 2018, 37 (4): 90-93.

第十五章

乳头状病变

乳头状病变（papillary lesions）是一类具有乳头状结构的良性、非典型性或恶性乳腺疾病。这些病变具有一个共同的特征，就是指状突起或叶状结构，其中央有一个纤维血管的轴心，并且其表面被覆上皮细胞，肌上皮细胞层可以存在也可以缺失。2012 年出版的 WHO 第四版乳腺肿瘤分类将乳腺乳头状病变分为导管内乳头状瘤、非典型乳头状瘤、乳头状瘤伴导管原位癌、包裹性乳头状癌（或囊内乳头状癌），实性乳头状癌，浸润性乳头状癌，以及一些具有微乳头状结构的良恶性肿瘤[1]。在 2012 版分类中，几乎将导管内乳头状癌等同于发生于终末导管小叶单位的所谓乳头状导管原位癌，而发生于大导管的中央型乳头状癌似乎只能归入新分类中的包裹性乳头状癌。因此本章中不另行叙述导管内乳头状癌，相关内容详见包裹性乳头状癌及导管原位癌章节。

第一节　导管内乳头状瘤

【临床概述】

乳腺导管内乳头状瘤（breast intraductal papillomatosis，BIDP）是发生于乳腺导管上皮的良性肿瘤，发生于导管壁，通常向导管腔内突出，可发生于导管系统的任何部位，但好发于导管系统的两端——输乳窦（lactiferous sinus）或终末小导管[2]。发生于大导管内的乳头状瘤指乳管开口到壶腹以下的大导管（主导管或一、二、三级乳管）发生的乳头状瘤，又称大导管内乳头状瘤、孤立性导管内乳头状瘤或囊内乳头状瘤等；常见于 30~50 岁的妇女，乳头溢液是最常见的临床症状，见于 64%~88% 的患者。大导管内乳头状瘤可再分为单纯型和复合型，前者乳头状病变仅见于个别扩张导管，后者则有多个导管受累。乳头状瘤发生梗死并不少见，多见于老年患者和大乳头状瘤，并且初发性乳头状瘤中出现梗死与肿瘤复发密切相关。周围导管内乳头状瘤指终末导管 - 小叶系统内发生的多发性导管内乳头状瘤，多发生于年轻患者，仅约 20% 伴有乳头溢液，常无明显临床症状[3]。中央型导管内乳头状瘤常单发，周围型乳头状瘤常多发[2]。

乳管内乳头状瘤的病因尚未确定，但较多的学者认为本病也与雌激素过度刺激造成局限性乳头状生长有关。多数患者无不适，乳管内乳头状瘤的瘤体较小时，一般不能扪及，有时可于乳晕区扪及小结节，轻压时可从乳头溢出血性或咖啡样液体，或仅有间歇性、自主性乳头溢液，液体为血性或浆液性。若较大的瘤体阻塞输乳管时，可产生疼痛性肿块，一旦积血排出，肿块也随之变小、疼痛缓解、消失；这种现象可反复出现。大多数患者因为乳头溢液就诊，溢液为血性、浆液性或血性和浆液性交替出现；少数患者在乳头附近发现肿块，如在乳晕下及其边缘处扪及一小肿块或结节，在轻压时有血性或浆液性液体溢出，即可诊断。如未能扪及肿块，用指压法以示指尖围绕乳头作顺时针方向按压乳晕区，可见乳头相应部位的单侧单支乳腺导管口有溢液，也可作出诊断。有些病例虽可扪及结节，但按压时并无溢液。乳管内乳头状瘤大体病理及镜下病理（图 15-1-1、图 15-1-2）。

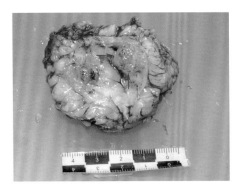

图 15-1-1 导管内乳头状瘤大体病理,箭头
指示部为瘤体

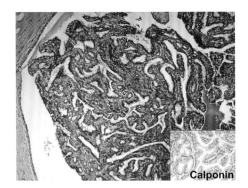

图 15-1-2 扩张的乳腺导管内见肿瘤细
胞增生,呈乳头状排列(HE 染色,×100),
Calponin 显示乳头具有完整的肌上皮

通常认为,乳管内乳头状瘤属良性,但 5%~12% 的病例可发生恶变[4,5],且常与导管原位癌共存[2],故应早期进行手术治疗。手术时,可先循乳头溢血口插入细探针,然后沿探针切开乳管,寻找肿瘤,予以切除;或可经探针注入少许亚甲蓝注射液,然后依染色所示的乳管分布范围和方向,作腺体的楔形切除,切除病变乳管及其周围组织;年龄较大的患者,可考虑行患乳单纯切除。切除标本应送病理检查,如见有恶变应按乳腺癌处理。

周围导管内乳头状瘤病变范围较广,生物学行为更倾向于癌变,一般认为严重程度超过中央型乳头状瘤,被认为是一种癌前病变。因此,本病的手术范围要求彻底,应保证病变所在的腺叶被完全切除以免将来复发甚至癌变。对于年龄较大且病变范围较广的患者,可以考虑乳房单纯切除术。

【超声表现】

乳腺导管内乳头状瘤高频声像图特点主要为肿瘤大多为单发,以实质结节型较多见,本病最常见的特征是扩张的导管内有实质回声。根据 Han 等[6]研究的声像图特征,乳腺导管内乳头状瘤可分为以下 5 种类型。

Ⅰ型:导管扩张伴管腔内乳头状实性回声或实性回声充填。CDFI 示肿块内可见彩色多普勒血流信号(图 15-1-3、图 15-1-4)。

Ⅱ型:囊实混合型团块,囊性暗区常为局限性导管扩张形成,囊壁可见乳头状实性回声突入囊内,或仅在实性回声边缘显示少量暗带。CDFI 囊实性团块内可见彩色多普勒血流信号(图 15-1-5)。SMI 显示实性团块内丰富血流信号,血管形态呈枯树状[7]。

Ⅲ型:局限性导管扩张,远端导管壁不规则或中断。CDFI 远端导管不规则或中断处彩色多普勒未见血流显示(图 15-1-6)。

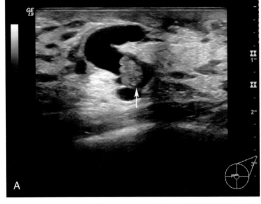

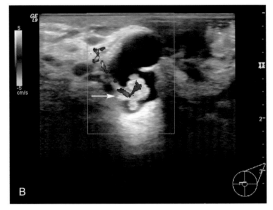

图 15-1-3 Ⅰ型:导管扩张伴管腔内乳头状实性回声(A,箭头指示处);
CDFI 示肿块内可见条状血流信号(B,箭头指示处)

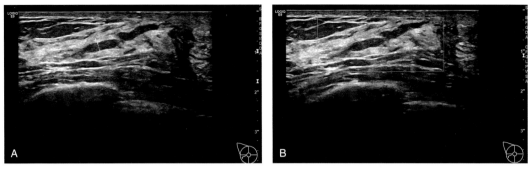

图 15-1-4　Ⅰ型：导管扩张伴管腔内实性回声充填（A），CDFI 示实性回声内可见点状血流信号（B）

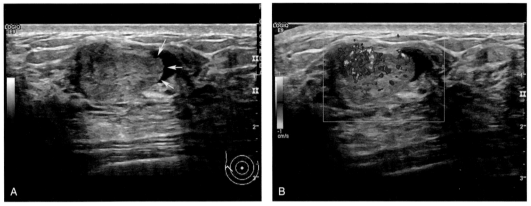

图 15-1-5　Ⅱ型：囊实混合型团块，囊性暗区常为局限性导管扩张形成，囊壁可见乳头状实性回声突入囊内（箭头指示处），实性回声边缘显示少量无回声（A）。CDFI 示囊实性团块内实性部分可见丰富彩色多普勒血流信号（B）

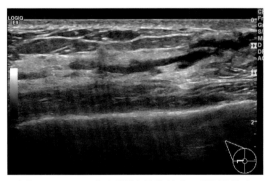

图 15-1-6　Ⅲ型：局限性导管扩张，远端导管壁
不规则、中断

　　Ⅳ型：导管扩张伴远端中断处实性结节或团块回声。CDFI 及 SMI 结节或团块处可见彩色多普勒血流信号（图 15-1-7）。

　　Ⅴ型：腺体内低回声结节或团块无导管扩张。CDFI 及 SMI 肿块内可见少许彩色多普勒血流信号显示，部分病例可见较丰富彩流信号（图 15-1-8、图 15-1-9）。

　　导管内乳头状瘤病变常发生在乳晕外，可单乳多发，也可双乳多发，往往合并乳腺囊性增生病变；混合结节型表现为边缘光整的液性无回声区中见形态不规则的实质回声，同时合并有乳腺导管扩张及乳腺囊性增生的图像；冠状面显像可很好地显示多发病变的位置、数量、相互关系及与乳头关系（图 15-1-10）。导管内乳头状瘤合并硬化性腺病时，通常更多地表现为硬化性腺病的影像学表现，冠状面可显示硬化性腺病的边缘不光整（图 15-1-11）。

【相关影像学表现】

以往诊断该病主要通过乳头溢液涂片和乳腺导管造影。由于溢液量少,组织细胞较少,涂片的假阴性较多,单次的阴性报告不能完全否定导管内乳头状瘤的存在。

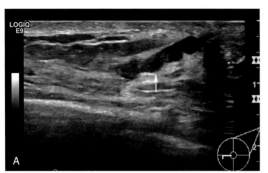
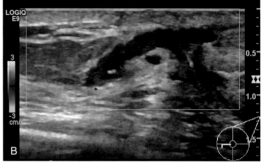

图 15-1-7　Ⅳ型:导管扩张伴远端中断处(箭头指示处)实性结节或团块回声(A);
结节或团块处可见彩色多普勒血流信号(B),动图图像可显示团块内血流及其分布(见动图)

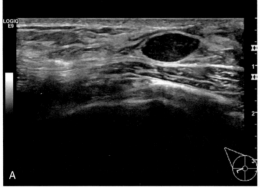
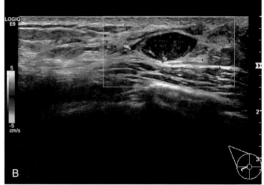

图 15-1-8　Ⅴ型:腺体内低回声结节、团块周边无导管扩张(A);彩色多普勒:肿块内可见稍丰富
彩色多普勒血流信号(B)

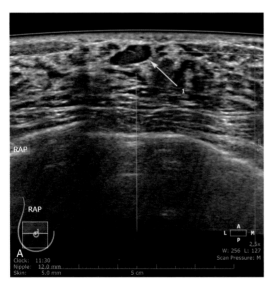
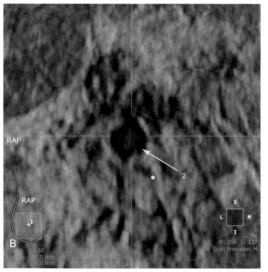

图 15-1-9　Ⅴ型:腺体内低回声团块周边无导管扩张,局部(箭头指示处)可见实性低回声团块(A);
乳腺容积成像:低回声肿块(箭头指示处)冠状面边缘光整,未见"汇聚征"(B)

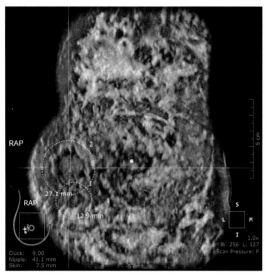

图 15-1-10　多发导管内乳头状瘤乳腺容积成像,冠状面团块
(圆圈标识处)边缘光滑,未见"汇聚征"

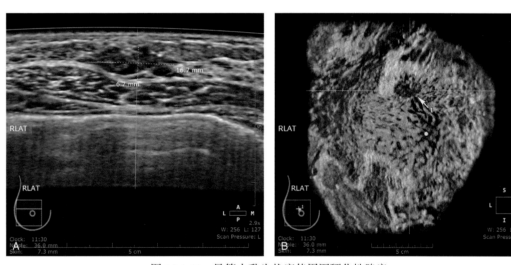

图 15-1-11　导管内乳头状瘤伴周围硬化性腺病

A. 横断面:低回声结节(测量处)形态不规则,边缘不光整,内部回声不均匀;B. 冠状面:低回声结节
(箭头指示处)边缘不光整。

1. 乳腺 X 线表现　因导管内乳头状瘤多体积较小,密度较淡,常规乳腺 X 线检查常无阳性发现;但肿瘤较大时在乳腺 X 线上表现为边缘光整的肿块,肿块内可见点状或小颗粒状钙化[3]。乳腺导管造影能直接观察导管情况,通过扩张程度、扩张乳腺导管末端杯口征、充盈缺损等征象来间接评估病变大小、累及范围,有文献报道其诊断符合率可达 93.7%。溢液细胞学检查:乳头溢液涂片,可见红细胞和上皮细胞,偶可找到癌细胞(图 15-1-12、图 15-1-13)。

2. 乳管镜表现　纤维乳管镜可以直接进入乳腺导管,看见新生的肿瘤,并判断肿瘤的部位、深浅、大小等,对手术治疗有一定的参考价值。乳腺导管内乳头状瘤在乳管镜下特征明显,多位于主导管及 Ⅰ～Ⅲ级乳导管内,内视镜下表现为单发的黄色、红色或红黄相间的实质性占位,常阻塞管腔,多数表面呈球形、桑椹样、舌形新生物,有时可见细蒂与管壁相连可在乳管腔内小幅度移动,周围管壁光滑有弹性,位于终末导管 - 小叶系统内的多发乳头状瘤称作外周型乳头状瘤(图 15-1-14)。

3. MRI 表现　乳腺 MRI 检查敏感性高,对发现导管乳头状瘤具有较高的价值。导管内乳头状瘤可见乳腺导管扩张,有时在扩张导管内可见软组织影,扩张导管也可形成囊肿,囊实性结节型为导管内乳头状瘤特征性改变,表现为无强化囊状扩张导管内边界清晰小结节状强化灶。MRI 平扫 T1WI 多呈

低或中等信号,T2WI 呈较高信号,重 T2WI 可清晰显示扩张积液的导管,类似乳腺导管造影。MRI 动态
增强检查时表现为瘤内时间 - 信号强度曲线多呈流出型,DWI 多呈较高信号 ADC 值较低,与乳腺癌有
相似之处。有研究显示,导管内乳头状瘤早期强化率与病变内部的强化方式的动态变化有一定特征,如
乳头状瘤早期强化率相对低于乳腺癌,病变趋向于由动态强化早期的均匀或欠均匀强化到延迟期呈环
状表现[3]。

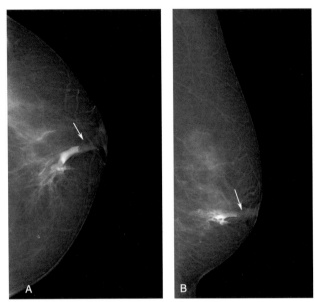

图 15-1-12　左乳晕主导管呈柱状扩张,开口处见条状充盈缺
损(箭头指示处),长约 1.6cm,分支导管粗细不均,部分呈间断
显影及鼠尾状狭窄。病理:左乳多发乳头状瘤
A. 左乳导管造影 CC 位;B. 左乳导管造影 MLO 位。

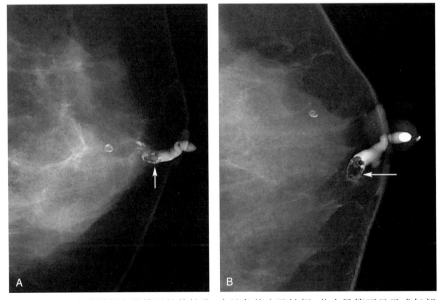

图 15-1-13　左乳晕部主导管呈柱状扩张,内见条状充盈缺损,分支导管不显示或仅部
分显示(箭头指示处)。病理:左乳导管内乳头状瘤
A. 左乳导管造影 CC 位放大图;B. 左乳导管造影 MLO 位放大图。

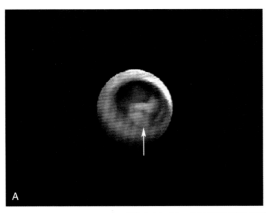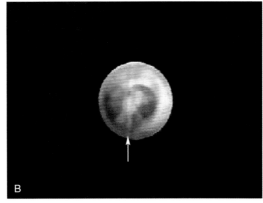

图 15-1-14　导管镜下见导管内团块状突起（箭头指示处）

A、B 为不同导管内乳头状瘤。

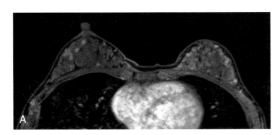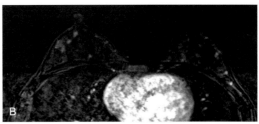

图 15-1-15　导管内乳头状瘤 MRI 影像

A. 右乳外侧可见多个小结节影，沿导管走行，T2WI 呈稍高信号；B. 增强扫查见结节轻度强化。

【鉴别诊断及比较影像分析】

导管内乳头状瘤的不同类型需与不同的疾病相鉴别；以导管扩张为明显表现时（Ⅰ型、Ⅲ型及Ⅳ型），需与乳腺导管扩张及导管扩张症相鉴别，单纯乳腺导管扩张时导管内无乳头状突起，导管扩张症常无占位性病变。在这些类型导管内乳头状瘤的诊断及鉴别诊断过程中，必须注意导管内有无占位性病变。

1. 对于以导管内肿块为表现的导管内乳头状瘤（Ⅰ型、Ⅲ型及Ⅳ型），需与导管内癌相鉴别，两者均有乳头溢液，扩张的导管内可见中等回声肿块。后者一般体积较大，形态不规则，肿块附着处导管壁较厚、不规则，回声减低、不均匀，肿块内血流信号丰富，可检出动脉血流频谱，且肿块周边血流信号明显增多；相关影像学改变有助于鉴别诊断。

2. 以导管内肿块为表现的导管内乳头状瘤（Ⅰ型、Ⅲ型及Ⅳ型），同时需与导管内固缩的分泌物团块（黏液栓）相鉴别。但后者团块有时可有移动感，彩色多普勒团块内无血流信号（图 15-1-16）。MRI、X 线导管造影及导管镜检查导管内均未见明显肿块。

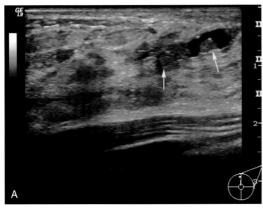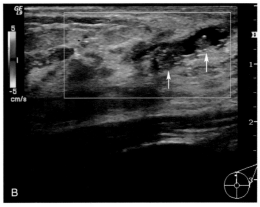

图 15-1-16　导管内黏液栓声像图

A. 乳腺扩张导管内可见稍低回声团块（箭头指示处）；B. CDFI 团块内及周边未见明显彩流信号（箭头指示处）。

3. 对于囊实混合性肿块为主要表现(Ⅱ型)时,需与乳腺囊肿相鉴别,囊肿内呈无回声,壁薄,无囊实性改变;而Ⅱ型导管内乳头状瘤在表现为局限性导管扩张形成的同时,囊壁可见乳头状实性回声突入囊内,或仅在实性回声边缘显示少量暗带,CDFI 示囊实性团块内可见彩色多普勒血流信号。MRI 平扫及动态增强检查、X 线导管造影、导管镜检均有助于鉴别诊断。

4. 对于实质结节型(Ⅴ型),需与其他乳腺良恶性肿瘤相鉴别,包括乳腺纤维腺瘤、乳腺腺病、乳腺癌等等,有时鉴别困难,必要时需进一步检查。MRI 动态强化模式对鉴别诊断有一定价值,同时有利于多病灶的发现和鉴别诊断。

第二节 包裹性乳头状癌

【临床概述】

乳腺包裹性乳头状癌(encapsulated papillary carcinoma,EPC)是一种少见的乳腺恶性肿瘤,仅占乳腺恶性肿瘤的 0.5%~1.0%。EPC 曾被命名为囊内乳头状癌,2012 年 WHO 分类将包裹性乳头状癌视为乳头状癌的特殊类型,包括原位癌及浸润性癌[8]。

乳腺包裹性乳头状癌是一种较少见的来源于上皮的恶性肿瘤,典型的病理特征是肿瘤周围有纤维包囊,以乳头状癌病灶位于扩张积液的导管内为特征,因病灶缺乏肌上皮成分,具有一定侵袭潜能[9,10]。包裹性乳头状癌的大体病灶表现为一个位于囊腔内的质脆和有乳头样实性突起的肿瘤,囊内聚集的液体致囊腔扩张,具有较宽基底的肿瘤附着于囊壁向腔内突出,有时囊内可见血块。低倍显微镜下表现为被一层厚纤维被膜包绕的乳头状增生性病变。肿瘤可表现为蓬乱分支的乳头状结构、筛孔状结构或实性致密团块。

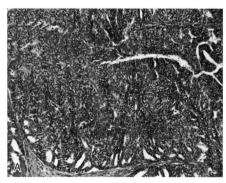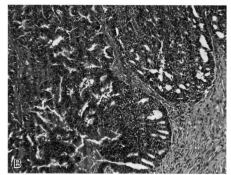

图 15-2-1 包裹性乳头状癌组织病理

A. 乳头状增生性病变由一层厚纤维被膜包绕(HE×100);B. 肿瘤表现为蓬乱分支的乳头状结构、筛孔状结构或实性致密团块(HE×100)。

本病多见于中老年女性,临床表现可见乳晕下肿块和 / 或乳头溢液,治疗以外科手术为首选,一般预后良好。

【超声表现】

包裹性乳头状癌的灰阶超声声像图分囊性伴乳头型和实性乳头型两种类型。

1. **囊性伴乳头型** 表现为高度扩张囊肿内见乳头状低回声突入囊腔内部,表面凹凸不平,基底部较宽。囊壁呈清晰的高回声,除乳头状低回声外的囊壁内面光滑连续;CDFI:乳头状低回声内部可见丰富点状、条状血流信号,以动脉性为主,血流信号局限在囊腔内部(图 15-2-2)。

2. **实性乳头型** 声像图为清晰环状高回声包绕均匀性低回声,呈膨胀式生长。较大癌灶者内部血供丰富,由四周向中央分布的条状血流信号,血管分支走行扭曲,粗细不均[11];冠状面边缘光整(图 15-2-3)。

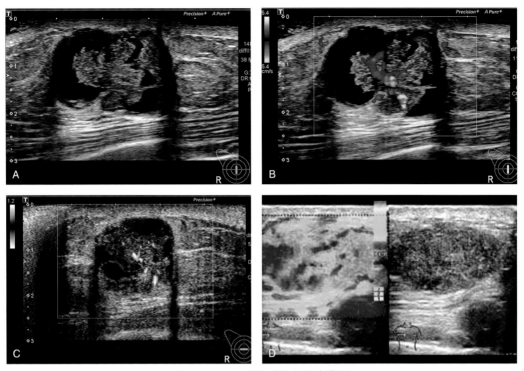

图 15-2-2　包裹性乳头状癌声像图

A. 囊肿内见乳头状低回声突入囊腔内部,表面凹凸不平,基底部较宽。囊壁呈清晰的高回声,除乳头状低回声外的囊壁内面光滑连续;B、C. CDFI 及 SMI 检查,乳头状低回声内部可见丰富点状、条状血流信号,血流信号局限在囊腔内部实质区;D. 肿块内实质区局部硬度增高。

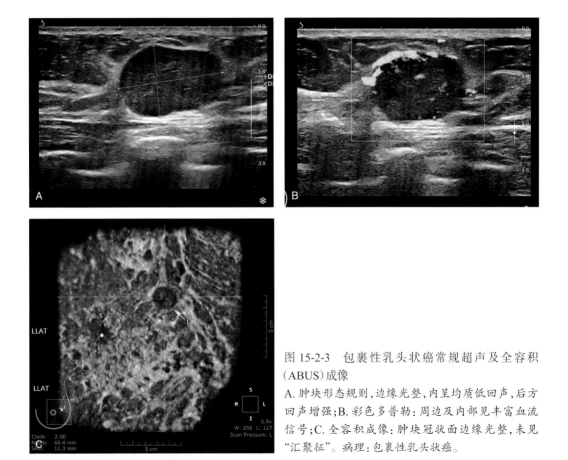

图 15-2-3　包裹性乳头状癌常规超声及全容积（ABUS）成像

A. 肿块形态规则,边缘光整,内呈均质低回声,后方回声增强;B. 彩色多普勒:周边及内部见丰富血流信号;C. 全容积成像:肿块冠状面边缘光整,未见"汇聚征"。病理:包裹性乳头状癌。

包裹性乳头状癌与乳腺浸润性癌伴发时，则肿块部分表现为浸润性癌特征，如边缘模糊或不光整、形态不规则等（图15-2-4）。

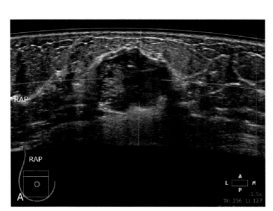
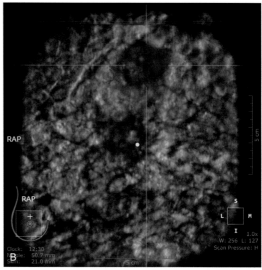

图15-2-4　浸润性癌伴包裹性乳头状癌全容积（ABUS）成像

A.ABUS横断面示肿块形态不规则，平行生长，边缘不光整，内回声不均匀，周边见高回声晕；B.冠状面成像：肿块冠状面边缘模糊。病理：右乳浸润性癌（伴包裹性乳头状癌，pT1bN0（sn）M0 IA期）。

弹性超声表现：助力式弹性成像示包裹性乳头状癌的弹性评分多为4分，并且在弹性评分2分的7个肿块中，有4个肿块弹性图像中见多发红黄色条纹，提示局部有极软的组织成分存在，可见于恶性分叶状肿瘤、黏液腺癌、浸润性癌伴坏死、髓样癌等，此时不应简单地认为是良性病变，建议穿刺活检，以免延误诊断和治疗[12]。尚未见SWE关于包裹性乳头状癌的相关文献。

【相关影像学表现】

1. 乳腺X线表现　包裹性乳头状癌的乳腺X线特点多表现为乳晕后方单发肿块，这一特点与发生于大导管内的导管内乳头状癌相似，但肿块平均最大径为3.9cm，明显大于导管内乳头状瘤的1cm。病灶多表现为规则、边界清晰的肿块，与乳腺良性病变表现相似；少数病灶表现为分叶状，与某些乳腺恶性肿瘤（髓样癌或黏液样癌）表现相似[13]（图15-2-5）。

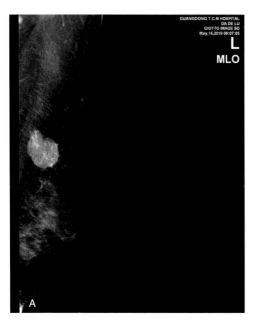
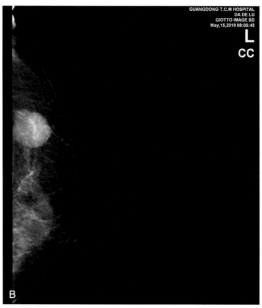

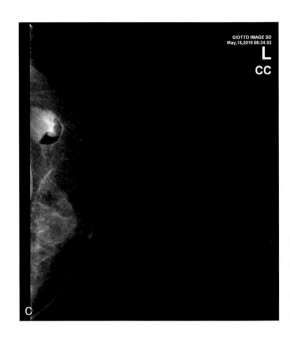

图 15-2-5 包裹性乳头状瘤乳腺 X 线表现
A. 左乳 MLO 位；B. 左乳 CC 位，左乳内实性高密度影，形态规则，边缘光整；C. 左乳 CC 位空气造影：肿块囊壁明显增厚，可见部分充盈缺损。

2. 乳腺 MRI 表现 病灶可呈囊实性、实性或分叶状，当囊实性病变以实性成分为主，液体成分较少且不明显时，对液性部分的观察易被忽略。MRI 多参数成像可清晰显示导管内或囊内乳头状癌的不同组织成分，且与大体病理对应非常好[3]。囊性部分平扫 T1WI 表现为低信号，T2WI 表现为高信号，增强后无强化，当肿瘤内出血时囊内血性液体可有不同的信号表现。囊内实性肿瘤部分 MRI 平扫 T1WI 呈等或稍低信号，T2WI 呈稍高信号，动态增强检查肿瘤实性部分、囊壁、囊内分隔均明显强化，实性瘤体内部强化均匀或不均匀，时间—信号强度曲线多为流出型；DWI 肿瘤呈明显高信号，实性部分 ADC 值明显减低，囊性部分 ADC 值较高[3,10]。

【鉴别诊断及比较影像分析】

1. 肿块呈囊实性，囊内见乳头状结构，尤其是囊实相当时，应与导管内乳头状瘤鉴别。但鉴别诊断有一定的困难，一般包裹性乳头状癌患者年龄较大，肿块稍大，囊内实性成分形态不规则，血流稍丰富，囊内多见出血引起的细小点状低回声[14]。

2. 肿块呈较大的实性为主团块时，需与分叶状肿瘤相鉴别。分叶状肿瘤可表现为以实性为主肿块，与包裹性乳头状癌鉴别较困难，但后者多伴有血流丰富，形态欠规则等交界性或恶性的超声表现。

3. 当肿块出血较多，乳腺皮肤出现紫斑时，需与血肿鉴别。由于出血的存在，囊内见大量细小点状低回声，应仔细检查囊内有无实性团块或乳头状结构，实性团块有无血流信号。

乳腺 MRI 可提供多参数检查，有利于鉴别诊断和对病变周围进行评价。

第三节 实性乳头状癌

【临床概述】

实性乳头状癌（solid papillary carcinoma，SPC）是一种实性生长的乳头状癌。实性乳头状癌最初被认为是一种导管原位癌的变异型，该肿瘤最重要的特征之一是具有神经内分泌分化。目前大部分学者认为 SPC 起源于乳腺导管上皮，常伴有黏液和/或神经内分泌的特征。2012 年版《WHO 乳腺肿瘤分类》中将 SPC 定义为一种乳头状癌的独特类型，归于导管内乳头状病变[15,16]。

其组织学特征表现为以致密排列、膨胀性生长、富于细胞的结节为特征，结节内纤维血管轴纤细，可不明显，低倍镜下表现为实体性结构，常有黏液和/或神经内分泌特征[17]（图 15-3-1）。

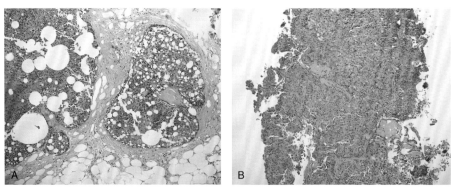

图 15-3-1　实性乳头状癌组织病理

A. 低倍镜下表现为实体性结构,常有黏液和 / 或神经内分泌特征(HE×40);

B. 肿瘤细胞呈致密排列,呈富细胞结节(HE×40)。

　　SPC 多发生于绝经期女性,通常为 60~70 岁,可表现为临床触及肿块或影像学检查发现异常,20%~25% 病例可出现乳头血性溢液,可能与病变常位于乳晕区或常伴导管内乳头状瘤有关[3]。临床一般以外科手术切除为主。

【超声表现】

　　由于实性乳头状癌的发病率较低,超声表现多以边缘光整的低回声实性肿块为主,病变部位与乳头、乳晕紧邻,个别患者可表现为导管内乳头状肿瘤合并导管扩张(图 15-3-2A)或者导管内乳头状肿瘤合并积液等[18](图 15-3-3A)。目前较少见报道有其他特异的声像图表现。

　　CDFI 肿块内可见点状或稍丰富血流信号(图 15-3-2B、图 15-3-3B)。

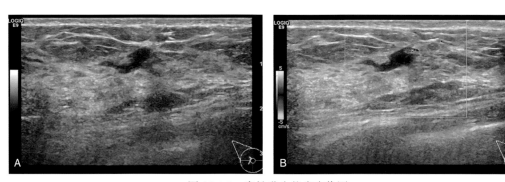

图 15-3-2　实性乳头状癌声像图

A. 肿块形态不规则,平行生长,边缘不光整,局部成角,后方回声无改变;B. 彩色多普勒:肿块周边见点状血流信号。

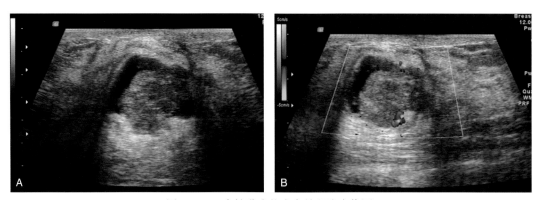

图 15-3-3　实性乳头状癌合并积液声像图

A. 实性肿块周边可见少许无回声区,后方回声稍增强;B. 彩色多普勒:肿块内可见条状血流信号。

【相关影像学表现】

1. **乳腺 X 线表现**　多以实性肿块就诊,未见特异的乳腺 X 线表现;部分仅表现为局部结构扭曲(图 15-3-4、图 15-3-5)。

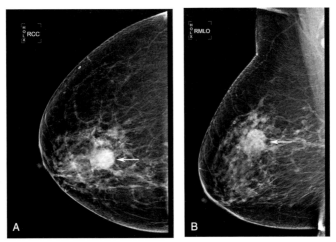

图 15-3-4　右乳内实性高密度影,形态规则,边缘光整(箭头指示处)

A. 右乳 CC 位;B. 右乳 MLO 位。

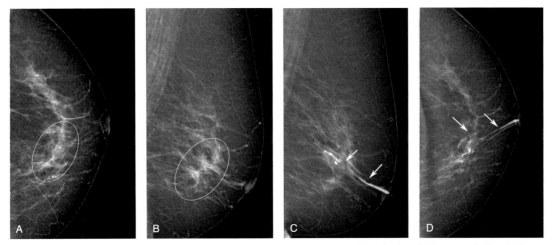

图 15-3-5　左乳内局部结构扭曲(A、B,标志处),导管造影示局部导管中断并导管内可见局部充盈缺损
(C、D,箭头指示处)

A. 左乳 CC 位;B. 左乳 MLO 位;C. 左乳 MLO 位导管造影;D. 左乳 CC 位导管造影。

2. **乳腺 MRI 表现**　病灶多位于乳头下或乳晕旁的实性肿块,T1WI 平扫均呈低和/或稍低信号,T2WI 呈稍高或混杂高信号;强化形态以非肿块样强化为主,且以线样/段样强化居多,内部强化特点多为集丛状强化[19](图 15-3-6)。

【鉴别诊断及比较影像分析】

1. **需与包裹性乳头状癌相鉴别**　包裹性乳头状癌同样多见于老年女性,常呈囊实性肿块,典型表现为囊内实性乳头状突起,并且实性突起部分血流信号丰富,且肿瘤缺乏周围肌上皮,缺乏神经内分泌标记物。当二者均表现为实性肿块时,较难鉴别,需结合病理及 MRI 等多种检查手段相鉴别。

2. **需与导管内乳头状瘤、低级别导管原位癌等相鉴别**　由于上述病灶均可表现为实性乳头状结节或肿块,影像学上较难鉴别,建议结合病理学检查。病变的明确诊断及尽早确定治疗方案有助于患者预后[19]。

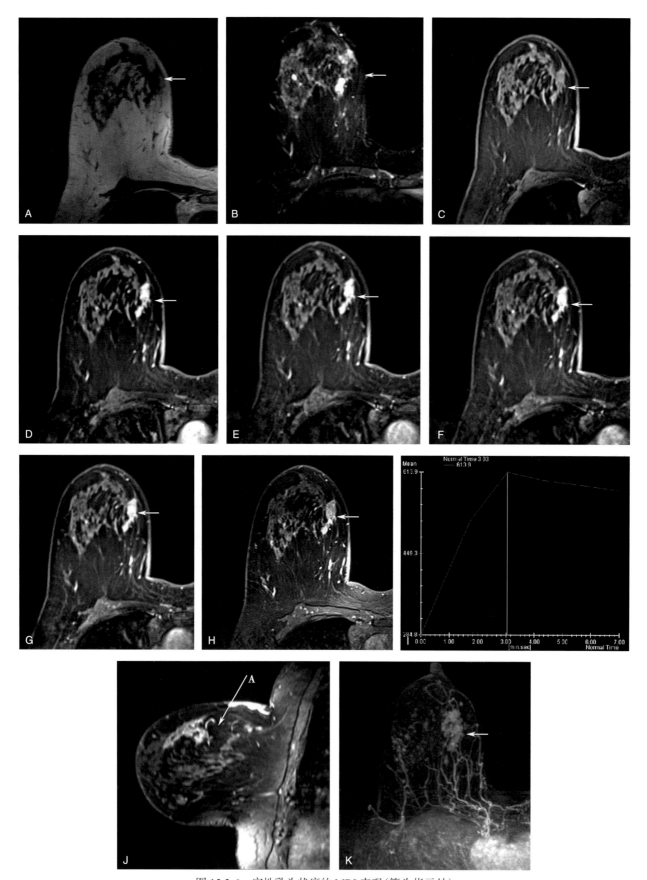

图 15-3-6　实性乳头状癌的 MRI 表现（箭头指示处）

A. T1WI 呈低信号；B. 抑脂 T2WI 呈高信号；C~H：动态增强 1~5 期，显示：右乳内上条片状信号影，边缘强化明显；I. 时间 - 强度曲线：流出型；J. 动态增强矢状位；K. MIP 图。病理：实性乳头状癌。

本病与乳头状瘤、导管原位癌影像学表现存在相似之处，影像学鉴别诊断存在一定困难。

（张建兴 刘 佳 陈 铃）

参考文献

［1］丁华野．乳腺病理诊断和鉴别诊断．北京：人民卫生出版社，2014.

［2］薛德彬，黄文斌．乳腺病例诊断难点．北京：人民卫生出版社，2011.

［3］刘佩芳．乳腺影像诊断必读．北京：人民军医出版社，2018.

［4］李树玲．乳腺肿瘤学．北京：科学技术文献出版社，2007.

［5］高进，唐炜，叶熹罡，等．中央型与外周型乳腺导管内乳头状瘤的临床病理特点比较．中华普通外科学文献（电子版），2017, 11 (3): 168-171.

［6］HAN BK, CHOE YH, KO YH, et al. Benign papillary lesions of the breast: sonographic-pathologic correlation. J Ultrasound Med, 1999, 18 (3): 217-223.

［7］薛雯，杨柳茵，范丽，等．超微血管成像技术鉴别乳腺良恶性病变．中国医学影像技术，2019, 35 (01): 77-81.

［8］GEORGE K, ANNA Z, EVANTHIA K, et al. Encapsulated papillary carcinoma of the breast: An overview. J Cancer Res Ther, 2013, 9 (4): 564-570.

［9］AKLADIOS CY, ROEDLICH MN, BRETZ-GRENIER MF, et al. Intracystic papillary carcinoma of the breast: a diagnostic challenge with major clinical impact. Anticancer Res, 2014, 34 (9): 5017-5020.

［10］陈园园，王霞，饶金，等．乳腺包裹性乳头状癌的超声、MRI 影像特征．中国 CT 和 MRI 杂志，2018, 16 (7): 32-35.

［11］张银华，赵峰，王维娜，等．乳腺包被性乳头状癌 32 例临床病理分析．中华病理学杂志，2014, 43 (9): 623-624.

［12］刘利民，张韵华，夏罕生，等．乳腺包被性乳头状癌的超声诊断．肿瘤影像学，2019, 28 (5): 339-343.

［13］王泽坤，黄波，罗娅红，等．乳腺包裹性乳头状癌的影像学特点分析．肿瘤影像学，2017, 26 (3): 170-176.

［14］RODRIGUEZ MC, SECADES AL, ANGULO JM. Best cases from the Afip: intracystic papillary carcinoma of the breast. Radiographics, 2010, 30 (7): 2021-2027.

［15］唐鲁兵，殷宪刚，范凤凤，等．乳腺实性乳头状癌临床病理回顾分析．中华肿瘤防治杂志，2017, 24 (23): 1664-1667.

［16］FRANK G A, DANILOVA N V, IUIU A, et al.[Who classification of tumors of the breast, 2012]. Arkhiv Patologii, 1900, 75 (2): 53-63.

［17］邢永俊，毛银花，张晶，等．乳腺实性乳头状癌的临床病理分析．中国 CT 和 MRI 杂志，2018, 13 (5): 435-438.

［18］梁晨．分析 28 例乳腺实性乳头状癌的临床病理．智慧健康，2019, 5 (1): 63-64, 70.

［19］梁艳丽，刘春玲，刘再毅，等．乳腺实性乳头状癌的 MRI 表现及与导管内乳头状瘤的鉴别诊断．中国医学影像学杂志，2019, 27 (2): 91-96, 101.

第十六章

乳腺前驱病变及早期浸润性癌

2012 版 WHO 乳腺肿瘤分类中,将导管原位癌(ductal carcinoma in situ,DCIS)、小叶原位癌(lobular carcinoma in situ,LCIS)定义为乳腺前驱病变。DCIS 具有但不是必然发展为非特殊类型浸润性癌的倾向。实际上,DCIS 是一组在表现模式、组织学形态、生物学特征及发展为非特殊类型浸润性癌的危险性等方面均呈高度异质性的病变。LCIS 是发生浸润性小叶癌(ILC)明确的风险因素,研究表明 LCIS 终生转化为浸润性小叶癌的概率约为 20%。DCIS 与 LCIS 因影像学检查无特异性,只能依靠病理学诊断,且 44% 的 LCIS 表现为正常影像[1]。病理上 DCIS 伴早期浸润或微浸润性癌均属于早期乳腺癌,与单纯导管原位癌无明显大体差异。因此本章中仅叙述 DCIS 及 DCIS 伴微浸润。

乳腺佩吉特病几乎总是提示可能存在乳腺癌,高达 95% 的乳腺佩吉特病与乳腺癌伴发,癌的类型几乎全是导管癌,可能是原位或浸润性癌,而乳腺佩吉特病可能是转移性癌的一个指征。

乳腺癌的早期诊断直接关系乳腺癌的治疗和预后,对临床有着极为重要的意义,但乳腺癌的早期诊断同样受各种因素的影响。

第一节　乳腺导管原位癌及导管原位癌伴微浸润

【临床概述】

乳腺导管原位癌(ductal carcinoma in situ,DCIS)又称导管内癌,占乳腺癌的 3.66%。WHO 定义其为一种局限于乳腺导管—小叶内的肿瘤性病变,特征是上皮细胞增生,细胞学具有非典型性[2],其病变累及乳腺导管,癌细胞局限于导管内,基底膜完整,无间质浸润(图 16-1-1、图 16-1-2)。目前尚无公认的 DCIS 分类方法,传统分类方法根据癌细胞形态和排列的组织结构特点分为微乳头型、乳头型、实性型、筛状型和粉刺型,现代分类系统中多数采用单独细胞核分级或者结合坏死和 / 或细胞极向分级,在病理形态学上根

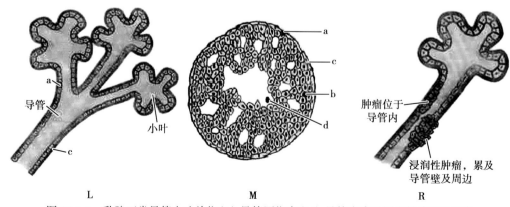

L　　　　　　　　　　　M　　　　　　　　　　　R

图 16-1-1　乳腺正常导管小叶单位(L)、导管原位癌(M)、导管内癌及浸润性癌(R)示意

a:正常导管细胞 b:导管癌细胞 c:基底膜 d:导管腔。

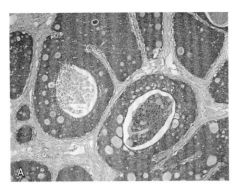

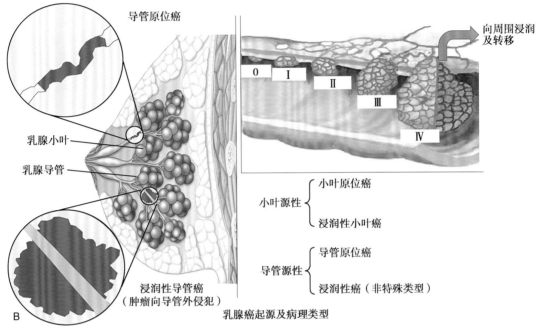

图 16-1-2　乳腺导管内癌病理改变、乳腺癌起源及病理类型示意

A.导管内癌：中级别导管内癌,图示具有中度异型性核的肿瘤细胞增生,形成实性、筛状巢团,部分伴明显
的中央坏死(粉刺状),肿瘤未见浸润性生长方式(HE×200);B.乳腺癌起源及病理类型示意。

据核异性情况分为高、中和低核级。粉刺型 DCIS 具有核分级高,多形性和中心腔性坏死等细胞学恶性表现,侵袭性较强,易发展为浸润性癌,也是保乳手术后加放疗后局部复发的高危因素。非粉刺型 DCIS 预后好于粉刺型 DCIS。

　　DCIS 具有各种不同的临床表现,可表现为伴或不伴有肿块的病理性乳头溢液,或在为治疗或诊断其他方面异常而进行的乳腺活检中偶尔发现。乳腺 X 线检查异常是 DCIS 最常见的表现,通常表现为簇状分布的微小钙化灶,部分病例仅具有软组织改变,或乳房 X 线检查无明显异常发现[3]。在大多数患者中,DCIS 主要表现为乳腺的局灶或区域性病变,真正多中心病变并不常见[3]。DCIS 可进一步发展为早期浸润癌,是浸润性癌的一个前驱病变,可较好的提示浸润性癌的发生,但不是必须出现的前驱病变[4]。DCIS 肿瘤在乳腺内的分布、是否浸润和发生腋淋巴结转移都是 DCIS 患者选择恰当治疗时需要考虑的重要问题。

　　乳腺癌从导管原位癌发展到浸润性癌的过程,其间经过早期浸润阶段,即细胞开始突破基底膜向间质浸润。关于导管原位癌早期浸润的定义目前尚无统一意见,国内以特殊构象来描述定义 DCIS 早期少量癌细胞突破基底膜,以出芽方式向导管周围间质浸润;或给出的量化标准为侵及导管外癌灶 3 个以内,最大径不超过 10 个癌细胞,且邻近原位癌导管[5]。

　　关于乳腺微浸润癌,2012 年 WHO 乳腺肿瘤分类将乳腺微浸润性癌定义为乳腺癌细胞突破基底膜浸润邻近间质,浸润灶最大径 ≤1mm,临床分期为 T1mic。浸润灶可单灶或多灶,当原位癌出现多灶浸润时,以最大浸润灶的最大径为判断标准。病理上 DCIS 伴早期浸润或微浸润性癌均属于早期乳腺癌,与单纯导管原位癌无明显大体差异。临床和影像学上单纯 DCIS 与 DCIS 伴早期浸润或微浸润无法区分,且 DCIS 预后较好,20 年相对生存率可达 97%[5]。

【超声表现】

DCIS 的超声声像图表现除微小钙化外,76% 的 DCIS 还表现为乳腺内的低回声肿块或导管增生性结节。一方面,低回声病灶的形态、边缘、周围改变及后方回声等征象为良恶性判断提供了重要依据;另一方面,病灶的低回声背景也有助于显示其中的微小钙化[14]。

根据其声像图表现可归纳为以下 3 型[6,7]:①肿块型(伴或不伴微小钙化):声像图上有明显均匀或不均匀低回声肿块病灶(图 16-1-3、图 16-1-4);②导管型(伴或不伴微小钙化):声像图上可见局部导管扩张,上皮增生形成的低回声结节,多呈扁平状(图 16-1-5、图 16-1-6);③单纯微钙化型:声像图上仅见细小钙化点,局部腺体组织未见明显异常改变(图 16-1-7)。

范围较大的病灶,彩色多普勒血流显像显示该区域有中等程度或丰富的血流信号,可有乳腺固有血管扩张,或有穿入血流(图 16-1-8)。如果在超声扫查时未能正确认识该种征象,则往往容易漏诊。

结构紊乱型 DCIS 往往是低分化的 DCIS(粉刺癌),因此对可疑患者应进一步行 X 线检查以免漏诊。

导管内癌病变内部的硬度分布有一定的特征,即 DCIS 病变内可见高硬度区域呈团状分布,其内间杂的质地较软的正常组织,该现象称为"沙滩鹅卵石征"(图 16-1-9)。

特殊检查:DCIS 能够通过声触诊组织成像技术(virtual touch tissue imaging,VTI)特异性表现为"牙膏征",即在 VTI 图像中肿块表现为长条状,其中央为均匀白色,边界呈黑色,形似牙膏,这是判断乳腺导管内病变的重要表现,也能判断肿块是否存在浸润[8]。剪切波弹性成像部分病例可呈现"硬环征"或"马蹄征"(图 16-1-6C)。

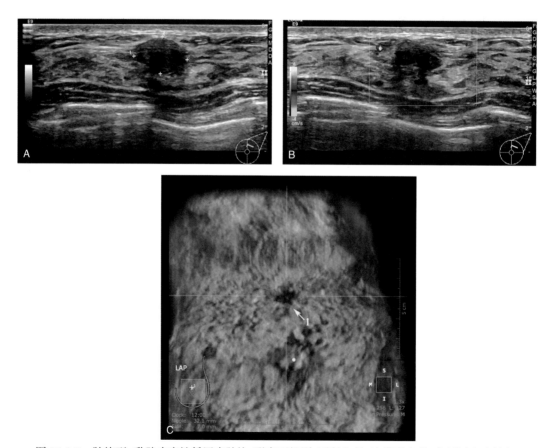

图 16-1-3　肿块型:乳腺内实性低回声肿块,形态不规则,平行生长,边缘尚光整,内部回声尚均匀
(A);肿块内及其周边血供稀少(B)。冠状面呈"汇聚征"(C,箭头指示处)。病理:导管内癌

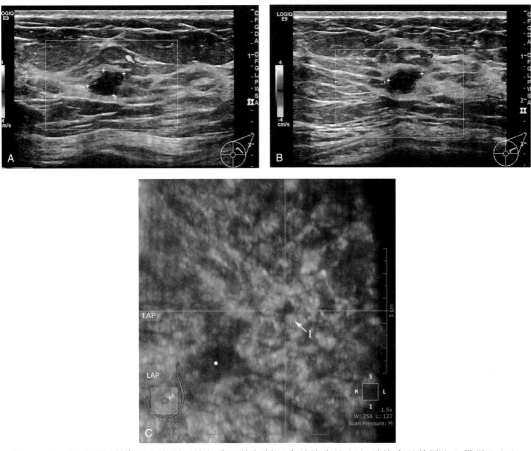

图 16-1-4　肿块型：声像图上有明显均匀或不均匀低回声肿块病灶（A）；肿块内及其周边血供稀少（B）；局灶结构扭曲（C，箭头指示处）。病理：导管内癌

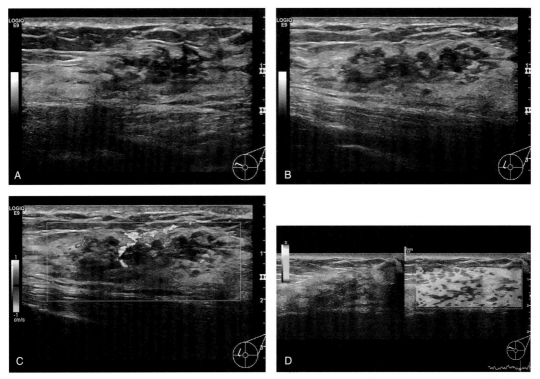

图 16-1-5　导管型：声像图可见局部导管扩张，上皮增生形成的低回声结节，呈扁平状（A）；内伴多个点状高回声（B）；低回声结节内及周边可见较丰富彩流信号（C）；超声弹性成像示局部组织硬度稍增高（D）。病理：乳腺小叶原位癌

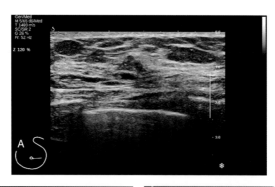

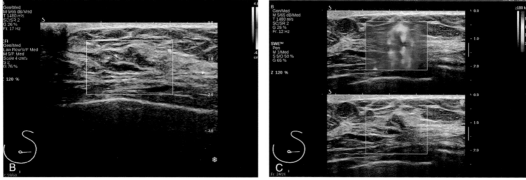

图 16-1-6　导管型:声像图可见局部导管扩张,上皮增生形成的低回声结节(A);低回声结节内可见较丰
富彩流信号(B);超声弹性成像示肿块硬度增高,病灶边缘部呈"马蹄征"(C)。病理:DCIS 伴微浸润

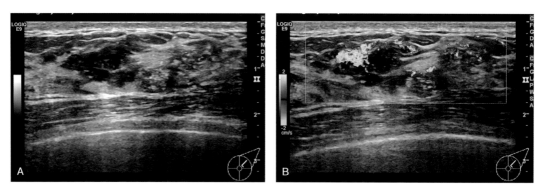

图 16-1-7　单纯微钙化型:声像图上仅见细小钙化点,局部腺体组织未见明显异常改变(A);
低回声结节内可见丰富彩流信号(B)。病理:导管内癌

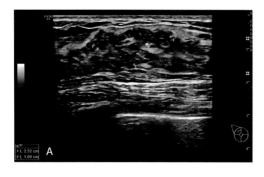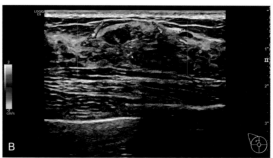

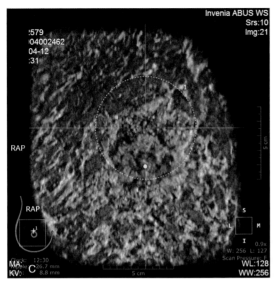
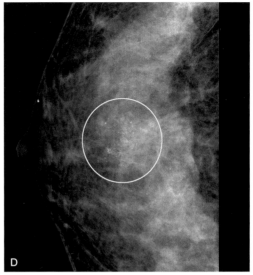
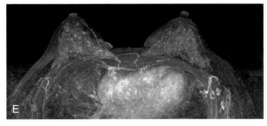

图 16-1-8　导管内癌伴微小浸润癌全影像图

A. 声像图上见局部导管增粗,内伴细小点状高回声;B. 彩色多普勒血流显像显示该区域有中等程度或丰富的血流信号,可有乳腺固有血管扩张,或有穿入血流;C. 冠状面显示局灶结构扭曲;D. 乳腺 X 线右乳 CC 位:沿导管走行及段性分布的线状、分支状钙化(圆圈指示处);E. 乳腺 MRI(MIP 图):多为不规则形、边缘毛刺,不均匀或边缘强化。病理:导管内癌伴微小浸润癌。

　　乳腺容积超声:乳腺容积超声对于局灶结构扭曲的显示明显优于常规超声(图 16-1-3C、图 16-1-4C、图 16-1-8C)。

　　由于超声对钙化灶的检出明显不如乳腺 X 线,对实性微小病灶检出依赖于操作者诊断水平。因此,对于仅乳腺 X 线表现为簇状微小钙化的病灶或 MRI 发现的可疑病灶可应用"第二眼"超声进行定位、评价。

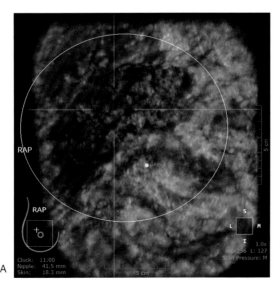

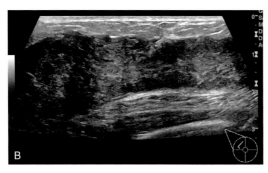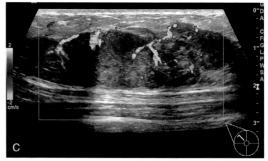

图 16-1-9 导管内癌超声表现

A.ABUS 冠状面边缘欠光整,内回声减低不均匀,呈"沙滩鹅卵石"改变;B.大片状低回声区,内回声不均匀,结构紊乱;C.彩色多普勒示局部血流信号明显增多、丰富。术后病理:导管内癌。

【相关影像学表现】

乳腺 X 线检查:微小钙化是 DCIS 最常见的 X 线表现。90% 乳腺 X 线片发现的乳腺癌微小钙化灶均为原位病变,其中 80% 为 DCIS。DCIS 的影像学表现,尤其是钙化形态,能提示病变的恶性程度高低,钙化形态可呈针尖状或线状、分支状钙化分布,可成簇或沿导管走行的段性分布。乳腺病变区域的钙化是由 DCIS 中央发生不规则坏死引起钙盐在导管内沉积,或由肿瘤细胞分泌而形成。通常与高分化 DCIS (非粉刺型)相关的钙化为层状结晶,类似沙砾小体,存在于肿瘤分泌物形成的裂隙内,X 线上表现为簇状细小钙化。与低分化 DCIS(粉刺型)相关的钙化通常为非结晶小体,X 线上表现为线状、分支状或粗糙的微钙化。中等分化 DCIS 相关的钙化灶既可为非结晶小体,也可为层状。17% 的 DCIS 组织学上无钙化,可无异常 X 线表现,也可表现为肿块[5]。

DCIS 的乳腺 X 线表现还包括局部结节、肿块、腺体结构不对称、扭曲等(图 16-1-10)。预后差的低分化 DCIS(粉刺型)多表现为沿导管走行及段性分布的线状、分支状钙化(图 16-1-8D,图 16-1-11);预后较好的 DCIS(非粉刺型)多表现为成簇钙化或肿块、结构扭曲、局限致密、无明显异常等[5]。

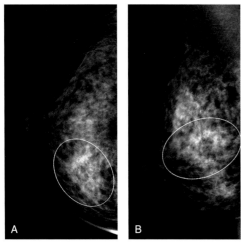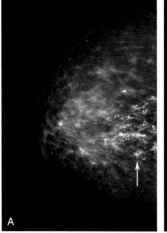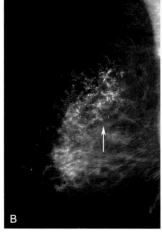

图 16-1-10 导管内癌乳腺 X 线表现

A.右乳 CC 位;B.右乳 MLO 位。右乳内侧(标识处)局限性密度增高,结构紊乱,其中见多个针尖样钙化、准钙化,周围见低密度水肿环。病理:右乳导管内癌。

图 16-1-11 乳头佩吉特病伴乳内导管内癌 X 线表现

A.右乳 CC 位;B.右乳 MLO 位。右乳头部皮肤层明显增厚,乳晕后中央区及上方密度稍增浓,结构稍紊乱,其中见多量沿大叶分布的树枝状钙化(箭头指示部),对应乳晕及周围区皮肤增厚,右乳头糜烂、部分消失。病理:右乳头佩吉特病伴乳内导管内癌。

MRI 表现:增强 MRI 诊断乳腺癌比其他方法更能清晰地显示肿瘤大小、边界和浸润程度,并对多中心和多病灶病变的敏感性较高,腺体致密与否对 MRI 也无影响,故可应用于指导活检时确定病灶部位和在保乳手术前检查有无多灶或多中心癌灶及其范围,但须采用增强方法方能充分发挥其优势。目前,已有将 MRI 试用于乳腺癌筛查的报道,尽管 MRI 检查有其优势,但其设备及检查费用昂贵,同时增强法检查需经血管注入造影剂,属创伤性手段,因此,目前乳腺 MRI 仅限于选择性使用,不适合作为常规检查方法。平扫时很难发现病灶,增强扫描典型表现为沿导管走行方向的不连续的点、线状或段性强化,伴周围结构紊乱[9,10],肿块少见(图 16-1-12),多为不规则形、边缘毛刺,不均匀或边缘强化(图 16-1-8E)。但 MRI 对于 DCIS 的检测敏感性低于浸润性癌,仅有约 50% 的原位癌具有恶性病变典型的快进快出强化表现,另一部分则呈不典型的延迟缓慢强化。

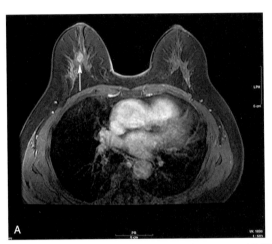
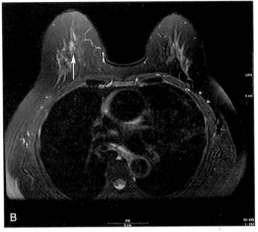

图 16-1-12 导管原位癌 MRI 表现

A. T2 轴位增强;B. T2 轴位压脂。患者女,61 岁,T2 加权右侧乳头后方结节样较高信号(箭头指示处),边缘毛糙,增强扫查可见结节明显强化。病理:右乳导管原位癌。

【鉴别诊断及比较影像分析】

研究表明,70% 左右的 DCIS 的检出归功于乳腺 X 线检查中微钙化灶的发现[11],因此,乳腺 X 线检查被公认为 DCIS 的主要诊断方法。而超声检查由于对微小钙化灶的低敏感性,对 DCIS 的诊断意义颇有争议。超声检查的优势在于其对肿块或结节极高的敏感性。与超声相反,乳腺 X 线检查由于受乳腺致密或者病灶与周围组织密度相近等因素的影响,对肿块或结节不敏感,可能存在漏诊,尤其对 50 岁以下腺体相对较致密的女性[6]。对于无微小钙化、以肿块为主的 DCIS 病例,超声检查具有重要的诊断价值,弥补了乳腺 X 线检查的不足。导管型由于病变范围较大,且无明确肿块,常规超声扫查容易漏诊,也难与 LCIS 导管型(图 16-1-9)相鉴别,乳腺 X 线并发多发密集钙化时有助于诊断。

虽然微小钙化是 DCIS 的主要征象,但是并非所有的乳腺 X 线片上的微小钙化灶都是恶性的(图 16-1-13)。据报道其特异性低,仅 29%~45.6%[11],因此,高频超声检查所显示的肿块或结节的征象为其良恶性判断提供了重要的信息,有助于提高乳腺 X 线诊断特异性,从而避免了一些不必要的手术。

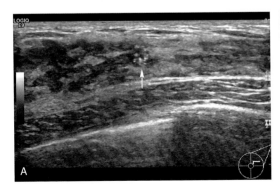
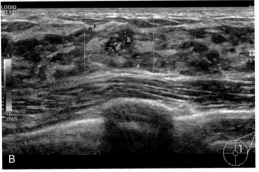

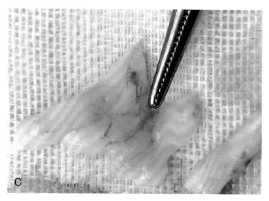
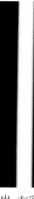
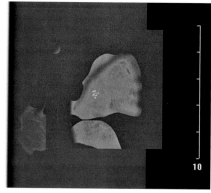

图 16-1-13 患者女,24 岁,左乳结节

A.声像图上见多个细小点状强回声聚集;B.低回声结节内可见稍丰富彩流信号;C.大体病理示病灶区呈淡黄色,与周围组织相近;D.术后标本摄片可见多发聚集点状钙化影。组织病理:乳腺纤维腺瘤样增生并导管内钙化。

第二节 乳腺佩吉特病

【临床概述】

乳腺佩吉特病(Paget's disease)是乳腺癌的一种少见形式,占全部乳腺癌的 1.0%~4.3%[12],多见于 40~60 岁女性;表现为乳头乳晕复合体表皮出现肿瘤细胞,其最常见的症状为乳晕湿疹、出血、溃疡和乳头瘙痒,由于疾病罕见以及易与其他皮肤疾病混淆,诊断经常延误(图 16-2-1)。

WHO(2003 年)对乳腺佩吉特病的定义为乳头鳞状上皮内出现恶性腺上皮细胞,并和乳腺深处导管内癌相关,通常累及 1 条以上的输乳管及若干节段性导管,伴有或不伴有浸润性成分。80%~90% 的患者伴有乳腺其他部位的肿瘤[12,13],伴发的肿瘤不一定发生在乳头乳晕复合体附近,可以是 DCIS 或浸润癌,伴有 DCIS 的佩吉特病属原位癌的范畴,伴浸润癌的佩吉特病已属于浸润性乳腺癌。

大体表现为乳头下导管和／或乳腺深部导管均有癌灶存在,并可追踪观察到乳腺实质的癌沿乳腺导管及乳头下导管向乳头表皮内蔓延的连续改变。组织学表现为乳头表皮内有散在、成巢或呈腺管样结构的 Paget 细胞(图 16-2-2)。

【超声表现】

乳腺佩吉特病超声表现主要[14]:①乳头乳晕局部皮肤增厚,皮下层增厚、回声减低(图 16-2-3A、图 16-2-4A),可出现线状液性暗区;②增厚皮肤层后方一般无明显的肿块回声;③增厚皮肤层后方结构紊乱,回声减低,边缘不光整,解剖层次不清;血流信号增多,可出现高速高阻动脉血流频谱;④增厚皮肤层内可见较丰富血流显示(图 16-2-3B、图 16-2-5);⑤乳头凹陷:部分可见伴有乳头后或深部乳腺内的实性低回声或混合回声肿块(图 16-2-4B),肿块内可见丰富血流信号或血流信号不丰富(图 16-2-4C);少部分病

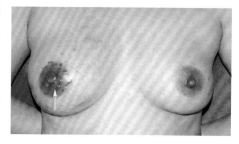

图 16-2-1 局部皮肤呈湿疹样改变
(箭头指示处)

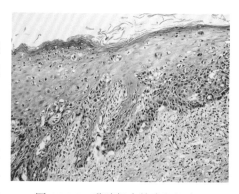

图 16-2-2 乳腺佩吉特病组织病理
乳头皮肤的表皮内(尤其是棘层下部)出现散在或小簇状 Paget 细胞。Paget 细胞胞质丰富、透明淡染,核异型性明显,呈圆形或卵圆形,核仁显著,可见核分裂(HE ×200)。

例乳头部可出现钙化灶；⑥大多伴有腋下淋巴结肿大。

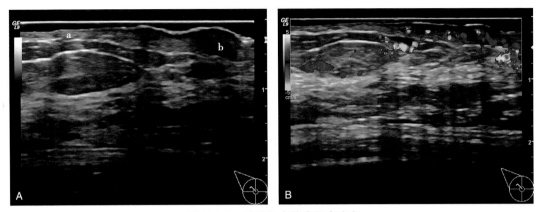

图 16-2-3　乳腺佩吉特病超声改变

A.乳头旁局部皮肤层明显增厚（a,正常皮肤层厚度;b,皮肤层明显增厚）;B.彩色多普勒示增厚皮肤层内血流信号明显丰富。病理：乳腺佩吉特病并 DCIS。

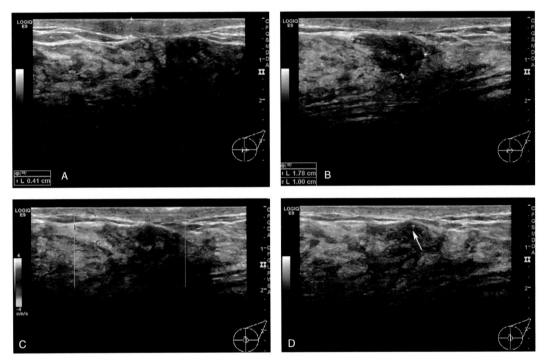

图 16-2-4　乳腺佩吉特病超声改变

A.乳头乳晕局部皮肤增厚,皮下层增厚、回声减低;B.乳头凹陷:部分可见伴有乳头后或深部乳腺内的实性低回声或混合回声肿块;C.肿块内可见丰富血流信号或血流信号不丰富;D.肿块内可见多个点状高回声。病理：乳腺佩吉特病并 DCIS。

【相关影像学表现】

　　乳腺佩吉特病的主要乳腺 X 线表现[15]：①乳头乳晕皮肤增厚：其病理基础为乳头乳晕皮肤水肿；肿瘤细胞的直接浸润,肿瘤细胞沿淋巴管播散；②乳头凹陷：一般都伴有乳头后或深部乳腺内的肿块,因癌巢周围纤维结缔组织收缩造成乳头凹陷；③乳头乳晕皮肤钙化（图 16-2-5）。

　　乳腺内改变[15,16]：①边缘不光整,形态各异的肿块伴有或不伴有砂砾样、短棒状、分支状钙化；②结构紊乱。以上表现既可单独存在,亦可同时出现。

　　乳腺佩吉特病的主要 MRI 表现[17]：①乳晕区皮肤增厚、水肿,大导管索条状增粗僵直,并与乳腺内肿块相连；②增强扫描乳头异常强化,乳头乳晕复合体非对称性结节状、盘状或不规则强化,强化曲线呈速升流出型或速升平台型(图 16-2-6)。

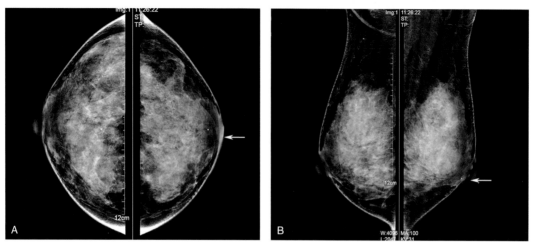

图 16-2-5　乳腺佩吉特病乳腺 X 线表现

左乳 CC 位(A)及 MLO 位(B),乳头乳晕皮肤增厚(箭头指示处),乳头凹陷,乳头乳晕皮肤钙化。病理:
乳腺佩吉特病并 DCIS。

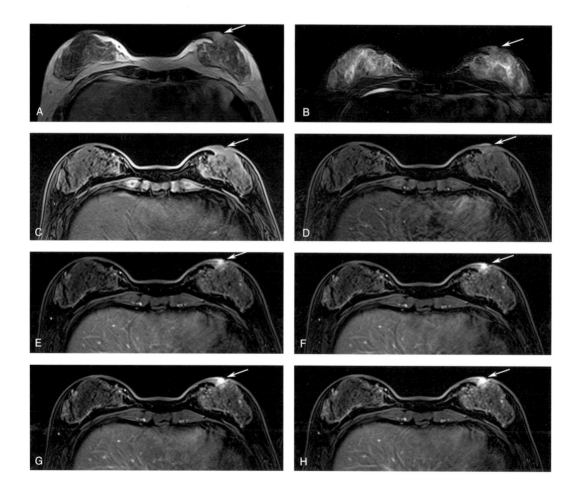

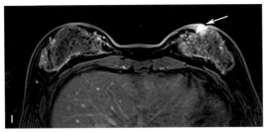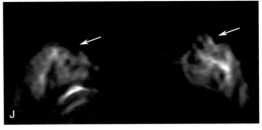

图 16-2-6　乳腺佩吉特病乳腺 MRI 表现

A.乳晕区皮肤增厚、水肿,大导管索条状增粗僵直,并与乳腺内肿块相连,T1WI 呈稍高信号;B.抑脂 T2WI:呈稍低信号;C.强化前;D~H.动态增强强化 1~5 期;I.延迟期。横 CC 位显示:增强扫描乳头异常强化,乳头乳晕复合体非对称性结节状、盘状或不规则强化,延迟相病灶区域仍为高增强;J.DWI,病灶区为低信号(箭头指示处)。病理:乳腺佩吉特病并 DCIS。

【鉴别诊断及比较影像分析】

乳腺佩吉特病需与如下疾病相鉴别:

1. 与乳头皮肤湿疹鉴别　该病多见于中青年女性,有奇痒,皮肤损害较轻,边缘不硬,渗出黄色液体,病变皮肤与正常皮肤界限不清。但不会导致乳头内陷或脱落,病理检查可鉴别。

2. 与鳞状细胞癌鉴别　两者临床均无明显特点,鉴别主要靠病理学检查。影像学上乳腺佩吉特病常伴乳腺癌,而鳞状细胞癌源自鳞状上皮细胞,病灶表浅。

3. 接触性皮炎　多有明显的接触史,可出现皮肤发红、瘙痒、疼痛等症状,皮损表现与乳腺佩吉特病的早期症状类似,但在去除刺激物质或变应原、对症治疗后可迅速痊愈。

第三节　乳腺癌早期诊断的价值及影响检出的原因

一、乳腺癌早期诊断的价值

乳腺癌是女性最常见的恶性肿瘤之一,近年来其发病率呈现上升趋势,已居女性恶性肿瘤发病率的第一位。乳腺癌发病年龄也正趋向年轻化,其发展与危害不容忽视。同时,乳腺癌又是一种可治愈的癌症,其预后与肿瘤分期有很大的关系,早期乳腺癌的治愈率可达90%以上[18],是 WHO 公布的可以通过早期诊断降低死亡率的恶性肿瘤之一,而晚期乳腺癌因较易发生远处转移而难以治愈。

1. 早期乳腺癌的概念　目前,关于早期乳腺癌的定义尚无明确、统一的认识,病理组织学诊断早期乳腺癌包括小叶原位癌、导管原位癌、良性瘤的早期癌变和早期浸润性癌。早期乳腺癌从临床角度来讲,是指那些微小癌或 T0 癌,也就是说,是指直径 ≤ 1cm 的癌或临床根本触摸不到的癌,我国将直径为 0.5~1.0cm 的称为小癌,直径在 0.5cm 以内的称为微癌。有学者认为,早期乳腺癌是指组织学和临床处于初期,癌症病灶未发生转移[19]。也有人提出,早期乳腺癌是指:①腋下淋巴结无癌转移;②原发癌为非特殊型癌者,只要其直径不超过 1cm;或原发癌为特殊型者,只要其直径不超过 3cm 者,均划归早期癌[20]。

超声所指的早期乳腺癌并不是病理组织学上的概念,而是与临床对照相应直径 ≤ 1.0cm 的触诊阴性的乳腺癌。早期乳腺癌由于病灶小,可无任何症状,触诊阴性,因此只能通过影像检查发现。

2. 乳腺癌早期诊断的重要性　乳腺癌是威胁女性身心健康的常见恶性肿瘤,不但威胁患者的生命,还可导致女性性征器官的损毁和上肢功能障碍。早期诊断既可以降低乳腺癌的死亡风险,又能有效降低治疗代价,使避免乳房切除、腋窝淋巴结清扫以及辅助性化疗的机会增加,治疗后患者的乳房外观、上肢功能和全身状况更接近健康个体。因此,乳腺癌的早期诊断对于患者的预后及生存质量尤为重要。

二、影响乳腺癌早期检出的原因

1. 早期乳腺癌的临床表现不典型　大多数早期乳腺癌患者并无特殊临床表现,部分 DCIS 患者可表现为乳头溢液。有研究结果显示,DCIS 是造成近 10% 单侧乳头溢液的原因,约 1/3 有症状的 DCIS 表现为单独乳头溢液或合并肿块或佩吉特病[18]。对于经久不愈的乳头皮肤糜烂则可能是另一类型早期乳腺癌(乳腺佩吉特病)的独特临床症状。然而,对于大部分早期乳腺癌患者来说,其临床症状及体征均不明显,若缺乏定期进行乳腺癌筛查的意识,则不容易对病灶做出早期发现、早期诊断以及早期治疗,延误最佳治疗时期。

2. 早期乳腺癌的超声表现不典型　乳腺癌的病理类型繁多,病理改变十分复杂,同一病灶内可有多种不同病理类型的病变同时存在,甚至同一病灶内良恶性并存等,不具备典型的大体病理特征,因此难以具备特异性超声表现,且早期乳腺癌因肿瘤体积较小,是导致乳腺癌误诊、漏诊的重要原因。

3. 制约乳腺癌早期超声诊断的因素　超声对早期乳腺癌检查的过程中,存在着主、客观因素,这些因素制约着超声对早期乳腺癌的诊断。

客观因素:①乳腺癌的发生是一个多步骤的进展过程(图 16-3-1),在这个进展过程中,病灶只有增大到一定体积和具有某些特征时才有可能被超声检测出来,对于体积太小或特征不明显的病灶,超声难以检出或难以判断病灶的良恶性;②不同部位及起源的早期乳腺癌具有不同的形态特征,早期乳腺癌的非平行生长特点并不适用于所有病变(图 16-3-2);③≤1cm 早期乳腺癌超声检查易漏、误诊,不伴有结节以微钙化为主要表现的早期乳腺癌超声更易漏诊(图 16-3-3);④≤1cm 早期乳腺癌的检出与设备的分辨力有关,分辨力不佳的超声设备难以检出 ≤1cm 的早期乳腺癌;⑤我国妇女中,致密型乳腺占较大的比重,在一定程度上影响超声对早期乳腺癌的检出。

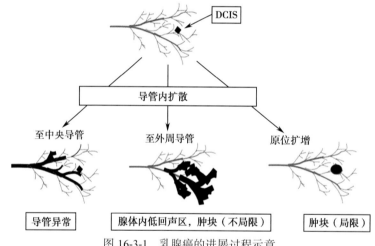

图 16-3-1　乳腺癌的进展过程示意

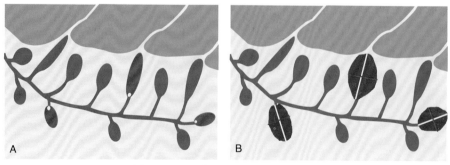

图 16-3-2　早期乳腺癌形态特征图示

A. 不同部位及起源的早期乳腺癌具有不同的形态特征;B. 早期乳腺癌的非平行生长特点并不适用于所有病变,图中黄色线代表肿块长轴方向,蓝色线代表肿块短轴方向。

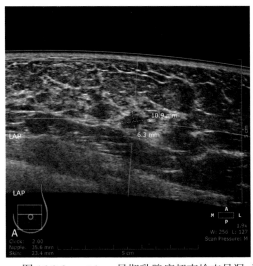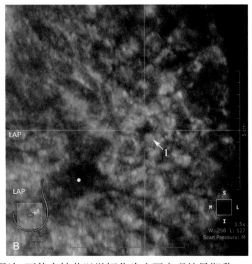

图 16-3-3 ≤1cm 早期乳腺癌超声检查易漏、误诊,不伴有结节以微钙化为主要表现的早期乳
腺癌超声更易漏诊

A. 乳腺 ABUS 横断面低回声结节(测量标定处)与周围组织较难鉴别;B. 冠状面显示病灶区局限
(箭头指示处),与周围组织界限不清,而容易漏诊。病理:高级别导管原位癌。

主观因素:①我国超声医师人员少、任务重是普遍存在的现象,时间和任务的矛盾在某种程度上制约了小病灶的检出率;②同时,我国超声医师水平参差不齐,所用设备也是良莠不齐,这在很大程度上制约了早期乳腺癌的检出和判断;③因为医学知识不足和对乳腺癌的认识不足,对乳腺癌进行普查的意愿不高,也是影响乳腺癌早期检出和诊断的根本原因之一(图 16-3-4、图 16-3-5)。

4. 仪器的使用调节不当或操作手法不规范 在实际超声检查工作中,仪器的使用调节不当或操作者手法不规范均易造成漏诊、误诊,为尽可能提高对早期乳腺癌的检出率,应注意:①在早期乳腺癌微钙化的检出过程中,应注意增益调节,高增益易将微钙化掩盖于肿瘤间质组织(纤维)强回声之中,因钙化回声强度最大,故在逐渐降低增益滤去组织回声后微钙化灶便衬托而出。此外,由于腺体内或腺体后区域脂肪内细条状韧带或筋膜的横断面、部分导管的横断面易造成假性钙化,因此需多切面扫查予以辨别。②早期乳腺癌因纤维组织少,缺乏支持,结节相对柔软,加上肿瘤血管壁薄,缺乏肌层,弹性差,极易受压变形,探头重压易导致血流不能显示而得出结节内无血流的判断;且由于早期乳腺癌内血流速度相对较低,若彩色增益及速度标尺调节不当均可使肿块内血流无法很好地显示。因此,在早期乳腺癌血流的检出过程中,应避免探头加压,并注意彩色增益及速度标尺等的调节。③早期乳腺癌往往体积较小,易造成漏诊,因此操作手法上应遵循多切面、多角度、规律、连续、拉网式的扫查方法,避免无规律、间断、跳跃的扫查造成扫查盲区,尽可能减少漏诊、误诊,从而提高乳腺癌的早期检出率。

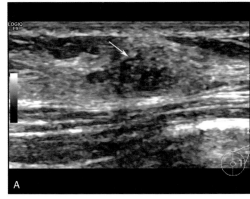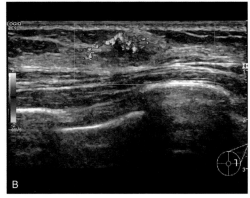

图 16-3-4 早期乳腺癌(DCIS)表现

A. 仅以钙化为主要表现的病灶,常规超声存在漏诊可能,需仔细甄别(箭头指示处);B. 彩色多普勒超声
可见病变区域丰富血流信号,动态图像可清晰显示病灶区域丰富血流信号(见动图)。病理:DCIS。

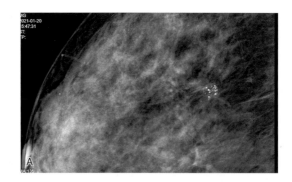

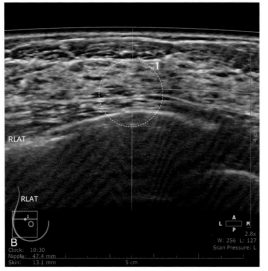
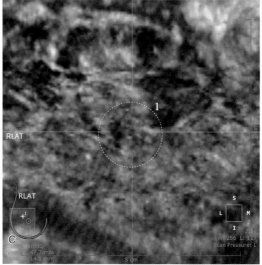

图 16-3-5 早期乳腺癌（DCIS）表现

A. 右乳 CC 位可见簇状钙化影（指示处），大小不等，形态不一；B. ABUS 横断面隐约可见多发小点状高回声聚集（圆圈标识处）；C. ABUS 冠状面可显示低回声结节，内见多发点状高回声（圆圈标识处）。病理：DCIS。

（张建兴　林　娴　王　璐）

参考文献

［1］ TAN P H, ELLIS I, ALLISON K, et al. The 2019 WHO classification of tumours of the breast [J]. Histopathology, 2020, Feb 13 [Online ahead of print].

［2］ SOPIK V, NAROD S A. DCIS and Breast Cancer: Challenging the Paradigm [J]. Annals of Surgery, 2017: 1.

［3］ SHEHATA M, GRIMM L, BALLANTYNE N, et al. Ductal carcinoma in situ: current concepts in biology, imaging, and treatment. J Breast Imaging, 2019, 1 (3): 166-176.

［4］ CHOI DX, EATON AA, OLCESE C, et al. Blurry boundaries: do epithelial borderline lesions of the breast and ductal carcinoma in situ have similar rates of subsequent invasive cancer？Ann Surg Oncol, 2013, 20 (4): 1302-1310.

［5］ 刘佩芳. 乳腺影像诊断必读 [M]. 北京：人民军医出版社, 2007.

［6］ MOON HJ, KIM EK, KIM MJ, et al. Comparison of clinical and pathologic characteristics of ductal carcinoma in situ detected on mammography versus ultrasound only in asymptomatic patients. Ultrasound Med Biol, 2019, 45 (1): 68-77.

［7］ WATAMABE T, YAMAGUCHI T, TSUNODA H, et al. Ultrasound image classification of ductal carcinoma in situ (DCIS) of the breast: analysis of 705 DCIS lesions. Ultrasound Med Biol, 2017, 43 (5): 918-925.

［8］ LEONG LC, SIM LS, JARA-LAZARO AR, et al. Ultrasound breast elastographic evaluation of mass-forming ductal carcinoma-in-situ with histological correlation-new findings for a toothpaste sign. Asian Pac J Cancer Prev, 2016, 17 (5): 2673-2678.

［9］ SANTAMARIA G, VELASCO M, FARRUS B, et al. Dynamic contrast-enhanced MRI reveals the extent and the microvascular pattern of breast ductal carcinoma in situ. Breast J, 2013, 19 (4): 402-410.

［10］ RINALDI P, BUCCHERI C, GIULIANI M, et al. Sensitivity of breast MRI for ductal carcinoma in situ appearing as microcalcifications only on mammography. Clin Imaging, 2016, 40 (6): 1207-1212.

［11］ JIN ZQ, LIN MY, HAO WQ, et al. Diagnostic evaluation of ductal carcinoma in situ of the breast: ultrasonographic, mammographic and histopathologic correlations. Ultrasound Med Biol, 2015, 41 (1): 47-55.

［12］ MARQUES-COSTA JC, CUZZI T, CARNEIRO S, et al. Paget's disease of the breast. Skin MED, 2012, 10 (3): 160-165; Quiz 165.

［13］ YERUSHALMI R, SULKES A. Paget's disease and male breast cancer. Israel Medical Association Journal, 2015, 17 (6): 396.

［14］ WEI Y, ZHU Q, LI J, et al. Clinical and sonographic features of mammary Paget's disease. Acta Academiae Medicinae Sinicae, 2017, 39 (3): 396-400.

［15］ SCHILLING K, NARAYANAN D, KALINYAK JE, et al. Positron emission mammography in breast cancer presurgical planning: comparisons with magnetic resonance imaging. Eur J Nucl Med Mol Imaging, 2011, 38 (1): 23-36.

［16］ LIM HS, JEONG SJ, LEE JS, et al. Paget disease of the breast: mammographic, US, and MR imaging findings with pathologic correlation. Radiographics, 2011, 31 (7): 1973-1987.

［17］ DOMINICI LS, LESTER S, LIAO GS, et al. Current surgical approach to Paget's disease. Am J Surg, 2012, 204 (1): 18-22.

［18］ HARBECK N, GNANT M. Breast cancer. Lancet, 2017, 389 (10074).

［19］ BREM RF, IOFFE M, RAPELYEA JA, et al. Invasive lobular carcinoma: detection with mammography, sonography, MRI, and breast-specific gamma imaging. AJR Am J Roentgenol, 2009, 192 (2): 379-383.

［20］ 李树玲 . 乳腺肿瘤学 . 2 版 . 北京 : 科学技术文献出版社 , 2007.

第十七章

乳腺非特殊类型浸润性癌及浸润性小叶癌

乳腺导管癌与小叶癌均起源于乳腺的终末导管小叶单位(terminal duct lobular unit,TDLU);研究显示,导管癌和小叶癌的组织发生具有同源性,均起源于乳腺上皮干细胞,只是分化方向有所不同,显示不同的类型;两者的区分,主要依据其各自特有的细胞学和组织学构型模式[1]。导管原位癌和小叶原位癌可能在生物学行为上有一定差异,但在浸润性癌时,这种差异并不像两者截然不同的组织学形态那么显著[1]。

2012 版 WHO 乳腺肿瘤分类中将浸润性导管癌(非特殊类型)命名修改为非特殊类型的浸润癌;乳腺的浸润性癌是指癌成分突破乳腺导管或腺泡的基底膜侵入间质,包括侵入非特化性的小叶间质。非特殊型浸润性癌是乳腺浸润性癌中最常见的类型,占浸润性乳腺癌的 65%~75%[2]。乳腺浸润性小叶癌(invasive lobular carcinoma,ILC)是乳腺癌的第二大常见类型,文献报道的 ILC 发病率差别较大,占浸润性乳腺癌的 5%~10%[3];大约 5% 的浸润性癌具有小叶和导管两种分化特征,属于混合型癌(混合性浸润性导管癌和浸润性小叶癌)[1]。

第一节　乳腺非特殊类型浸润性癌

【临床概述】

乳腺非特殊类型浸润性癌(non-specific type invasive carcinoma,NSTIC)发病率随年龄增长而增加,多见于 40 岁以上女性[4]。当肿块直径大于 20mm 时容易被患者或临床医师触诊发现(图 17-1-1A);当肿块直径小于 10mm(小乳癌)时,结合临床触诊及超声所见,其诊断率明显提高。

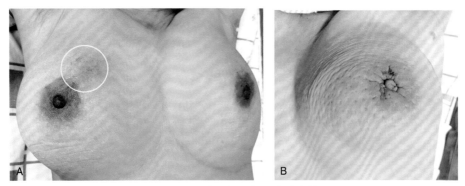

图 17-1-1　乳腺非特殊类型乳腺癌外观

A. 双侧乳腺不对称,右乳可触及肿块(圆圈标识处),当肿块直径大于 20mm 时容易被患者
或临床医生触诊发现;B. 肿瘤侵犯皮肤层时可见明显橘皮样改变。

组织学上,NSTIC 代表着最大的一组浸润性乳腺癌,这类肿瘤常以单一的形式出现,少数混合其他组织类型;部分肿瘤主要由浸润性导管癌组成,伴有一种或多种其他组织类型为构成的次要成分。部分学者将其归为浸润性导管癌(非特殊型浸润性癌)并简单注明其他类型的存在[4],其他学者则将其归为"混合癌"[5](图 17-1-2)。

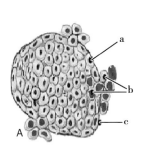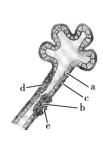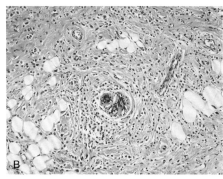

图 17-1-2　乳腺浸润性癌(非特殊类型)示意及病理表现

A:乳腺浸润性癌(非特殊类型)示意:a. 正常导管细胞;b. 导管癌细胞突破基底膜;c. 基底膜图;
d:肿瘤位于导管内;e:浸润性肿瘤,累及导管壁及周边;B:浸润性癌(非特殊类型)病理表现:癌细胞排列呈不规则的巢片状,少数形成不规则小腺腔。癌巢呈浸润性生长,伴促纤维间质反应(HE 染色,×100 倍)。

大体病理下,NSTIC 没有明显特征,肿瘤大小不等,可以<5mm,也可以>100mm;外形不规则,常常有星状或者结节状边缘;质地较硬,有沙粒感;切面一般呈灰白、灰黄色(图 17-1-3)。常见癌组织呈树根状侵入邻近组织内,大者可深达筋膜。如癌组织侵及乳头又伴有大量纤维组织增生时,由于癌周增生的纤维组织收缩,而导致乳头下陷。如癌组织阻塞真皮内淋巴管,可致皮肤水肿,而毛囊汗腺处皮肤相对下陷,呈橘皮样外观(图 17-1-1B)。晚期乳腺癌形成巨大肿块,肿瘤向癌周蔓延,形成多个卫星结节。如癌组织穿破皮肤,可形成溃疡(图 17-1-4)。

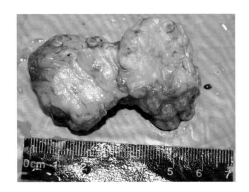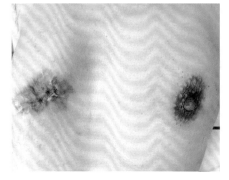

图 17-1-3　肿块大体病理可显示肿块周边的毛刺样改变

图 17-1-4　外观图:右乳癌肿瘤组织穿破皮肤,可形成溃疡,乳头溃烂后瘢痕形成

【超声表现】

1. 非特殊类型浸润性癌超声表现

(1)典型表现[6]:①腺体层内可清晰显示的肿块;②不规则形态:肿块形态一般均为不规则形(图 17-1-5),呈分叶状、蟹足状、毛刺状等,为肿块浸润性生长侵蚀周边正常组织所致(图 17-1-5、图 17-1-6);③非平行生长:肿块生长方向垂直乳腺平面,肿块越小越明显(图 17-1-7);当肿块体积超过 20mm 时肿块一般形态趋于类圆形,而边缘成角改变(图 17-1-5、图 17-1-6);④边缘不光整:肿块边缘呈浸润性,无包膜;肿块可浸润脂肪层及后方胸肌,浸入其内部,导致组织结构连续性中断、成角、毛刺等(图 17-1-6、图 17-1-6);⑤微钙化常见:低回声肿块内出现簇状针尖样钙化要高度警惕非特殊类型浸润性癌,有时微钙化是发现癌灶的唯一线索(图 17-1-8);⑥极低内部回声:肿块内部几乎都表现为低回声,大多不均匀,有些肿瘤回声太低似无回声暗区,此时需要提高增益来鉴别(图 17-1-6);⑦后方回声减低:目前多认为肿块后方回声减低是因

癌组织内间质含量高于实质,导致声能的吸收衰减(图 17-1-9);⑧周围组织改变:伴随肿瘤对周围组织侵蚀、破坏及牵拉,可出现包括皮肤局灶性或弥漫性增厚,肿瘤侵袭脂肪层或胸大肌层(图 17-1-10);肿瘤生长导致的组织水平构象改变及周边导管扩张,累及 Cooper 韧带导致 Cooper 韧带平直、增厚,皮下软组织水肿等(图 17-1-7);⑨特异性血流信号及超声造影表现:肿块边缘、内部出现增粗、扭曲血管走行(图 17-1-11A);超声造影表现为早期动脉相肿块内的不均匀强化,强化范围大于肿块二维超声范围(图 17-1-11B)。⑩腋窝淋巴结转移:不论肿块大小,均可出现腋窝淋巴结转移;大多数转移性淋巴结表现为体积增大,呈类圆形,内部呈低回声,淋巴结门偏心或者消失;多发肿大时,淋巴结之间可见融合;彩色多普勒血流检查显示淋巴结内血供丰富(详见第二十一章)。

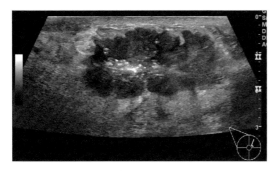

图 17-1-5　肿块形态不规则,呈微分叶状,边缘不光整,局部成角改变

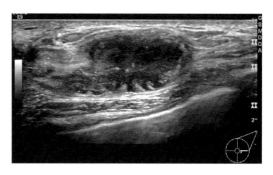

图 17-1-6　肿块形态不规则,边缘呈蟹足样改变

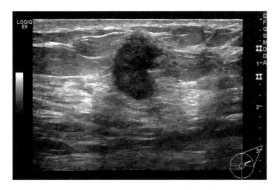

图 17-1-7　肿块非平行生长(生长方向垂直乳腺皮肤)

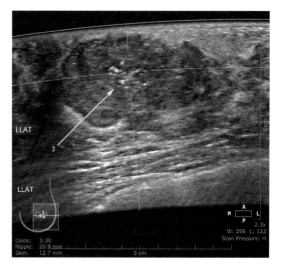

图 17-1-8　低回声肿块内出现簇状针尖样钙化(箭头指示处)

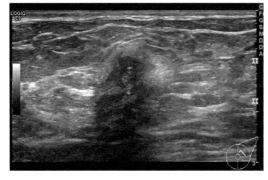

图 17-1-9　肿块后方回声衰减

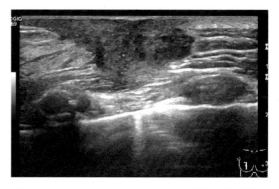

图 17-1-10　肿块向肌层及皮肤层侵袭,肌层回声连续性中断,皮肤层增厚、回声减低

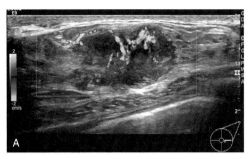
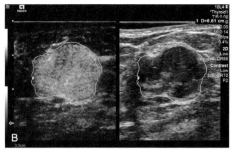

图 17-1-11　特异性血流及超声造影表现

A. 彩色多普勒示肿块边缘、内部可显示血管增粗、扭曲(见动图);B. 超声造影表现为早期动脉
相肿块内的不均匀强化,强化范围大于肿块二维超声范围(见动图)。

(2) 不典型表现:①小乳癌,一般指直径 6~10mm 的乳腺癌,多为患者自己发现后就诊,临床触诊包块质地较硬,有如黄豆覆盖于皮革之后的触感。尽管病变有一定移动度但范围不大。其诊断要点:触诊质硬结节是诊断重要线索;二维超声可能出现典型浸润性导管癌声像特点,肿块内部极低回声,非平行生长,跨越两个解剖平面,内部微钙化灶,多普勒检查中央性穿心型血供,具备上述特征诊断乳腺非特殊类型浸润性癌比较容易;类圆形或者不规则形癌灶者,毛刺状边缘是诊断的关键(图 17-1-12)。②非肿块型乳腺癌。此型多为临床触诊发现质硬包块,乳房腺体层仅见片状极低回声,与周围组织无明确分界,极低回声区可伴或不伴点状高回声,病变内导管结构走行扭曲,可伴周围组织结构扭曲;极低回声周边因肿瘤浸润可表现为回声增高。彩色血流检查可见极低回声内粗大扭曲血管穿行,呈花样彩色血流信号(图 17-1-13)。此型多为 DCIS 或在浸润性癌伴有广泛 DCIS 成分;诊断主要依靠高敏感彩色血流及微血流检查。③具有光整边缘的非特殊类型浸润性癌。并非所有非特殊类型浸润癌都具有不规则形态、边缘不光整等典型恶性肿瘤形态,高级别浸润性癌(非特殊类型)可表现为边缘光整、形态规则的低回声肿块(图 17-1-14A),二维形态难以与其他乳腺良性病变进行鉴别(图 17-1-14B)。彩色多普勒超声及微血流成像可显示瘤体内明显丰富的血流信号(图 17-1-14C)。④肿瘤内伴坏死。部分乳腺浸润性癌(非特殊类型)肿瘤内由于生长过快等因素可出现局灶坏死,坏死区域可出现坏死液化区,表现为局灶低无回声区,彩色多普勒超声可显示坏死区无血流显示,而肿瘤非坏死区域可显示彩色血流信号(图 17-1-15、图 17-1-16)。

2. 非特殊类型浸润性导管癌的特殊检查

(1) 超声弹性成像:非特殊类型浸润性导管癌肿块硬度常明显高于正常组织,肿块周边因肿瘤侵犯而硬度明显增高,肿块内部因肿瘤坏死等常表现为硬度分布不均匀,定量弹性成像可清晰显示弹性系数的这种不均匀分布,呈"硬边征""马蹄征"或"中央空洞"现象等(图 17-1-15D,图 17-1-17、图 17-1-18)。

(2) 三维及全容积成像:肿瘤的三维成像可清晰显示肿瘤冠状面影像和空间状况,病变周围结构扭曲,冠状面呈"汇聚征"或周围"虫蚀样"改变(图 17-1-19、图 17-1-20)。三维血流成像时可显示肿块内及其周边血管的空间分布。部分非肿块型肿瘤,二维影像学结构改变不明显,但冠状面影像可清晰显示病变周围结构扭曲或"汇聚征""虫蚀样"改变(图 17-1-21)。

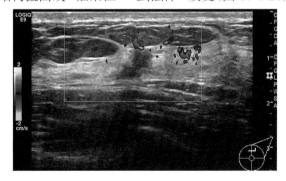

图 17-1-12　肿块形态不规则,边缘呈毛刺状

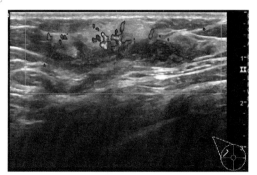

图 17-1-13　彩色血流检查可见极低回声内粗大扭曲血管穿行,呈花样彩色血流信号,周围组织回声增高,其内血供丰富

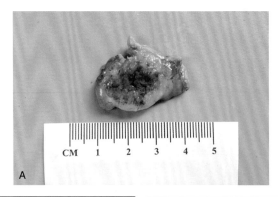

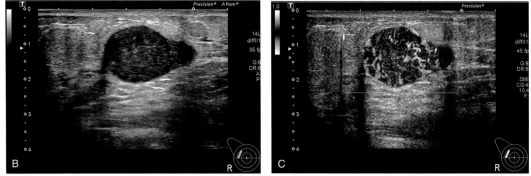

图 17-1-14　高级别浸润性癌(非特殊类型)大体及超声表现

A.肿块大体病理可显示肿块边缘光整;B.二维超声表现为边缘光整、形态规则的低回声肿块;
C.微血流成像可显示瘤体内明显丰富的血流信号。

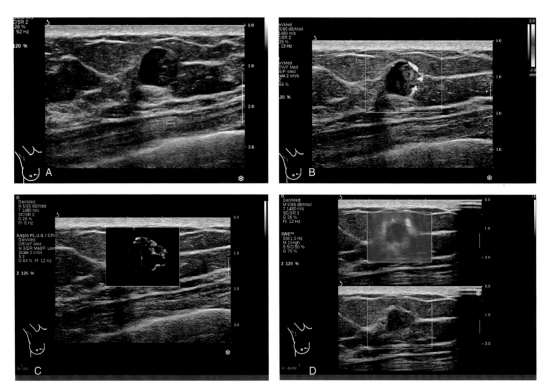

图 17-1-15　乳腺浸润性癌(非特殊类型)伴坏死特征性超声表现(病灶体积较小)

A.二维表现为局灶低无回声区;B.彩色多普勒超声可显示坏死区无血流显示,而肿瘤其余区域可显示彩
色血流信号;C.微血流成像示肿块内见偏心丰富血流信号,瘤内部分区域无血流显示;D.定量弹性成像可
清晰显示弹性系数的这种不均匀分布,呈"硬环征"。

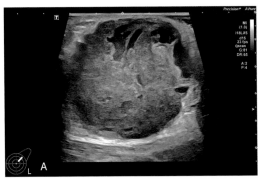
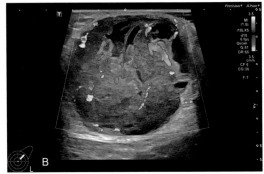
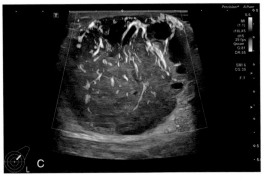

图 17-1-16　乳腺浸润性癌(非特殊类型)伴坏死特征性超声表现(大病灶)

A.二维表现为肿块内部分呈低无回声区,部分呈实性低回声;B.彩色多普勒超声可显示低无回声区血流显示,实质区域可显示丰富彩色血流信号;C.微血流成像可见肿块内实质区丰富血流信号,走行迂曲。

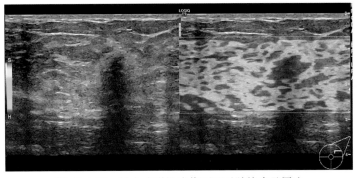

图 17-1-17　助力式弹性成像可显示肿块内及周边
弹性系数的不均匀分布

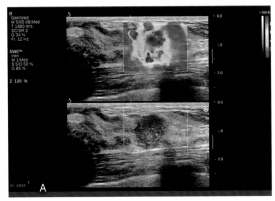
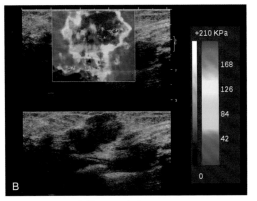

图 17-1-18　乳腺浸润性癌(非特殊类型)定量弹性成像(SWE)表现

A.定量弹性成像(SWE)可显示肿块内及周边弹性系数的不均匀分布,呈"硬边征";B.定量弹性成像
(SWE)可显示肿块内硬度常明显高于正常组织。

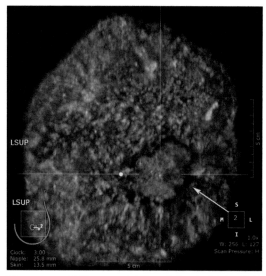

图 17-1-19　乳腺 ABUS 冠状面成像:病灶周围结构扭曲,病灶边缘部可见低回声晕环,周围"虫蚀样"改变(箭头指示处)

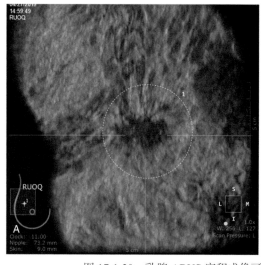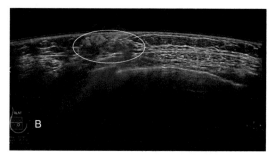

图 17-1-20　乳腺 ABUS 容积成像可多维度显示病灶及周围组织结构改变。
A:冠状面呈"汇聚征"(标识处),动态图可清晰显示各冠状面层面病灶周围组织结构改变(见动图);B:为横断面可显示横断层面病灶周围的组织改变(动态图)。病理:乳腺浸润性癌(非特殊类型)。

【相关影像学表现】

1. 乳腺 X 线　直接征象:肿块影、微小钙化、局部结构紊乱、小灶致密影、条索状改变。乳腺肿块是乳腺非特殊类型浸润性癌的最常见乳腺 X 线征象,触诊扪及的肿块常大于平片中所见,这是恶性肿瘤的特征之一(图 17-1-21)。肿块边缘伴有毛刺是乳腺非特殊类型浸润性癌最特征的乳腺 X 线表现,且以细小、稠密、僵硬为特征。因此,当乳腺 X 线片上出现高密度结节伴有边缘不清或毛刺可作为乳腺非特殊类型浸润性癌的有力依据。

(1)微小钙化:多发微小钙化是浸润性导管癌的特点之一,密集分布的沙砾样钙化点最具特征,是乳腺癌的重要 X 线征象,甚至是早期乳腺癌唯一的征象[7]。通过乳腺 X 线摄影,乳腺癌钙化的发现率是 30%~50%,几乎一半的导管癌可出现微小钙化,且单纯钙化最易出现在导管原位癌和导管原位癌伴微浸润中[8,9]。因大多数乳腺非特殊类型浸润性癌是从导管原位癌逐步发展而来,因此在某种程度上两者表现具有相似性[7](图 17-1-22A)。

(2)结构紊乱:乳腺 X 线表现为局部腺体结构紊乱、增粗、变直,密度增高,肿块影不明显,可有小结节状密度增高影,边缘模糊(图 17-1-22)。有报道认为乳腺结构紊乱可作为乳腺非特殊类型浸润性癌早期的一个较常见 X 线征象[10]。

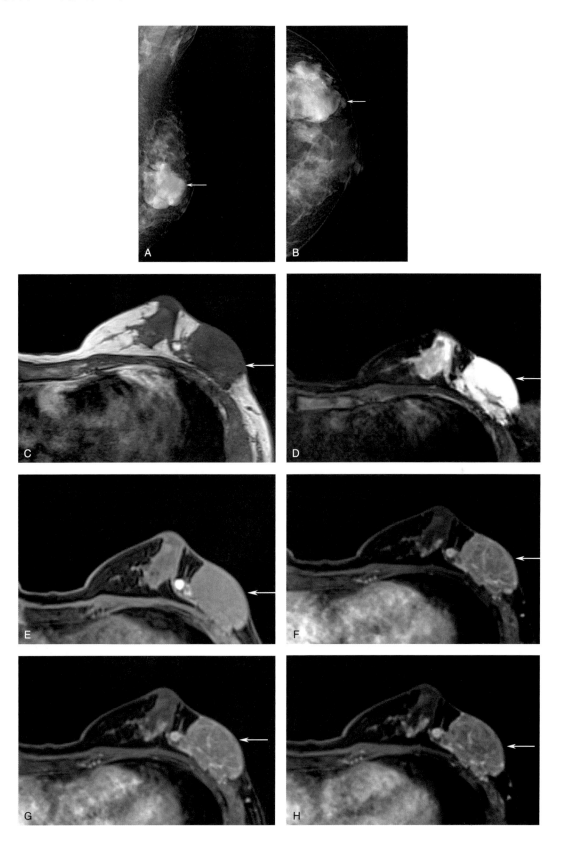

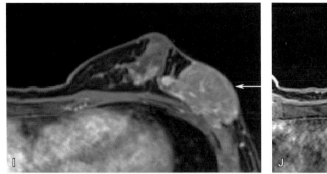
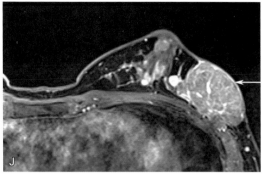

图 17-1-21　肿块型乳腺浸润性癌（非特殊类型）乳腺 X 线及 MRI 表现

A. 左乳 MLO 位；B. 左乳 CC 位。乳腺 X 线可见乳腺内高密度影，形态不规则，呈分叶状，边缘不光整，局部呈毛刺状。内密度不均匀，可见数个点状钙化影。C. MRI 平扫 T1WI 低信号，肿块边缘不光则，锯齿状或长毛刺状改变。D：抑脂 T2 肿块呈高信号；E~I. 动态增强 1~5 期，肿块内可见明显强化，呈不均匀增强；J 延迟相肿块内高增强。病理：乳腺浸润性癌（非特殊类型）。

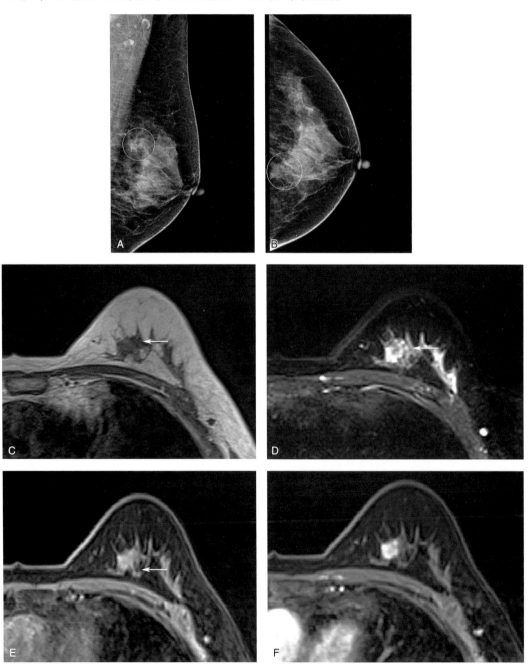

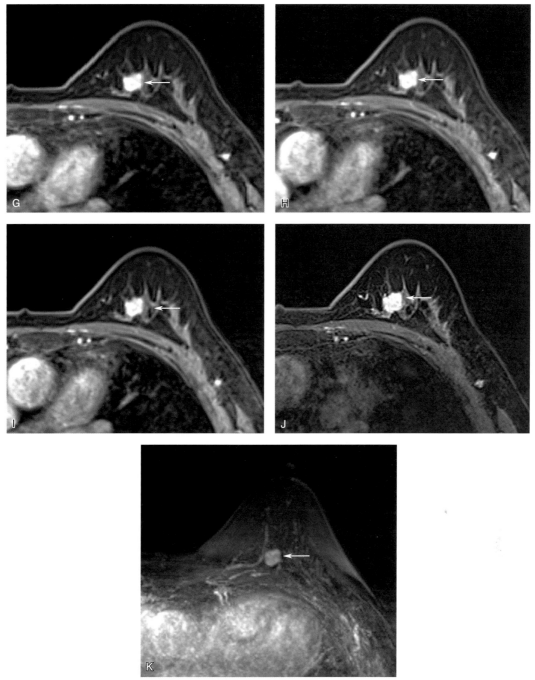

图 17-1-22 乳腺浸润性癌(非特殊类型,NOS 亚型)乳腺 X 线及 MRI 表现

A. 左乳 MLO 位;B. 左乳 CC 位。局部结构扭曲,其内可见多发微小钙化影。C. T1WI:等信号;D. 抑制 T2WI:高信号;E~I. 动态增强 1~5 期;J. 延迟期,K:MIP 图。横轴位显示:左乳内上见一结节影,大小约 1.3cm×1.0cm,形态欠规则,边缘稍毛刺,增强扫描呈明显强化,强化欠均匀。病理:乳腺浸润性癌(非特殊类型,NOS 亚型)。

(3)小灶致密影:乳腺 X 线表现为边缘不规则、中央密度较高的小斑片影,与周围腺体组织无明显界限(图 17-1-23)。本征象在乳腺非特殊类型浸润性癌早期诊断中具有较高的诊断价值,特别是孤立的致密影,在排除瘢痕、慢性炎症及外伤等因素后,可能就是本病的早期指征[2]。

(4)条索状表现:乳腺 X 线表现为向乳头方向的条索状增密改变,故较具有特征性。本征象对乳腺非特殊类型浸润性癌的早期诊断具有重要意义。

(5)星芒征:乳腺 X 线表现为在病变部位长短不一的毛刺征象,此征在乳腺非特殊类型浸润性癌的早期诊断中具有特殊意义。

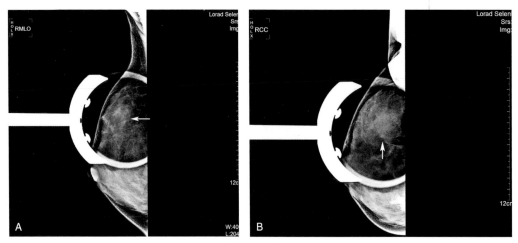

图 17-1-23 乳腺浸润性癌(非特殊类型)乳腺 X 线表现(点压片)

A. 右乳 MLO 位点压;B. 右乳 CC 位点压。右乳外上象限高密度影(箭头指示处),点压可见局部结构
扭曲,未见点状钙化影,范围为 2.8cm×2.3cm。病理:乳腺浸润性癌(非特殊类型)。

除上述特殊直接征象外,还应注意其间接乳腺 X 线征象:导管扩大、乳腺内异常静脉影、皮肤增厚、乳头凹陷与乳晕异常、乳后间隙模糊、腋下淋巴结肿大等。其间接征象:①厚皮征,皮肤增厚主要是由于皮肤淋巴管被癌细胞浸润、堵塞所致。②血管异常,包括肿瘤血管的出现和正常分布血管增粗,与癌肿代谢旺盛有关。③间桥征,表现为肿块与乳头或临近组织间较高密度索条状相连阴影。④乳头凹陷,一般双侧乳头凹陷为先天性,单侧乳头凹陷诊断意义更大。⑤乳后间隙模糊,正常乳后间隙在 X 线片上表现为一条直的透亮线影,当病灶贴近胸壁侵犯胸大肌时就表现为乳后间隙模糊或消失,触诊肿块往往比较固定。此外腋下淋巴结肿大、局部乳腺结构紊乱等都是乳腺非特殊类型浸润性癌的间接征象,在阅片时应仔细观察。一般间接征象出现越多,诊断越明确。

临床诊断中,不仅要注重直接征象,也不能放过任何间接征象,临床工作中表明 X 线间接征象越多诊断乳腺非特殊类型浸润性癌可能性越大。

2. MRI 乳腺非特殊类型浸润性癌在 MRI 上表现为肿块型和非肿块型病变。具体表现[11](图 17-1-21、图 17-1-22):肿块型早期乳腺癌病灶 MRI 也可显示肿块边缘不光整,锯齿状或长毛刺状改变;显示乳腺癌浸润的方向,尤其是向乳房后的胸壁浸润,如有的病例原发灶较小,但早期即可向胸壁浸润。乳腺非特殊类型浸润性癌在 T1WI 多表现为低信号,当病变周围有高信号脂肪围绕时,则轮廓清楚;若周围为与之信号强度类似的脂肪组织,则轮廓不清,呈星芒状或蟹足状,边缘可见毛刺;T2WI 可表现为高信号为主,瘤内信号通常不均匀,肿块样病变中央坏死常见;DWI 多为高信号,可不均匀,ADC 值明显降低;时间 - 信号强度动态曲线以 Ⅱ 型、Ⅲ 型曲线为主,且强化多不均匀或呈边缘强化,强化方式多由边缘强化向中心渗透而呈向心性强化。非肿块型病变可呈导管或段性分布强化。

【鉴别诊断及比较影像分析】

具有典型征象的乳腺非特殊类型浸润性癌易于诊断,但需与其他特殊类型浸润性癌及浸润性小叶癌进行鉴别。

乳腺非特殊类型浸润性癌呈膨胀性生长为主时,肿瘤边缘光整,向周围组织呈推挤性生长,质较软;需与乳腺纤维腺瘤等乳腺良性实体性肿瘤相鉴别,肿瘤的生长方式,瘤体内回声特点及血管构象等均为其提供鉴别诊断(图 17-1-24~ 图 17-1-26)。

肿瘤呈伴坏死或黏液样变时,瘤内部分呈无回声(图 17-1-27),彩色多普勒瘤内实质区可见丰富血流信号,本型需与包裹性乳头状癌囊性伴乳头型及乳腺纤维腺瘤囊性变相鉴别。乳腺纤维腺瘤囊性变瘤体内不伴丰富血流信号。

非肿块型乳腺非特殊类型浸润性癌需与乳腺腺病及硬化性腺病等鉴别,癌肿瘤体内微小聚集的点状钙化及丰富血流信号,冠状面影像的结构扭曲,肿块周围的"汇聚征""虫蚀样"改变;硬化性腺病及放射状瘢痕病变周围也可出现"汇聚征"，但病变区域不伴丰富血流。

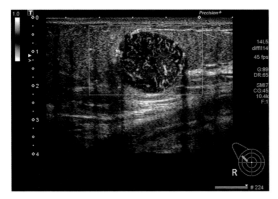

图 17-1-24　微血流成像（SMI）可显示瘤体内明显
丰富的血流信号

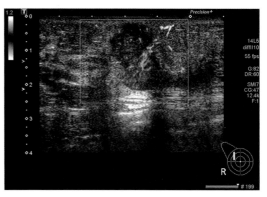

图 17-1-25　微血流成像（SMI）可显示瘤体内明显
丰富的血流信号，血管走行扭曲

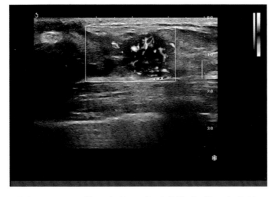

图 17-1-26　微血流（MVI）示瘤体内明显丰富的
血流信号

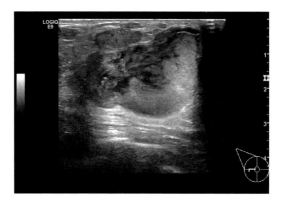

图 17-1-27　肿瘤呈伴坏死或黏液样变时，瘤内部分
呈无回声

第二节　乳腺浸润性小叶癌

【临床概述】

乳腺浸润性小叶癌（invasive lobular carcinoma，ILC）于 1941 年由 Foote 和 Stewart 首次提出，是一种有特殊生长方式的浸润性乳腺癌，是乳腺癌的第二大常见类型。

大多数研究显示，ILC 发病年龄高峰在 45~67 岁，75 岁以上患者多于 35 岁以下者，可能与早期月经初潮、绝经晚及雌激素替代治疗有关[12]。与其他浸润性乳腺癌相比，浸润性小叶癌以同侧多灶性为特征，且双侧乳腺发病较常见[13]。淋巴结阳性的 ILC 比淋巴结阴性者更容易发展为对侧乳腺癌。

乳腺常可触及界限不清的肿块，一些病例仅能触到不确切的细小的或者弥漫的小结节，有的病例则感觉不到有异常改变。这与其病理基础有关，ILC 起源于终末导管小叶单位，多数为小细胞性，肿瘤细胞均匀一致，由于缺乏黏附性而呈散在浸润生长，或呈不明显的小灶状分布，同时继发性纤维化反应较少[14]。由于 ILC 病灶内钙化少见，常缺乏特征性影像学改变。

大体病理下，ILC 肿瘤体积较非特殊类型浸润性癌更大，典型 ILC 病例可见不规则形肿块，常没有明显的界限，病变区质地硬，切面多呈灰色或白色，硬化区呈纤维性外观，通常无肉眼所能见到的囊性变、出血、坏死和钙化。部分病例没有明显肿物。

乳腺癌根据 WHO（2012）乳腺肿瘤组织学分类进行分类，分为经典型（最常见）、腺泡型、实性型、小管状型、多形型及混合型。ILC 最常见组织学上是由一致的、类似于小叶原位癌的细胞组成的浸润性癌,癌细胞常呈单行线状排列,浸润于乳腺小叶外的纤维间质中,围绕乳腺导管呈靶环状排列;亦可单个散在弥漫浸润于纤维间质中;有时可见残存的小叶原位癌成分(图 17-2-1)。由于 ILC 的显微特征是细胞膨胀性生长且通常不形成孤立肿块,肿瘤细胞渗透到邻近的基质,故不引起退变反应并呈现无微钙化。

与非特殊类型浸润性癌相比,ILC 具有独特的临床病理特征,病灶呈多中心、双侧,雌激素受体(ER)阳性多见,行乳房部分切除术后局部复发率较高[15]。长期预后方面,ILC 并不比非特殊类型浸润性癌差,大多数研究提示两者预后相似[16]。

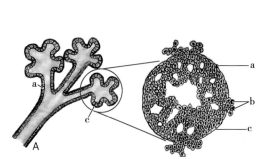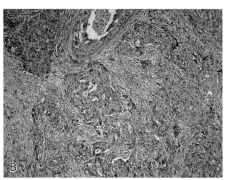

图 17-2-1　浸润性小叶癌示意图及组织学改变

A.浸润性小叶癌示意:a:正常细胞;b:小叶癌细胞突破基底膜;c:基底膜。B.浸润性小叶癌组织病理图:癌细胞小,形态相对一致,呈单个或单行浸润乳腺间质,并围绕乳腺导管呈同心圆状结构(HE ×100)。

【超声所见】

二维超声表现:ILC 超声表现分为肿块型和结构紊乱型。文献报道超声诊断 ILC 的敏感度为78%~95%[17]。肿块型 ILC 主要表现为如下几个方面。①肿块大小和形态:超声测量的 ILC 肿块与临床触诊所及肿块大小的比值< 1,这是由于 ILC 常伴随小叶增生、腺病、弹力纤维增生等良性病变所致。ILC 形态多数为不规则[14,18],部分肿块纵径大于横径(图 17-2-2A)。②边缘:ILC 多数边缘不光整,表现为毛刺、蟹足、微小分叶、成角等的声像图,这源于肿瘤细胞向周围组织浸润生长形成的癌床带、炎性细胞浸润带和结缔组织增生带,预示肿瘤具有较低的侵袭性[19](图 17-2-2A、图 17-2-3)。③内部回声:ILC 多为不均性的低回声[14]。研究认为,ILC 内部回声表现低回声夹杂高回声可能是因为癌细胞呈单个或单行条索状浸润于纤维结缔组织中,相伴行的纤维组织很少受到破坏,使内部可见高回声的正常纤维组织[18](图17-2-3)。④后方衰减:病变内间质的量、构成成分及分布情况决定病灶后方回声[13]。在细胞恶变过程产生的胶原纤维组织>75% 时,则后方的回声明显衰减;组织出血、坏死、液化形成无回声区,则后方回声增强[17]。ILC 病灶后方多数衰减是由于 ILC 细胞之间缺乏黏附性、组织结构复杂、间质成分多,出现病灶后方回声衰减(图 17-2-2A、图 17-2-4A)。⑤钙化:病灶内部钙化少见是 ILC 的一个超声特点[14]。乳腺癌病灶内钙化灶是癌灶局部坏死、组织溶解导致的钙盐沉着。ILC 病灶内钙化少见,可能是 ILC 细胞浸润乳腺间质和脂肪组织无促纤维反应或反应轻微、无明显破坏间质结构,因此,较少出现癌灶局部坏死、组织溶解钙盐沉着。⑥周围结构改变:癌肿周边见厚薄不均匀的高回声环。研究表明,乳腺癌恶性晕以脂肪构成为主,表现为癌组织向正常组织的浸润区;恶性晕乳腺浸润癌增殖能力较弱,细胞生长速度较慢,在这方面反映了预后较好的倾向[13](图 17-2-2A、图 17-2-4A)。⑦血流成像:研究表明,ILC 血流较其他类型浸润性乳腺癌多表现为不丰富,少数表现为血供丰富,瘤内血管走行扭曲,这可能与 ILC 组织学分化比较好有关[17],或与 ILC 病灶内胶原纤维成分比例高,病灶内回声及彩色多普勒血流信号衰减有关(图 17-2-2B)。⑧淋巴结异常:ILC 多先向腋下淋巴结转移,淋巴结侵犯及淋巴结转移率高是 ILC 的重要特征,这可能与ILC 细胞小、黏附力、凝聚力差,易侵入脉管、基底膜侵犯脉管、基底膜进入淋巴道有关。既往研究认为超声对腋窝淋巴结评估有显著优势,但对 ILC 淋巴结评估较浸润性导管癌假阴性率高[18]。可能因肿瘤细胞黏附性差,在淋巴结中散在浸润,不能形成细胞巢,对淋巴结结构未造成较大的破坏,同时由于 ILC 淋巴结体积小、形态变化不明显,导致了其在超声中表现不典型[20]。⑨超声弹性成像:ILC 肿瘤多呈质地硬,弹性成像硬度高,超声弹性评分多为 4 或 5 分。多因素分析结果显示:乳腺浸润性小叶癌肿瘤大小、组织分级、临床分期与肿物弹性平均值有独立相关性[17]。因此,浸润性小叶癌肿物越大、组织分级和临床分期越高,其肿物的硬度值也越高(图 17-2-5)。⑩冠状面成像:ILC 肿瘤冠状面肿瘤多呈毛刺状或表现为汇聚征,周围结构扭曲;癌肿周边见厚薄不均匀的高回声环(图 17-2-4B、图 17-2-6A)。

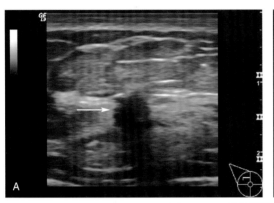
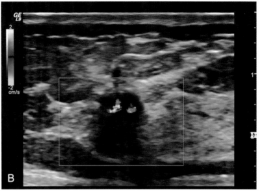

图 17-2-2　乳腺浸润性小叶癌超声表现

A. 肿块内呈极低回声(箭头指示部),形态不规则,边缘模糊不清,组织结构扭曲常见,后方衰减明显;
B. 肿块内可见少许彩流信号。

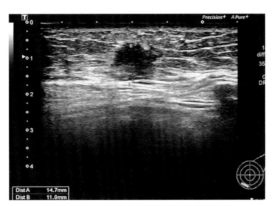

图 17-2-3　肿块内呈不均性的低回声

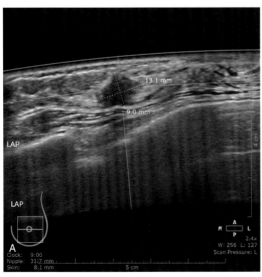
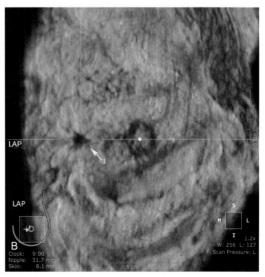

图 17-2-4　乳腺浸润性小叶癌容积超声表现

A. 癌肿周边见厚薄不均匀的高回声环;B. ILC 肿瘤冠状面肿瘤多呈毛刺状或表现为汇聚征,
周围结构扭曲;癌肿(箭头指示处)周边见厚薄不均匀的高回声环。

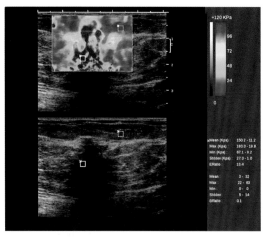

图 17-2-5　ILC 肿瘤多呈质地硬,弹性成像硬度高

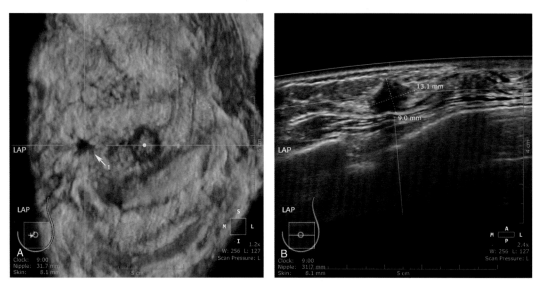

图 17-2-6　乳腺浸润性小叶癌容积超声表现

A.ILC 冠状面肿瘤多呈毛刺状或表现为汇聚征(箭头指示处),周围结构扭曲;癌肿周边见厚薄不均匀的高回声环;B.癌肿周边见厚薄不均匀的高回声环。

结构紊乱型主要表现为结构紊乱区,无明显肿块。少数 ILC 病例呈现多中心病灶,表现为同一乳房存在多个类似结节。冠状面影像有助于多病灶检出及结构紊乱评价。

【相关影像学表现】

1. 乳腺 X 线诊断　乳腺浸润性小叶癌亦较困难,敏感性低于非特殊类型浸润性癌,尤其在早期,乳腺 X 线上表现细微改变或无改变。由于小叶癌微钙化少见,乳腺 X 线多表现为低密度的不透明区,常见的细微恶性表现有密度不对称、结构扭曲等。

(1)ILC 主要病理基础为单个癌细胞呈线状浸润于致密的结缔组织中,有时围绕腺管呈靶状或牛眼状排列,边缘毛刺长短不等,形成似星形病灶,并保留着正常的导管结构,伴行 ILC 的纤维组织很类似于正常小叶中的纤维组织,这种生长方式造成了临床虽可触摸到肿块但常无明显边界,乳腺 X 线表现不典型,呈多样化(图 17-2-7~ 图 17-2-9)。

(2)结构扭曲及局灶不对称致密,是浸润性小叶癌的一种较常见征象。ILC 往往不显示放射状收缩或部分显示,有的仅仅表现为局部结构排列紊乱,在不同的投照位置上往往表现不同,常须比较两侧同一投照位置。乳腺结构紊乱扭曲,主要是乳腺小梁的局限性增粗、变直以及走行方向的改变,基质结构紊乱。若其表现为不伴有肿块,从一点发出的放射状高密度影、局灶性收缩,或是腺体实质边缘的扭曲。乳腺不对称性致密影,主要表现为患侧乳腺见片状浸润,无明确的肿块及边界(图 17-2-7、图 17-2-8)。

（3）钙化并不是 ILC 的一个特征性表现。

（4）双侧发病及多中心病灶是 ILC 的另一个特点。如果多中心病灶同时呈膨胀性生长,则形成多个小球形灶,互相重叠,堆积成结节状肿块,进而小球形灶互相融合,连接成大块灶。

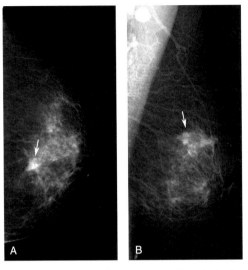

图 17-2-7　乳腺浸润性小叶癌乳腺 X 线表现
A. 左乳 CC 位;B. 左乳 MLO 位。左乳内上(箭头指示处)见一稍高密度星芒状结节影,大小约 1.1cm×0.9cm,边缘见多量长毛刺,其中隐约见 1~2 个针尖样准钙化,周围见低密度水肿环,局部血供稍丰富,左腋下见 1 个稍高密度淋巴结影,大小约 1.4cm×1.5cm,边界尚清。病理:左乳浸润性小叶癌,伴腋下淋巴结转移。

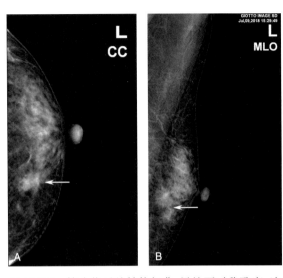

图 17-2-8　箭头指示处结构扭曲,局灶不对称致密,边缘毛刺长短不等,形成似星形病灶
A. 左乳 CC 位;B. 左乳 MLO 位。

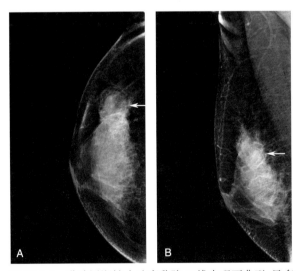

图 17-2-9　乳腺浸润性小叶癌乳腺 X 线表现不典型,呈多样化,边缘毛刺长短不等,形成似星形病灶(箭头指示处)
A. 右乳 CC 位;B. 右乳 MLO 位。

2. MRI　MRI 诊断 ILC 的敏感度为 83%~100%[21]。ILC 最常见的 MRI 表现是边缘毛刺状的不规则肿块,继而是非肿块强化,见于 20%~40% 的病例[22]。ILC 以多灶性、多中心性以及双侧性生长为特征,这主要与 ILC 弥漫的生长方式有关。ILC 的强化方式主要与血管内皮生长因子(VEGF)和病变组织内微血管密度(microvessel density,MVD)有关,VEGF 对肿瘤血管发生至关重要,并且可以增加血管通透性。研究认为,大多数浸润性乳腺癌表现为经典的快速强化和流出型的曲线,DWI 上 ADC 值较低;与之不同的是,ILC 表现出达峰时间较晚的趋势,并且延迟期流出型也只见于少数病例[21]。

【鉴别诊断及比较影像分析】

1. ILC 与乳腺非特殊类型浸润癌鉴别　常规超声对两者进行鉴别很困难。当同一乳腺出现多个癌灶时,提示浸润性小叶癌可能性大。ILC 病灶内部钙化少见,低回声肿块内出现簇状针尖样钙化要高度警惕非特殊类型浸润性癌,有时微钙化是发现癌灶的唯一线索。ILC 多表现为血供不丰富,少数病例表现为血供丰富,瘤内血管走行扭曲;非特殊类型浸润性导管癌肿块内及周边常具有丰富血供,因肿瘤的生长,瘤内血管分布常不均匀。

2. 乳腺腺病或纤维腺瘤与浸润性小叶癌鉴别　典型声像易于鉴别;对于声像不典型的病例常鉴别困难,肿块的硬度及肿块内、周边结构改变有助于鉴别诊断。乳腺 X 线及 MRI 有助于鉴别诊断,但超声依然是判断乳腺肿块良恶性的较好的影像学检查方法。

(张建兴　林　娴　王　璐　陈　铃　梁伟翔)

参考文献

[1] BODELON C, OH H, CHATIERJEE N, et al. Association between breast cancer genetic susceptibility variants and terminal duct lobular unit involution of the breast. Int J Cancer, 2017, 140 (4): 825-832.

[2] BARROSO-SOUSA R, METZGER-FILHO O. Differences between invasive lobular and invasive ductal carcinoma of the breast: results and therapeutic implications. Ther Adv Med Oncol, 2016, 8 (4): 261-266.

[3] WILLIAMS LA, HOADLEY KA, NICHOLS HB, et al. Differences in race, molecular and tumor characteristics among women diagnosed with invasive ductal and lobular breast carcinomas. Cancer Causes Control, 2019, 30 (1): 31-39.

[4] THOMAS M, KELLY ED, ABRAHAM J, et al. Invasive lobular breast cancer: A review of pathogenesis, diagnosis, management, and future directions of early stage disease. Semin Oncol, 2019, 46 (2): 121-132.

[5] ELLIS IO, GALEA M, BROUGHTON N, et al. Pathological prognostic factors in breast cancer. Ⅱ. Histological type. Relationship with survival in a large study with long-term follow-up. Histopathology. 1992, 20 (6): 479-489.

[6] GUO Y, HU Y, QIAO M, et al. Radiomics analysis on ultrasound for prediction of biologic behavior in breast invasive ductal carcinoma. Clin Breast Cancer, 2018, 18 (3): e335-e344.

[7] BADVE SS, GÖKMEN-POLAR Y. Ductal carcinoma in situ of breast: update 2019. Pathology, 2019, 51 (6): 563-569.

[8] BICKELHAUPT S, LAUN FB, TESDORFF J, et al. Fast and noninvasive characterization of suspicious lesions detected at breast cancer X-Ray screening: capability of diffusion-weighted MR Imaging with MIPs. Radiology, 2016, 278 (3): 689-697.

[9] MARISCOTTI G, HOUSSAMI N, DURANDO M, et al. Accuracy of mammography, digital breast tomosynthesis, ultrasound and MR imaging in preoperative assessment of breast cancer. Anticancer Res, 2014, 34 (3): 1219-1225.

[10] TSUTSUI S, OHNO S, MURAKAMI S, et al. Histological classification of invasive ductal carcinoma and the biological parameters in breast cancer. Breast Cancer, 2003, 10 (2): 149-152.

[11] CATALANO OA, DAYE D, SIGNORE A, et al. Staging performance of whole-body DWI, PET/CT and PET/MRI in invasive ductal carcinoma of the breast. Int J Oncol, 2017, 51 (1): 281-288.

[12] BIGLIA N, MAGGIOROTTO F, LIBERALE V, et al. Clinical-pathologic features, long term-outcome and surgical treatment in a large series of patients with invasive lobular carcinoma (ILC) and invasive ductal carcinoma (IDC). Eur J Surg Oncol, 2013, 39 (5): 455-460.

[13] SINN HP, HELMCHEN B, HEIL J, et al.[Lobular neoplasms and invasive lobular breast cancer]. Pathologe, 2014, 35 (1): 45-53.

[14] MCCART REED AE, KUTASOVIC JR, LAKHANI SR, et al. Invasive lobular carcinoma of the breast: morphology, biomarkers and'omics. Breast Cancer Res, 2015, 17: 12.

[15] DU T, ZHU L, LEVINE KM, et al. Invasive lobular and ductal breast carcinoma differ in immune response, protein translation efficiency and metabolism. Sci Rep, 2018, 8 (1): 7205.

[16] LIU YL, CHOI C, LEE SM, et al. Invasive lobular breast carcinoma: pleomorphic versus classical subtype, associations and prognosis. Clin Breast Cancer, 2018, 18 (2): 114-120.

[17] VIJAYARAGHAVAN GR, VEDANTHAM S, SANTOS-NUNEZ G, et al. Unifocal invasive lobular carcinoma: tumor size

concordance between preoperative ultrasound imaging and postoperative pathology. Clin Breast Cancer, 2018, 18 (6): e1367-e1372.

［18］ SANKAYE P, CHHATANI S, PORTER G, et al. Is axillary sonographic staging less accurate in invasive lobular breast cancer than in ductal breast cancer？. J Ultrasound Med, 2014, 33 (10): 1805-1810.

［19］ HADJIMINAS DJ, ZACHARIOUDAKIS KE, TASOULIS MK, et al. Adequacy of diagnostic tests and surgical management of symptomatic invasive lobular carcinoma of the breast. Ann R Coll Surg Engl, 2015, 97 (8): 578-583.

［20］ CSERNI G, BIANCHI S, VEZZOSI V, et al. The value of cytokeratin immunohistochemistry in the evaluation of axillary sentinel lymph nodes in patients with lobular breast carcinoma. J Clin Pathol, 2006, 59 (5): 518-522.

［21］ PARVAIZ MA, YANG P, RAZIA E, et al. Breast MRI in invasive lobular carcinoma: a useful investigation in surgical planning？ Breast J, 2016, 22 (2): 143-150.

［22］ MANN RM. The effectiveness of MR imaging in the assessment of invasive lobular carcinoma of the breast. Magn Reson Imaging Clin N Am, 2010, 18 (2): 259-276, ix.

第十八章

特殊类型乳腺癌

乳腺特殊类型癌是一组少见或罕见的癌,其中一些类型已经作为独立的病理实体,是因为它们除具有特殊的形态学改变外,还有着更好或更差的预后。2012 年发布的《乳腺肿瘤组织学分类》(第 4 版)将小管癌、髓样癌、黏液癌、大汗腺癌和化生性乳腺癌纳入乳腺特殊类型癌。在上述类型乳腺癌中,影像学上除部分乳腺黏液癌和伴髓样特征的癌具有光整边缘需与良性肿瘤鉴别外,其余类型的乳腺癌与非特殊类型乳腺癌均无明显的影像学特征,在进行影像学评价中,应主要参照 ACR BI-RADS 分类进行病变管理,而非纠结于具体的病理学名称。本章叙述此类病变的目的在于理解各种病理类型病变的临床、病理,以及各种影像特征产生的病理基础。

第一节 乳腺小管癌

【临床概述】

乳腺小管癌(tubular carcinoma of the breast,TC)是乳腺浸润性癌中的一种少见的具有特殊组织学表现的类型,占乳腺浸润性癌的 1% 左右。有关小管癌的诊断缺乏统一标准,2012 年 WHO 乳腺肿瘤分类建议,肿瘤组织中小管成分占 90% 以上者称为单纯型小管癌(pure tubular carcinoma,PT),低于此标准称为混合型小管癌(mixed tubular carcinoma,MT)。

肿瘤大体病理境界不清,多呈放射状,灰白或浅黄色,质硬。肿瘤体积较小,平均直径 1.0(0.2~2.0) cm,有文献报道大多数单纯型小管癌肿块<1cm[1]。TC 镜下为病变边缘呈放射状浸润性生长,肿瘤由高分化小管结构组成,小管形状及排列不规则,常一端有角,衬以单层柱状或立方性细胞。细胞形态单一,异型不明显。细胞核较小,相对较规则,核分裂象少见,小管癌的腔内空虚,管腔开放,呈锐角开口,细胞腔面常有顶浆分泌小突起。腔内常常含有嗜酸性物质,小管结构没有基底膜,也无肌上皮细胞。纤维组织增生性间质是小管癌的一个重要诊断线索。管腔内及间质中可见灶状钙化。部分病变中存在低级别导管原位癌及上皮内瘤变,同时可伴有非特殊或其他特殊类型乳腺浸润性癌[2](图 18-1-1)。

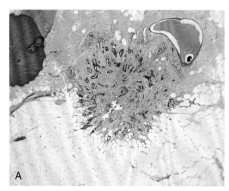
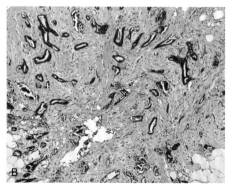

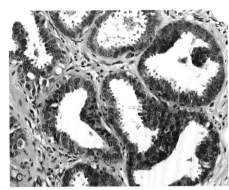
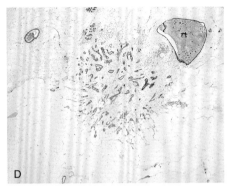

图 18-1-1　乳腺小管癌组织病理改变

A.低倍镜下肿块边界不清,呈星芒状(HE×20);B.小管杂乱无序分布,管腔开放,有的呈尖角状,有促纤维增生性间质(HE×100);C.胞核较小,相对较规则,核分裂象少见,小管癌的腔内空虚,管腔开放,呈锐角开口,细胞腔面常有顶浆分泌小突起(HE×200);D.小管 P63 阴性,残留小叶的腺管阳性。

本病以中老年女性多见,极少数发生于男性乳腺,平均年龄 45~50 岁,中位年龄略高于非特殊类型浸润性乳腺癌,部分病例有家族史。临床多数表现为乳腺无痛性肿物,常发生在乳晕以外区域.少数位于主输乳管或乳晕区,可出现多个病灶及双侧乳腺受累。乳腺小管癌激素受体阳性率高,预后良好,长期生存率可达 90% 以上[3]。乳腺小管癌预后影响因素主要与病理类型有关:单纯癌较混合癌预后好;混合癌中小管癌所占比高者较少者预后好[4]。

乳腺小管癌属于高分化肿瘤,淋巴结转移率较低(10%),即使出现淋巴结转移也不影响生存,所以有学者认为,没有必要进行系统性辅助治疗和腋窝淋巴结清扫。尽管淋巴结转移发生率较低,有研究发现小肿瘤(≤ 1cm)患者也会出现淋巴结转移,所以对于乳腺小管癌患者需要考虑腋窝淋巴转移分期[5]。

【超声表现】

小管癌超声表现无特异性,表现为边缘不光整的低回声团块,有针状突出边缘、角状边缘、厚的高回声周环,通常肿瘤呈纵向生长[2],伴钙化者少见;乳腺小管癌伴纤维成分的良性病变也可使声束衰减引起声影[6]。在超声表现上,圆形或者椭圆形结节多为 PT(图 18-1-2),而形态不规则,边缘不光整,后方有明显声影多为 MT[2](图 18-1-3A)。

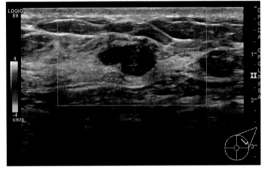

图 18-1-2　单纯型乳腺小管癌(PT)超声表现

二维超声表现为的椭圆形低回声团块,肿块大部分边缘光整,局部边缘模糊。CDFI肿块内及周边未见明显彩色血流信号显示。病理:乳腺小管癌(单纯型)。

彩色多普勒超声:肿块内常具有较丰富的血流信号(图 18-1-3B),少部分病例肿块内无明显血流信号(图 18-1-2)。

超声弹性成像:肿块硬度较大,不会因压力而改变形状,阻力式超声弹性评分在 4 分及 5 分。

【相关影像学表现】

乳腺小管状癌由于其体积小,往往是不可触及的,通常在乳腺 X 线检查中检查出小的团块,某些情况下乳腺小管癌在 X 线检查中不能检出。TC 的乳腺 X 线表现并无特异性,多数表现为不规则、圆形、卵圆形或分叶状肿块,但很少伴有微小钙化(8%~9%),且多数 TC 体积小而伴有毛刺状边缘,在 X 线片上不易和浸润性癌、放射状瘢痕区分(图 18-1-4)。

乳腺 MRI 检查对于 TC 的诊断一般能比较准确做出恶性诊断,但于其他常见乳腺非特殊类型浸润癌表现上缺乏特异性的差异(图 18-1-5)。

【鉴别诊断及比较影像分析】

TC 在影像学上易于诊断为恶性病变,但很难与下述疾病进行鉴别,下述疾病的鉴别主要依靠病理学检查方法。

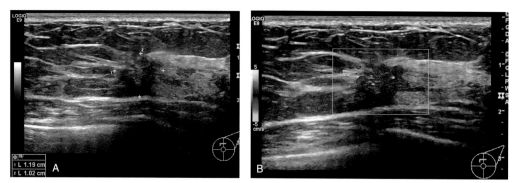

图 18-1-3　混合型乳腺小管癌（MT）超声表现

A.二维超声表现为边缘不光整的低回声团块,有针状突出边缘、角状边缘;B.彩色多普勒示肿块内
较丰富的血流信号。病理:乳腺小管癌(混合型)。

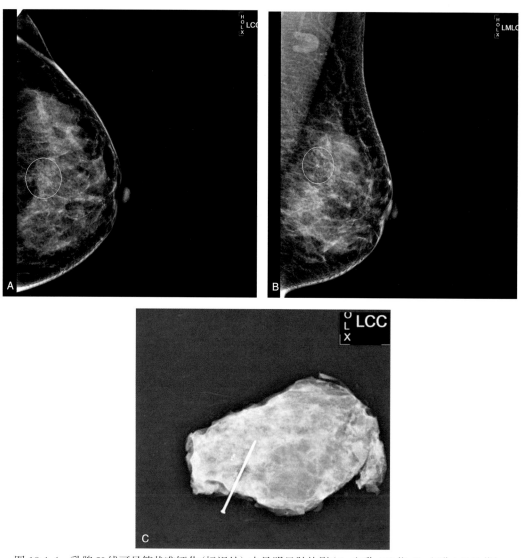

图 18-1-4　乳腺 X 线可见簇状准钙化(标识处),未见明显肿块影(A.左乳 CC 位;B.左乳 MLO 位),
肿块切除后摄片可见簇状钙化影(C,指示处)

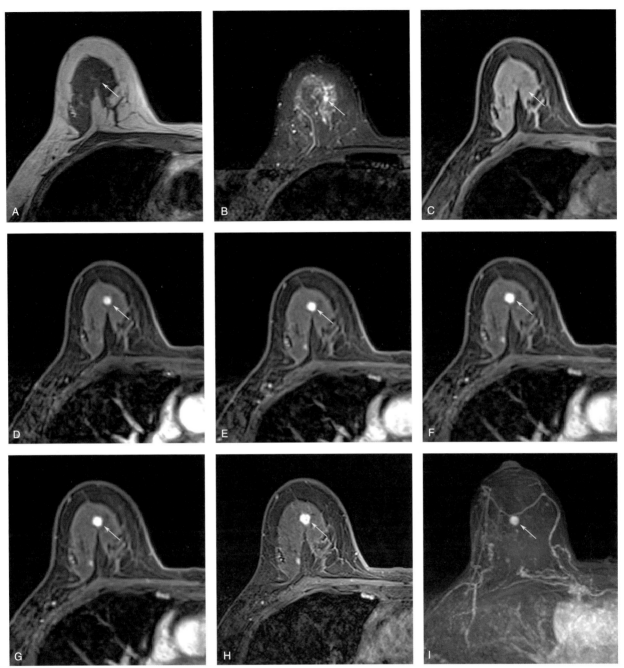

图 18-1-5　乳腺小管癌乳腺 MRI 表现

A. T1WI 为稍低信号（箭头指示处）；B. 抑脂 T2WI 为稍高信号（箭头指示处）；C～G. 动态增强 1～5 期，H：延迟期，横轴位显示右乳上方见一类圆形小结节影（箭头指示处），大小约 0.6cm×0.6cm，边缘欠光滑，增强扫描明显强化；I. MIP 图（箭头指示处）。病理：乳腺小管癌。

1. 硬化性腺病　TC 与有假浸润现象的硬化性腺病十分相似。TC 显示真正的浸润生长，肿瘤性小管不仅杂乱地分布于纤维性间质内，且可伸入小叶间脂肪组织，由单层细胞构成，一般无肌上皮细胞成分，小管多呈扩张状，常有棱角。而腺病虽可显示假浸润现象，但增生的小管常簇集成群，呈小叶状分布，由明显的上皮及肌上皮双层细胞构成，当间质明显纤维化玻璃样变时，小管受压、萎缩和变形。

2. 分化好的非特殊类型浸润性癌　是非特殊类型浸润性癌中的一种，预后较 TC 差，肿块常>2cm，有明显腺管形成时，其腺管一般中度分化，腺癌管腔大小不等，局部区域上皮增生明显，细胞多层，细胞异形性较明显，核分裂象较多见，无顶浆分泌现象[7]。

3. 微腺体腺病　病理学上同 TC 的鉴别较困难，因微腺体腺病的腺体排列亦紊乱，缺乏肌上皮细胞，且可分布于脂肪组织中而似浸润状,但其小管呈圆形、规则,且腺腔中常有致密红染的分泌物,周围有一层环状的基底膜,可通过Ⅳ型胶原染色证实,缺乏 TC 常有的锐角状小管和富含细胞性纤维间质。影像学的主要表现为病变内无明显血流信号。

4. 浸润性筛状癌　浸润性筛状癌经常伴有 TC,有时小管成分可以很显著,如果小管成分达不到诊断 TC 的标准只能诊断为筛状癌[2]。

5. 放射状瘢痕　放射状瘢痕内腺管结构一般不呈锐角状和纤维化间质呈放射状分布,免疫组化证实肌上皮细胞的存在可鉴别,彩色多普勒超声病变内无明显血流信号。

第二节　乳腺黏液癌

【临床概述】

乳腺黏液癌(mucinous carcinoma)也称黏液样癌或胶样癌,是原发于乳腺的一种很少见的特殊类型的乳腺癌,占所有乳腺癌的 1%~4%[8]。通常肿瘤生长缓慢,转移较少见,预后比其他类型乳腺癌为好。患者的发病年龄分布广泛(21~94 岁),中位年龄为 70 岁[9],其平均年龄或中位年龄比非特殊类型浸润性癌偏大,以绝经后妇女常见,75 岁以上乳腺癌患者约 7% 为黏液癌。

多数乳腺黏液癌患者的首发症状是发现可以推动的乳腺包块,触诊为软至中等硬度。由于黏稠液体被纤维分隔,触诊时可有捻发音。好发于外上象限,其次为外下象限。

大体病理下,肿瘤直径从小于 10mm 至 200mm,平均 28mm。典型乳腺黏液癌具有凝胶样外观,似胶冻状,伴有突出的、清楚的边界,可推动;肿瘤缺乏真正的包膜;囊性变在体积较大的病例出现(图 18-2-1A)。

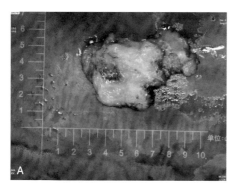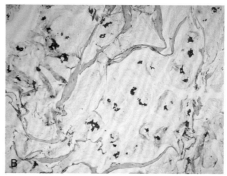

图 18-2-1　乳腺黏液癌病理改变

A. 大体改变:瘤体具有凝胶样外观,似胶冻状,伴有突出、清楚的边界;B. 组织病理:镜下黏液湖背景上漂浮少量癌细胞巢,癌巢呈腺样、片状或乳头状,癌细胞形态温和(HE×100)。

乳腺黏液癌是由细胞学相对温和的肿瘤细胞团巢漂浮于细胞外黏液湖中形成的癌。可以分为单纯型和混合型。黏液腺癌病理表现为大量细胞外黏液中漂浮有实性团状、条索状、腺管状、筛状等结构癌组织灶,癌细胞大小相似,异型性明显,核分裂象易见(图 18-2-2);混合型还伴有非特殊类型浸润性癌等成分(图 18-2-1B)。黏液湖被纤维组织分隔,肿瘤周边也有纤维组织间隔,这可能是阻止癌细胞扩散的一个因素。黏液是癌细胞变性崩解产物,为酸性或中性黏液。黏液腺癌被认为系来源于导管内癌或非特殊类型浸润性癌。乳腺肿瘤中出现黏液或黏液变性者较多,因此,黏液腺癌须与其他肿瘤进行鉴别:①印戒细胞癌具有印戒细胞呈单个纵列或弥漫浸润于纤维组织中,癌细胞质内出现黏液空泡,将核挤向一侧呈"印戒状"等特征,其生长方式也呈弥漫性;②纤维腺瘤、乳头状瘤、导管增生等良性疾病均可伴有局灶性或广泛性黏液样变,但细胞缺乏异型性,纤维腺瘤有真正胞膜等可资鉴别;③转移性黏液腺癌应进行 B 超、X线、CT、纤维胃镜等检查,可排除消化道、生殖道等其他各部位肿瘤。

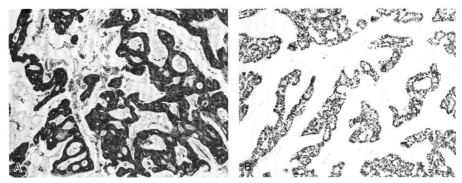

图 18-2-2　乳腺黏液癌病理改变及免疫组化改变

A. 癌细胞巢呈片状分布,含有大量细胞外黏液(HE×200);B. Syn 阳性。

【超声表现】

乳腺黏液癌的超声特征与病理分型密切相关[10]:①单纯性乳腺黏液癌,表现为低回声肿块,有包膜,形态规则,边缘光整,内部回声均匀,后方回声增强,酷似纤维腺瘤(图 18-2-3A);②混合型黏液腺癌,表现为不均质回声的低回声肿块,肿块部分或全部边缘不光整,形态不规则;肿块内可伴等回声区、液性暗区或强回声钙化灶伴后方声影(图 18-2-4A、图 18-2-6A);③ CDFI 肿块内可见少量血流信号(图 18-2-3B、图18-2-5),部分呈较丰富彩流信号(图 18-2-4B、图 18-2-6B);④弹性成像肿块边缘可呈"硬边征"或"马蹄征"(图 18-2-6C)。

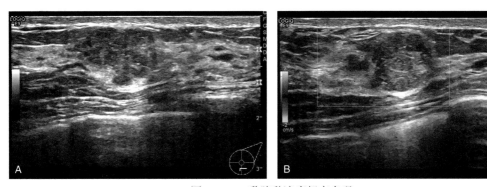

图 18-2-3　乳腺黏液癌超声表现

A. 低回声肿块,形态部分规则,小部分呈微分叶状,平行生长,大部分边缘光整,内部回声尚均匀,后方回声增强;B. CDFI:肿块内未见明显血流显示,边缘可见少许彩流信号。病理:乳腺黏液癌。

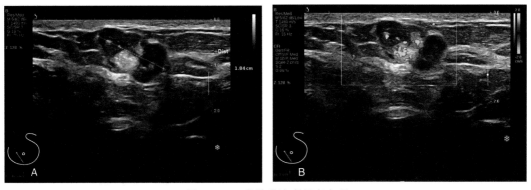

图 18-2-4　乳腺黏液癌超声表现

A. 不均质回声肿块,形态规则,平行生长,边缘光整,内回声不均匀,可见多发点状高回声,后方回声增强;B. CDFI 示肿块内可见丰富血流显示。病理:乳腺黏液癌。

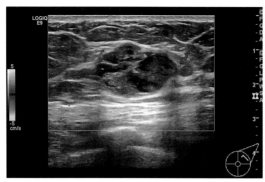

图 18-2-5　乳腺黏液癌(混合性)声像图
肿块形态规则,平行生长,边缘光整,内回声不均
匀,可见等回声和液性暗区,肿块后方回声增强;
CDFI 示肿块内未见明显血流,周边可见少量血流
信号。病理:黏液腺癌(混合性)。

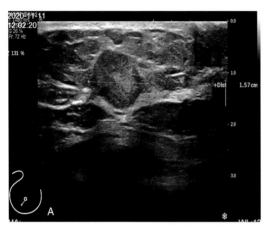

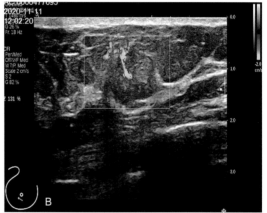

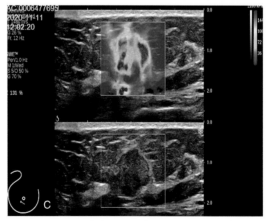

图 18-2-6　乳腺黏液癌伴微乳头特征声像图
A.肿块形态规则,非平行生长,边缘光整,内回声不均匀,肿块周边回声稍增高;B.CDFI 示肿块内及周边
可见明显丰富血流信号,走行紊乱;C.剪切波弹性成像示肿块边缘部呈"马蹄征"。病理:黏液腺癌伴微
乳头特征。

【相关影像学表现】

　　乳腺黏液癌的乳腺 X 线特征与病理分型密切相关[10],不同病理分型的黏液癌,其 X 线特征亦不同。
黏液癌根据病理组织学表现分为单纯型和与其他组织型并存的混合型。单纯型黏液癌的所有区域都含
有大量细胞外黏液,小岛状的癌细胞团漂浮在丰富的细胞外黏液基质中,黏液占肿瘤总体积至少 33%,
肿块较局限,质地较软或稍硬,X 线表现为密度较低、边缘清楚无毛刺的肿块,易误诊为腺瘤。混合型黏

液癌中既有大量细胞外黏液的区域,同时又含有缺乏细胞外黏液的浸润性癌区域,细胞外黏液至少要占整个肿瘤的25%,因而肿块可向周围浸润,质地常较硬,故 X 线常表现为密度较高、边缘模糊有毛刺的肿块,向周围浸润性生长(图 18-2-7)。

乳腺黏液癌的 MRI 表现会随着黏液含量的不同而不同。黏液含量高者,黏液本身的张力使得肿瘤组织向周围组织膨胀,因而显示的肿瘤边界常为良性征象,如边界清晰或模糊。乳腺黏液癌在 MRI 上表现尤其特殊,并与肿瘤内黏液含量密切相关。肿瘤在 T2WI 信号一般要高于其他乳腺癌,并见位于肿瘤中的低信号分隔,增强后肿瘤强化不明显。在 T2WI 信号越高,强化越不明显,提示肿瘤所含黏液量越多,也即预后越好。因此影像表现,尤其 MRI 表现对判断乳腺黏液癌预后有一定价值。MRI 多表现为肿块,T2WI 一般呈明显或不均匀高信号,增强早期多为轻度环形强化或不均匀强化,延迟有向病灶中心逐渐充填的趋势,TIC 平台型及上升型曲线多见,如内部出现低信号纤维分隔更有助于诊断[11]。在 DWI 上,病变呈明显高信号,但 ADC 值不减低,反而高于正常腺体 ADC 值,提示该病变在 DWI 上呈高信号主要为 T2 效应所致,这些表现与黏液癌本身的特殊病理成分有关。

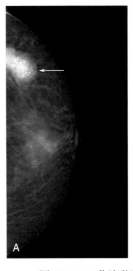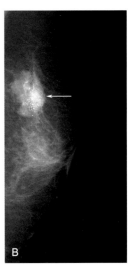

图 18-2-7　乳腺黏液癌乳腺 X 线表现

A. 左乳 CC 位;B. 左乳 MLO 位。箭头指示处左乳外上见一分叶状高密度块影,大小约 2.7cm×2.1cm,边缘稍毛糙,其中密度不均匀,见多个成簇的不规则形钙化。病理:左乳黏液癌。

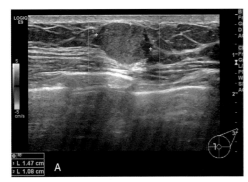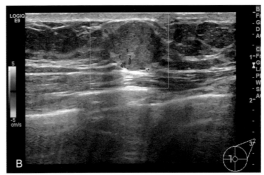

图 18-2-8　男性乳腺黏液癌超声表现

A. 左乳 9 点低回声肿块,有包膜,边缘光整,形态规则,内部回声均匀,后方回声增强;
B. CDFI:肿块内可见少量血流显示。病理:男性黏液癌。

【鉴别诊断及比较影像分析】

单纯型乳腺黏液癌超声表现为边缘光整的较低回声肿块,因此常需与腺瘤等良性病变鉴别,但存在一定难度;可以从临床发病特征上考虑,腺瘤常有多发征象,且病史长,变化不显著。需要注意的是乳腺黏液癌也可发生于男性(图 18-2-8)。

混合型乳腺黏液癌超声表现常为一些典型的恶性征象,又与非特殊类型浸润性癌或浸润性小叶癌不易鉴别,但非特殊类型浸润性癌乳腺 X 线常表现为毛刺状肿块,及肿块内钙化,而浸润性小叶癌常表现为腺体扭曲和不对称密度。

可能出现黏液样变性的疾病需与黏液癌相鉴别,如伴黏液样变性的纤维腺瘤、叶状肿瘤等。乳腺纤维腺瘤及叶状肿瘤患者一般发病年龄较轻,且纤维腺瘤 T2WI 信号相对较低,增强极少见环形强化,均与黏液癌的表现不同[11]。

第三节　伴有髓样特征的癌

【临床概述】

乳腺髓样癌(medullary carcinoma)是一种合体细胞生长方式,缺乏腺管结构,伴有明显淋巴细胞及浆细胞浸润,界限清楚的癌;占全部浸润性乳腺癌的 5%~7%[12]。

发病年龄 21~95 岁,与非特殊类型浸润性癌比较,其患者相对年轻,至少有 10% 的患者在 35 岁以下,有 40%~60% 的患者小于 50 岁。老年患者不常见,男性则更罕见。通常在一侧乳腺触到肿物,一般为单个,界清质实,临床和影像学容易误诊为纤维腺瘤。

大体病理:肿物直径平均 2~3cm,呈结节状,界限清楚。切面灰白、灰黄到红褐色,鼓胀饱满,与非特殊类型浸润性癌相比,其质地较软,肿瘤组织缺乏皱缩纠集感;尤其是较大肿瘤者,其内常见出血坏死,亦可出现囊性变(图 18-3-1、图 18-3-2)。

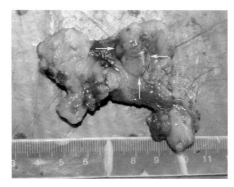

图 18-3-1　大体标本可见肿块清楚的边界
(箭头指示处)

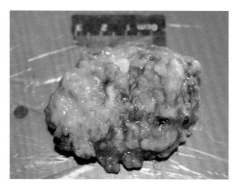

图 18-3-2　大体标本肿块质地较软,肿瘤
组织缺乏皱缩纠集感

组织学上癌实质成分占 2/3 以上,间质成分少。癌细胞较大,形状大小不一,异型性明显,核分裂较多见;常排列成密集的不规则片状或粗条索状,相互吻合,由少量纤维间质分隔,可见腺体结构和导管内癌成分;癌巢中央部常见成片状坏死,间质缺乏淋巴细胞浸润(图 18-3-3)。

乳腺髓样癌在乳腺癌中被认为相对预后较好,其 10 年生存率远高于非特殊类型浸润性癌[12]。

【超声表现】

乳腺髓样癌的主要超声表现[13]:①二维所见,肿物呈膨胀式生长,内部呈低或极低回声,边缘光整,形态规则,无包膜;后方回声增强或无变化(图 18-3-4、图 18-3-5);内部一般微钙化极少见(图 18-3-6A)。可以出现同侧腋窝淋巴结肿大。②由于肿瘤内细胞数多,间质纤维少,故肿物大而质软,易发生坏死而发生破溃。③有时,肿块内部可见散在不均的强回声点伴无回声区,后方回声一般不减弱,如后方衰减,则恶性程度大(图 18-3-4)。④彩色多普勒,肿物内部血供丰富,血管走行杂乱扭曲,中央性血流为主;血流

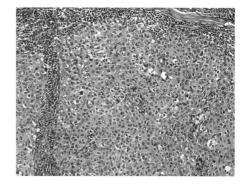

图 18-3-3　髓样癌组织病理

肿瘤边界清楚,癌细胞具有高级别核,呈合体细胞样生长,周围伴有明显的淋巴细胞、浆细胞浸润(HE ×200)。

因流速低一般无"马赛克"现象(图 18-3-5、图 18-3-6B)。⑤冠状面表现为边缘光整或稍模糊(图 18-3-6C)。

【相关影像学表现】

在乳腺 X 线表现上,髓样癌以肿块不伴钙化改变最为常见,多呈圆形、卵圆形[14]。肿块边缘表现为浸

润性或小分叶的恶性征象。髓样癌高密度多见,钙化数较少,均质,不具有特征性(图 18-3-7)。

　　MRI 表现:髓样癌的边界清晰,呈膨胀性生长,当肿瘤较大时可以出现囊变;增强 MRI 时可呈结节状强化,但范围较局限。增强扫描髓样癌病灶以不均匀强化居多,髓样癌病灶内可见坏死及囊变征象。髓样癌病灶时间 - 信号强度曲线(time-signal intensity curve,TIC)多表现为廓清型[15]。

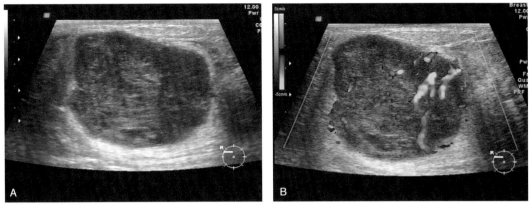

图 18-3-4　乳腺髓样癌超声表现
A. 肿块较大时形态规则,边缘光整,肿块内伴无回声区;B. 肿块内血流明显丰富。

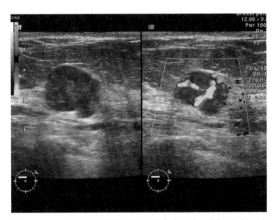

图 18-3-5　肿块呈低回声,形态规则,平行生长,边缘光整,无包膜,后方回声增强(左图)。CDFI 示肿块内血流丰富(右图)

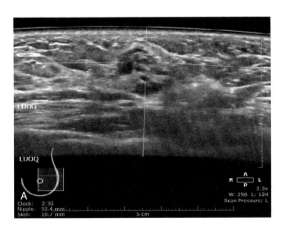

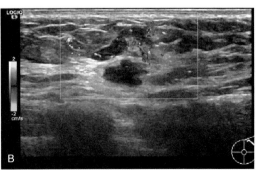

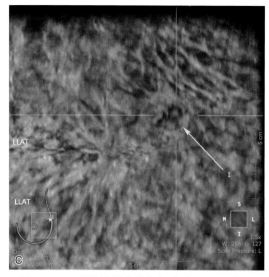

图 18-3-6 乳腺髓样癌常规超声及 ABUS 表现

A. 肿块内部可见散在不均的强回声点伴无回声区；
B. 肿物内部血供丰富；C. 冠状面肿块（箭头指示处）
边缘模糊。

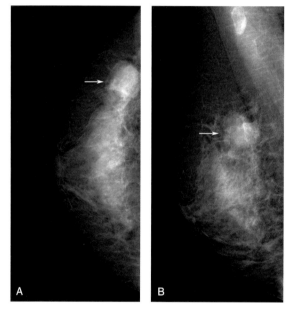

图 18-3-7 乳腺髓样癌乳腺 X 线表现

A. 右乳 CC 位；B. 右乳 MLO 位。右乳外上箭头指示处
见一椭圆形中密度块影，大小约 2.6cm×1.8cm，轻度分
叶，边缘部分清晰，部分稍模糊、毛糙，密度尚均匀，周围
可见晕征，内未见钙化，右腋下见 1 个淋巴结影，大小约
1.7cm×0.8cm，皮髓质分界清晰。病理：右乳髓样癌。

【鉴别诊断及比较影像分析】

髓样癌在诊断中需与如下疾病相鉴别。

1. 乳腺纤维腺瘤[16] ①乳腺髓样癌呈膨胀性生长，虽然边界清楚，但无包膜；纤维腺瘤常有包膜；
②乳腺髓样癌回声多低于纤维腺瘤，可为极低回声，大者内部可出现坏死、囊性变，肿物内钙化极少见；③乳
腺髓样癌血供丰富，为中央型血流，多为Ⅱ级和Ⅲ级血流；而纤维腺瘤血供为边缘型，相对不丰富，多为 0 级。

2. 非特殊类型浸润性癌[17] ①非特殊类型浸润性癌呈垂直性生长，边缘浸润性改变，髓样癌呈膨

胀式生长,边缘清晰规则;②非特殊类型浸润性癌内部微钙化常见,髓样癌则极少见;③非特殊类型浸润性癌内部血供为中央性粗大血管为主,血流呈典型"马赛克"现象。髓样癌内部血流丰富,血流为纯蓝或纯红。

3. 浸润性小叶癌[18] 浸润性小叶癌为第二常见的原发乳腺癌,由于其病理上的特殊生长方式,而致临床及影像早期诊断困难,如 X 线片有显示,则其最常见征象为星芒状边缘肿块和结构扭曲。

4. 黏液癌[17] 黏液癌 X 线片上最类似髓样癌表现,但其常见于绝经后老年妇女;而髓样癌在年轻患者中有较高比例,年龄因素形成两者鉴别的基础。

第四节　乳腺大汗腺癌

【临床概述】

乳腺大汗腺癌(apocrine carcinoma,AC)是一种 90% 以上的肿瘤细胞显示大汗腺细胞形态学特点和免疫表型的乳腺浸润癌,是乳腺癌浸润性特殊癌中的一种,较少见,占乳腺癌的 0.4%~4%,患者多为中老年[19]。常发生在乳腺外上象限,组织学结构特征为肿瘤由具有顶浆分泌特征的大汗腺样细胞组成,瘤细胞体积较大,胞质丰富。细胞核较小,呈圆形或椭圆形(图 18-4-1)。

AC 大体病理学表现无特异性,与非特异性浸润性乳腺癌相似。肿瘤内可有出血、坏死;肿瘤生长缓慢,预后较好,较晚发生淋巴结转移。伴大汗腺分化的癌多中心性病灶所占的比例及对侧乳腺癌发病风险较高,术后应密切随访。

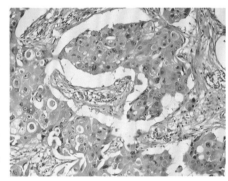

图 18-4-1　浸润性大汗腺癌
浸润性乳腺癌的癌细胞胞质丰富,嗜酸性、颗粒状。细胞核异型性明显,核膜清楚,具有显著的嗜酸性核仁(HE×200)。

【超声表现】

超声图像上与其他类型乳腺癌不易区分,但有报道肿块内部见双线样管壁结构回声时,应高度怀疑大汗腺癌,可能是腺管阻塞所致(图 18-4-2)。

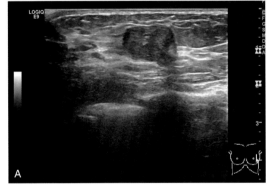
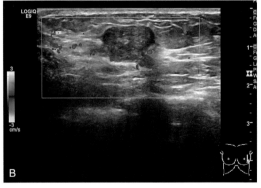

图 18-4-2　乳腺大汗腺癌超声表现
A. 左乳低回声肿块,形态不规则,边缘不清晰,内部回声不均匀,肿物后方回声稍增强;
B. CDFI:肿块边缘可见较丰富血流信号。

【相关影像学表现】

在乳腺 X 线上,乳腺大汗腺癌多表现为边缘模糊的肿块,其次为结构扭曲,部分病例伴微小钙化;部分乳腺大汗腺癌在 X 线上无异常发现[19](图 18-4-3)。在 MRI 上,乳腺大汗腺癌可表现为边缘光整、明显强化的肿块,TIC 为流出型或平台型[20]。在 DWI 上肿瘤呈明显高信号,ADC 值较低(图 18-4-4)。

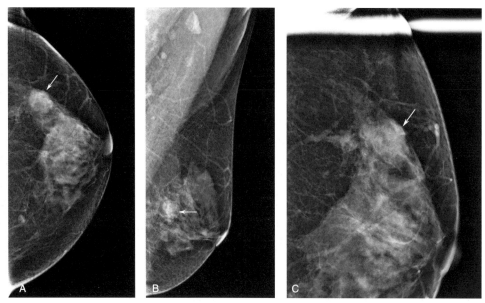

图 18-4-3　乳腺大汗腺癌乳腺 X 线表现

A. 左乳 CC 位；B. 左乳 MLO 位；C. 左乳肿物局部加压放大。左乳中外侧可见一较高密度肿物（箭头指示部），形态欠规则，略呈分叶状，部分边缘模糊不清晰。

【鉴别诊断及比较影像分析】

本病与其他类型乳腺癌不易区分。

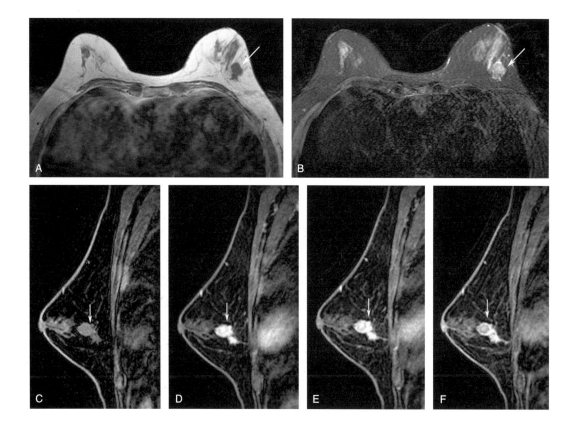

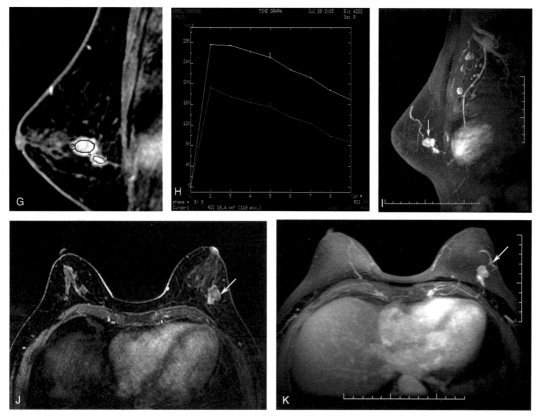

图 18-4-4 乳腺大汗腺癌乳腺 MRI 表现

A. MRI 平扫横断面 T1WI,肿块呈较低信号;B. MRI 平扫横断面脂肪抑制 T2WI,肿块呈稍高信号;C~F. 分别为 MRI 动态增强前和增强后 1min、2min、8min,肿块呈明显强化,内部信号不均匀;G、H. 左乳病变感兴趣区(ROI)选取图和时间 - 信号强度曲线图,时间 - 信号强度曲线呈流出型(早期强化率 200%~280%); J. 动态增强后延迟时相横断面 T1WI 肿块内部强化不均匀;I、K. MIP 图。病理:大汗腺癌。

第五节 乳腺化生性癌

【临床概述】

乳腺癌常伴有各种类型的化生,如鳞状上皮化生、梭形细胞化生、软骨化生或骨化生等(图 18-5-1),以上伴有各种类型化生的乳腺癌统称为乳腺化生性癌(metaplastic carcinoma)。2012 年 WHO 在乳腺肿瘤分类中[21],依据组织形态学特征,将乳腺化生性癌分为低级别腺鳞癌、纤维腺瘤病样化生性癌、鳞状细胞癌、梭形细胞癌、伴有间叶分化的化生性癌(其中包括伴有软骨样化生、骨样化生、其他间叶组织化生的化生性癌),以及混合型化生癌和肌上皮癌。乳腺化生性癌是乳腺癌中的罕见类型,其临床症状与体征均不典型,5 年生存率仅约 35%,其预后较差,多以血行转移致肺和骨[22]。

【超声表现】

乳腺化生性癌超声声像图表现与黏液癌相似,单纯应用超声很难对乳腺癌的病理类型做出诊断(图 18-5-2~图 18-5-5)。超声特征最常见为浅分叶、边缘光整、内部多出现囊性坏死、后方回声增强,肿块内血供丰富[23]。

【相关影像学表现】

乳腺 X 线表现无特殊性。多数边缘较光整,无钙化,有些患者中表现为良性征象,一些患者同时表现为部分边缘光整,部分呈毛刺状。MRI 表现为不规则形肿块,边缘大部分不光整,T2WI 上呈高信号,增强扫描显示病灶呈环状强化、不均匀强化及均匀强化,时间 - 信号强度曲线大部分为廓清型,部分为平台型[24]。

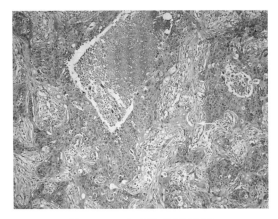

图 18-5-1　化生性癌(腺鳞癌)

非特殊类型浸润性癌伴局灶鳞状细胞癌分化
(箭头指示处)(HE×100)。

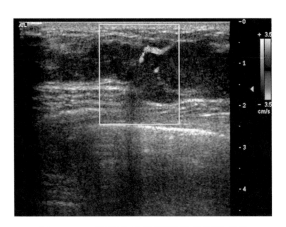

图 18-5-2　乳腺化生性癌彩色多普勒表现

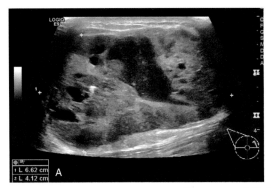

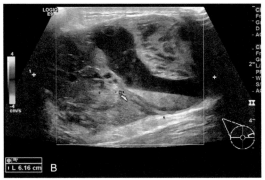

图 18-5-3　乳腺化生性癌超声表现

A.肿块形态规则,平行生长,边缘光整,内部回声不均匀,局部呈低无回声;B.肿块内可见少量血流信号。

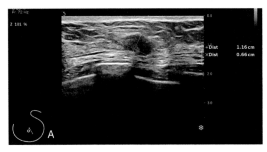

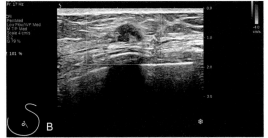

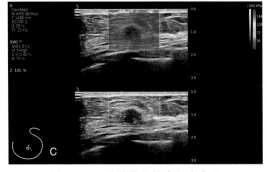

图 18-5-4　乳腺化生性癌超声表现

A.不均质低回声实性肿块,形态不规则,平行生长,部分边缘不光整,内部回声不均匀;

B.肿块内未见明显血流信号;C.超声弹性成像示硬度较低。

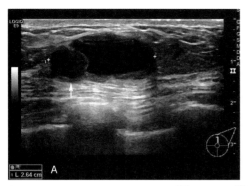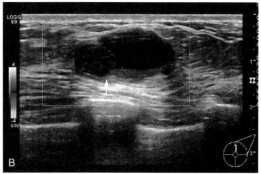

图 18-5-5　鳞状细胞癌超声表现

A. 低回声肿块，形态尚规则，平行生长，边缘光整，内部回声不均匀，呈囊实混合回声，实质区呈极低回声（箭头指示处），后方回声增强；B. CDFI：肿块内未见明显血流显示。病理：左乳混合化生性癌（低分化鳞状细胞癌，伴肉瘤成分）。

【鉴别诊断及比较影像分析】

乳腺化生性癌需与如下疾病相鉴别：对于以囊性占位为主要表现的乳腺化生性癌极易与乳腺囊肿或脓肿混淆，尤其是妊娠期乳腺化生性癌易误诊为乳汁淤积性囊肿，延误病情。对于以实性为主或实性的肿物，由于其超声表现缺乏特异性，因此与其他类型的乳腺恶性肿瘤如黏液癌等不易鉴别，必要时需结合病理学检查。

（张建兴　林　娴　路　红　王　璐　陈　铃）

参考文献

［1］ACEVEDO C, AMAYA C, JL LÓPEZ-GUERRA. Rare breast tumors: Review of the literature [J]. Reports of Practical Oncology & Radiotherapy, 2014, 19 (4): 267-274.

［2］ZHANG WW, WU SG, LING YH, et al. Clinicopathologic characteristics and clinical outcomes of pure type and mixed type of tubular carcinoma of the breast: a single-institution cohort study. Cancer Manag Res, 2018, 10: 4509-4515.

［3］LEA V, GLUCH L, KENNEDY CW, et al. Tubular carcinoma of the breast: axillary involvement and prognostic factors. ANZ J Surg, 2015, 85 (6): 448-451.

［4］BOYAN W, SHEA B, FARR M, et al. Tubular carcinoma of the breast: a single institution's experience of a favorable prognosis. Am Surg, 2016, 82 (6): 505-509.

［5］MIN Y, BAE SY, LEE HC, et al. Tubular carcinoma of the breast: clinicopathologic features and survival outcome compared with ductal carcinoma in situ. J Breast Cancer, 2013, 16 (4): 404-409.

［6］BAYRAMOĞLU Z, EMIRIKÇI S, et al. MR imaging features of tubular carcinoma: preliminary experience in twelve masses. Eur J Breast Health, 2018, 14 (1): 39-45.

［7］GÜNHAN-BILGEN I, OKTAYA A. Tubular carcinoma of the breast: mammographic, sonographic, clinical and pathologic findings. Eur J Radiol, 2007, 61 (1): 158-162.

［8］HASHMI AA, ZIA S, YAQEEN SR, et al. Mucinous breast carcinoma: clinicopathological comparison with invasive ductal carcinoma. Cureus, 2021, 13 (3): e13650.

［9］LUNA-ABANTO J, MENDOZA TISOC G. Mucinous carcinoma of the breast: a case report and review of the literature. Medwave, 2017, 17 (6): e7003.

［10］ZHANG L, JIAN N, HAN L, et al. Comparative analysis of imaging and pathology features of mucinous carcinoma of the breast. Clin Breast Cancer, 2015, 15 (2): e147-e154.

［11］IGARASHI T, ASHIDA H, MORIKAWA K, et al. Use of BI-RADS-MRI descriptors for differentiation between mucinous carcinoma and fibroadenoma. Eur J Radiol, 2016, 85 (6): 1092-1098.

［12］KOUHEN F, BENHMIDOU N, AFIF M, et al. Prognosis of medullary carcinoma of the breast: 10 years'experience in a single institution. Breast J, 2017, 23 (1): 112-114.

［13］MEYER JE, AMIN E, LINDFORS KK, et al. Medullary carcinoma of the breast: mammographic and US appearance. Radiology, 1989, 170 (1 Pt 1): 79-82.

［14］LIBERMAN L, LATRENTA LR, SAMLI B, et al. Overdiagnosis of medullary carcinoma: a mammographic-pathologic correlative study. Radiology, 1996, 201 (2): 443-446.

［15］JEONG SJ, LIM HS, LEE JS, et al. Medullary carcinoma of the breast: MRI findings. AJR Am J Roentgenol, 2012, 198 (5): W482-W487.

［16］ABDUL RASHID S, RAHMAT K, JAYAPRASAGAM K, et al. Medullary carcinoma of the breast: Role of contrast-enhanced MRI in the diagnosis of multiple breast lesions. Biomed Imaging Interv J, 2009, 5 (4): e27.

［17］NETRA SM, VANI BR, MURRTHY VS. Cytomorphological study of medullary carcinoma of breast in comparison to infiltrating ductal carcinoma. J Cytol, 2018, 35 (4): 195-198.

［18］TOMINAGA J, HAMA H, KIMURA N, et al. MR imaging of medullary carcinoma of the breast. Eur J Radiol, 2009, 70 (3): 525-529.

［19］MASAHARU, YAMAZAKI, YOSHIKA, et al. Apocrine carcinoma of the breast. Journal of UOEH, 2011.

［20］VRANIC S, SCHMITT F, SAPINO A, et al. Apocrine carcinoma of the breast: a comprehensive review. Histol Histopathol, 2013, 28 (11): 1393-409.

［21］TAN P H, ELLIS I, ALLISON K, et al. The 2019 World Health Organization classification of tumours of the breast. Histopathology, 2020, 77 (2): 181-185.

［22］GALERA P, KHAN A, KANDIL D. Diagnosis of metaplastic breast carcinoma: keratin oscar versus other cytokeratins. Appl Immunohistochem Mol Morphol, 2016, 24 (9): 622-626.

［23］DONATO H, CANDELÁRIA I, OLIVEIRA P, et al. Imaging findings of metaplastic carcinoma of the breast with pathologic correlation. J Belg Soc Radiol, 2018, 102 (1): 46.

［24］CHOI BB, SHU KS. Metaplastic carcinoma of the breast: multimodality imaging and histopathologic assessment. Acta Radiol, 2012, 53 (1): 5-11.

第十九章

乳腺罕见癌及某些特殊形式乳腺癌

2012 年 WHO 乳腺肿瘤分类中,将伴有神经内分泌特征的癌等的少见类型乳腺癌划归为乳腺罕见癌。由于此类肿瘤发生率较低,缺乏特征性的大体表现,各种亚类的分化程度和生物学行为差别很大。

不同病理类型的乳腺癌除具有典型表现形式外,尚具有一些特殊表现形式。这些表现形式虽然病理学分类相同,但却有不同的临床表现和预后,生物学行为与典型表现间也存在很大不同。

第一节　乳腺神经内分泌癌

【临床概述】

乳腺神经内分泌癌(neuroendocrine carcinoma)在乳腺癌中非常少见。Upalakalin 等[1]统计其发病率约占所有乳腺癌总数的 1%;另有一组 1845 例组织学证实的乳腺癌中,该病仅占 0.27%。绝大多数乳腺神经内分泌癌见于女性,男性患者仅占其发病率的 5%。该肿瘤发病年龄比其他乳腺癌晚 10 年左右,因此常见于 60~70 岁的老年女性[2]。

乳腺神经内分泌癌肿瘤细胞中往往含有亲银和 / 或嗜银颗粒,神经内分泌指标呈阳性表达。2003 年,WHO 在乳腺及女性生殖器官肿瘤组织分类中,将乳腺神经内分泌癌正式命名,并将其分为实体型神经内分泌癌、小细胞 / 雀麦细胞癌及大细胞神经内分泌癌三个亚类[3]。然而在 2012 年最新版 WHO 乳腺肿瘤分类中,将乳腺神经内分泌癌修改为"伴有神经内分泌特征的癌",具体亚型包括高分化的神经内分泌癌、低分化的神经内分泌癌(小细胞癌)以及伴有神经内分泌分化的癌[4]。

大体形态表现为浸润性或膨胀性生长的肿块,切面呈实性、灰粉、灰褐或灰白,质硬,大部分边界清晰,部分与周围组织分界欠清(图 19-1-1A)。按细胞类型、分级、分化程度和产生黏液的情况可将其分为不同的亚型:实性神经内分泌癌、不典型类癌、小细胞 / 燕麦细胞癌和大细胞神经内分泌癌、神经内分泌癌的癌组织由密集的细胞构成,形成孤立的、界限清楚的小叶状肿块,或呈实性巢、片状、小梁状;亦可由密集富染色质、细胞质稀少的细胞或由密集的细胞质丰富的大细胞团块组成(图 19-1-2~ 图 19-1-4)。

本病临床上多缺乏神经内分泌综合征的表现,患者常因无痛性乳房肿块就诊,有时会伴有乳头溢液。国内文献提示,原发性乳腺神经内分泌癌早期很少表现类癌综合征症状,但有些患者,特别是合并肝转移者可能有类癌综合征的临床表现。

【超声表现】

伴有神经内分泌特征的乳腺癌其超声声像图多表现为不均质低回声实性肿块,形态不规则,边缘光整或部分边缘模糊不清[5](图 19-1-1B、图 19-1-5A)。肿瘤内伴部分黏液癌成分时,瘤内可部分表现为低、无回声(图 19-1-1B);伴非特殊类型浸润性癌时,超声表现与非特殊类型浸润性癌相似。

彩色多普勒血流显像显示大部分乳腺神经内分泌癌血流丰富(图 19-1-1C、图 19-1-1D、图 19-1-5B),考虑与肿瘤细胞密集、实性癌巢中新生血管丰富有密切关系[6],少部分肿块内血流稀少。

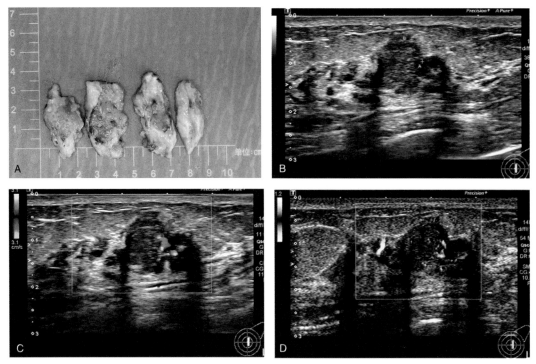

图 19-1-1 乳腺实性神经内分泌癌大体病理及超声影像

A. 大体病理:切面呈实性、灰褐色,边界清;B. 左乳实性肿块,形态不规则,平行生长,边缘不光整,内回声不均匀,局部可见少许无回声,后方回声增强,肿块呈膨胀型向脂肪层内生长;C. CDFI 示肿块内可见条状穿支血流信号;D. SMI 示肿块内及边缘均可见丰富血流信号。病理:实性神经内分泌癌。

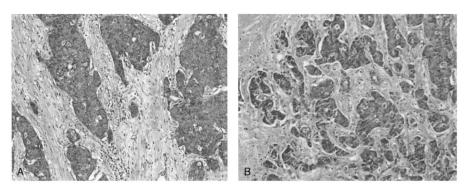

图 19-1-2 乳腺实性神经内分泌癌病理学改变

A. 癌细胞形态温和,呈大小不等的细胞巢团状排列,间由纤维组织分隔(HE×100);

B. 癌细胞形态温和,呈梁索状和腺泡状排列,间有薄层纤维血管间隔(HE×200)。

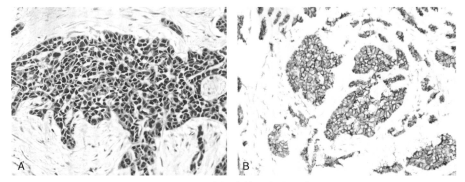

图 19-1-3 小细胞神经内分泌癌

A. 癌组织呈浸润性生长,癌细胞小,呈燕麦状,核深染,核仁不明显,与肺小细胞癌的癌细胞形态类似;可见菊形团样排列方式(HE×200);B. 免疫组织化学染色:CD56(+)(SP×200)。

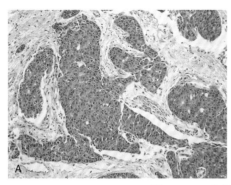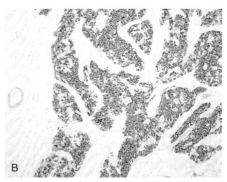

图 19-1-4　大细胞神经内分泌癌

A. 不规则癌巢组织呈浸润性生长,癌细胞体积较大,胞质丰富,嗜酸性、颗粒状,部分核偏位,
细胞核大,核仁明显(HE×100);B. 免疫组织化学染色:Syn(+)(SP×100)。

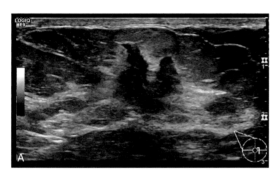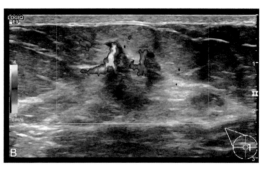

图 19-1-5　实性神经内分泌癌声像图

A. 不均质低回声实性肿块,形态不规则,边缘不光整,局部成角,内回声不均匀,肿块周边组织回声明显增高;
B. CDFI 示肿块内及边缘可见丰富彩流信号。病理:乳腺浸润性癌,伴神经内分泌特征(实性神经内分泌癌)。

【相关影像表现】

乳腺 X 线表现:乳腺神经内分泌癌 X 线检查可呈现边缘较为清晰的肿块影,而不是大多数乳腺癌具有的肿块边缘不清及泥沙样微小钙化灶等影像特点[7]。因此,乳腺神经内分泌癌可被误诊为乳腺纤维瘤或乳腺囊肿。虽然乳腺 X 线检查对原发性乳腺神经内分泌癌的诊断价值不大,但对转移性乳腺神经内分泌癌具有临床意义。如乳腺 X 线检查发现肿块影,而患者又有既往罹患其他系统神经内分泌肿瘤的病史,应该积极采取肿块穿刺活检方法,以排除转移性神经内分泌癌的可能性。

关于乳腺神经内分泌癌的 MRI 表现报道甚少,主要表现为边缘光整的肿块,动态增强早期呈明显强化,时间强度曲线多呈流出型[8]。

【鉴别诊断及比较影像分析】

1. 与常见的非特殊类型乳腺浸润性癌鉴别　乳腺神经内分泌癌的超声表现与其病理组织学特征有密切关系。乳腺神经内分泌癌的四个病理学亚型均由密集的细胞构成,可呈实性巢、片状、小梁状,形成孤立的、界限清楚的肿块,使其在超声检查中可表现为边缘光整的实性肿块。乳腺非特殊类型浸润性癌实质向周围组织浸润明显,并伴有不同程度的间质反应,成纤维反应多,超声表现为边缘毛刺及强回声晕。肿瘤间质的胶原纤维成分增多,排列紊乱形成后方回声衰减;而乳腺神经内分泌癌细胞成分丰富间质成分少,膨胀性生长为主,故多为实性肿块,边缘光整,无毛刺,后方回声无明显衰减,可据此加以鉴别。但乳腺神经内分泌癌呈浸润性生长时,则难以与乳腺非特殊类型浸润性癌相鉴别。

2. 与乳腺其他良性肿瘤相鉴别　乳腺神经内分泌癌呈膨胀性生长时,因其边缘光整而难以与其他乳腺良性肿瘤相鉴别,但肿块内血流丰富而提示恶性肿瘤可能。而肿块表现为部分边缘不光整,形态不规则并肿块内血流丰富,常提示乳腺恶性肿瘤。

第二节 炎性乳腺癌

【临床概述】

炎性乳腺癌(inflammatory breast cancer,IBC)是一种极为罕见的临床类型(非病理组织学类型),乳房常呈弥漫性变硬变大,皮肤红、肿、热、痛和水肿明显。发病呈暴发性,十分近似急性炎症,因而又称癌性乳腺炎。本病的诊断要点:①局部虽表现为红肿发热,常无疼痛,无发冷发热等全身炎症反应;②体温和白细胞计数多处于正常范围;③早期皮肤呈典型的紫罗兰色,呈斑片状水肿,境界清楚,边缘稍隆起,毛孔粗大如橘皮样改变,红肿范围大于乳腺 1/3 以上,消炎治疗 1 周后红肿不见消退;④在红肿乳腺组织内有时能触及质地硬韧的肿块;⑤同侧腋窝多能触及质地较硬的淋巴结;⑥细针穿刺细胞学检查及病理切片能提供诊断依据(图 19-2-1)。

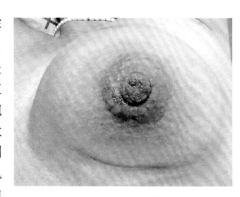

图 19-2-1 外观:左乳肿块并左乳晕及周边红肿,皮肤毛孔粗大,乳头旁可见多发小脓肿灶。术后病理:乳腺浸润性癌(非特殊类型)

IBC 多为低分化腺癌,其组织病理学类型无特殊性,各种组织学类均可见于炎性乳腺癌。IBC 易发生远处转移,可至骨、肺和胸膜、肝、脑等器官。若乳腺内有肿块存在,腋窝淋巴结侵犯较多时,容易发生远处转移,与年龄及绝经状态无明显相关性。IBC 进展过程中的早转移、易转移现象,使人们认为该病可能一开始就有微小转移灶存在,这正是局部治疗前后辅助化疗的主要目的。

IBC 较少见。在美国,IBC 占乳腺癌发病数的 5%;常发生于中青年女性,其发病中位年龄为 40 岁。以往应用手术或放射治疗的预后很差,平均生存期为 4~9 个月,因而对炎性乳腺癌不主张用手术治疗。目前大多数作者对炎性乳腺癌均采用化疗及放疗的综合治疗,即先用 3~4 疗程化疗后放疗,放疗后再化疗。

【超声表现】

炎性乳腺癌因较为罕见,故有关其超声表现文献报道甚少,大致有以下表现[9,10]:①乳腺皮肤、皮下组织增厚,皮下正常脂肪组织形态消失(图 19-2-2A),回声增强、紊乱,并可见迂曲扩张的淋巴管走行,形成典型"龟裂状"改变(这是由于广泛的皮肤、皮下淋巴管癌栓,淋巴液回流障碍,形成皮下脂肪层内扩张的淋巴管迂曲走形而形成的)。这种征象是其他乳腺病变,如炎症、纤维腺瘤、增生症及其他乳腺癌所不具备的,是炎性乳腺癌最具有诊断意义的超声特征。少数病例图像不典型,但皮下脂肪层亦回声增强紊乱,仔细观察有微细淋巴管走行。②乳腺腺体层正常解剖层次消失,回声紊乱,强弱不均,部分可伴有不规则低回声肿块,边缘多模糊不清,后方回声均有不同程度衰减(图 19-2-2A)。③ CDFI:部分肿块内血流丰富,血管形态异常,走行迂曲紊乱呈"火海征";肿块周边伴有粗大血管绕行者呈"花篮征"(图 19-2-2B)。④超声弹性定量可显示肿块内及周边弹性系数明显增高;侵犯乳头时,乳头部弹性系数也明显增高(图 19-2-3、图 19-2-4)。⑤腋窝淋巴结肿大:肿大的淋巴结长径 / 短径均 <2,实质明显增厚。

【相关影像学表现】

典型炎性乳腺癌的 X 线表现为毛刺或分叶状肿块伴有或不伴有恶性钙化;乳腺密度增高,腺体紊乱,皮肤增厚以下部皮肤为明显且皮下脂肪层浑浊、呈索条状或细网状致密影(图 19-2-5);腋窝淋巴结肿大。

MRI 表现:炎性乳腺癌由于淋巴管及毛细血管充血扩张和皮下组织广泛水肿,MRI 表现为大片状边界不清的高信号影,正常乳腺实质结构消失。DWI 呈不均匀高信号,ADC 图为低信号。增强扫描为肿块型或非肿块样强化,也有呈弥漫性鹅卵石样强化,同一乳腺内不同处的时间 - 信号强度曲线为流出型或渐进型(图 19-2-6)。

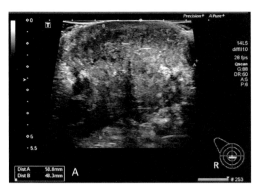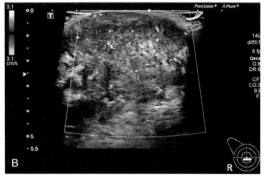

图 19-2-2　炎性乳腺癌超声改变

A.乳腺内可见实性低回声肿块,形态不规则,平行生长,边缘不光整,内部回声不均匀,可见多发
点状高回声,后方回声衰减,肿块侵犯皮肤层;B.肿块内可见明显丰富血流信号。

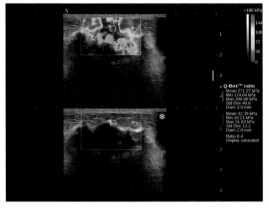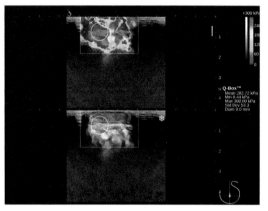

图 19-2-3　超声弹性成像示肿块硬度极高,弹性测　　图 19-2-4　乳头部超声弹性成像示硬度明显增高,
　　　　　　 值达 300kPa　　　　　　　　　　　　　　　　　 弹性测值达 300kPa。术后证实为肿瘤侵蚀乳头部

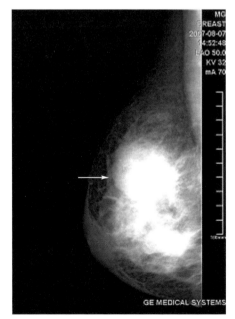

图 19-2-5　右乳 X 线 ML 位

炎性乳腺癌高密度实性肿块影(箭头指示处),
伴明显皮肤层明显增厚下水肿。

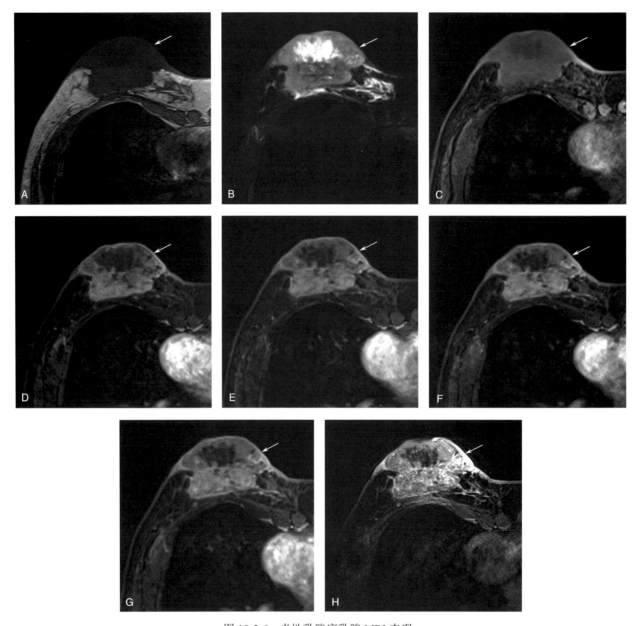

图 19-2-6 炎性乳腺癌乳腺 MRI 表现

A. T1WI 呈不均匀稍低信号；B. 抑脂 T2WI：不均匀高信号；C~G. 动态增强 1~5 期，H：延迟期。横轴位显示：右乳晕后及下方见一巨大肿块，边缘不光整、毛糙，与皮肤、胸大肌粘连，增强扫描不均匀强化，其中可见坏死不强化区。病理：炎性乳腺癌。

【鉴别诊断及比较影像分析】

炎性乳腺癌与急性乳腺炎相似，易混淆导致延误诊治。鉴别要点：①年龄。急性乳腺炎年轻女性多见，常于哺乳期发病；炎性乳腺癌可发生于任何年龄，年轻女性与中年妇女的比例无明显差异。②全身症状。炎性乳腺癌无明显的感染性全身中毒症状，白细胞计数及分类无明显升高；急性乳腺炎则相反，白细胞计数升高，全身反应显著。③皮肤改变。急性乳腺炎充血水肿，皮肤光滑而变薄，红、肿、热、痛明显，病灶多局限于乳房某一部位；炎性乳腺癌皮肤常呈暗红或紫红色，皮肤厚韧不平整，似橘皮状，疼痛及压痛不明显，病变范围多为整个乳房弥漫性肿胀。④超声表现。炎性乳腺癌皮下脂肪组织回声增强，皮下淋巴管迂曲扩张,即典型"龟裂状"改变;急性乳腺炎多呈局限性、不规则斑片状、肿块状低回声。⑤肿块穿刺。急性乳腺炎为炎性细胞;炎性乳腺癌为"鱼肉样"颗粒,并可找到癌细胞。⑥治疗。急性乳腺炎经短期严格抗感染治疗后,临床症状及超声声像图均有改善,预后好;炎性乳腺癌则相反,病情凶险,需要化疗,预后差。

第三节 男性乳腺癌

【临床概述】

男性乳腺癌(male breast cancer,MBC)并不多见,发病率为乳腺癌中 1%,不到男性恶性肿瘤中 1.5%[11]。其发病中位年龄约 60 岁,以老年患者居多,发病年龄较女性乳腺癌平均高出 6~11 岁。男性乳腺癌多为单侧,最常见的临床表现是乳晕下无痛性肿块或血性乳头溢液,伴或不伴胀痛及乳头回缩变形、破溃,或同侧腋窝淋巴结肿大。肿瘤多位于乳头或乳晕下方的乳腺中央区,形成坚硬无痛性肿块,境界不清,大小不一,一般体积偏小。因男性乳腺组织量少,肿物靠近皮肤,常早期有皮肤或胸肌粘连,腋淋巴结转移率较高,且肿物表面皮肤破溃亦较多见。

男性乳腺癌的病理表现与女性乳腺癌相似[12],在女性乳腺癌中发现的组织学类型均可在男性乳腺癌中找到,非特殊类型浸润性癌是其常见的病理学类型。MBC 多为中分化、呈浸润性生长,并常出现转移与复发。转移常出现于骨、肺、胸膜、肝、淋巴结、皮肤和其他内脏器官。男性乳腺无小叶组织,因而病理上未有小叶原位癌的报道。男性乳腺癌的治疗同女性乳腺癌,但因男性病例乳腺组织较少,且易早期侵犯胸肌,手术方式应以根治术或扩大根治术为主。对晚期或复发病例应用内分泌治疗,效果比女性乳腺癌为好。

【超声表现】

男性乳腺癌超声常表现为:在发育、增厚的腺体层内,乳头、乳晕后方可见肿块回声,肿块多表现为形态不规则,边缘不光整,呈"蟹足样"改变,肿块内部多呈低回声、不均匀(图 19-3-1A),可伴液化、坏死(图 19-3-2A)。彩色多普勒超声可发现肿瘤内粗大滋养血管,走行迂曲(图 19-3-1B,图 19-3-2B)。发生腋淋巴结及锁骨上淋巴结转移时,可在相应位置检出肿大淋巴结(图 19-3-3)。

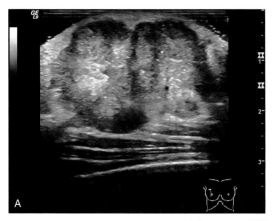
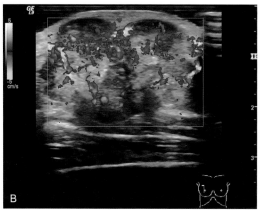

图 19-3-1 男性乳腺癌超声表现

A. 男性乳腺浸润性癌(非特殊类型)二维超声表现为形态不规则、边缘不光整的实性低回声肿块,
内部回声不均匀;B. CDFI 示肿块内可见明显丰富血流信号。

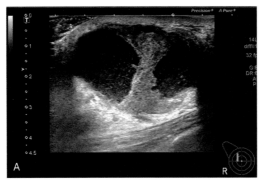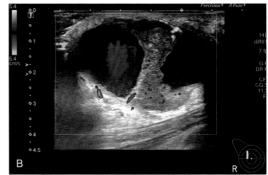

图 19-3-2　男性乳腺癌,80 岁

A. 右乳囊实性肿块,形态欠规则,边缘欠光整,内部分呈实性稍低回声,大部分呈无回声;动图图像可显示病灶内实质回声及无回声区内运动的点状回声(见动图)。B. CDFI 示实性低回声区可见明显丰富血流信号;动图图像可显示实质区丰富血流(见动图)。病理:乳腺浸润性癌(非特殊类型)。

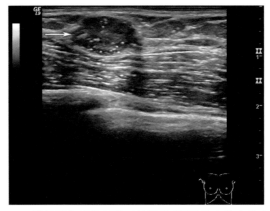

图 19-3-3　男性乳腺癌腋下淋巴结转移(指示处内伴多发点状钙化)

不同病理类型的男性乳腺癌表现不同,与组织学类型相同的女性乳腺癌相似。

【相关影像学表现】

男性乳腺癌影像学表现与组织学类型相同的女性乳腺癌相似(图 19-3-4)。

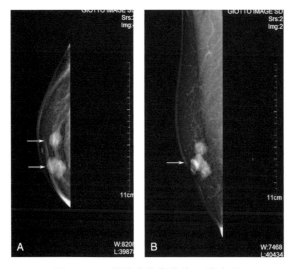

图 19-3-4　男性乳腺癌乳腺 X 线表现

A. 右乳 CC 位;B. 右乳 MLO 位,示乳晕内上及外上均可见浓而不均的高密度影(指示处),边缘模糊,部分呈毛刺状,对应皮肤增厚、粘连,乳头固定、内陷。

【鉴别诊断及比较影像分析】

男性乳腺癌需与男性乳腺肥大相鉴别。前者肿块多位于乳头、乳晕下方的乳腺中央区，边界不清，体积偏小，直径平均约为3cm，质地硬，与皮肤粘连或伴乳头回缩变形，多见于老年男性；后者多为双侧，在乳头和乳晕下构成盘状质软均匀一致肿块，边缘光整，与皮肤无粘连，在胸壁上可移动，乳头无内陷，常伴胀痛，最常见于青春期、更年期和肝病患者。另外，男性乳腺癌还应与以皮肤潮红为主的乳腺炎及以乳头糜烂为主的佩吉特病鉴别。

第四节　多中心乳腺癌

多中心乳腺癌（multi-center breast cancer）指在同侧乳腺组织中存在2个或2个以上互不相连的、距离超过20mm的病灶。主副癌灶70%位于2个不同的象限内，位于3个以上象限者少见。主癌灶改变同前述其他相同类型乳腺癌，副癌灶往往不形成明显的肿块，因此临床检查不易发现。

超声检查有助于发现多中心癌，检查时可见同侧乳腺内有多处病灶，其声像图表现与同类型的乳腺癌相同（图19-4-1）。冠状面有助于评价肿瘤的数量、位置关系（图19-4-2），彩色多普勒结合冠状面影像可分别评价冠状面发现进行血流评价（图19-4-3）。

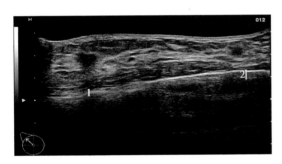

图19-4-1　宽景成像可显示两个病灶（1、2两个病灶）

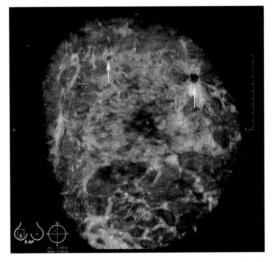

图19-4-2　冠状面可显示病灶的相互关系及周围结构改变（箭头指示处）

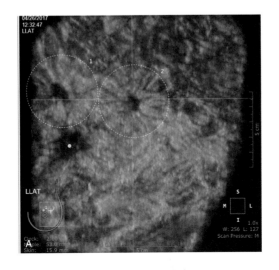

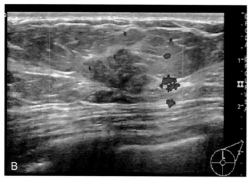
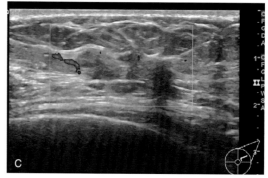

图 19-4-3　多中心乳腺癌 ABUS 及常规超声改变

A. 冠状面可显示病灶的毗邻关系及周围结构改变（标识处），动图图像有助于评价各瘤体间位置关系（见动图）；B、C. 可显示形态不规则，边缘不光整，局部成角，内部回声不均匀，周围结构扭曲，CDFI 示肿块旁可见少许血流信号。术后病理：12 点及 2 点肿块病理均为乳腺浸润性癌（非特殊类型）。

第五节　双侧乳腺癌与妊娠期乳腺癌

双侧乳腺癌指在双侧乳腺组织中分别存在癌灶。超声表现同一侧同类型的乳腺癌相同（图 19-5-1）。超声检查时需对双侧进行详细检查，而不能满足于单肿瘤的诊断。乳腺 X 线及 MRI 有助于双病灶的显示（图 19-5-2、图 19-5-3）。

妊娠期乳腺癌与非妊娠期乳腺癌体格检查相似，但由于妊娠期和哺乳期乳房的一系列生理变化，肿瘤易被掩盖，而延误诊断。因此，妊娠期乳腺癌的诊断，病期往往较晚，多数伴有淋巴结转移。

超声作为妊娠期乳腺癌诊断首选的检查方法，具有准确安全的特点，但影像学改变与非妊娠期乳腺癌并无特殊。

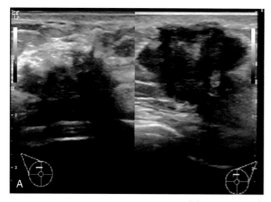
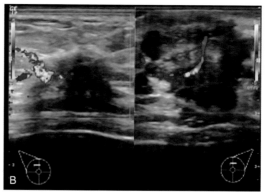

图 19-5-1　双侧乳腺癌超声改变

A. 双侧乳腺内均可见形态不规则，边缘不光整，局部成角，内回声减低、不均匀，后方回声衰减；
B. CDFI 示肿块内可见穿支血流。

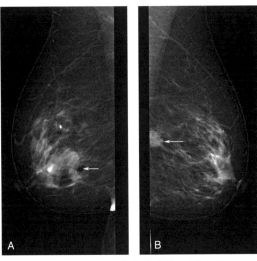

图 19-5-2 双侧乳腺癌乳腺 X 线表现

A. 右乳 MLO 位;B. 左乳 MLO 位。右乳内下及左乳内上均可见浓而不均的高密度结节,形态不规则,边缘不光整,边缘可见毛刺。

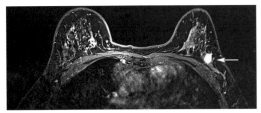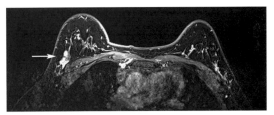

图 19-5-3 双乳内均可见实性高信号肿块(箭头指示处),形态不规则,边缘不光整、伴毛刺

第六节 乳腺内转移癌

【临床概述】

乳腺内转移癌(breast metastatic tumor)临床少见,占乳腺恶性肿瘤的 1.7%~6.6%[13]。其最常见的原发肿瘤是恶性黑色素瘤、小细胞肺癌以及恶性淋巴瘤,其他还包括胃癌、卵巢癌、肾癌、肝癌、各种肉瘤、宫颈癌、甲状腺癌、类癌等[14]。乳腺内转移癌通常位于乳腺外上象限,生长迅速,单发或多发,质地软,时有疼痛感,乳头回缩较少,与皮肤粘连、累及双侧乳腺少见[15]。

乳腺内转移癌与原发性乳腺恶性肿瘤的手术方式、放化疗方式以及靶向治疗差异较大,因此准确诊断尤为重要,需紧密结合临床病史,以更好地对该病作出诊断,制订相应治疗方案,改善患者的生存率及预后。

【超声表现】

乳腺内转移癌因其较为罕见,有关其超声表现文献报道较少。乳腺内转移癌的超声表现与原发肿瘤的病理类型及其转移途径有关。由于肿瘤血行转移具有机遇性,其转移瘤常表现为单发或多发的、形态不规则、边缘光整的低回声结节或肿块,皮肤、乳头无累及,类似良性肿瘤[16];部分病灶形态不规则、边缘不光整,可见成角、毛刺和强回声晕,血流丰富,与原发性浸润癌难以鉴别。经淋巴道转移常表现为皮肤广泛增厚,腺体致密、模糊,伴或不伴结构紊乱,类似炎性乳癌[13]。与原发性乳腺癌不同,乳腺内转移癌内钙化灶并不常见(图 19-6-1,图 19-6-2)。

【相关影像学表现】

乳腺内转移癌因其较为罕见,相关影像学文献报道极少。

【鉴别诊断及比较影像分析】

乳腺内转移癌与原发性乳腺恶性肿瘤超声下不易鉴别,需紧密结合患者临床病史,明确有无原发肿瘤病史。部分乳腺内转移癌超声表现为皮肤红、肿、热、痛,伴或不伴广泛增厚,腺体结构不清、紊乱,需与炎性乳腺癌及乳腺炎鉴别,乳腺炎抗感染治疗后病灶好转,而炎性乳腺癌及乳腺内转移癌抗感染治疗无效,不易鉴别,必要时结合病理学检查。

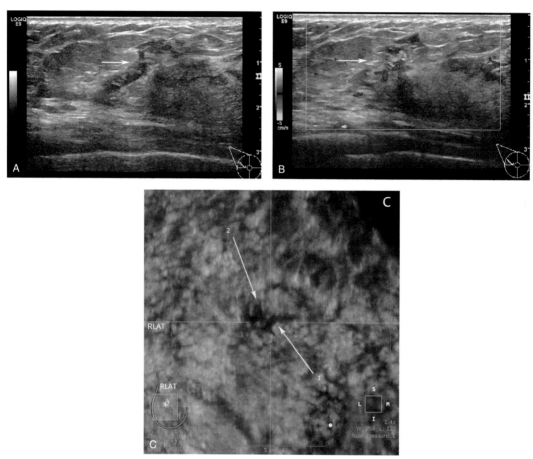

图 19-6-1　女,45 岁,左乳浸润性导管 Ca 区段切除术后。胸部转移癌超声表现

A.右乳 10~11 点不均质回声区(指示处),形态不规则,边缘不光整、模糊;B.CDFI 示其内(指示处)
可见少许彩色血流信号;C.冠状面可见低回声周边结构扭曲(箭头指示处)。病理:乳腺转移癌。

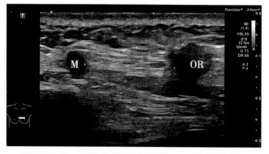

图 19-6-2　左乳癌乳腺内转移,OR 为原发灶,
M 为转移灶,转移灶位于胸骨旁腺体边缘部

第七节　副乳腺癌

【临床概述】

副乳腺癌（axillary breast cancer，ABC）主要见于腋窝部，是乳腺癌的一种特殊类型，临床上极为少见，据文献报道 ABC 的发生率占所有乳腺癌的 0.2%~0.6%[17]。ABC 常以腋下肿块为首发症状，多为腋窝下或腋前无痛性肿块，生长较快、质地较硬、边界不清、活动度欠佳，可突出于皮肤表面、皮肤凹陷，晚期甚至破溃。发生在腋窝的 ABC 淋巴结多有肿大、质硬，或呈融合状。老年患者常因腺体萎缩，副乳腺多不明显，应注意识别。有时 ABC 也可合并同侧或对侧乳腺癌，临床除详细了解病史之外，还应重视对"乳线"范围的副乳腺进行细致查体。

大部分类型与乳腺癌相同，为非特殊类型浸润性乳腺癌，而不到 10% 的患者可表现为髓样癌和小叶癌[18]。ABC 的病理学诊断标准：①连续病理切片证实副乳腺与正常部位的乳腺不相连续，而是一个独立的结构，即癌组织必须来源于副乳腺组织而与正常乳腺组织无关；②肿块病理组织学检查时，如果发现癌组织，必须在癌组织周围见到腺小叶结构或导管内癌成分方可排除腋下转移癌的可能性。

【超声表现】

超声上表现 ABC 常于正常乳腺外上方皮下组织内探及低回声团块，肿块纵横比值> 1，形态不规则，边缘不光整，呈毛刺或呈蟹足状，肿块后方回声衰减，肿块内部不规则微小钙化等。超声改变与发生于乳腺部位的其他乳腺恶性肿瘤具有相同的超声影像学表现，所不同的仅在于发生的位置不同，且肿块周围常可见高回声腺体，且与正常部位乳腺腺体分离（图 19-7-1）。

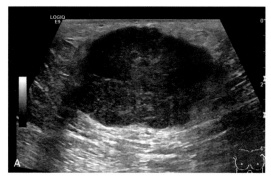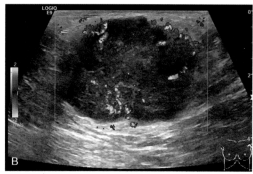

图 19-7-1　副乳腺癌超声表现

A. 左腋下可见低回声肿块，大小约：4.8cm×2.8cm，边缘欠清，形态欠规则，内部回声不均匀；

B. CDFI：肿块内及边缘可见较丰富血流信号。病理：左侧副乳腺非特殊类型浸润性癌。

【相关影像学表现】

副乳腺在乳腺 X 线上多不能充分显示，但是斜位和扩大的头尾位可以看见副乳腺，此时与正常乳腺组织是分离的，通常对于来自副乳腺的癌肿会被描述为恶性肿块（边缘不清，泥沙样钙化），但与其他部位恶性肿瘤的腋窝淋巴结转移很相似，因而乳腺 X 线对副乳腺癌的诊断缺乏特异性，所以副乳腺癌主要通过临床体检及超声检查发现（图 19-7-2）。国外有学者报道 MRI 检查及 PET-CT 发现副乳腺癌的病例，但未能描述副乳腺癌的特殊特征；总体表现与发生于正常区域的乳腺癌相同（图 19-7-3）。

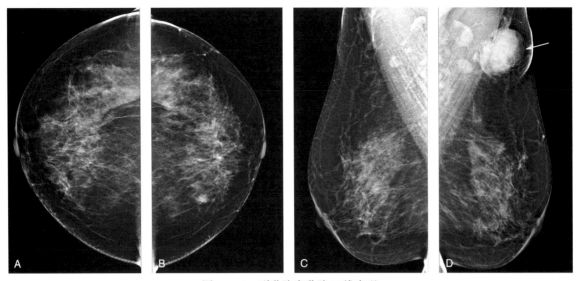

图 19-7-2　副乳腺癌乳腺 X 线表现

A、B. 右乳及左乳 X 线 CC 位；C、D. 右乳及左乳 X 线 MLO 位。双侧腋前区可见条索状副乳腺组织，左腋下副乳腺区见高密度肿物（箭头指示部），大小约 4.1cm×4.9cm，形态欠规则，部分边缘欠清。病理：左侧副乳腺非特殊类型浸润性癌。

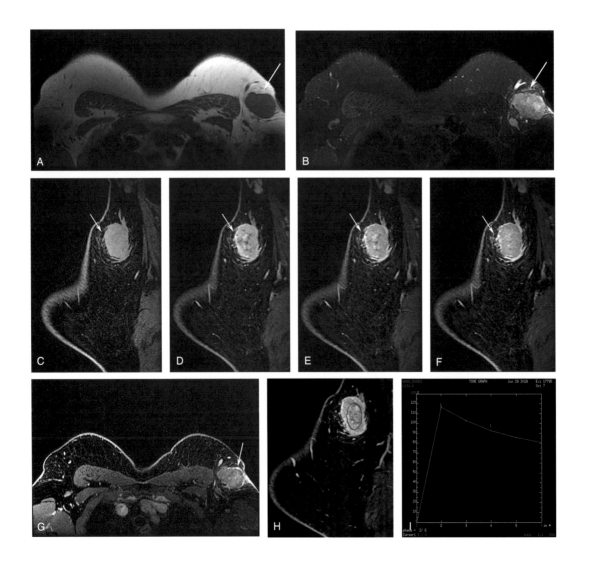

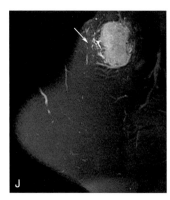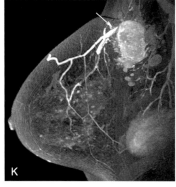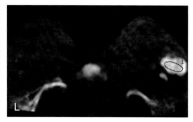

图 19-7-3　副乳腺癌乳腺 MRI 表现

A. 左侧副乳腺区可见一不规则形肿块（箭头指示部），于平扫横断面 T1WI 肿块呈稍低信号；B、J. 脂肪抑制 T2WI 呈不均匀稍高信号；C~G. 动态增强后呈明显强化；H、I. 时间 - 信号强度曲线呈流出型（早期强化率约 120%）；K. 左乳矢状面 MIP 图显示肿块血供丰富；L. 肿块于 DWI 呈较高信号。病理：左侧副乳腺非特殊类型浸润性癌。

【鉴别诊断及比较影像分析】

对于发生于腋窝的 ABC 应注意与乳腺尾叶发生的癌、隐性乳腺癌、淋巴瘤、腋窝部发生的大汗腺癌及其他器官恶性肿瘤的腋窝淋巴结转移等鉴别。副乳腺癌需与发生于乳腺腋尾部腺体的乳腺恶性肿瘤鉴别，鉴别点在于肿瘤所发生位置的腺体与正常位置乳腺腺体的相关关系，副乳腺癌周围腺体组织与正常位置乳腺腺体间完全分离。副乳腺癌与乳腺癌腋窝淋巴结转移相鉴别，转移性淋巴结的常具有规整边缘，肿大淋巴结内常可见淋巴门回声且周边无明显腺体回声。

（张建兴　林　娴　路　红　王　璐　陈　铃）

参考文献

［1］ UPALAKALIN JN, COLLINS LC, TAWA N, et al. Carcinoid tumors in the breast. Am J Surg, 2006, 191 (6): 799-805.

［2］ 程虹，戴林，沈丹华，等．乳腺及女性生殖器官肿瘤病理学和遗传学．北京：人民卫生出版社，2006.

［3］ CUBILLA AL, WOODRUFF JM. Primary carcinoid tumor of the breast: a report of eight patients. Am J Surg Pathol, 1977, 1: 283-292.

［4］ LAKHANI S R. WHO Classification of Tumours of the Breast. International Agency for Research on Cancer, 2012.

［5］ 李文波，朱庆莉，姜玉新．乳腺神经内分泌癌的超声表现及其临床、病理特征．中国医学影像技术，2009，25 (4): 630-632.

［6］ 顾雅佳，陈彤箴，王玖华，等．乳腺髓样癌的 X 线表现——与病理对照并与纤维腺瘤鉴别．临床放射学杂志，2004，23 (4): 292-296.

［7］ 王水，刘钊．乳腺神经内分泌癌．中国实用外科杂志，2013，33 (3): 238-240.

［8］ 刘佩芳．乳腺影像诊断必读．北京：人民卫生出版社，2018: 373-374.

［9］ 管一帆，刘兰芬，董磊，等．炎性乳腺癌的高频超声诊断与鉴别．实用医药杂志，2009，26 (7): 45-46.

［10］ 陈霞，刘宝冬，左飞伍，等．炎性乳腺癌的超声诊断．中国超声医学杂志，2006，22 (9): 707-708.

［11］ HARRIS JR, LIPPMAN ME, MORROW M, et al. Diease of the breast. 3rd ed. Philadelphia: Lippincott Williams & Wilkirls, 2004.

［12］ AGRAWAL A, AYAMUNDE AA, RAMPAUL R, et al. Male breast cancer: a review of clinical management. Breast Cancer Ras Treat, 2007, 103 (1): 11-21.

［13］ 陈腊梅，廖明俊，张代伦，等．乳腺转移性肿瘤的影像表现（附 5 例报告及文献复习）．中国临床医学影像杂志，2011，22 (8): 570-572.

［14］ AKÇAY MN. Metastatic disease in the breast. Breast, 2002, 11 (6): 526-528.

［15］ OKSÜZOĞLU B, ABALI H, GÜLER N, et al. Metastasis to the breast from nonmammarian solid neoplasms: a report of five cases. Med Oncol, 2003, 20 (3): 295-300.

［16］ DA SILVA BB, DA SILVA RG JR, LOPES COSTA PV, et al. Melanoma metastasis to the breast masquerading as fibroadenoma. Gynecol Obstet Invest, 2006, 62 (2): 97-99.

[17] ALKAIED H, HARRIS K, AZAB B, et al. Primary neuroendocrine breast cancer, how much do we know so far ? Med Oncol, 2012, 29 (4): 2613-2618.

[18] DEVINE C, COURTNEY CA, DEB R, et al. Invasive lobular carcinoma arising in accessory breast tissue. World J Surg Oncol, 2013, 11: 47.

第二十章

其他类型的乳腺恶性肿瘤

乳腺恶性肿瘤除上皮来源的各种癌症外,还有起源于淋巴造血系统来源的恶性肿瘤(如乳腺弥漫大 B 细胞性淋巴瘤)以及间叶组织来源的肉瘤(如脂肪肉瘤和血管肉瘤等)。上述乳腺恶性肿瘤由于其组织来源不同,可表现为与其它各种类型乳腺恶性肿瘤不同的临床、病理表现,影像学特征也各不相同。

乳腺淋巴造血系统肿瘤可分原发性和继发性,但两者都少见,主要为淋巴瘤(lymphoma)。乳腺淋巴瘤可发生于任何年龄,但多为绝经后女性,男性极少见。发生于乳腺的淋巴造血系统肿瘤有弥漫性大 B 细胞淋巴瘤、伯基特淋巴瘤等,以弥漫性大 B 细胞淋巴瘤多见。

乳腺间叶组织来源肿瘤中,脂肪肉瘤、血管肉瘤,以及乳腺癌肉瘤等都极为少见,但都具有各自特点。

第一节　乳腺淋巴瘤

【临床概述】

乳腺淋巴瘤(breast lymphoma)较为少见[1],原发性乳腺淋巴瘤的发生率远比乳腺癌低,占乳腺恶性肿瘤的 0.04%~0.74%,高者可达 1.1%,占淋巴结外所有非霍奇金淋巴瘤的 2% 左右[2]。

本病几乎累及女性乳腺,少有男性病例[3];乳腺弥漫性大 B 细胞淋巴瘤好发于老年人,但年轻人也可发生;其他类型多发生于年轻女性,尤其是妊娠期或哺乳期女性[4],原发性乳腺淋巴瘤多数患者为单侧乳腺受累,诊断时双侧受累者约占 10%,但在疾病进程中可累及双侧乳腺,故双侧受累的发生率高达 20%~25%。临床表现多缺乏特征性,与乳腺其他恶性肿瘤不易区分,主要表现为单侧或双侧乳房无痛性肿块,生长较迅速;少数患者呈弥漫浸润使乳房变硬,局部皮肤受累,伴炎症性改变而与炎性乳腺癌相似(图 20-1-1A)。30%~50% 患者伴同侧腋下淋巴结肿大。

大体病理表现为孤立的肿块或多个结节,边界清楚,质地较软,切面呈鱼肉状,呈灰白或灰粉色。组织学表现几乎均为非霍奇金淋巴瘤,形态表现多样,多数病例为弥漫大 B 细胞淋巴瘤,占乳腺原发淋巴瘤的 40%~70%;其次为黏膜淋巴组织中 B 细胞来源的淋巴瘤,占 8.5%~35%;还有伯基特淋巴瘤、T 细胞淋巴瘤、结外淋巴边缘区 B 细胞淋巴瘤、滤泡性淋巴瘤等。瘤细胞较单一,弥漫分布,缺乏聚集成巢的倾向,常浸润乳腺小叶、乳腺导管及脂肪组织,可围绕乳腺导管,形成淋巴上皮病变(图 20-1-1B)。

弥漫性大 B 细胞淋巴瘤具有侵袭性,但多种药物联合化疗可能治愈。

【超声表现】

乳腺淋巴瘤超声表现为乳腺外侧近腋窝处单发或多发的不规则极低回声结节,呈近似无回声,内部回声不均匀,有时内部可见丝网状结构(图 20-1-2A,图 20-1-3A),常伴发同侧腋窝淋巴结肿大,类乳腺癌表现,但内部回声更低呈类似囊肿的图像,后方回声增强;有时夹杂乳头状低回声团块,中心有时有条索状中高回声(图 20-1-4A),呈偏心型假肾表现[5]。

彩色多普勒显像提示病灶内血流丰富(图 20-1-2B),部分病例为病变边缘部血流(图 20-1-3B)或条索状高回声内血流(图 20-1-4B),呈中、低流速,是其鉴别乳腺囊肿的重要特征,也是鉴别其他病理类型的乳腺癌的超声图像特征。

超声弹性成像示肿块内硬度高于周围组织(图 20-1-2C)。

【相关影像学表现】

乳腺 X 线大致可分为结节或肿块型及致密浸润型[6]。表现为结节或肿块型者,可为单乳单发或多发,亦可为双乳多发,大部分肿块边缘光整,部分边缘不光整者多为与周围腺体重叠,而周围浸润少,目前尚无数据显示肿块会出现毛刺、钙化或漏斗征及皮肤凹陷征等乳腺癌典型 X 线征象。致密浸润型表现为病变较弥漫,常累及乳腺体积的 1/4 以上,边缘不光整,多伴有皮肤的弥漫水肿、增厚(图 20-1-5)。

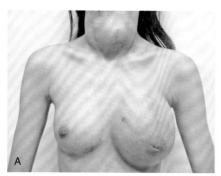
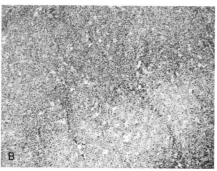

图 20-1-1　非霍奇金淋巴瘤体表外观及病理

A.非霍奇金淋巴瘤(外观);B.弥漫增生的大淋巴样细胞破坏乳腺组织结构(HE×100)。

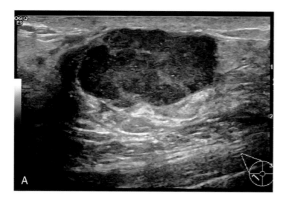
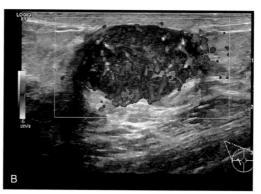
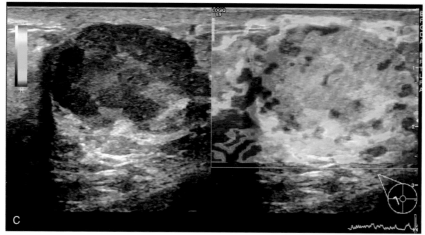

图 20-1-2　非霍奇金淋巴瘤超声表现

A.二维表现:右乳肿块形态欠规则,边缘欠光整,呈小分叶状,内部回声不均匀,可见极低回声与稍高回声混杂,后方回声增强;B.彩色多普勒表现,肿块内见明显丰富血流,血流走行紊乱;C.弹性成像示肿块内硬度增高。病理:非霍奇金淋巴瘤,符合弥漫大 B 细胞淋巴瘤。

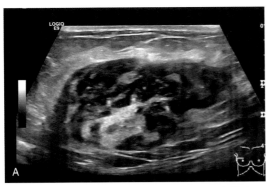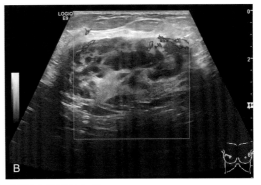

图 20-1-3　弥漫大 B 细胞淋巴瘤超声表现

A. 混合回声肿块,形态不规则,平行生长,边缘不光整,内部回声不均匀,可见斑片状高回声及极低回声;
B. CDE:肿块边缘可见血流信号。病理:非霍奇金淋巴瘤,符合弥漫大 B 细胞淋巴瘤。

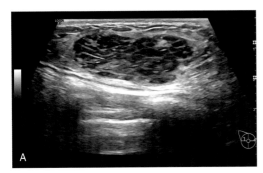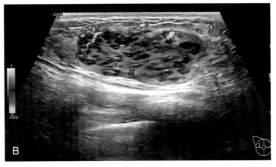

图 20-1-4　霍奇金氏淋巴瘤超声表现

A. 二维超声:右乳肿块形态规整,平行生长,边缘光整,内回声不均匀,瘤体内可见条索状中高回声,后方回声增强;B. 彩色多普勒表现:肿块边缘部可见稍丰富条状彩色血流信号,中央部可见少许彩色血流信号(见动图)。病理:霍奇金氏淋巴瘤。

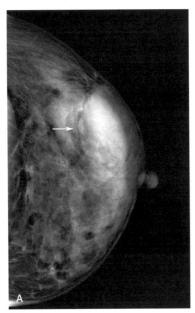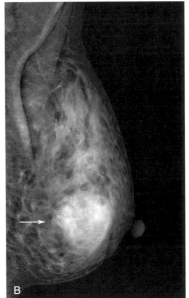

图 20-1-5　弥漫大 B 细胞淋巴瘤乳腺 X 线表现

A. 左乳 CC 位;B. 左乳 MLO 位。左乳外侧见一椭圆形稍高密度肿块影(箭头指示处),大小约 2.9cm×2.2cm,边缘大部分清晰,部分稍模糊,其中密度尚均匀,未见钙化。病理:非霍奇金淋巴瘤,符合弥漫大 B 细胞淋巴瘤。

MRI:乳腺淋巴瘤可见正常腺体组织被淋巴瘤浸润,并可同时累及同侧腋下淋巴结[7]。关于乳腺淋巴瘤 MRI 的报道不多,但一致认为其 MRI 特征与其他乳腺恶性肿瘤相似,呈快速、明显强化。MRI 表现具有一定特征性,T1WI 呈等低信号,T2WI 呈等高信号,增强后肿块显著强化,部分伴不强化分隔及穿行血管,以及 DWI 扩散明显受限,ADC 值低于乳腺癌等上述特点有助于乳腺淋巴瘤的诊断与鉴别诊断(图 20-1-6)。

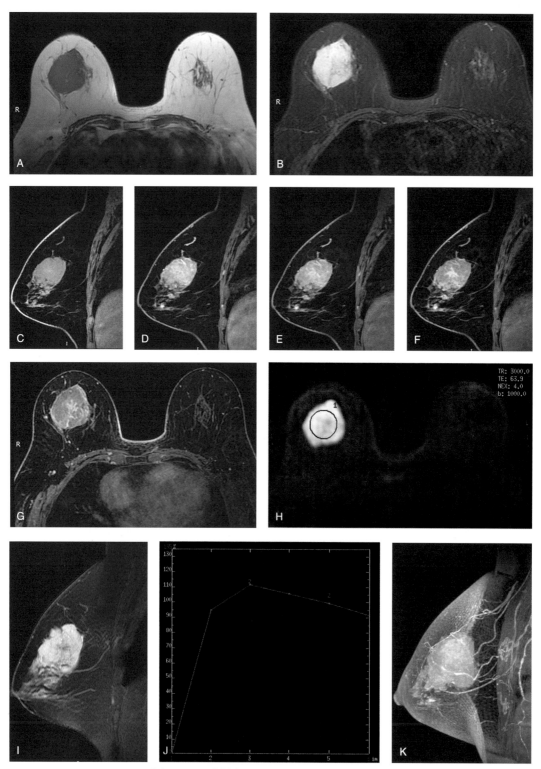

图 20-1-6 弥漫大 B 细胞淋巴瘤乳腺 MRI 表现

A. MRI 平扫横断面 T1WI,肿块呈较低信号;B、I. 分别为 MRI 平扫横断面及矢状面脂肪抑制 T2WI,肿块呈较高信号;C~F. 分别为 MRI 动态增强前和增强后 1、2、8 分钟,肿块呈明显强化,内部信号不均匀;G. 动态增强后延迟时相横断面 T1WI 肿块内部强化不均匀;H. DWI 图中肿块 DWI 呈较高信号(b 值为 1 000s/mm^2,ADC 值为 0.6×10^{-3}mm^2/s);J. 肿块时间 - 信号强度曲线呈流出型(早期强化率约 100%);K. MIP 图显示病变血供丰富。病理:非霍奇金淋巴瘤,符合弥漫大 B 细胞淋巴瘤。

【鉴别诊断及比较影像分析】

乳腺淋巴瘤表现为肿块边缘光整者需与乳腺囊肿、良性纤维腺瘤、特殊类型乳腺癌中黏液癌及乳腺髓样癌相鉴别。与乳腺囊肿鉴别的要点在于乳腺淋巴瘤肿块在增大时内部有回声及其内部血流丰富；乳腺纤维腺瘤呈低回声肿块，但回声强度较乳腺淋巴瘤稍高，且淋巴瘤内血供丰富，纤维腺瘤内血供较多者少见；乳腺髓样癌的后方回声增高或无改变，与淋巴瘤声像图难以鉴别，此时应结合临床，乳腺淋巴瘤有不同于乳腺癌的特点：发病以中青年多见，症状和病变不匹配，肿块质中有弹性，生长迅速，活动度好，与皮肤无粘连，皮肤无橘皮样改变，乳头无凹陷等；乳腺黏液癌瘤体内经常伴无回声液性成分。乳腺淋巴瘤形态不规则、边缘不光整时需与乳腺癌、乳腺淋巴组织反应性增生、组织细胞增生症等鉴别。乳腺癌常见蟹足样改变与微钙化；乳腺淋巴组织反应性增生常为圆形或类圆形的规则肿块；组织细胞增生症常为全身多器官系统受累。乳腺淋巴瘤超声图像具有一定的特征性，但确诊仍有赖于病理诊断。

第二节　乳 腺 肉 瘤

【临床概述】

乳腺肉瘤（breast sarcoma）是指发生在乳腺间叶组织的恶性肿瘤。乳腺中发生的肉瘤，较乳腺癌少见，约占全部乳腺恶性肿瘤的 1% 以下，手术切除为主要治疗方法。乳腺肉瘤按其来源基本上可分为纤维上皮性肉瘤和间叶组织性肉瘤，另外还有混合型恶性肿瘤及淋巴系统来源的恶性肿瘤。乳腺肉瘤的恶性程度较高，并可发生早期血行转移，预后较差，虽在临床上不多见，但也应重视。乳腺肉瘤主要有以下几种常见类型。

1. 血管肉瘤　极少见，约占所有乳腺原发性恶性肿瘤的 0.05%[8]，可起源于小叶周围的毛细血管瘤，其组织形态与毛细血管瘤相似，但有以下特点：肿瘤内毛细血管壁薄，内皮细胞增生明显，体积大，核染色深。血管生长呈出芽状，且相互融合。部分区域细胞呈梭形，排列成实心团状，不形成管腔。原发性血管肉瘤的患者发病年龄在 17~70 岁，平均 38 岁，临床表现为生长迅速的无痛性肿块，肿瘤通常位于乳腺组织深部，大约 12% 的患者无明显肿块，仅表现为弥漫性乳房增大。在某些青春期乳腺肥大者，结缔组织内的血管可显著增多、扩张，易误诊为血管肉瘤。

2. 脂肪肉瘤　极为少见，肿物多为单发，质地坚硬，边界清楚，可活动，生长迅速；分化好的脂肪肉瘤可以行单纯乳腺切除术，分化差的，容易发生淋巴结转移，应当行根治术；复发通常在第一年，患者也多在诊断后 1 年内死亡（图 20-2-1、图 20-2-2）。

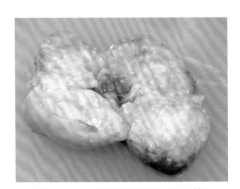

图 20-2-1　黏液样脂肪肉瘤（大体）

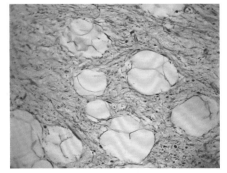

图 20-2-2　黏液样脂肪肉瘤显微镜（HE×100）

3. 乳腺癌肉瘤　是起源于上皮的癌和起源于其他组织的肉瘤的混合病变，极为少见。治疗以手术切除为主，术后应辅助放疗。

乳腺肉瘤的主要临床表现：有短时间内肿块迅速增大的病史或有相同部位肿块切除术后短期内复发

的病史,肿块巨大但与皮肤无粘连,皮肤菲薄,皮下静脉怒张,个别病例甚至可有乳头溢液的表现,上述征象均应考虑肉瘤的可能;但如果肿瘤直径<5.0cm,且年纪较轻,常常容易误诊为纤维腺瘤。而表面不光滑、质硬、边界不清的肉瘤,易与乳腺癌相混淆。

【超声表现】

乳腺肉瘤因其病理类型的不同,肿块所处乳腺的组织层也有所不同。肿块一般体积较大,甚至侵犯整个乳腺形成一个较大的肿块;一般为单发,脂肪肉瘤可多发;形态一般较规则,脂肪肉瘤有时呈分叶状;内部回声一般较低,较均匀,如发生囊性变或肿块内出血坏死,可见其中的无回声区(图20-2-3);后方回声常有增强表现。

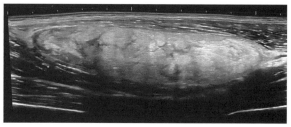

图20-2-3 二维超声:肿块体积较大,形态规则,平行生长,边缘光整,内回声不均匀,肿块内高回声间可见条线状低回声区,肿块后方回声稍衰减。病理:黏液样脂肪肉瘤

乳腺血管肉瘤表现为肿块与正常组织界限不清、无包膜,肿块内见不规则的片状低、无回声区,其间夹杂条索状及片状高回声(图20-2-4A),肿块受压可发生形态改变,肿块后方回声一般无明显改变。肿块压迫性一般较差,但脂肪肉瘤压迫性一般较好。如果生长迅速,局部皮肤可改变颜色并可有静脉曲张。因肿瘤压迫乳腺导管可发生导管扩张等合并症。

超声检查尤其是彩色多普勒的超声检查对乳腺肉瘤的诊断有很大的帮助,它不但能观察到肿块表面的征象,而且对肿块的内部情况也能了解,主要表现为边缘光整的以实质为主的混合性回声团,肿块内可见粗大纤维分隔及液性暗区,血流信号较丰富(图20-2-4B)。

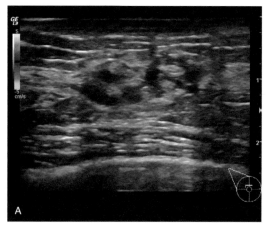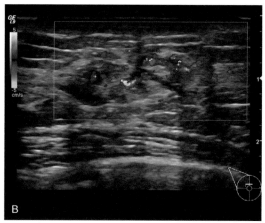

图20-2-4 乳腺肉瘤超声表现

A.二维超声,形态不规整,平行生长,边缘不光整,内见不规则片状低、无回声区,其间夹杂条索状片状高回声,后方回声无明显变化;B.彩色多普勒超声:肿块内及周边可见丰富血流信号。病理:乳腺血管肉瘤。

【相关影像学表现】

乳腺X线表现:乳腺肉瘤多表现为边缘光整、分叶状的密度均匀的较大肿块影,肿块内可有粗大条索状钙化影,肿块周围血管影增多增粗,局部皮肤无粘连增厚(图20-2-5)。若肿块较小,分叶可不明显,容易误诊为纤维腺瘤。如果肿块边界不清、边缘毛糙且患者年龄较大,容易误诊为乳腺癌。血管造影:可行动脉和乳房皮下静脉造影,可见肿瘤有明显血液供应和皮下静脉扩张。

【鉴别诊断及比较影像分析】

原发性乳腺肉瘤较为罕见,分型具有多样性,临床特点为肿瘤直径较大并且短期生长迅速,但对皮肤及胸肌少有侵袭,术前诊断较为困难,容易误诊为乳腺巨纤维腺瘤、乳腺癌等其他良恶性肿瘤,最终诊断需病理证实。

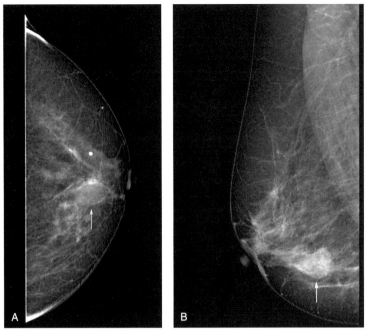

图 20-2-5　乳腺肉瘤乳腺 X 线表现

A. 右乳 CC 位;B. 右乳 MLO 位。右乳内下稍高密度影(箭头指示处),边缘毛糙,内密度不均,可见向乳头引流的大导管,对应乳晕区皮肤增厚。病理:乳腺癌肉瘤。

(张建兴　林　娴　路　红　王　璐　陈　铃)

参考文献

[1] 邱少东 , 丛淑珍 . 浅表器官和周围血管超声读本 . 北京 : 人民军医出版社 , 2009.

[2] 许良中 . 乳腺病理学 . 上海 : 上海医科大学出版社 , 1999.

[3] 何丽宏 , 佟仲生 . 原发性乳腺恶性淋巴瘤 28 例临床分析 . 中华肿瘤防治杂志 , 2008, 15 (6): 465-466.

[4] VIGLIOTTI ML, DELL'OLIO M, LA SALA A, et al. Primary breast lymphoma: outcome of 7 patients and a review of the literature. Leuk Lymphoma, 2005, 46 (9): 1321-1327.

[5] 张月秋 , 郭文斌 . 原发性乳腺淋巴瘤与乳腺癌的鉴别诊断探讨 . 中华乳腺病杂志 (电子版), 2008, 2 (5): 54-55.

[6] 刘佩芳 , 尹璐 , 牛昀 , 等 . 原发性乳腺淋巴瘤 X 线表现及与病理相关性探讨 . 中华放射学杂志 , 2005, 039 (001): 46-49.

[7] 周长玉 , 许茂盛 , 喻迎星 , 等 . 乳腺原发性及继发性淋巴瘤的 X 线及 MRI 影像表现分析 . 医学影像学杂志 , 2018, 28 (5): 762-765.

[8] TAVASSOLIA FA, DEVILEE P, WHO CLASSIFICATION OF TUMORS. Pathology and genetics, tumors of the breast and female gentile organs. Lyon: IARC press, 2003.

第二十一章

乳腺淋巴引流及转移

乳房淋巴结构是乳房的重要组成部分。乳腺恶性肿瘤发生时，乳房区域淋巴系统是肿瘤重要的转移途径，乳腺淋巴转移状况评价也是乳腺肿瘤 TNM 分期的重要组成部分，对乳腺肿瘤手术及治疗均具有重要价值。

第一节　乳腺淋巴引流

乳腺是发生在真皮和皮下组织之间的器官，乳房的淋巴系统以体表皮肤的淋巴为基础；在皮肤和皮下组织中，浅淋巴系统有上皮下丛和真皮下丛，深淋巴系统有皮下丛共 3 种淋巴管网。上皮下丛没有瓣膜，是以葡萄串状的细枝分散走向真皮乳头。真皮下丛有瓣膜，呈束状的淋巴管网，在其深层为皮下丛，内有瓣膜。上述 3 种淋巴丛纵向连接，构成淋巴管系统。皮肤中的真皮下丛流向乳头侧，在乳晕处上皮下丛和真皮下丛组成乳晕下丛，皮下丛收集大部分的淋巴通过腋窝筛状筋膜进入腋窝腔[1]。

乳房的淋巴引流大部分至腋窝淋巴结，少数引流至内乳淋巴结。皮肤和腺体的淋巴回流到同一腋窝淋巴结，也是乳房淋巴回流最主要的汇聚地，深部腺体或乳房后的淋巴结回流到内乳淋巴结。对乳晕下丛淋巴回流方向以放射性核素定位腋窝前哨淋巴结研究显示，90%为单个管道越过或侧向通过乳晕旁止于腋窝淋巴结，75% 为第二条淋巴管道经过乳晕，没有进入内乳淋巴链[2]。

正常淋巴结呈豆形，位于淋巴管行进途中，是产生免疫应答的重要器官之一。淋巴结的一侧隆凸，连接数条输入淋巴管；另一侧凹陷，称为"门"，有输出淋巴管和神经、血管出入。淋巴结表面包有被膜，被膜的结缔组织伸入淋巴结内形成小梁，构成淋巴结的支架。被膜下为皮质区。淋巴结的中心及门部为髓质区。皮质区有淋巴小结、弥散淋巴组织和皮质淋巴窦（简称皮窦）。髓质包括由致密淋巴组织构成的髓索和髓质淋巴窦（简称髓窦）。淋巴窦的窦腔内有许多淋巴细胞和巨噬细胞。从输入淋巴管流来的淋巴液先进入皮窦再流向髓窦，最后经输出淋巴管离开淋巴结（图 21-1-1）。

乳房外侧和上部的大部分淋巴液经胸大肌外侧缘淋巴管引流至腋窝淋巴结，再流向锁骨下淋巴结。乳房上部部分淋巴液可不经过腋窝直接穿过胸大肌的淋巴管流入锁骨下淋巴结，继而汇入锁骨上淋巴结。一部分乳房内侧的淋巴液，经肋间淋巴管流向胸骨旁淋巴结，继而引流至锁骨上淋巴结。两侧乳房借广泛吻合的浅淋巴管网相互交通，一侧乳房淋巴液可流向对侧。乳房深部淋巴网可与腹直肌鞘和肝镰状韧带的淋巴管相通，从而可使乳房深

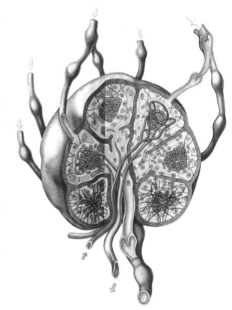

图 21-1-1　淋巴结示意

红色箭头为动脉血流方向，蓝色箭头为静脉回流方向，黄色箭头为淋巴液流入淋巴结方向。

302

部的淋巴液引流至肝脏。乳房淋巴管有时直接注入颈深下淋巴结。

为判断肿瘤转移程度将淋巴结分成不同水平(区),这些水平能在手术时被严格准确标记(详见本章第三节)。

第二节　乳腺引流淋巴结评价

乳房淋巴管丰富且向多个方向交叉,缺乏瓣膜的真皮淋巴管环绕于小叶实质周围,并伴随着主要的静脉属支走行后注入区域淋巴结。由于淋巴引流呈单向性,故随着淋巴管的波浪式收缩,淋巴液呈脉冲式流动。这种脉冲式流动可以使得淋巴液在导管和小叶周围广泛交通并形成淋巴网的淋巴道中快速输送和排空。当炎症或肿瘤性疾病引起淋巴回流受阻时,将导致淋巴液反流。乳房内淋巴管与三条主要静脉通路(肋间静脉、腋静脉和乳房内静脉)相伴行,是乳腺癌转移的重要途径。由于这些静脉或淋巴管与体内各主要静脉主干相交通,癌细胞就可能通过乳房的静脉系统或淋巴引流转移至肝和肺等内脏器官[3](图21-2-1)。

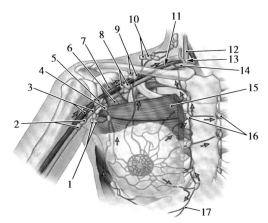

图 21-2-1　乳腺内淋巴引流示意图

1,2,4:Ⅰ组淋巴结,3:腋动静脉,5:Ⅱ组腋淋巴结,6、7:胸小肌,8、9:Ⅲ区腋淋巴结,10:锁骨上淋巴结,11:锁骨下淋巴干,12:颈内静脉,13:右侧淋巴导管,14:右侧锁骨下静脉,15:胸大肌,16:胸骨旁淋巴结(内乳区淋巴结),17:通向腹腔的淋巴管。

1. **乳房皮肤淋巴管**　分布于乳房、乳晕及其周围皮肤。乳腺癌累及乳房浅淋巴管时,可导致所属范围的淋巴回流受阻,发生淋巴水肿,由于皮肤在毛囊处与皮下组织连接紧密,可见毛囊处出现很多点状凹陷,呈橘皮样改变。

2. **腋窝淋巴结**　乳腺癌出现腋窝淋巴结转移与否,有助于选择治疗方案和判断预后。转移位置越高,预后越差。20 世纪后期乳腺癌腋窝的外科处理发生了革命性的变化,术中淋巴管成像和前哨淋巴结活检(sentinel lymph node biopsy,SLNB)技术作为一种能够高度检测腋窝淋巴结转移的方法,日益受到人们的重视。前哨淋巴结(sentinel lymph node,SLN)[4]是指某器官某一具体部位原发肿瘤转移的第一站区域淋巴结或最早发生肿瘤转移的一个或一组淋巴结。具体到乳腺癌,即为乳腺癌细胞转移的第一站淋巴结,常位于胸大肌外侧缘。

3. **胸骨旁淋巴结**　乳癌出现内乳淋巴结转移是预后不良的标志。位于乳腺内侧及中央的肿瘤内乳淋巴结转移率较高。

4. **胸肌间淋巴结**　也是乳腺癌转移的重要部位之一。

两侧乳房借助广泛吻合的浅淋巴管网相互交通,一侧乳房的淋巴液可流向对侧,一侧乳房癌变可转移至对侧。

准确及时诊断、根据疾病准确分期决定适当治疗和对接受治疗的患者适当随访是乳腺癌患者护理中的关键问题,在整个过程中均需要影像学检查评价病情。乳房 X 线摄影和超声检查尤为关键,近年来磁共振成像也正在广泛使用。超声以其高分辨率、简单易操作等特点在国内外广泛应用。

第三节　乳腺癌淋巴结转移评价

当肿瘤转移至淋巴结内时,瘤细胞会破坏其生长区域大部分微细血管管道,仅存留较大的动、静脉。

肿瘤内的新生血管通常分布于肿瘤生长活跃的边缘区,而在肿瘤中心则由于肿瘤细胞及间质增生使瘤内压力升高,进而造成血管受压、小动脉压力下降、灌注量减低、血栓形成以及静脉回流障碍等不利于血供的情况,并容易出现坏死[5](图21-3-1)。

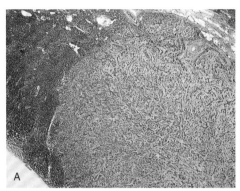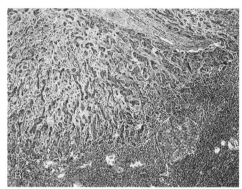

图 21-3-1 淋巴结结构破坏,被条索状、巢片状癌组织浸润取代,
肿瘤内的新生血管分布于肿瘤生长活跃的边缘区
A. HE×20;B. HE×100。

乳腺癌易发生淋巴转移,临床研究表明[6]大多数肿瘤在早期就发生肿瘤细胞从原发灶经淋巴管转移至局部淋巴结;其淋巴液主要流入腋窝淋巴结,为乳腺癌转移的第一站,确定有无腋窝淋巴结转移,对疑有乳腺癌的患者进行分期及制订治疗计划具有非常重要的意义。因此,临床将腋窝淋巴结全切除病理检查作为判断乳腺癌腋窝淋巴结是否转移的"金标准"。

腋淋巴结是上肢最大的一组淋巴结群,目前对腋淋巴结有解剖学和临床学两种分组方法。临床分组为以胸小肌为界,将腋淋巴结分为3组(图21-2-1、图21-3-2)。Ⅰ组或称下群:胸小肌外侧缘的所有腋淋巴结;Ⅱ组或中群:胸小肌内外侧缘之间的淋巴结,包括胸小肌深面和胸大、小肌之间的淋巴结;Ⅲ组或称为上群:胸小肌内侧缘的腋淋巴结。当乳腺癌发生腋淋巴结转移时,不同分组的淋巴结转移具有不同的临床意义和预后;仅有Ⅰ区淋巴结转移时,其5年生存率为62%;Ⅱ区淋巴结转移时,5年生存率为47%;Ⅲ区淋巴结转移时,提示锁骨上淋巴结转移的可能性很大,也预示可能已有血行转移,其5年生存率仅31%[7]。

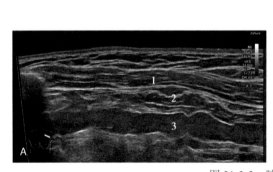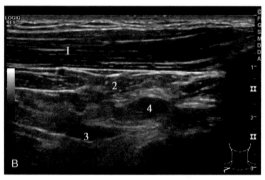

图 21-3-2 腋淋巴结分区
1. 胸大肌,2. 胸小肌,3. 锁骨下静脉,4. Ⅱ组淋巴结。

近十年来,乳腺癌患者的腋窝手术方式在不断变化。大量研究证实,前哨淋巴结活检的假阴性率很低。前哨淋巴结活检提示阴性的患者生存率与接收腋淋巴结清扫的患者相比是无差异的。用于前哨淋巴结标记的材料类型一直以来都在探索中进行,常用的有蓝染料、反射性核素示踪剂、荧光显像以及超声造影剂等等。研究发现使用双示踪剂时前哨淋巴结检出率明显高于单独使用蓝染料或同位素示踪剂。经皮超声造影前哨淋巴结定位是在术前非无菌条件下进行,摆好手术体位、做好体表淋巴管及前哨淋巴结标记(图21-3-3)。

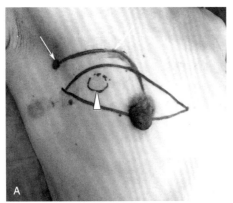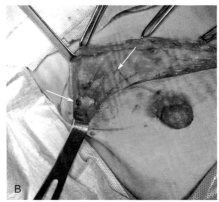

图 21-3-3 淋巴结术前定位及术中表现

A. 术前经皮注射造影剂沿淋巴管走行可见一个高增强前哨淋巴结, 行体表定位箭头所示为淋巴管走行及淋巴结位置, 三角形所示为右侧乳腺肿物所在位置; B. 术中亚甲基蓝染色, 箭头所示为蓝染的淋巴管以及一个蓝染前哨淋巴结, 与术前超声造影所见完全吻合。

内乳淋巴结是乳腺癌淋巴结转移除腋窝外的重要部位之一, Haagensen 认为内乳淋巴结的位置在距胸骨 3cm 以内, 多沿胸内乳动、静脉伴行。Fishman 等[8]认为内乳淋巴结复发部位以第 1~3 肋间多见(图 21-2-1)。

内乳区淋巴结作为乳腺癌转移传播的一个途径已被早期外科手术证实, 特别是原发肿瘤位于乳腺内侧或中央区者。Yu 等[9]对资料完整的 61 例乳腺癌接受扩大根治术的患者研究表明, 内乳淋巴结的转移率为 24.6%, 但有腋窝淋巴结转移的乳腺癌患者其内乳淋巴结转移率达 36.7%。Freedman 等[10]报道内象限肿瘤并腋窝淋巴结有转移者, 内乳淋巴结转移率可达 44%~65%。因此, 明确乳腺癌内乳淋巴结是否有转移可为辅助治疗提供依据, 是提高生存率及生存质量的关键。

锁骨上区是多种癌症和其他疾病(结节病、淋巴瘤等)淋巴结转移的最终共同通道。了解锁骨上区有无淋巴结转移, 对判断肿瘤预后具有重要价值。

【超声表现】

1. **腋淋巴结** 乳腺良、恶性病变均可引起腋淋巴结肿大, 是反应性淋巴结增生还是继发于乳腺癌淋巴结转移是超声研究的重要内容。淋巴结评价取决于淋巴结大小、形态、边缘、构成、血供以及各构成的空间分布(图 21-3-4、图 21-3-5)。

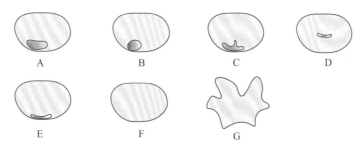

图 21-3-4 异常淋巴结示意

A. 皮质对称增厚, 通常为炎性淋巴结肿大; B. 皮质不对称增厚, 常见于肿瘤转移的淋巴结肿大, 偶见于炎性淋巴结肿大; C. 淋巴门受皮质凸出样的压迫, 常见一肿瘤转移的淋巴结肿大; D. 淋巴门回声细长, 常见于有肿瘤转移或严重发炎的淋巴结; E. 淋巴门很小且位于边缘, 常见于肿瘤转移的淋巴结肿大; F. 没有淋巴门回声显示, 常见于有肿瘤转移或严重发炎的淋巴结; G. 淋巴结形态不规则, 边缘呈毛刺状, 无淋巴门回声, 本型仅见于肿瘤转移的淋巴结肿大, 预示肿瘤已向包膜外蔓延。

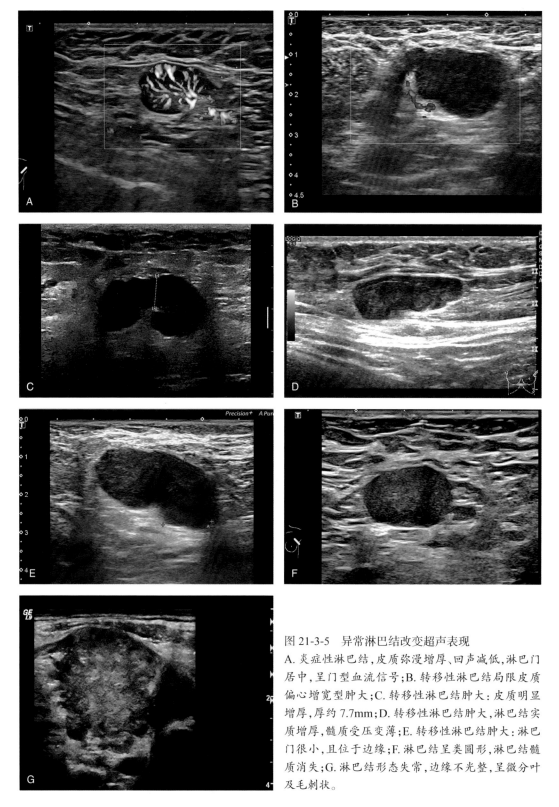

图 21-3-5　异常淋巴结改变超声表现

A. 炎症性淋巴结，皮质弥漫增厚、回声减低，淋巴门居中，呈门型血流信号；B. 转移性淋巴结局限皮质偏心增宽型肿大；C. 转移性淋巴结肿大：皮质明显增厚，厚约 7.7mm；D. 转移性淋巴结肿大，淋巴结实质增厚，髓质受压变薄；E. 转移性淋巴结肿大：淋巴门很小，且位于边缘；F. 淋巴结呈类圆形，淋巴结髓质消失；G. 淋巴结形态失常，边缘不光整，呈微分叶及毛刺状。

（1）淋巴结的大小：淋巴结大小是指淋巴结纵切面的纵横径线，在同一切面测量淋巴结的最大长径 L 和厚度 T，厚度的长短较长径更有价值。正常淋巴结厚度大小的上限尚有争论，若以 5mm 为界值，则其敏感性较高、特异性下降；若以 8mm 为界值，则特异性较高、敏感性较低。非特异性淋巴结肿大通常纵横径均匀性增大；转移性淋巴结通常较大，感染性淋巴结可以和转移性淋巴结一般大小；小的淋巴结中也可发生转移。在临床实践中，判断淋巴结的转移性肿大、非特异性肿大或感染性肿大时，应结合临床（图 21-3-6）。

（2）淋巴结的形态：良性淋巴结的形态趋向于椭圆或扁圆形，而恶性淋巴结的形态趋于圆形。Takashima[11]报道认为最有价值的指标是淋巴结切面最小轴径与最大轴径之比。国内燕山[12]报道认为将淋巴结最小厚度T>7mm，或长径L/厚度T比值<2.0作为诊断恶性淋巴结的标准。

（3）淋巴结的回声改变：主要表现在淋巴结中央及门部的髓质区的存在与否，皮质回声及厚度改变；燕山[12]认为皮质偏心增宽型为恶性淋巴结所特有。正常淋巴结结构类似于肾形，皮质较薄，厚1~2mm。当乳腺癌发生腋淋巴结转移时，乳腺癌细胞首先经输入淋巴管侵入并种植于局部皮质的淋巴窦，随着乳腺癌细胞不断增殖、坏死并发生结缔组织反应而导致局部皮质明显增厚[5,13]（图21-3-7）；而后，随着淋巴结受侵范围的不断扩大，淋巴结大体形态逐渐表现为整个淋巴结的增大、变圆，即径线比（T/L）减小[9]。由于淋巴结局部皮质增厚贯穿于乳腺癌腋淋巴结转移的整个病理生理过程，而淋巴结径线比减小多见于淋巴结转移突破淋巴小结限制之后，因此，尽管腋淋巴结最大皮质厚度和径线比都是评价腋淋巴结转移有价值的指标，但是前者较后者为优。Deufloo等[14]推荐诊断腋淋巴结转移的皮质最大厚度界值为3mm，但仍需与严重发炎的淋巴结相鉴别。同时，一些特殊类型疾病的淋巴结改变存在特殊的影像学特点，鉴别诊断困难（图21-3-8、图21-3-9）。

部分乳腺癌发生淋巴结转移时，淋巴结内可出现与原发病变内类似的细小点状高回声（钙化）（图21-3-10）。

（4）淋巴结边界：转移性淋巴结和淋巴瘤趋向于有清晰的边界（图21-3-9）。恶性淋巴结具有清晰边界的原因是由于淋巴结内肿瘤浸润和脂肪沉积的减少，这种改变增大了淋巴结和周围组织的声阻抗差。结核性淋巴结的边界通常不清晰，这是因为淋巴结周围软组织水肿和感染。故边界的清晰度有助于鉴别诊断。如已确诊为恶性的淋巴结有不清晰的边界，则预示肿瘤向包膜外蔓延。

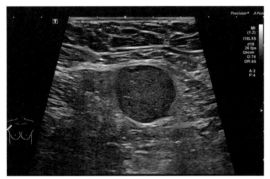

图21-3-6　转移性淋巴结，长径L/厚度T比值接近1，形态接近圆形，局部实质区明显增厚，回声减低，不均匀

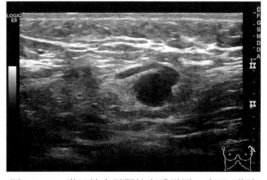

图21-3-7　淋巴结内局限性实质增厚。病理：乳腺癌左腋下淋巴结转移

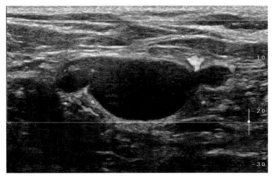

图21-3-8　结核性淋巴结
实质弥漫增厚、回声减低，淋巴门偏心，淋巴结中央无血流信号。

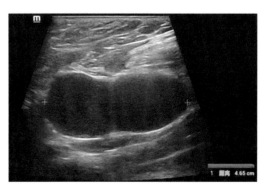

图21-3-9　女，59岁，非霍奇金淋巴瘤，淋巴结边界清晰，质增厚、回声减低，淋巴门消失

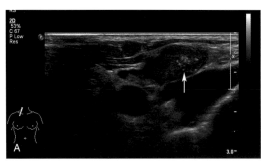
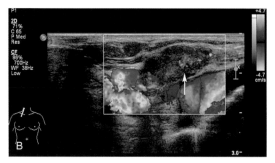

图 21-3-10　乳腺癌右侧锁骨上窝淋巴结转移超声表现

A.淋巴结内可见簇状点状高回声(箭头指示部);B.转移淋巴结内血供稀少。

(5)彩色多普勒:血流显像为淋巴结的鉴别诊断提供了更多的信息。正常或良性淋巴结肿大彩色多普勒声像特征是血流信号沿着淋巴门分布,均匀、规则、平直(即呈放射状延伸至皮质和髓质)(图 21-3-11)。一般认为,恶性淋巴结具有以下 4 种血管模式的至少一种:①血管移位,弯曲走行的淋巴结内血管为特征(图 21-3-12A);②血管迷走,特征性地表现为一根或数根中央血管,其与淋巴结的长轴或皮肤表面夹角大于 30°(图 21-3-12B);③局灶性无灌注,表现为淋巴结内无血流信号区,而其余区域为高血供区(图 21-3-13A);④包膜下血管(即边缘血管),主要以淋巴结边缘短节段血管为特征,这些短节段血管不是发自淋巴门血管或淋巴结纵行血管(图 21-3-13B)。

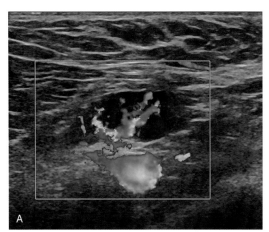
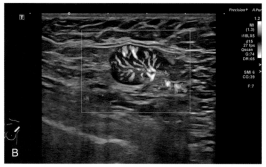

图 21-3-11　炎性淋巴结肿大,其彩色多普勒声像特征是血流信号沿着淋巴门呈树枝状分布

A.彩色多普勒血流图,淋巴门型血流;B.SMI 图呈淋巴门型血流。

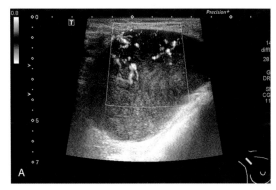
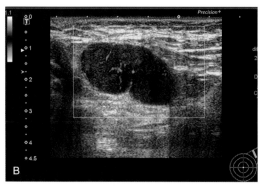

图 21-3-12　淋巴结内血管走行改变

A.血管移位,弯曲走行的血管位于淋巴结中央及周边;B.血管迷走,一根或数根中央血管,其与淋巴结的长轴或皮肤表面夹角 >30°。

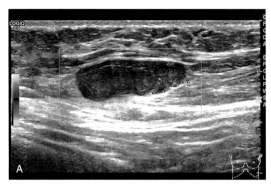
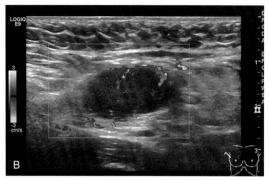
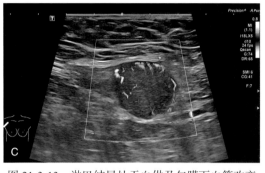

图 21-3-13　淋巴结局灶无血供及包膜下血管改变

A. 转移性淋巴结局部无灌注,该淋巴结左下方为局灶性无血流信号显示,右侧可见明显丰富血流信号(见动图);
B. 包膜下血管(即淋巴结边缘血管),血管呈短节段状,位于淋巴结包膜下;C.SMI 可清晰显示包膜下血流。

(6)频谱多普勒:淋巴结内微血管过于细小,超过了多普勒超声的分辨率,但这些微血管床的信息可通过研究多普勒信息,特别是阻力指数获得。在判断淋巴结内是否有转移时,应测量可疑转移部位的血流频谱。多数作者认为[15]转移性淋巴结的阻力指数比良性淋巴结高。以 RI 为 0.7~0.8 为界值,其诊断敏感性为 47%~80%,特异性为 94%~100%;以 PI 为 1.5~1.6 为界值,其敏感性为 55%~94%,特异性为 97%~100%。转移性淋巴结的高血流阻力可能是因为肿瘤组织压迫、浸润和包裹血管。至于淋巴结的血流速度,普遍的共识是其对于诊断和鉴别诊断的价值不大。

(7)淋巴超声造影:经静脉超声造影表现为转移性淋巴结肿大时,淋巴结内肿瘤组织常表现为低灌注区,而坏死组织则表现为无灌注区,或者整个淋巴结呈弥漫性微弱灌注以及淋巴结与周围组织微弱灌注混合成片区等表现[16,17](图 21-3-14)。这些表现对提高转移性淋巴结的诊断准确率并对鉴别诊断有一定的价值,但缺点是无法提供淋巴系统引流途径的信息,更难以确定前哨淋巴结的情况,而诊断前哨淋巴结有无转移病变对于临床治疗具有至关重要的意义。

因乳房的淋巴管网极为丰富,乳头、乳晕和乳晕周围皮肤有浅深两层毛细淋巴管网。研究发现,乳腺腺体内淋巴向心流至乳晕下区域,然后从该部位发出 1~2 条集会淋巴管行走至腋窝,因此,理论上乳晕注射造影剂应该等同于肿瘤周围注射,而且造影剂注射后引流至腋窝淋巴结的途径更短。且乳晕注射操作简单,特别是扪不到肿块的患者,不需超声引导下即可实施;与乳腺组织相比,乳晕下淋巴管丰富,对造影剂摄取率更高。

经皮淋巴系统造影表现:被造影剂微泡充盈的正常前哨淋巴结表现为均匀的回声增强,并可实时观察到造影剂充盈淋巴结的过程[18];而对于发生转移的淋巴结,因摄入造影剂的微泡仅分布于淋巴结的髓窦内或吞噬细胞内,如肿瘤取代正常的淋巴结内的淋巴组织及网状内皮细胞,则该处表现为造影剂的充盈缺损,借此可反映和评价肿瘤转移的情况(图 21-3-15)。

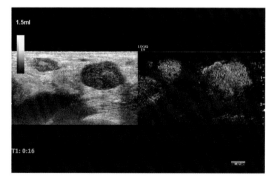

图 21-3-14　经静脉淋巴造影可显示淋巴结内灌注状况,正常淋巴结内呈均匀性强化

除乳腺良、恶性病变以及腋淋巴结引流区的各种病理性改变所引起的腋淋巴结肿大外,部分正常人的腋淋巴结超声也可以探及(图 21-3-15)。

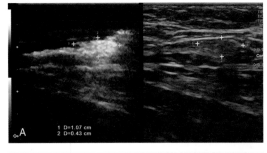
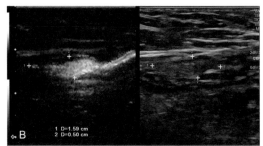
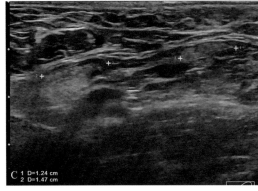

图 21-3-15　经皮注射造影剂,可见沿淋巴管方向的两个正常前哨淋巴结(双幅对照条件下左图为造影模式、右图为灰阶模式图像)

A. 与淋巴管相连的第一个淋巴结;B. 与淋巴管相连的第二个淋巴结;C. 灰阶模式显示两个淋巴结全貌。

2. 内乳淋巴结

(1)超声表现:在胸骨旁 30mm 范围内,胸膜与胸壁间可见梭形低回声带,通常各肋间厚度不同,一般 2.0~4.0mm,肥胖者可略增厚,胸廓内动、静脉及内乳淋巴结位于这层低回声带的结缔组织内。

(2)正常内乳淋巴结的声像图特征:部分正常淋巴结不易检出,前后径短,呈梭形,内部回声较周围组织略低,CDFI:内部或周边无明显血流信号。

(3)肿大内乳淋巴结表现:局部低回声区增宽(通常 >5.0mm)[19,20],向胸腔面突隆,淋巴结呈椭圆形或近圆形结节,长径厚度比 <2,内部回声较周围组织低;CDFI:内部可见血流信号(图 21-3-16)。

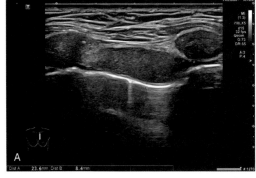
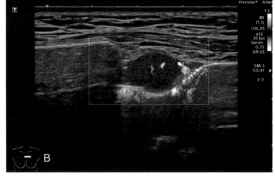

图 21-3-16　内乳区淋巴结转移超声表现

A. 胸骨旁肋间肌后方(纵切)实性低回声肿块,边缘光整,内呈均匀低回声;B. SMI 示肿块内可见少许血流信号(横切,见动图)。病理:乳腺癌淋巴结转移。

3. 锁骨上区淋巴结　锁骨上区位于胸骨柄上方,外至颈总动脉内缘,内到锁骨和第一肋外侧缘,锁骨上淋巴结大多数在颈内静脉和锁骨下静脉汇合处稍上方,靠近前斜角肌,恰在甲状腺下缘之后外侧,也可在锁骨上缘较外侧。声像图上,颈内、外静脉,颈总动脉,斜角肌,颈长肌均呈圆形或椭圆形,容易与淋巴结混淆,彩超有助鉴别。15.8% 的正常人该淋巴结超声可以探及。

【相关影像学表现】

乳腺 X 线:淋巴结大小在淋巴结形态学观察中较为直观,也是受到观察者因素影响最小的指标,腋窝正常的淋巴结直径小于 2.0cm,有淋巴门切迹或中心低密度区,若腋窝淋巴结超过 2.0cm,中心低密度区消失,应视为异常;同时,淋巴结增大属于非特异性征象,反应性增生、乳腺癌淋巴结转移、淋巴瘤等都可引起腋窝淋巴结增大(图 21-3-17)。

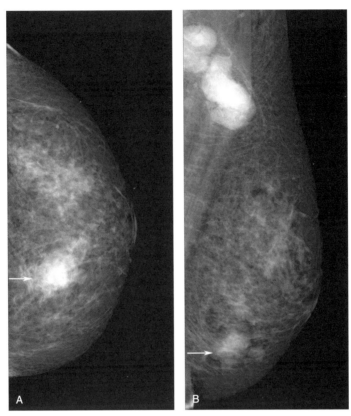

图 21-3-17　乳腺癌伴腋下淋巴结转移乳腺 X 线表现
A. 左乳 CC 位,箭头所示为乳腺癌原发灶;B. 左乳 MLO 位,箭头
所示为乳腺癌原发灶,左侧腋窝多发转移性淋巴结。

【鉴别诊断及比较影像分析】

反应性淋巴结增生还是乳腺癌淋巴结转移是腋窝淋巴结鉴别的主要内容。淋巴结肿大是许多疾病的共有表现,任何抗原刺激都可导致淋巴结产生应答反应,应用彩超对病变淋巴结的形态、L/S 值、内部回声、CDFI 表现进行观察,结合病史、体征,对其良、恶性鉴别具有较大意义,对临床诊断具有重要参考价值,但仍存在一定数量的交叉,故结合超声引导穿刺活检更有助于良、恶性肿大淋巴结的鉴别诊断。超声造影对于良、恶性淋巴结具有一定的鉴别诊断价值。

（郑艳玲　张建兴　晏　丹）

参考文献

[1] 霞富士雄 . 技巧与误区 - 乳腺外科要点与盲点 . 段志泉 , 主译 . 沈阳 : 辽宁科学技术出版社 , 2005: 2-6.
[2] 成强 , 孙克坚 , 栾学荣 , 等 . 内分泌外科理论与实践 . 北京 : 化学工业出版社 , 2011: 336.
[3] 温彻斯特 . 乳腺癌 . 张国君 , 付丽 , 李德锐 , 主译 . 2 版 . 北京 : 人民卫生出版社 , 2011: 16-22.
[4] 姜军 . 乳腺疾病腔镜治疗 . 北京 : 人民卫生出版社 , 2012.
[5] NA DG, LIM HK, BYUN HS, et al. Differential diagnosis of cervical lymphadenopathy: usefulness of color Doppler sonography. AJR Am J Roentgenol, 1997, 168 (5): 1311-1316.

［6］STEINKAMP HJ, WISSGOTT C, RADEMAKER J, et al. Current status of power Doppler and color Doppler sonography in the differential diagnosis of lymph node lesions. Eur Radiol, 2002, 12 (7): 1785-1793.

［7］王强修, 阮永威, 覃业军, 等. 现代乳腺疾病诊断病理学. 北京: 中国医药科技出版社, 2008.

［8］赵志华, 王海霞, 方学东, 等. 乳腺癌内乳淋巴结转移的超声诊断价值. 中国临床医学影像杂志, 2008 19 (12): 902-904.

［9］YU J, LI G, LI J, et al. The pattern of lymphatic metastasis of breast cancer and its influence on the delineation of radiation fields. Int J Radiat Oncol Biol Phys, 2005, 61 (3): 874-878.

［10］FREEDMAN GM, FOWBLE BL, NICOLAOU N, et al. Should internal mammary lymph nodes in breast cancer be a target for the radiation oncologist？. Int J Radiat Oncol Biol Phys, 2000, 46 (4): 805-814.

［11］TAKASHIMA S, SONE S, NOMURA N, et al. Nonpalpable lymph nodes of the neck: assessment with US and US-guided fine-needle aspiration biopsy. J Clin Ultrasound, 1997, 25 (6): 283-292.

［12］燕山. 浅表淋巴结的超声诊断. 中国超声医学杂志, 2000, 1 (3): 230-233.

［13］武忠弼, 杨光华. 中华外科病理学. 北京: 人民卫生出版社, 2002.

［14］DEURLOO EE, TANIS PJ, GILHUIJS KG, et al. Reduction in the number of sentinel lymph node procedures by preoperative ultrasonography of the axilla in breast cancer. Eur J Cancer, 2003, 39 (8): 1068-1073.

［15］李泉水. 浅表器官超声. 北京: 人民军医出版社, 2009.

［16］洪玉蓉, 刘学明, 张闻, 等. 超声造影在浅表淋巴结疾病鉴别诊断中的应用研究. 中华超声影像学杂志, 2006, 15 (11): 849-852.

［17］GALIÈ M, D'ONOFRIO M, MONTANI M, et al. Tumor vessel compression hinders perfusion of ultrasonographic contrast agents. Neoplasia, 2005, 7 (5): 528-536.

［18］钟丽瑶, 曹泽民. 经皮注射淋巴结超声造影与常规超声对乳腺癌前哨淋巴结的诊断价值比较. 中国医学影像学杂志, 2011, 19 (2): 92-95.

［19］竺东长, 钟晓明, 等. 乳癌术前超声诊断胸骨旁淋巴结转移的意义. 重庆医科大学学报, 1996, 021 (T10): 56-58.

［20］赵志华, 王海霞, 方学东, 等. 乳腺癌内乳淋巴结转移的超声诊断价值. 中国临床医学影像杂志, 2008, 19 (12): 902-904.

第二十二章

乳腺癌术后并发症

乳腺癌患者通常采取手术治疗,包括改良根治治疗或保乳手术治疗。乳腺癌术后患者易出现各方面的相关并发症,包括出现上肢肿胀、出血、皮瓣坏死及皮下积液等,部分患者在术后还会出现局部复发或转移等。评价乳腺癌术后并发症的有无及类型,有助于早期治疗和预防。

第一节　乳腺癌术后胸壁积液

【临床概述】

乳腺癌术后,由于手术损伤导致淋巴回流途径被切断,淋巴液不能回流,致使组织间隙内淋巴液残留,形成局限性积液。本病常发生于乳腺癌根治并腋窝淋巴结清扫术后,亦可因为引流管放置不当或堵塞致渗液不能及时引出,术区创面出血致引流不畅,伴发感染时炎性渗液不能及时引出,引流管拔出太早以及糖尿病或体质差影响愈合等,上述因素均可造成术后皮下积液[1]。

【超声表现】

超声表现为局部皮下与胸壁间分离液性低、无回声区,边界清,形态不规则,暗区内呈均一无回声,部分无回声区内出现细密点状回声,有运动感;彩色多普勒检查低、无回声区内无血流显示(图22-1-1、图22-1-2)。

液性暗区内有渗出物时,暗区内可表现呈网格状、混浊回声或团块状高回声沉积(图22-1-3~图22-1-6)。

【相关影像学表现】

MRI表现为局部皮下与胸壁间T1WI低信号、T2WI高信号的异常信号区。

【鉴别诊断及比较影像分析】

本病有明显的乳腺癌手术史,易于鉴别诊断。

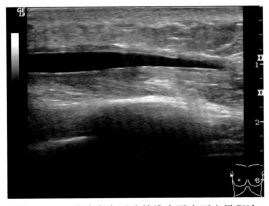

图22-1-1　乳腺癌术后腋前线水平皮下少量积液

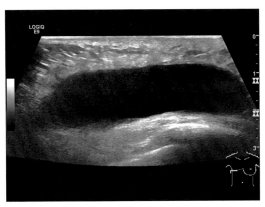

图22-1-2　乳腺癌术后皮下积液

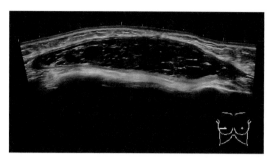

图 22-1-3 乳腺癌术后切口后皮下大量积液
（内伴分隔）

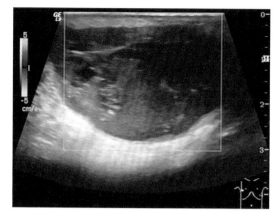

图 22-1-4 乳腺癌术后切口后皮下大量积液
（内回声混浊）

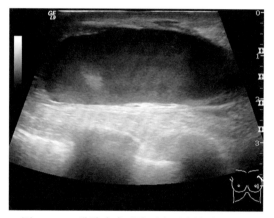

图 22-1-5 乳腺癌术后腋下皮下大量混浊积液

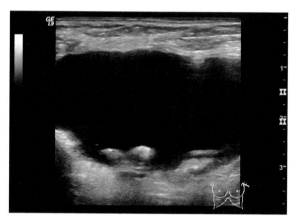

图 22-1-6 乳腺癌术后腋下皮下大量积液（内结节状回
声为渗出物沉积）

第二节 乳腺癌术后局部复发

【临床概述】

乳腺癌术后局部复发是指乳腺癌术后再次发生于同侧乳腺、胸壁、腋窝及锁骨上下窝等处的相同性质的肿瘤；一般多发生在原发灶邻近区域，以胸壁复发最多，占所有局部复发的 50% 以上，其次为锁骨上窝及腋窝[2]。乳腺癌术后复发与许多因素有关，较常见的危险因素：①原发灶肿瘤大小及是否侵犯皮肤和胸壁；②腋下淋巴结转移，尤其是转移淋巴结融合；③激素受体阴性；④术后未行辅助放疗等[3]。局部复发通常是乳腺癌治疗失败的第一征象，其发病率为 4%~32%，且多出现在初次治疗后的 2 年以内，预后不良；局部复发后 5 年生存率仅为 42%~49%[4]；据报道乳腺癌根治术后局部复发率为 10%~30%，而在浸润性乳腺癌首次经保乳手术和放疗后，1/4~1/2 患者可经常规乳腺 X 线检查发现局部复发[5]。乳腺癌作为全身性疾病，强调全身性治疗对提高乳腺癌的治愈率有重要意义，但局部控制亦不容忽视。尤其是对于早期乳腺癌，根治术或改良根治术后局部复发标志着其治疗的失败。乳腺癌术后局部复发既可能是其疾病进展的局部表现，亦可能是其发生远处转移的新的播散源。局部复发的病例有 75%~93% 最终可能发生远处转移，而发生远处转移的患者 5 年生存率极低，乳腺癌局部复发致死率可达 15%[5]。

【超声表现】

胸壁复发型乳腺癌超声表现：乳腺癌术后局部胸壁复发病灶多邻近胸壁原手术切口瘢痕处和胸壁肌

层组织内,且病灶较大时可累及肌层及皮下组织层,声像图多以低回声为主,形态不规则,边缘不光整,结节内回声不均匀;小部分伴有不规则无回声,考虑可能为肿瘤部分液化所致;彩色多普勒检查结节内可见血流显示。有研究发现,复发灶内血流丰富程度明显低于原发癌灶,尤其位于皮下软组织层的病灶血流信号检出率明显减少,可能与患侧乳腺软组织切除后血供来源减少有关。其余部位复发性乳腺癌表现与胸壁复发型乳腺癌表现相似(图 22-2-1~图 22-2-4)。

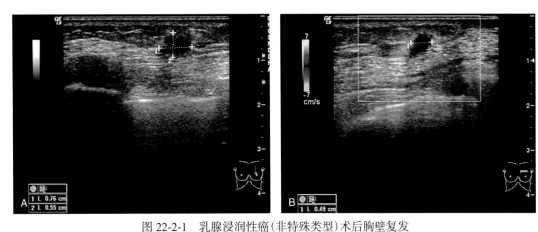

图 22-2-1　乳腺浸润性癌(非特殊类型)术后胸壁复发
A.局部皮下低回声结节,形态不规则,边缘不光整,内回声不均匀;B.彩色多普勒结节内血流信号显示不明显。

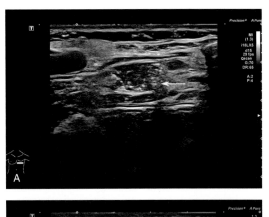

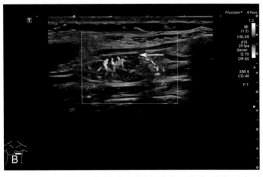

图 22-2-2　乳腺浸润性癌(非特殊类型)术后胸壁复发
A.局部胸壁(肋间)低回声肿块(箭头标识处),形态不规则,边缘不光整,内回声不均匀,动态图可显示固定的不均质回声肿块(见动图);B. SMI 示低回声肿块内(标识处)仅见少量点状血流信号,动态图可显示肿块内及周边丰富的血流信号(见动图)。

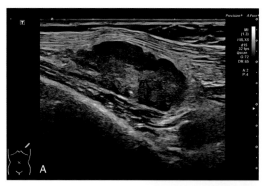
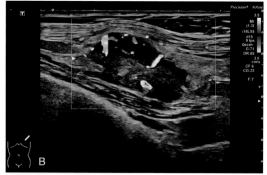
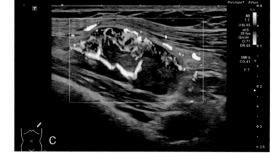

图 22-2-3 胸壁转移癌超声表现

A. 肿块侵犯肌层,形态欠规则,回声欠均匀,可见点状强回声,后方回声无明显变化;B. 彩色多普勒表现,肿块内见丰富点、条状血流信号;C. SMI 动态图:肿块内及边缘部可见丰富血流信号。病理:胸壁转移癌。

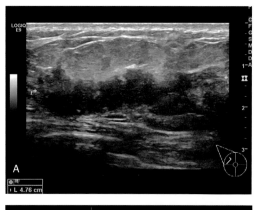
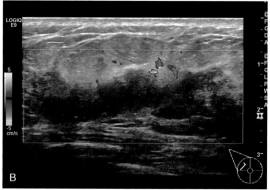

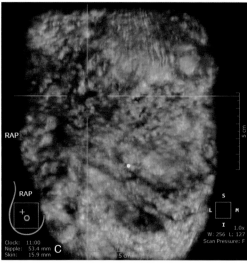

图 22-2-4 乳腺癌复发超声及 ABUS 表现

A. 右乳腺癌保乳术后,右乳外上象限可见片状低回声区,与周围组织分界不清;B. CDFI 示其内及边缘可见稍丰富彩色血流信号;C. ABUS 冠状面示肿块边缘模糊,病变较局限(十字标处)。病理:乳腺癌复发。

【相关影像学表现】

乳腺 MRI 的临床应用正在迅速扩展,高质量的乳腺 MRI 诊断分期可改善乳腺癌患者的预后,现 MRI 已广泛用于乳腺癌的局部分期,可用于鉴别手术瘢痕与局部复发、弥散微小钙化、单侧血性或自发性乳头溢液、游离的硅胶与肿瘤以及乳管镜下阳性病变。

MRI 表现:复发灶呈 T1WI 低信号,T2WI 稍高信号,与周围正常肌肉的信号明显不同,复发范围显示 T2WI 较 T1WI 明确。复发灶在 DWI 呈高信号,其与周围腺体信号比随 b 值增大而增大,在 ADC 图呈低信号。动态增强扫描病灶强化呈自周边向中心填充的不均匀明显强化。

【鉴别诊断及比较影像分析】

乳腺癌术后常规胸壁放疗,给临床和影像诊断带来一定困难,需与手术后瘢痕鉴别,彩色多普勒有助于鉴别诊断。

复发灶与瘢痕在 DWI 均呈高信号,但复发病灶信号随 b 值的增大其信号强度更高,与周围腺体信号对比反差也越大,在 ADC 图呈明显低信号。

第三节　乳腺癌术后淋巴水肿及转移

乳腺癌相关淋巴水肿(breast cancer related lymphoedema,BCRL)是乳腺癌术后最常见的并发症之一,其发生率约为 21.4%[6]。由于缺乏统一的诊断标准,据报道 BCRL 发生率为 5%~50%[7]。BCRL 是由于腋窝淋巴结清扫或辅助放疗导致的淋巴液回流障碍,在软组织中异常积聚而引起的上肢、腋窝及乳腺区皮肤层肿胀,常伴随慢性皮肤改变、纤维化及上肢功能障碍[8]。乳腺癌保乳术后并发乳房淋巴水肿的相关因素:①腋窝淋巴结清扫不当。手术操作应在保乳的基础上不清除多余的淋巴结,尽量少地破坏淋巴管,若淋巴结清扫范围太大,造成腋窝淋巴循环通路受阻,具有蛋白质含量的淋巴液积聚在乳房组织间隙,导致血管内外胶体渗透压改变是引起乳房淋巴水肿的主要因素。②保乳术后患侧腋窝积液、感染或皮瓣坏死。头静脉结扎后,血液回流障碍产生腋窝积液,导致局部组织张力增大,周围的淋巴管与静脉回流不畅,乳房与颈部和腹部的淋巴管网建立不良,破坏了淋巴汇通,出现乳房淋巴水肿。腋窝积液时间过长可导致感染,边缘皮瓣坏死,是导致乳房水肿的又一原因[9]。③保乳术后放疗损伤,加重血液、淋巴回流障碍,组织液积聚在组织间隙,增加乳房水肿发生的风险,淋巴水肿轻者随着侧支循环的建立症状可逐步缓解,重者由于其发病机制中存在自行加重的恶性循环,常会伴随患者终生,降低患者的生活质量,增加社会经济负担[10,11]。

淋巴水肿常发生在术后数天、数月到数年,术后 2 年内的发病率一直呈上升趋势[12],淋巴水肿易反复急性发作,每次发作后,淋巴水肿进一步加重。而慢性淋巴水肿往往更迁延难愈[13](图 22-3-1)。

乳腺区域的淋巴水肿除乳腺癌保乳术后发生于腺体及皮下脂肪层内的软组织水肿外,还包括发生于皮肤层的皮内淋巴水肿、炎性改变。但发生皮内淋巴管内转移时,其临床表现与皮内淋巴水肿相近,常不能通过临床体征进行鉴别。本节中仅叙述乳腺区域皮肤内淋巴水肿、炎性改变及皮内转移。

【超声表现】

1. 皮肤层水肿　正常乳腺皮肤层为一条平直的高回声,光滑、整齐,厚度约 2mm。但皮肤层水肿时,可表现为皮肤层厚度明显增厚,增厚皮肤层内可见裂隙状低回声,CDFI 或 SMI 增厚皮肤层内可见少许血流信号。保乳术后皮肤层水肿时,增厚皮肤层所在位置与手术切口有关,累及范围常大于一个象限(图 22-3-2A、图 22-3-3A)。

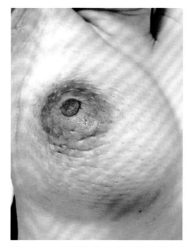

图 22-3-1　乳腺癌术后皮肤内淋巴水肿(皮肤水肿增厚,皱缩,呈橘皮样)

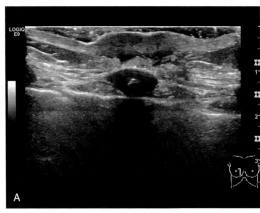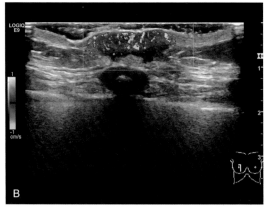

图 22-3-2 乳腺癌保乳术后皮肤层水肿超声表现

A. 二维超声表现：局部皮肤层明显增厚，并内可见裂隙状低回声；B. 彩色多普勒：增厚皮肤层内可见血流信号明显增多、丰富。病理：乳腺转移癌（皮肤层内）。

当出现皮内局灶炎症或局灶皮肤层内复发或转移改变时，可表现为局灶性皮肤层增厚，CDFI 或 SMI 增厚皮肤层内可见血流信号增多（图 22-3-2B、图 22-3-3B）。

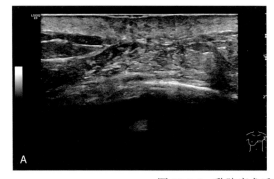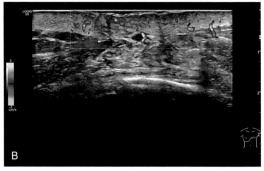

图 22-3-3 乳腺癌术后皮内局灶炎症超声表现

A. 二维超声表现，局灶性皮肤层增厚；B. 彩色多普勒示增厚皮肤层内可见血流信号增多。动态图像可清晰显示皮肤层内明显丰富的血流信号。

2. **皮下脂肪层水肿** 皮下脂肪层内呈等回声与低无回声间杂的回声，似"豹纹状"回声。CDFI 未见明显血流信号显示。

3. **腺体层水肿** 除严重腺体层水肿外，超声很难显示腺体层内的水肿声像。

【相关影像学表现】

乳腺 X 线可显示增厚的皮肤层，对于皮下及腺体层水肿除密度稍增高外，无特异性改变。MRI 可评价水肿发生的位置、累计的范围，对于局灶复发或转移时均可进行评价。

【鉴别诊断及比较影像分析】

本病结合病史及临床表现易于鉴别，但对于皮肤层内局灶转移或复发与炎性改变较难以鉴别，需要依靠病理学检查进行诊断。

（张建兴　何赛峰）

参考文献

［1］严松莉 . 乳腺超声与病理 . 北京：人民卫生出版社，2009.

［2］乳腺病学 . 王永胜，于金明，叶林，译 . 济南：山东科学技术出版社，2006.

［3］BIDARD FC, KIROVAYM YM, VINCENT-SAIOMON A, et al. Disseminated tumor cells and the risk of locoregional recurrence in nonmetastatic breast cancer. Ann Oncol, 2009, 20 (11): 1836-1841.

［4］赵辉.心理干预对乳腺癌术后患者情绪与生存质量的影响评价.护士进修杂志, 2011, 26 (15): 1413-1415.

［5］VERNON CC, HAND JW, FIELD SB. et al. Radiotherapy with or with—out hyperthermia in the treatment of superficial localized breast cancer: results from five randomized controlled trials. International Collabora. tire Hyperthermia Group. Int J Radial Oncol Boil Phys, 1996, 35 (4): 731-744.

［6］DISIPIO T, RYE S, NEWMAN B, et al. Incidence of unilateral arm lymphoedema after breast cancer: a systematic review and meta-analysis. Lancet Oncol, 2013, 14 (6): 500-515.

［7］GILLESPIE TC, SAYEGH HE, BRUNELLE CL, et al. Breast cancer-related lymphedema: risk factors, precautionary measures, and treatments. Gland Surg, 2018, 7 (4): 379-403.

［8］BAUMANN FT, REIKE A, REIMER V, et al. Effects of physical exercise on breast cancer-related secondary lymphedema: a systematic review. Breast Cancer Res Treat, 2018, 170 (1): 1-13.

［9］杨世林, 程守服.乳腺癌术后上肢淋巴水肿的临床分析及康复治疗.河南外科学杂志, 2008, 14 (1): 51-52.

［10］LEE SH, MIN YS, PARK HY, et al. Health-related quality of life in breast cancer patients with lymphedema who survived more than one year after surgery. J Breast Cancer, 2012, 15 (4): 449-453.

［11］PUSIC AL, CEMAL Y, ALBORNOZ C, et al. Quality of life among breast cancer patients with lymphedema: a systematic review of patient-reported outcome instruments and outcomes. J Cancer Surviv, 2013, 7 (1): 83-92.

［12］NORMAN SA, LOCALIO AR, POTASHNIK SL, et al. Lymphedema in breast cancer survivors: incidence, degree, time course, treatment, and symptoms: J Clin Oncol, 2009, 27 (3): 390-397.

［13］GOLSHAN M, SMITH B. Prevention and management of arm lymphedema in the patient with breast cancer. J Support Oncol, 2006, 4 (8): 381-386.

第三篇 |

介入治疗及诊疗技术新进展

介入性超声已经广泛应用于乳腺疾病诊疗全过程,规范、合理的操作及治疗才能为临床提供最大帮助。

超声检查及治疗新技术为诊断和治疗带来了新的手段和方法,准确评价各种新技术在临床应用中价值和适应证有助于新技术的合理应用。

第二十三章

乳腺介入性诊断及良性病变的介入治疗

介入性超声(interventional ultrasound)是在超声的实时监视下,直接经皮穿刺将穿刺针或导管准确置入病灶、囊腔或管道结构中,以达到诊断或治疗的目的。随着医学影像技术的进步和现代乳腺外科学的发展,介入性超声在乳腺疾病的诊断和治疗中应用越来越广泛。介入超声的应用,既能以最小损伤达到最佳的诊断、治疗效果,又可实时、高灵敏度、动态观察病灶解剖结构以及介入诊断与治疗的全过程。同时,因介入性超声有引导准确、无射线损伤、操作简便和费用低廉等优点,从而使其迅速成为临床诊疗技术中不可或缺的应用方法。目前介入超声在乳腺的应用主要有:①超声引导下的定位;②超声引导下的介入性诊断;③超声引导下的介入性治疗。

第一节 超声引导下的定位

高频探头的应用使临床触诊阴性的乳腺微小肿块发现率增高,精确定位是乳腺微小肿块准确性诊断和治疗的保证。超声定位方式有如下几种。

一、术前体表定位

体表定位是一个简单易行、操作方便的无创操作。但因在术中寻找病灶有一定的难度,为了确保病灶的切除,会有过多切除正常乳腺组织的可能,容易导致术后乳腺变形。

1. **适应证** 适用于肿块位置表浅和腺体薄、乳房活动度不大的患者。
2. **定位准备** 准备标记笔,正确摆放患者体位(按患者手术体位进行摆放)。
3. **操作方法** 采用十字交叉法在体表对乳腺病灶进行画线标记定位,当高频探头扫查使乳腺病灶边缘显示在图像边缘位时,在探头对应边画出平行线,然后继续用探头十字交叉重复描记,"#"中心为病灶最佳体表定位点,测量并注明病灶在乳房的位置、与乳头的距离以及和体表及乳腺后间隙的距离。
4. **注意事项**

(1)注意超声体表定位的体位与手术体位必须保持一致。

(2)肿块位置深、腺体厚和乳房活动度大的患者,如果行彩超体表定位,手术时会因牵拉挤压使肿块位置变化大而导致病灶寻找困难。

二、术前穿刺着色定位

着色定位是术前在超声引导下进行乳腺病灶穿刺,在病灶处注射亚甲蓝(美蓝)或者甲紫(龙胆紫)使病灶染色,手术时以染色处为病灶确认点来准确切除病灶的一种定位方法。该方法操作简便、迅速,定位准确,创伤小,能确保成功切除病变,减少对周围组织的不必要切除,缺点是亚甲蓝容易扩散和吸收,常用于可立即实施手术的术前定位。

1. **适应证** 适用于乳房各象限超声所能确认的小病灶。

2. **定位准备**　亚甲蓝或甲紫、局麻药及注射用针具、消毒耦合剂。

3. **操作方法**

(1)超声扫查确定病灶部位,选定穿刺体位和穿刺路径。

(2)常规消毒铺巾,戴无菌手套,使用消毒探头或用无菌膜包裹探头,以2%利多卡因行局部麻醉。

(3)在超声引导下用1ml注射器穿刺,确认针尖进入到病灶表面或侧旁,边注射边退针,可推注0.1~0.2ml亚甲蓝或0.05~0.1ml甲紫,使病灶和针道着色标记,体表针眼涂色加深,局部涂碘酒,纱布覆盖固定。

4. **注意事项**

(1)选定的穿刺体位与手术体位必须保持一致,尽量小角度穿刺,以减少对周围组织的不必要切除。

(2)注入着色的剂量不要太多,否则组织染色范围扩大,肿瘤难以辨认,致使手术切除组织过多。

(3)着色注射后应尽早手术,以免时间过长,着色剂扩散吸收使病灶寻找困难。

三、术前穿刺导丝定位

定位导丝尖端有单钩和双钩之分,单钩仅是单根定位导丝,双钩则是两个细金属丝扭紧而成;推出后单钩导丝尖端呈"∠"形,双钩导丝尖端则Y形展开;单钩定位导丝穿刺针退出后不可再进入重新定位,双钩定位导丝穿刺针退出后,如果定位不满意还可将导丝尖端拉回针鞘内重新定位。

穿刺导丝定位时,用带有定位金属导丝的穿刺针在超声引导下穿入病灶后,推入导丝,定位导丝在退出穿刺针后导丝尖端固定在病变处不易滑脱,导丝尾端固定在体表,术中外科医师依据导丝尖端所处的位置来确认病灶,并以导丝为中心做楔形切除术。此种方法既减少了不必要的切除,更重要的是避免了因体位改变、病灶位置关系发生变化而导致的漏切除(图23-1-1、图23-1-2)。

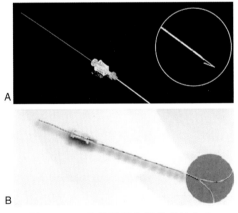

图23-1-1　定位导丝尖端分单钩(A)
和双钩(B)

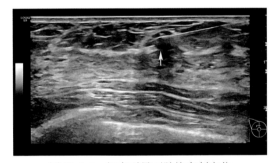

图23-1-2　超声引导下肿块穿刺定位
(箭头指示处为肿块)

1. **适应证**　适用于乳腺各个区域超声能探查到的小病灶。

2. **定位准备**

(1)单钩或双钩定位导丝、局麻药、消毒耦合剂。

(2)向患者说明导丝定位的目的,解释操作过程以及可能引起的不适和可能发生的危险、并发症及意外,签署并保存知情同意书。

3. **操作方法**

(1)超声扫查并确定病灶部位,选定穿刺体位和穿刺路径。

(2)常规消毒铺巾,戴无菌手套,使用消毒探头或用无菌膜包裹探头,以2%利多卡因行局部麻醉。

(3)不使用或使用穿刺导向装置,在超声引导下尽量小角度将定位针刺入病灶内部,如病灶位置过深紧靠后间隙,可仅穿刺到病灶的浅面以防对其深部组织的损伤,若病灶位于乳头或乳晕深部,为避免手术损伤乳晕后方的输乳管,在乳晕之外斜行刺入病灶。确认针尖位置时可旋转或轻微提插穿刺针,当针尖处于理想位置后向前推出定位导丝,同时轻柔、缓慢退出定位针鞘,将定位导丝尾段反折,无菌纱布包裹后固定在体表。

4. 注意事项

(1)尽量小角度穿刺定位,这样可使切除的正常乳腺组织最少。

(2)为避免穿刺针刺入过深,造成气胸等严重并发症,超声对于针尖的辨认至关重要,旋转或轻微提插穿刺针可帮助确认针尖位置。

(3)对于紧贴后间隙的病灶千万不可强行放置穿刺针于肿瘤的内部或深面。

(4)穿刺定位后,体外导丝应予以固定保护,手术前患侧上肢应限制活动并严禁牵拉导丝。

(5)病灶切除后要检查导丝尖端是否包在组织内,并检查切除标本,以保证病灶被完整切除。

四、术中定位

有条件的医院,手术中可在开放的切口内直接使用无菌高频探头进行术中病灶扫查定位,该方法定位准确,患者可免去术前定位的麻烦和穿刺安放定位导丝的恐惧,但较费时,需占用超声科有限的设备与人员。

1. 适应证 适用于乳腺活动度大、临床触诊阴性、腺体过厚和位置过深的小病灶。

2. 定位准备 最好使用消毒的术中高频探头,条件受限可用无菌袋或无菌套包裹高频探头和导丝后使用。

3. 操作方法 切口内扫查因病灶位置相对体表扫查表浅,仪器调节尽量使用较高频率,焦点处于合适位置,病灶确认可用定位探针指引。

4. 注意事项

(1)使用包裹法隔离,在扫查前和扫查中应仔细检查注意无菌套有无破损,确保无菌操作。

(2)对切除的病灶标本需立即行超声检查并与术前图像对比,判断病灶是否被切除。

第二节 超声引导下的介入性诊断

随着医学影像技术的发展和广泛应用,临床触诊阴性的乳腺病灶检出不断增多,其中 25%~40% 为乳腺癌;超声引导下对乳腺病灶的穿刺活检以其定位准确、创伤小、确诊率高、花费低、简单方便、无电离辐射以及诊断快捷等优点,成为乳腺病变定性诊断的主要手段。超声引导下的细针穿刺抽吸活检(fine needle aspiration,FNA)、空芯针穿刺活检(core needle biopsy,CNB)和真空辅助微创旋切技术微创活检(真空辅助微创旋切技术,minimally invasive biopsy,MMIBS)基本已代替了徒手活检、手术开放活检以及大多数的 X 线立体定位活检。然而当早期乳腺癌无明显结节而以微钙化为主要表现时,X 线立体定位活检是必需的。

一、细针穿刺抽吸活检

细针穿刺抽吸活检(fine needle aspiration,FNA)曾经是临床术前乳腺病灶定性诊断的主要方法之一,具有简便、易行、诊断快速、安全等优点(图 23-2-1、图 23-2-2)。但 FNA 有相当一部分标本数量不足或细胞标本不能进行有效诊断;致使 FNA 阳性率不高,且有一定的假阴性率。细针迅速穿刺微小病变时,极易使细针置于病变之外和误刺入周边的正常组织,因此特别不适用于微小的不可触及的乳腺肿块。FNA 的上述特点限制了其在临床中应用,也是其大范围推广的最主要障碍。

二、空芯针穿刺活检

自 20 世纪 90 年代以来,空芯针穿刺活检(core needle biopsy,CNB)已逐渐取代切除活检和细针针吸细胞学检查,现已成为乳腺病灶病理取材的最主要方法(图 23-2-3、图 23-2-4)。

1. 适应证 超声所能显示的实性病灶和微钙化病灶。

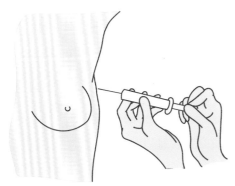

图 23-2-1　肿块细针穿刺活检示意图(外观)

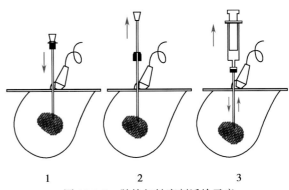

1　　　　　2　　　　　3

图 23-2-2　肿块细针穿刺活检示意

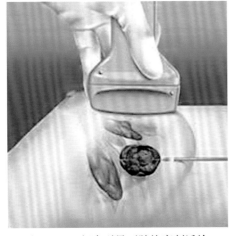

图 23-2-3　超声引导下肿块穿刺活检

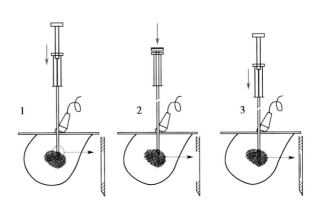

1　　　　　2　　　　　3

图 23-2-4　超声引导下肿块穿刺活检示意

2. 禁忌证　有凝血功能障碍的患者为绝对禁忌证;对有严重心、肺功能不全,不能配合的患者作为相对禁忌。

3. 术前准备

(1)要向患者说明穿刺目的。

(2)解释操作过程以及可能引起的不适和可能发生的危险、并发症及意外,签署并保存知情同意书。

(3)检查凝血功能,包括血常规、出血及凝血时间和凝血酶原时间,还应做乙肝表面抗原及艾滋病相关检查。

(4)器械针具准备,美国 BARD 自动活检枪,14G 或 16G、9cm 长活检针,活检枪射程有 15mm 和 22mm 两档可调,对于乳腺病变的穿刺一般常用 15mm 即可(图 23-2-5、图 23-2-6)。

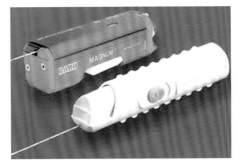

图 23-2-5　自动活检枪

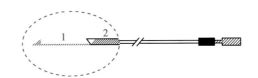

图 23-2-6　活检穿刺针(1 为活检槽,2 为针鞘)

4. 操作方法

(1)超声检查并确定病灶部位,设定穿刺体位和穿刺路径,选择标记合适的穿刺点。

（2）常规局部消毒铺巾，戴无菌手套，使用消毒探头或用无菌膜包裹探头，装好穿刺针的活检枪用无菌布包裹，检查取样槽大小，空枪试击发一次后重新拉两次到位，打开保险备用，在穿刺点以 2% 利多卡因按穿刺方向行局部麻醉，再用破皮针穿破皮肤至皮下。

（3）不用穿刺导向装置，左手持探头显示病灶，右手持活检枪针尖斜面向下，在穿刺点使其针尖向病灶方向斜行进入皮下浅层，或应用穿刺导向装置，两人相互协作完成穿刺定位。

（4）右手持枪不动，左手侧动探头寻找针杆针尖，或左手持探头不动，右手持枪使穿刺针轻微摆动调整方向，使针尖、针杆进入显示切面，调整声束方向和穿刺针角度，使其穿刺针以合适角度朝向病灶并能在同一切面显示（图 23-2-7、图 23-2-8）。

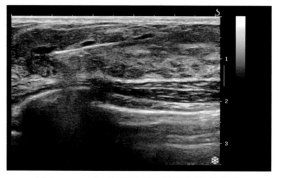 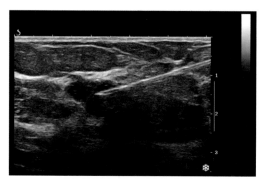

图 23-2-7　超声引导下肿块穿刺活检操作　　　　　图 23-2-8　穿刺针进入肿块内
　　　　　　（穿刺针进至肿块旁）

（5）超声指引下穿刺针尖进入病灶侧方，预测击发后穿刺针行针路径，评估击发后针尖所到部位的安全性，在满足既能获取病灶组织又能保证穿刺安全的情况下按压击发开关，迅速拔针，将组织条放置于无菌滤纸上，放入小瓶，每例取材 4~6 次，用 10% 甲醛溶液固定，送病理组织学检查。

（6）穿刺完毕后穿刺点消毒、纱布敷盖，并按压 5 分钟。

5. 注意事项

（1）选择合适的穿刺点是 CNB 成功的第一步。选择穿刺点的目的是使病灶与穿刺点间有合适的距离，使穿刺针与胸壁之间具有理想的角度；病灶与穿刺点的距离依照病灶所处位置的深浅而定。原则上病灶位置深，距离要相对远；病灶位置浅，距离要相对近。

（2）CNB 成功与否，关键在于病灶与穿刺针准确对位。因未用穿刺引导装置，操作者切记需正确判断病灶与穿刺针之间的相互位置关系，可采用 3D 定位的方法正确调整两者的方向与角度，准确对位的标准切面应是病灶和穿刺针处于可以击发的合适位置，并在同一断面两者都能显示。有条件的单位应用穿刺导向装置，并由两人相互协作可明显提高手术成功率。

（3）注意针尖斜面对击发后穿刺针位置改变的影响，通常斜面向下穿刺针向上飘移约 2mm，斜面向上，穿刺针向下飘移约 2mm，穿刺针的飘移幅度与肿块质地相关，肿块质地越硬，飘移幅度越大，对于紧贴后间隙的病灶，针头斜面向下是必需的。

（4）穿刺针应沿探头长轴的方向进针，依据病灶的深浅正确估测和调整针与胸壁的角度，对于位置较深的病灶，更要注意针的位置，并强调针应尽量与胸壁平行，以免伤及胸肌。

（5）如果考虑病灶是恶性的可能，穿刺针道的选择应设在乳腺癌拟行术式的切除范围内。

（6）CNB 的阳性诊断率与取样次数呈正相关，建议每个病灶不得少于 4 针。

（7）CNB 存在一定的假阴性率（3.7%）、组织学低估及上皮易位等情况，因此，建议对 CNB 诊断为非典型增生或原位癌的病例，临床应进一步做开放性活检或术中做冰冻切片检查。

三、微创活检

乳腺微创旋切系统始于 1994 年问世的真空辅助微创旋切技术（真空辅助微创旋切技术，MMIBS），该系统应用之初主要是微创活检,由于每次切取的标本量大,且连续性,因此 MMIBS 不仅能够获得明确诊断,而且还能提供足够的病理组织,以检测多种肿瘤标志物。随着乳腺影像技术的发展和应用,乳腺小肿块及微小钙化的检出越来越多[1-3],对小肿块及微小钙化的定位和切除已经成为当代乳腺外科的难点;同时乳腺癌术前新辅助治疗日益受到认可,新辅助治疗前的病理诊断非常重要,特别是乳腺癌治疗反应及预后相关指标的检测,如 ER、PR、HER2、P53 等,这些都需要足够的病理标本,普通穿刺活检已不能完全满足要求[4,5]。超声引导下的 MMIBS 具有微创、高准确率、低漏诊率之优点,因为其获得的组织病理可作为乳腺肿块术前定性诊断的"金标准"。

四、细针穿刺与空芯针活检的比较

最近的研究表明,空芯针活检在某些方面比细针活检更具优势,空芯针活检能提供更准确的组织学诊断结果,标本量充足,对不可触及肿块的标本不足率<1%,还可以区分浸润性癌和原位癌[2,6]。因细针穿刺活检标本不足的发生率高,对不可触及肿块的标本不足率为 2%~36%,使多数人放弃它而选择有大切割针的空芯针活检[7]。

第三节　超声引导下的介入性治疗

超声引导下对乳腺病灶的介入性治疗近几年来进展迅速,发展很快,应用很广,主要体现在以下三个方面:①超声引导下囊性病灶的介入性穿刺治疗;②超声引导下真空辅助微创旋切技术(真空辅助微创旋切技术)微创旋切对乳腺良性病变的介入治疗(详见本章第四节);③超声引导下微波消融治疗(详见本章第五节);④超声引导下乳腺癌的介入治疗(详见第二十四章)。

一、超声引导下乳腺囊性病灶的介入性穿刺治疗

超声对乳腺囊性病灶的诊断敏感准确,定位抽吸、药物注射在超声引导下简单方便,疗效肯定,可避免不必要的手术(图 23-3-1~ 图 23-3-4)。

1. 适应证　较大的囊性、脓肿、乳腺术后皮下积液或切口下积液及囊实混合性肿块。

2. 术前准备

(1)向患者解释操作过程以及可能引起的不适和可能发生的危险、并发症及意外,签署并保存知情同意书。

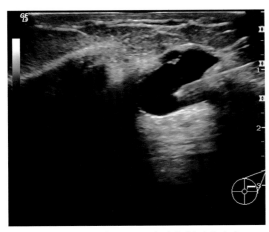

图 23-3-1　超声引导下囊肿穿刺引流术中

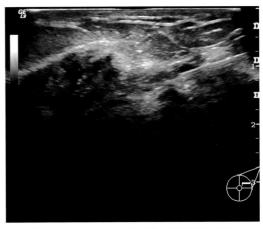

图 23-3-2　超声引导下囊肿穿刺引流术后

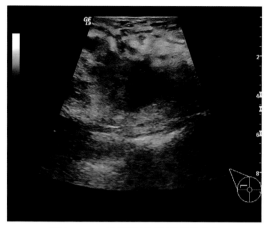

图 23-3-3　乳腺脓肿穿刺引流术前

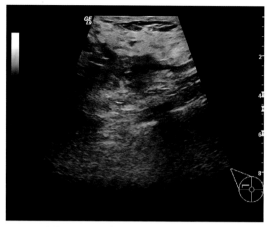

图 23-3-4　乳腺脓肿穿刺引流术后

（2）检查凝血功能，包括血常规、出血及凝血时间和凝血酶原时间，还应做乙肝表面抗原及艾滋病相关检查。

（3）器械针具和药品准备。

3. 操作方法

（1）超声检查了解病灶的大小、位置、内部回声，选择合适的穿刺体位和穿刺途径，确认穿刺点。

（2）常规局部消毒铺巾，戴无菌手套，使用消毒探头或用无菌膜包裹探头，以 2% 利多卡因按穿刺方向局部麻醉穿刺点，也可不做局部麻醉。

（3）超声引导下，将穿刺针向病灶方向斜行进入囊腔抽吸液体。

（4）持针不动，通过负压吸引将囊性或混合性肿块内液体吸出。将吸出物置入指定容器内，送病理做液基薄层细胞学（TCT）等相关检查。

（5）对单纯性囊肿可在超声监测下尽量将囊液抽尽后注入无水乙醇，浸泡囊壁 5 分钟后再将乙醇抽出；对脓肿可加用抗生素冲洗，对较大脓腔必要时可置管引流；对术后引起的积液抽尽即可。

4. 注意事项

（1）将吸出物送病理做液基薄层细胞学检查及常规、生化和细胞学以及细菌学检查。

（2）酒精过敏者不能用无水乙醇注射治疗。

（3）囊壁厚、内壁伴有微钙化、囊内为血性液体，注意排除罕见的囊内癌，类似的病灶不适宜行穿刺微创治疗，建议手术切除。

（4）多灶性囊实混合性病灶抗感染和穿刺疗效不佳时，要首先考虑有无乳腺结核。

（5）液基薄层细胞学检查（TCT）如为阳性，则需进一步治疗。

二、超声引导下微创旋切对乳腺良性病变的介入治疗

超声引导微创旋切与传统的局部切除术相比，有微创有效、切除彻底、并发症少、不影响乳房外观的特点，目前已是乳腺良性病变微创治疗的主要方法。

三、超声引导下对乳腺良性病变的消融治疗

超声引导下射频、微波及激光等消融技术在临床实体性肿瘤治疗中的广泛应用也促进了超声在乳腺良性结节中的应用和发展。相对于微创旋切术而言，良性肿瘤消融治疗均具有原位灭活肿瘤、避免手术切除、创伤小、恢复快、无瘢痕等特点，现已成为实体肿瘤重要的治疗手段之一。

四、超声引导下乳腺癌的介入治疗

第四节　乳腺微创活检系统在乳腺疾病诊治中的应用

乳腺疾病的发病率随生活水平提高而不断增加,肿块是乳腺疾病的主要表现形式。传统手术治疗会在乳房表面留下影响美观的瘢痕,对当今爱美女性是一种难以接受的残酷现实。

一、乳腺微创旋切技术的特点及工作原理

自 1994 年真空辅助微创旋切技术微创旋切系统的问世,使空芯针活检技术得到了进一步发展,不同厂家的系统(Mammotome®、EnCor®、Vacora® 等)均由真空抽吸泵和旋切刀头组成,旋切刀头与空心活检针相似,由套管针构成,加上真空抽吸,并具有特殊的传送装置,在不退出外套的情况下,通过内套针的运动将切取标本运出体外,并进行重复多次切割获取多个组织样本,进行病理组织学诊断和免疫组化检查[4](图 23-4-1、图 23-4-2)。

乳腺微创旋切治疗系统是通过 B 超或者 X 线、磁共振引导,利用真空吸引和旋切相结合的原理,通过皮肤 3~4mm 的切口,对乳腺可疑病灶进行反复切割,取得足量标本。真空辅助微创旋切技术系统起始主要用于乳腺病灶活检,随着技术更新及 8G 活检针的开发应用,逐步用于 3cm 及以下的良性肿瘤的微创切除,如乳腺纤维瘤、瘤样增生、脂肪瘤等。由于中国女性年轻时乳房腺体致密,故乳腺 X 线检查不适宜 40 岁以下的女性,而目前磁共振价格比较昂贵,故高频 B 超实时监控真空辅助微创旋切技术微创系统对乳腺疾病的活检或手术成为我国现代乳腺外科的一种发展趋势。

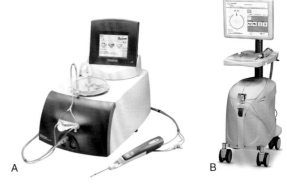

图 23-4-1　乳腺微创活检系统
A. 真空辅助微创旋切技术微创活检系统;B. VAB 系统。

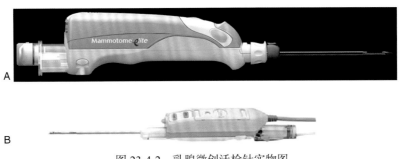

图 23-4-2　乳腺微创活检针实物图
A. Mammotome 活检针;B. 安珂(EnCor)活检针。

二、应用优势

微创旋切术在整个操作过程中离不开超声的引导与监测。超声可引导旋切刀到达病灶部位,尤其对于临床不能触及的病灶,超声可以为术者提供正确的进刀方向,对于周边血流丰富的病灶进针时也可引导其避开血管。超声可动态监测病灶的切除情况,指导术者调整进刀方向,使旋切刀始终置于要切除的病灶范围内,减少了对周围组织的损伤(图 23-4-3)。部分公司的旋切刀还可根据病灶范围进行旋切刀槽长度调节(图 23-4-4),以最大限度减少对周围组织的损伤。

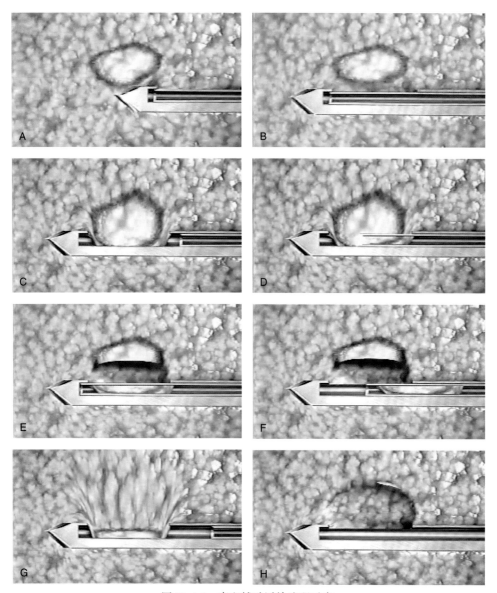

图 23-4-3 真空辅助活检流程示意

A. 旋切刀经病变组织后方植入；B. 旋切刀刀槽定位于病变组织后方；C. 病变组织被真空吸入刀槽；D. 旋切刀旋切病变组织图；E. 旋切组织完成后，旋切刀自动停止旋切；F. 旋切刀退出，真空抽吸收集标本；G. 重复旋切过程；H. 旋切至病变组织切除完全。

在手术进程中，超声可实时监测手术的进展情况，可观察到病灶从大到小、从小到无的动态变化过程，而且可以旋转探头，多角度探测，判断病灶是否切除干净，从而提示术者是否结束手术。微创旋切术后的患者最简便、经济的随访方法是通过超声观察原病灶区及周围组织的回声变化，如旋切术后早期，由于病灶区的空虚及周围组织出血等原因，术区呈弱回声或无回声，后期回声逐渐增强。超声不但可以观察原病灶区的改变，还可了解手术进刀通道的乳腺

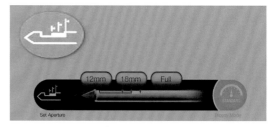

图 23-4-4 真空辅助活检枪刀头示意
（可选择不同刀槽长度）

组织受损情况。有研究表明微创旋切术在手术时长、术中出血量、愈合时间、瘢痕大小、并发切口感染及乳房变形等方面均优于传统开放手术，在肿瘤大小、术后并发出血、皮下淤血、血肿及肿瘤残余等方面与传统手术相比无明显差异[8]。另外还能长期随访病灶有无复发。

相对于传统手术,乳腺微创旋切术具有操作方便快捷、定位精准、准确切除病灶,以及对可疑病灶活检可取得大而连续的标本,因而诊断准确、创口(仅 3mm~4mm)明显小于传统手术(图 23-4-5),美容效果好、安全性高、并发症少等特点[9],因此深受广大女性喜爱。

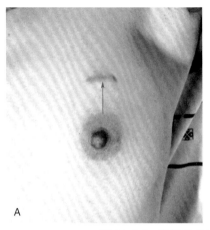
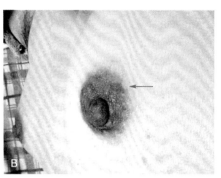

图 23-4-5　微创手术与常规手术术后瘢痕比较
A. 常规手术术后后瘢痕(箭头指示处);B. 微创术后瘢痕(箭头指示处)。

三、适应证及禁忌证

1. 适应证

(1)可疑病灶(ACR BI-RADS® 4 类)病例的选择[10-15]:①临床不能明确其性质或怀疑为恶性的病灶,高频超声可清晰显示病灶的位置或大致显示病灶的范围;②超声可见的病灶或可疑微小钙化;③超声可见的钼靶片显示的乳腺结构扭曲;④超声可见的病灶过小、过深不适合常规空芯针活检的病灶;⑤超声可见的保乳术后可疑复发病灶;⑥超声考虑恶性而常规空芯针活检良性的病灶;⑦常规空芯针活检或细针穿刺抽吸活检的可疑恶性病灶。可使用旋切术部分取材进行活检后,再决定治疗方案。

(2)良性病灶(ACR BI-RADS® 3 类,且患者有手术需求;部分 ACR BI-RADS® 4A 类病例,临床评价不考虑恶性病变)的旋切治疗的病例选择[11-17]:①临床诊断明确的良性病灶(如纤维腺瘤、导管内乳头状瘤等[17,18]),尤其是边界清晰、边缘光滑的病灶;②病灶长径≤2.5cm,少许病例可依患者自身条件(脂肪层较厚、肿块位于较厚的腺体层内或后间隙)放宽到 3.0cm;③彩色多普勒显示肿块周边无粗大血管或穿支动脉走行,或虽有粗大血管,但术前评估术中可避免对血管的损伤;④肿块体积较大时(直径≥2.0cm),肿块距皮肤层及乳头有一定距离,且临床评价乳腺微创旋切治疗可获得较传统手术更好的手术效果;⑤肿块体积较小时(直径≤1.0cm),虽然肿块距皮肤层及乳头距离很近,但传统手术难以发现病灶;⑥中等大小肿块(2.0cm≥直径≥1.0cm),虽然肿块距皮肤层及乳头距离较近,但可通过预防手段避免切破皮肤、术后乳头侧偏等手术并发症的发生;⑦边界不清的乳腺实性结节,超声评价不考虑恶性病变。

(3)高度怀疑乳腺恶性肿瘤(ACR BI-RADS® 5 类)或已确诊的乳腺恶性肿瘤(ACR BI-RADS® 6 类):治疗前病理学检查以明确病理性质;拟行新辅助治疗的乳腺恶性肿瘤,治疗前组织病理取样[4,5]。ACR BI-RADS® 6 类病例微创的活检的目的为明确病灶的免疫组化特性,以方便新辅助治疗药物的选择。

2. 禁忌证[14-16]

(1)手术的禁忌证:有严重全身器质性疾病不能耐受手术者,如心肝肾功能障碍、凝血障碍、未控制的高血压和糖尿病等。

(2)月经期间。

(3)术中不能避免损伤大血管的病灶。

(4)乳腺血管瘤。

(5)病变内存在斑块状或团块状钙化,微创治疗不能有效切除钙化斑块。

（6）良性肿块体积过大，微创治疗不能对病灶一次性切除的病例。

（7）肿块位于乳腺边缘，在可操作的进针方向肿块旁软组织过少，难以避免穿刺方向皮肤破损的。

（8）丰胸术后，术中难以避免假体破损或易导致假体外渗的。

（9）一般不用于单纯性囊肿的切除。

（10）哺乳期乳腺：①因乳腺导管扩张、腺体增生，有可能被误认为结节；②乳腺导管被伤及，引起血性乳汁、乳汁漏，甚至诱发乳汁感染。

（11）乳腺血管瘤。

四、术前准备

1. **手术组成员及分工**　手术组通常需要 3~4 人，可以采取介入超声医师或介入超声医师与乳腺外科医师共同组成两种构成形式。旋切过程中超声图像的引导和监测功能十分重要，因此熟悉乳腺超声和具备乳腺穿刺技术的介入超声医师必不可少。手术过程可由接受过专门培训的介入超声医师独立实施或者超声医师负责超声引导，乳腺外科医师负责旋切操作。另配 1 名助手负责取材，1 名护士负责台下辅助。

2. **了解患者相关信息**　操作者应全面了解患者超声、钼靶摄片等影像学检查资料及病史。了解患者一般状况，包括血常规、凝血功能和心电图等，排除手术禁忌证；还应进行乙肝表面抗原及艾滋病相关检查。

3. **超声检查落实"四定"**

（1）定位置：采用立体定位加时钟定位，即结节的时钟位点以及分别至乳头、皮肤和胸肌筋膜的距离。

（2）定数目：确定术前结节及手术切除结节数目，避免遗漏，并供旋切后随访对照（区别旋切后血肿和新生结节）。

（3）定大小：指导选用针具型号，并按"先小后大"的旋切顺序进行。

（4）定血流：CDFI 确定结节血供丰富程度，对血供丰富者提前做好防范出血和术中止血的预案。

4. **履行术前告知，签署知情同意书**　向患者解释手术相关内容、操作过程以及可能引起的不适和可能发生的危险、并发症及意外，签署并保存知情同意书。术前谈话内容：①费用；②手术目的；③切除效果：达到影像下切除；④病灶体积过大可能无法保证全部彻底切除，多病灶时建议单次手术切除一个最具手术价值的病灶；⑤术后病检为恶性须再次开放手术；⑥大的肿瘤术后可能引起局部凹陷，乳头乳晕区肿瘤可能引起乳头内陷；⑦浅表肿瘤可能损伤皮肤；⑧术后其他相关并发症。

5. **超声仪器、探头选择、超声引导技术选择**　彩色多普勒超声诊断仪器，频率 ≥ 7.5MHz 的高频线阵式探头，徒手操作超声图像引导。

6. **器械、针具及药品准备**　选择应用乳腺微创旋切系统，根据病灶大小选择 8G、11G、14G 旋切刀，真空抽吸泵、控制器及相关软件；备利多卡因、肾上腺素等术中用药。

7. **联系、协调好术中冰冻病理检查**　术中冰冻病理提示恶性倾向者应及时中止旋切治疗，将患者转入外科接受外科手术。

五、操作方法及技术要点

1. **定位**　患者取仰卧位（可根据肿块所处的位置做适当调节，以便有足够的自由空间操作旋切针具），先用超声探测乳腺病灶所在部位，测量所有病灶大小及肿块距皮肤层距离，确定肿瘤位置，预设最佳穿刺点和进针路径（图 23-4-6）；当有多个肿块时设计穿刺点要兼顾所有肿块[14,15]。设计确定穿刺通道，是腺组织进针还是后间隙进针。

2. **切口选择**　对于临床不能明确其性质或怀疑为恶性的病灶，在切口选择时应考虑后继手术治疗，选择乳癌改良根治或区段切除术可能切除的位置（图 23-4-7）。

微创旋切术在成功治疗良性肿瘤的同时，术后美容是必须要考虑的问题。所以皮肤切口在方便手术治疗的同时，应尽量选择对患者损伤小、切口隐蔽的地方，如乳腺边缘部或乳晕周围。多发肿块应尽量一个切口兼顾所有肿块。特别对于瘢痕体质的患者,可尽量选择乳晕周围。

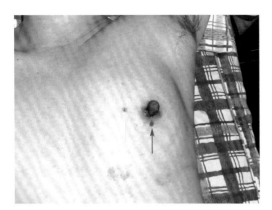

图 23-4-6　MMT 手术前确定肿块位置
(黄色箭头)及进针位置(红色箭头)

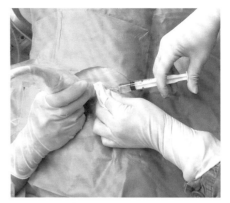

图 23-4-7　在确定的进针点进行皮下麻醉并在
超声引导下进行肿块周边局部进行浸润麻醉

肿块位于乳腺边缘,应选择可操作的进针方向、肿块旁具有一定的缓冲区(进针角度及方向肿块边缘距皮肤的距离),其缓冲区长度大于 2cm。

3. 消毒及麻醉　常规消毒铺巾,根据超声探测结果,沿预设的针道对肿块周边局部进行浸润麻醉,常规选择肿块后方或乳房后间隙进行麻醉,对位于近乳房后间隙的肿瘤可起到分离肿瘤与胸大肌的目的,同时又具备较好的麻醉效果(图 23-4-8、图 23-4-9)。对于位于腺体层浅面的肿块,可选择在肿块后方进行麻醉,以最大限度保护乳腺组织;对于距皮肤层较近的肿块(直径 ≤1.5~2.0mm),可于肿块与皮肤层间注入一定的生理盐水,分离肿瘤与皮肤层,避免切破皮肤[14](图 23-4-10、图 23-4-11)。

确定由后间隙进针进行麻醉的肿瘤,在麻醉针已到皮下,准备向肿块方向穿刺前一定先要超声检查明确麻醉针是否位于后间隙,否则麻醉针过浅在腺体层穿刺进针较难,麻醉针过深,已到胸大肌肌层,胸壁薄、肋间隙宽者麻醉针易误入胸腔发生气胸。

麻醉针在向肿块方向穿刺时,麻醉针一定要对准肿块方向,操作过程中,可用超声确定麻醉针与肿块的关系,调整穿刺方向;操作过程中,可边推药边前行,有利于麻醉针到达肿块后方,在肿块后方后间隙适当增加给药量,增大后间隙的空间距离,这样可增大旋切刀操作的空间和安全性(图 23-4-12)。

麻醉远端应超过肿块远端 10~20mm,由于旋切刀切割凹槽距离刀尖有 10mm,故除在切除部位及针道注入局麻药外,还须在切除部位以远 10~20mm 处注入一定量的局麻药,以减轻疼痛。

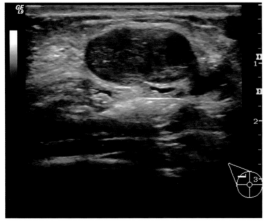

图 23-4-8　超声引导下将穿刺针送至肿块后方

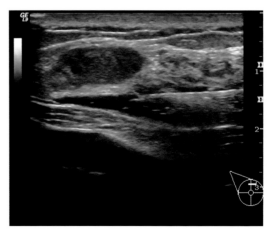

图 23-4-9　肿块后方注射麻醉药(最佳麻醉药注射
位置为乳房后间隙)

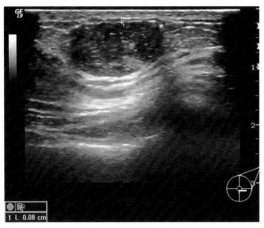

图 23-4-10　肿块距皮肤层较近（图中仅为 0.8mm）

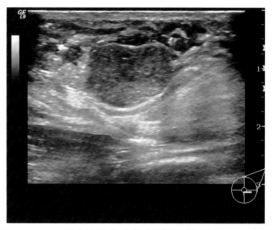

图 23-4-11　可在肿块与皮肤间的皮下组织注入一定量的生理盐水，分离肿瘤与皮肤层，以减少切破皮肤的可能

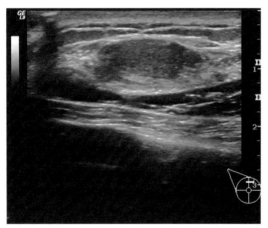

图 23-4-12　注射完麻醉药物后，肿块后方与周围组织分离

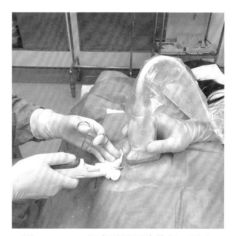

图 23-4-13　超声引导下将旋切刀置入

对于滋养动脉供血丰富的结节，可在利多卡因溶液中混合 0.2mg 的去甲肾上腺素溶液，可收缩结节的滋养动脉，减少切割时出血。是否使用肾上腺素需参考以下因素：①高血压患者慎用或不用；②患者是否处于行经期，通常旋切手术应该避开行经期，如果巧遇则使用肾上腺素；③结节的血供，彩色多普勒（CDFI）血流显像检测提示具有丰富的滋养动脉的结节，则提倡在血管明显处使用肾上腺素，否则可以不用。

4. 穿刺旋切

（1）在皮肤上做一个 3~4mm 小切口，根据肿块大小选择合适的旋切刀（一般肿块大小 ≤1.5cm 时，选取 11G 旋切刀，肿块大小>1.5cm 时，选取 8G 旋切刀）。

（2）确认旋切刀的切割槽保持在初始的闭合状态后，在超声引导下将旋切刀尖端经皮肤切口穿刺，一直放置到结节的底部（如果选用 Vacora，则先放置的是 Troca 套管针，图 23-4-14）。最理想的初始空间位置关系是（由浅到深）皮肤及皮下脂肪→结节→旋切刀→胸肌，切割槽完全落于结节后方，尽量避免处于正常腺体组织后方（图 23-4-14）。

（3）启动切割取样按钮，切割槽暴露，面向结节，背向胸肌，在同步负压吸引下邻近切割槽的结节组织优先被吸入切割槽内，旋切针芯（对于 Vacora 而言应该是旋切针鞘）向前推进而将其切割下来（图 23-4-15）。旋切刀外鞘凹槽可根据需要变换方向做扇形旋转，较大肿块可沿之字形路径进行旋切；直到病灶被完全切除，最后行超声检查确定无明显肿块图像时停止旋切（图 23-4-16~ 图 23-4-19）。

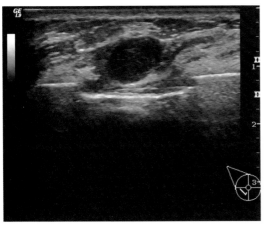

图 23-4-14　旋切刀置入肿块后方,旋切凹槽正对并全部包含肿块

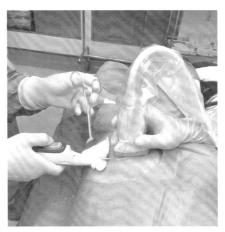

图 23-4-15　全程在超声监控下进行肿瘤旋切

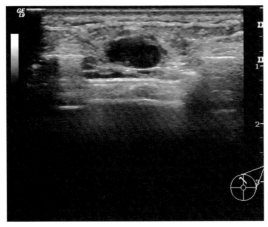

图 23-4-16　旋切过程中应注意瘤体在旋切槽中的位置

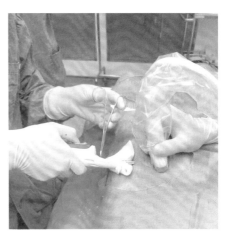

图 23-4-17　同时转动探头方向观察旋切刀长轴垂直方向

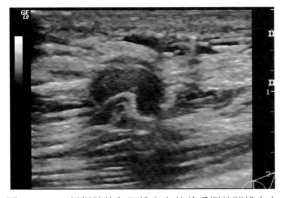

图 23-4-18　根据肿块与凹槽方向的关系调整凹槽方向

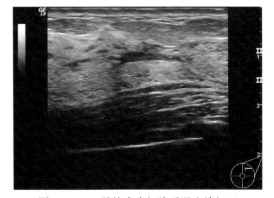

图 23-4-19　肿块完全切除后退出旋切刀

（4）切割下来的组织条块因设备型号不同而自动进入收集器或需人工加以移除。如此重复,随着结节逐渐被切割,其体积和空间构象不断发生改变,初始位置关系不复存在。此时,通过调整旋切刀、重新固定结节等措施,仍需维持旋切刀→结节→皮下脂肪及皮肤的空间位置关系。这样的空间位置关系最有利于超声图像对切割过程的显示和安全性把控。

（5）超声检查确定无明显肿块图像时停止旋切,为避免病灶微小残余致肿瘤复发,切除标本需确认旋切各方向均无组织残余。

(6)操作完成后局部压迫 10 分钟,穿刺点可用组织胶水或免缝胶布粘合(图 23-4-20),随后用弹力绑带胸部加压包扎 24 小时。

(7)所获取标本送病理学检查(图 23-4-21)。

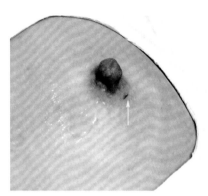

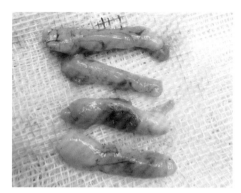

图 23-4-20　旋切刀退出后皮肤表面可见细
线状切口(箭头指示部)

图 23-4-21　切除组织标本为条状,标本送
病理检查

超声引导旋切刀准确对位肿块的三个步骤[15]:①第一步确认起始段,引导并确认旋切刀位于后间隙或腺体层内;②第二步粗放引导段,引导并确认旋切刀行走在肿块与穿刺点之间连线上;③第三步精确对位段,引导并确认旋切刀刀槽在肿块后方。

准确对位就是使旋切刀与肿块始终处于同一声束平面内。如果是见刀不见块或见块不见刀都说明旋切刀与肿块不在准确的旋切平面内。这就需要超声观察肿块和刀在上、下、头、尾的空间位置关系,当肿块位于刀的头侧或尾侧时刀尖要向头侧或尾侧偏移。精确对位采用刀找块或块找刀方法确定准确旋切平面[15]。①刀找块:探头显示肿块不动,刀找块,调整刀杆并与探头长轴平行,进入声束平面内。当块小、位置深、紧贴后间隙,而后间隙空间狭小时采用刀找块缓慢潜行进刀,易准确对位。②块找刀:刀不动,探头显示切割刀,可手助推挤肿块于刀上方,使刀和肿块处于同一声平面内,称为块找刀。

5. 将病理结果与术前诊断相对比　术后 1 周对患者进行临床触诊及超声复查,观察手术部位愈合情况、有无血肿等。患者可于 3 个月后或半年后复查,观察手术后有无复发及术区恢复状况。

6. 超声引导旋切刀切割技巧[14]

(1)准确对位是旋切刀有效切割最主要的技巧。

(2)活动度大、质地硬的肿块,在旋切过程中超声医师手助推挤、固定、加压,可准确对位,不易滑脱,明显提高每刀旋切样本量。

(3)手助推挤方向与刀槽方向要保持相对。

(4)立体切除,B 超显示的仅为二维平面,故当采用"十"字观测法进行观察,即确定肿块完全处在凹槽内后,旋转 90° 对肿块进行观察,指导旋切的角度;在旋切过程中实时观察肿块标本条中的位置,如有必要可重新调节凹槽位置;直至肿块被完整切除。

(5)对于接近皮肤的肿块,当旋切刀距皮肤较近时,应尽量避免做凹槽垂直于皮肤的旋切,同时探头要轻提,避免加压。

(6)旋切过程中出现空切即无组织切割时,应考虑以下可能:①旋切刀故障,传送装置有组织阻塞影响抽吸;②真空抽吸系统漏气;③肿块质地硬,切割时肿块滑脱弹起;必须及时检查处理或更换设备,或切割时加压,以保障手术顺利进行。

7. 病灶切除是否有残留的鉴别　判断肿块是完全切除还是有残留要掌握:①标本上看不到肿瘤组织;②图像上超声医师扫查不到残留肿块;③外科医师触不到肿块;④此外,超声医师还必须排除积血、积气对超声扫查的影响(见图 23-4-19)。

8. 术后创面止血　旋切结束后先用纱布垫自瘤体残腔沿穿刺针道滚动性挤压,排出积血,这样的动作需反复 2~3 次,然后紧紧压迫瘤体残腔处 15 分钟。避免压迫皮肤穿刺点致使积血不能排出。为防止后续出血,需用绷带缠绕加压包扎。注意包扎可靠,防止松解滑脱。

9. 术中冰冻病理及术后石蜡病理检查　绝大多数乳腺腺瘤长期保持良性特征,但是少数情况下也会出现恶变。恶变可以从腺瘤的某个区域开始,当恶变体积微小时,术前和术中超声检查可能误诊或遗漏。术中冰冻快速病理检查有助于减少漏误诊。术后石蜡病理检查能够进一步确诊,比冰冻病理更为准确和全面。一旦发现恶性证据,应采取:①迅速转行外科手术切除,按早期乳腺癌的手术规范进行治疗;②有微波或射频消融治疗条件的,可以对瘤体和穿刺针道进行快速热消融治疗,与乳腺外科医师及时沟通,视情形确定后续治疗方案。

六、注意事项

1. 既往超声诊断报告只能作为参考,不能作为确切的微创依据。术前超声医师必须再次超声扫查,准确定性、定数、定位。

2. 正确把握适应证,避免过度治疗;必要时可与乳腺外科医师一起合作完成病例的选择和治疗;并将微创切除的肿块个数告诉患者并确认,避免医疗纠纷。

3. 对高档机的超声报告使用低档机引导微创旋切,存在看不到、导不准、切不掉可能。

4. 操作医师应熟知乳腺的解剖,熟悉超声图像,具有熟练的超声引导下穿刺操作技术。

5. 选择皮肤穿刺进针点既要便于操作,又要注意隐蔽,尽可能用一个皮肤穿刺点,兼顾多个结节的切除,体现出该技术的微创特点。

6. 进针时一定要掌握好方向、角度、力度,杜绝粗暴穿刺,避免旋切刀与胸壁垂直,以免刺入胸腔而造成严重后果。充分利用影像引导,做到"不见针尖不进针"。

7. 对可疑恶性钙化病灶微创活检标本应常规进行乳腺 X 线检查。

8. 应重视病理和影像学的一致性分析,一例成功的乳腺病灶微创活检与治疗应该是乳腺外科、超声、乳腺 X 线、病理的团队协作与配合。由于真空辅助乳腺活检仍存在误诊,对 DCIS、DCIS 伴早期浸润、不典型增生均存在不同程度的病理低估,虽然与乳腺癌组织学的异质性、钙化灶的大小、形态及病灶的选择有关,但对高度怀疑恶性的标本强调作重点标记,引起病理医师关注也非常重要。

9. 对于术中出血较多病例,为预防术后血肿形成,可于术区经切口置入引流条引流,然后加压包扎,切口延期闭合。

10. 乳腺恶性肿瘤组织病理学标本取样时,微创取样应在肿瘤边缘部非坏死区域。

七、手术并发症的预防及处理

1. 术中出血　术中出血的原因是穿刺或切割时损伤血管。预防措施:做好病例选择,避免选择与大血管毗邻肿块进行手术(图 23-4-22)。由于穿刺针的导尖部具有锐利的刀锋,穿刺过程尽量保持刀头在直立位,这样可以尽可能减少对血管的损伤机会。由于真空辅助微创旋切技术刀头上有负压吸引装置,少量出血不会影响手术的正常进行。如果遇到出血较多已影响手术时,要及时暂停,局部压迫止血 10~15 分钟。止血后可以继续手术。术后局部网状弹性绷带包扎 24~48 小时,辅以止血药物应用。术前我们用利多卡因局麻时,常加入少量盐酸肾上腺素以减少出血,但盐酸肾上腺素的用量须严格限制[3,18]。

2. 皮肤破损　病灶过于表浅时,有可能切破皮肤层,造成损伤。因此,选择合适病例及进刀口,在皮肤与病灶之间注入少量麻醉药,不但能减轻疼痛,而且能在皮肤与病灶之间增大间隙,避免损伤皮肤;实际操作中建议当病灶距皮肤层距离小于 1.5~2mm 时,须在皮肤与病灶之间注入少量生理盐水。在切割过程中,如果在超声监视下见到皮肤被吸入刀头或在皮肤表面看到皮肤已被吸入时,要及时停止切割,重新调整刀头位置后继续手术,如此可有效防止本并发症的发生[15]。

3. 感染问题　旋切术属于Ⅰ类无菌手术,皮肤穿刺点创面微小,在严格的无菌消毒程序下,旋切刀装置只需单次置入穿刺针,通常不会发生感染。由于真空辅助微创旋切技术的刀头结构较为复杂,普通清洗、消毒难以达到无菌要求,因此应严格执行国家卫生行政部门要求,杜绝重复使用刀头,术中严格执行无菌要求,减少感染的发生。如术中存在感染可能的,可在术后服用一定量抗生素,预防感染的发生。

4. **术后血肿**　术后血肿多发生在术后弹性绷带压迫不牢或移位；患者较肥胖，术后活动过大等也可造成弹性绷带滑落，对手术区没有起到压迫作用[14,19]。护理措施压迫要确实、可靠；向患者解释清楚压迫的重要性，争取患者的配合。术后要及时巡视患者，查看伤口情况，观察绷带位置及伤口周围有没有血肿出现，发现问题及时处理。术后用弹性绷带加压包扎至少 24 小时，若发现有少量血肿，可协助患者热敷患处，促进血肿吸收。偶有患者在术后数天后发生血肿的，可能与患者活动过大等有关。血肿超声表现为术区或针道内出现无回声区，CDFI 无回声区内常无血流显示（图 23-4-22~ 图 23-4-25），偶可见术区假性动脉瘤形成，表现为局部具有搏动感的无回声区，CDFI 无回声区内可见五彩动脉血流信号，可检出动脉血流频谱（图 23-4-26、图 23-4-27）。

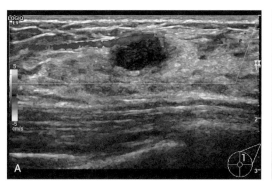 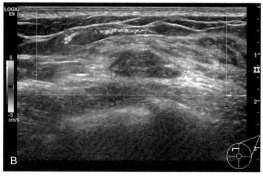

图 23-4-22　肿块与大血管关系对手术选择的影响
A. 肿块与胸外侧动脉毗邻，不建议行微创旋切治疗；B. 肿块与血管间具有足够距离，可建议行微创旋切治疗。

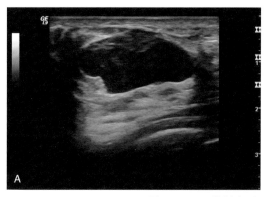 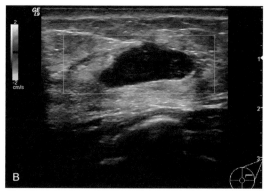

图 23-4-23　微创术后血肿二维显像及彩超评价
A. 微创旋切术后术区血肿形成；B. 血肿内无彩色血流显示。

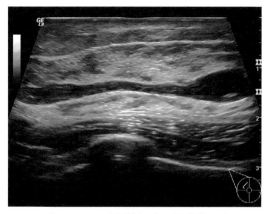 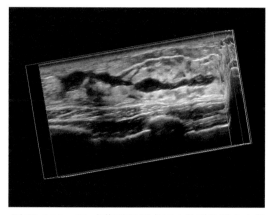

图 23-4-24　微创旋切术后针道内血肿　　　　　图 23-4-25　3D 成像可显示术区血肿及针道内血肿

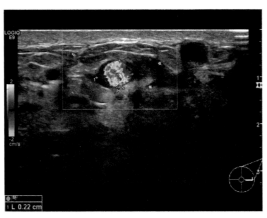

图 23-4-26　微创旋切术后假性动脉瘤形成

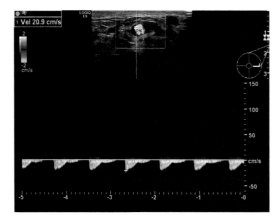

图 23-4-27　假性动脉瘤内呈湍流频谱

5. 术后假性动脉瘤　术后假性动脉瘤多发生于较大动脉受损,弹性绷带压迫不牢或移位等。假性动脉瘤的处理一般等同于术后血肿,可用弹性绷带加压包扎至少 24 小时,观察加压后瘤内有无活动性出血,大多数患者可通过本方法解决。极少数患者通过加压包扎仍然不能使瘤内活动性出血消失的,可在超声引导下瘤内注入少量凝血酶原进行治疗。

6. 进针方向　要尽量平行胸壁,以预防气胸发生。

7. 在超声监控下,可明确针的部位,减少穿刺次数并将针放置在最佳位置,防止位置过深损伤胸大肌甚至更深的组织,导致不易控制的出血。

8. 对于将来有生育和哺乳需求的妇女,置入旋切刀时要避免针道经过乳晕下大输乳管道集中的区域,以免损伤大输乳管。

9. 肿物考虑为恶性肿瘤时,肿瘤细胞可能沾染针道,微创术的针道应设计在乳腺癌根治术的手术范围内。如果同一把旋切刀连续切除数个肿物,应先切良性肿块,最后切可疑恶性肿块。

10. 一把旋切刀只能施行一侧乳房的肿物切除术。

11. 术后局部皮肤凹陷　术后腺体缺损过大会使残腔上方的皮肤缺乏支撑而向内凹陷,术后加压包扎时间过长可使残腔上方皮肤与残腔底部粘连,轻微的凹陷可以自然修复而消失,但明显的凹陷可以长时间存在。

12. 蒙多病　蒙多病是一种罕见的良性病变,是因血栓性静脉炎影响胸部或腹壁导致的皮下静脉非炎症性反应,通常为自限性(详见第十四章第五节)。微创旋切活检及治疗后极少发生本病,但依然建议进一步检查以排除切除病灶合并乳腺癌的可能[20]。

八、病历记录和管理

为每例患者建立独立、完整、图文并茂的病历档案,应包括以下内容:

1. 患者一般信息　年龄、现病史、遗传史、生育史,出生地、联系方式。

2. 术前准备　①术前血压、血常规、凝血功能指标;②乳腺结节信息:部位、大小、数目、位置、血供情况等,需要留存每一个结节的超声图像;③旋切设备信息:选用的刀头型号规格;④术前告知谈话记录。

3. 手术过程记录　①术者与配合者;②体位、麻醉方式、消毒方式;③使用肾上腺素与否;④穿刺点位置及数目,需对切割过程留存超声动态录像;⑤结节标本条数及肉眼观,需对标本拍照留存;⑥术中并发症情况,是否有皮肤破损,是否有明显的出血及估计量;⑦手术耗时。

九、疗效评估与随访

复查的时间节点:①旋切术后 24 小时,观察乳房皮肤是否有青紫,超声扫查瘤体残腔内是否有血肿及血肿的范围。CDFI 观察瘤体残腔周围的血管信号有无异常。②旋切术后 3 个月,此时瘤体残腔的血肿已经基本吸收、消散,超声复查以确定是否有腺瘤组织残余或新生。因为即便是外科开放手术完整切除了腺瘤,术后在原手术部位仍可复发。③长期不定期复查:主要目的是观察其他部位是否有新生腺瘤。因为部分外科手术病例术后可在乳房其他部位再生新的腺瘤。④定位标记:主要目的是用来鉴别原旋切手术部位瘢痕与其他部位的新生腺瘤。乳腺瘢痕含有丰富的纤维组织,质地致密,无论X线还是超声检查有时与乳腺腺瘤鉴别困难。旋切术结束前,可在超声引导下向瘤体残腔部位放置金属夹标记物,利于日后的影像检查区别原手术部位和/或新生腺瘤。

十、真空辅助微创旋切技术微创旋切术对乳腺病变特点的考虑与分析

1. 肿块的大小 ①选择适宜真空辅助微创旋切技术微创旋切术的病例;②对于较大的肿块旋切刀的凹槽尽量对准肿块的短径,做扇形旋切时每次移动的幅度不能过大;③大肿块不能悬在取样槽之上,必须使肿块一端嵌入槽内。理论上过大的肿块也能切除,但往往旋切次数太多,旋切刀变钝而不得不更换新刀,增加患者费用。

2. 肿块的数目 由于真空辅助微创旋切技术装置本身并无止血功能,因此仅能通过术后局部加压包扎到达止血的目的,在多个肿块切除时,应注意:①术前应将切除的肿块数量及位置明确告诉患者,同时术后应将切除的组织标本由患者确认后装入标本瓶中,以避免纠纷的发生;②多个肿块切除时,因评估肿块切除时可能的出血量,建议先切可能出血少的肿块,以免影响其他肿块的显示和切除。而一次切除的病灶数目过多可能造成止血不彻底。肿块数目过多时,应选择具有手术价值的肿块进行切除,切不可追求切除肿块数目,同时注意加压包扎,防止发生血肿。

3. 肿块的性质 ①微创旋切治疗的病变应排除诊断明确的恶性肿瘤患者;②有明确结节疑为恶性时,应首先在超声引导下进行穿刺活检;③当肿物考虑为恶性肿瘤时,微创术的针道设在乳腺癌拟行术式的手术范围内;④如果用同一把旋切刀连续切除数个肿物,应先切良性肿块,最后切可疑恶性肿块;⑤强调一把旋切刀只能施行一侧乳房的肿物切除术。

4. 肿块的质地 下述两类肿块,由于硬度过大旋切刀根本切不动,均不适宜微创旋切。①结节内有明显大的斑块样钙化或大的团块样钙化;②不伴有结节的孤立性大的斑块样钙化或大的团块样钙化。

5. 肿块的部位 ①根据病灶的部位,微创旋切的顺序应先周围后中央;②对于将来有生育和哺乳需求的妇女,置入旋切刀时要避免针道经过乳晕下大输乳管道集中的区域,以免损伤大输乳管;③病灶位于乳晕区时,切除病灶不能过头,穿刺针道尽量避开乳晕区,以免切除后局部瘢痕挛缩出现乳头内陷。

十一、超声与乳管镜联合定位引导真空辅助微创旋切技术切除乳管内微小病变

乳管镜对诊断导管内微小病变具有较高的准确性,但乳管内微小病变术前B超检测仅部分可清楚显示,部分无法显示,我们采用两种方法微创旋切:①可清楚显示的病变超声直接引导;②乳管镜确定有微小病变而超声无法显示的,采用超声与乳管镜联合定位引导的方法。首先乳管镜确定有微小病变的导管,插入定位钢丝,超声扫查显示定位钢丝确定病变导管后,引导旋切刀到定位钢丝后方,再拔出定位钢丝后旋切。实践表明对于将来无生育和哺乳需求的妇女,超声扫查不到而乳管镜确定导管有微小病变的,超声与乳管镜联合引导微创旋切也是一种有效的治疗方法。

十二、超声引导真空辅助微创旋切技术在乳腺肿块微创旋切中尚待解决的问题

1. 超声引导真空辅助微创旋切技术对乳腺可疑恶性病灶微创旋切活检是完整切除还是仅行活检尚无统一认识,主要是出于肿块切除对乳腺恶性肿瘤预后的影响,如肿块切除术后是否存在癌细胞的局部针道播散可能,以及真空辅助微创旋切技术旋切是否能完整地将肿瘤切除都是需要考虑的问题,目前尚无相关的共识。对于活检是否增加肿瘤全身转移的机会,目前尚无资料证实,尚需进一步的研究。

2. 真空辅助乳腺活检仍存在漏诊、误诊的可能,切除的样本量多时则误诊率降低。由于真空辅助乳腺活检对乳腺导管内原位癌(DCIS)、DCIS伴早期浸润、不典型增生均存在不同程度的病理低估,虽然与乳腺癌组织学的异质性、钙化灶的大小、形态以及病灶的选择有关,但对高度怀疑恶性的样本我们强调需作重点标记,以引起病理医师关注。

十三、真空辅助微创旋切技术在乳腺肿块微创旋切中的应用展望

微创治疗给乳腺病变患者带来福音,超声引导下微创旋切在乳腺病变治疗中的应用降低了手术难度,缩短了手术时间,减少了空切、漏切和多切。真空辅助微创旋切技术在给患者带来微创手术治疗的同时,也给乳腺外科和超声医师也带来提高工作效率以及精准治疗等众多诱惑。通过不断的实践探索与研究,我们希望将来微创手术可以作为早期乳腺癌根治的一种值得信赖的治疗手段。

第五节　乳腺良性病变的消融治疗

乳腺良性肿瘤是女性的常见病、多发病[21,22],其中以纤维腺瘤最为常见[23],约 10% 女性一生中罹患该病。乳腺纤维腺瘤可发生于任何年龄段,但以年轻女性常见。其大多生长缓慢、恶变率极低,但常由于位置浅表、易于触及而给部分患者带来较大的心理压力[21,24]。目前,乳腺良性肿瘤的诊断主要通过临床表现、影像学检查和穿刺活组织检查,处理方式一般包括定期随访、手术切除和微创治疗。

能量消融治疗作为微创治疗的一种,通常可以分为冷冻消融、热消融和不可逆性电穿孔 3 种,其中热消融又包括射频消融、微波消融、激光消融等。与常规手术或微创旋切治疗相比,各种消融治疗方法均具有原位灭活肿瘤、避免手术切除、创伤小、恢复快、无瘢痕等特点,现已成为实体肿瘤重要的治疗手段之一。微波(射频)消融具有瘤内温度高、消融范围大、作用时间短等优点[25,26]。目前包括微波消融技术在内的消融技术已广泛应用于临床,治疗后均获得较高的患者临床效果及较高的患者满意度[27]。

一、技术原理

超声引导下经皮微波(射频)消融治疗乳腺纤维腺瘤是指在超声影像实时引导下对乳腺纤维腺瘤进行靶向定位,将消融针经皮穿刺置入至病灶内,利用微波(射频)的局部致热作用,短时间内使消融针周围的组织温度升高,从而导致肿瘤细胞凝固性坏死[29](图 23-5-1)。

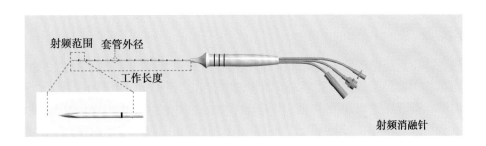

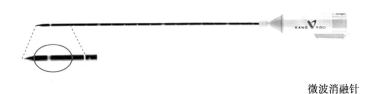

图 23-5-1　热消融治疗常用消融针

上图为射频消融针,黄色区域为消融范围;下图为微波消融针,
红色区域为产热范围,黄色区域为消融范围。

二、适应证与禁忌证[29]

1. **适应证**　经乳房超声检查诊断为 ACR BI-RADS® 3 类或者常规超声 BI-RADS® 4A 类、超声造影或乳腺 MRI 后判定为 BI-RADS® 3 类；年龄 ≥35 岁者，乳腺 X 线 BI-RADS® 3 类及以下；空芯针穿刺活检证实为纤维腺瘤的患者。对于多发性肿瘤，除考虑乳腺 MRI 评估外，还必须满足以下条件：①经超声及超声造影测量最长径 1~3cm；②肿瘤至皮肤 / 胸大肌距离大于 0.5cm。

2. **禁忌证**

（1）绝对禁忌证：①有严重出血倾向，血小板<50×10⁹/L，凝血酶原时间>25 秒，凝血酶原活动度<40%；②乳腺内置假体；③穿刺活检病理诊断不明确，或者临床怀疑穿刺活检有病理诊断低估的可能，包括临床诊断不能排除叶状肿瘤、乳头状瘤、不典型增生、硬化性腺病等；④严重肝、肾、心、肺、脑等主要脏器功能衰竭，不能耐受手术治疗者；⑤心脏起搏器植入患者。

（2）相对禁忌证：①月经期；②妊娠期、哺乳期、不可控制的糖尿病；③肿瘤至皮肤 / 胸大肌距离<0.5cm，但肿瘤与皮肤及胸大肌无粘连；④中央区肿瘤。

三、术前准备[29]

1. **术前病理诊断**　①超声引导下的空芯针穿刺明确组织学病理诊断为纤维腺瘤；②对于多发性肿瘤，拟行消融的所有肿瘤均需要有明确的病理诊断；③建议采用 14G 或者取材量更大的空芯针，多点足量取材。

2. **完善治疗前常规检查**　完善血常规、生化检查、凝血功能、心电图及超声检查等。

3. **患者准备**　患者需避开月经期，停用抗凝药物 ≥7 天。由患者本人或授权人签署相关知情同意书（消融治疗同意书、超声造影授权同意书和组织活检知情同意书）。术前禁食、禁水 6 小时，术前排空膀胱；准备留置针，开通静脉通路。

4. **术前谈话核心内容**　①进行良好的医患沟通，消除患者紧张情绪；②告知患者消融可能带来的并发症；③告知患者消融后短期内肿瘤仍可触及甚至更硬；④告知患者消融后肿瘤吸收较慢，原肿瘤有长期存在的可能；⑤告知患者单次消融可能不完全；⑥告知患者随访的重要性。

5. **消融操作者资质**　操作者资质认定按《肿瘤消融治疗技术管理规范（2017 版）》要求执行。

四、操作步骤[29]

1. **体位**　患者体位的选择取决于病灶部位、方便操作、保持治疗仪器电缆线顺直 3 个方面，一般采取仰卧位，必要时可根据患者肿瘤的位置适当调整体位，患侧在上，便于充分暴露操作区。

2. **消毒与麻醉**　常规皮肤消毒，铺无菌巾，探头表面涂适量耦合剂，套无菌探头套；穿刺点用 1%~2% 利多卡因局部浸润麻醉，局部麻醉时尽量使针体与探头长轴平行，在肿瘤部位上方的皮下脂肪层和下方的乳腺后间隙注射麻醉药物，以便形成"隔离带"。亦可采用静脉麻醉，待消融针定位准确后，在皮下脂肪层和乳腺后间隙注射 0.9% 氯化钠注射液以形成"隔离带"。

3. **穿刺定位**　超声是最常用的穿刺引导方式。穿刺定位注意事项：①体表十字法确定肿瘤最长径；②选择穿刺点时，应注意不影响操作，且尽量避免选择乳房内上象限穿刺点，建议距离肿瘤边缘 2cm 以上；③消融针沿肿瘤最长径进针，穿过瘤体，接近肿瘤边缘，不穿出肿瘤包膜；④对于腺体较硬，进针困难者，可选择锐利型消融针（图 23-5-2，图 23-5-3）。

4. **消融**　根据肿瘤大小及形状设置治疗参数。根据肿瘤大小选择射频电极针或微波消融针。对于最长径<3cm 的乳腺纤维腺瘤，推荐的微波消融功率及时间为单次 40W，持续 1~2 分钟或者类似消融范围的功率、时间组合；可根据肿瘤形状进行移动 / 适形消融。消融过程中超声实时监测消融区内回声变化，当高回声覆盖低回声肿瘤应停止消融。其间需要监测患者心率、血压和血氧饱和度，同时要观察穿刺点及肿瘤表面的皮肤温度，避免烫伤皮肤。当患者无法耐受疼痛时，可给予局部补充麻醉药物，必要时终止消融（图 23-5-4，图 23-5-5）。

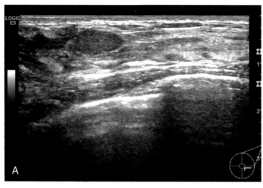
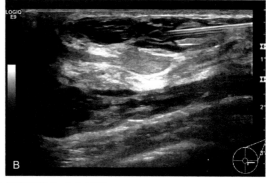

图 23-5-2 消融治疗术前评估及术中处理

A. 穿刺前评估肿瘤与皮肤层距离;B. 对于病灶与皮肤层过近时,可在皮肤与瘤体间注射隔离带。动态图可显示注射隔离带过程(见动图)。

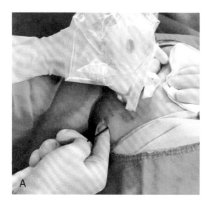
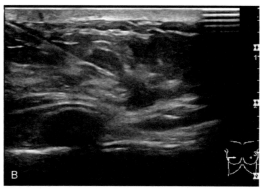

图 23-5-3 穿刺过程

A. 操作图;B. 消融针到达肿块处超声图像(见动图)。

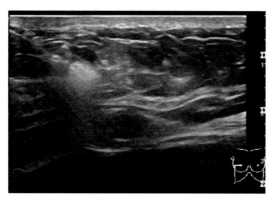

图 23-5-4 消融过程(见动图)

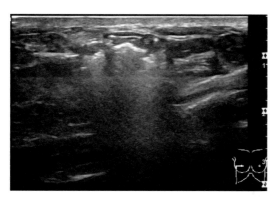
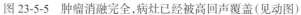

图 23-5-5 肿瘤消融完全,病灶已经被高回声覆盖(见动图)

5. 消融评价 在消融前后,可行超声造影进行消融效果评价,肿瘤完全消融后,瘤体内无造影剂信号显示(图 23-5-6)。

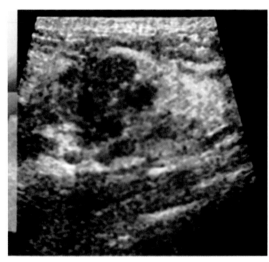

图 23-5-6 肿瘤消融后超声造影显示瘤体内无造影剂信号

6. 消融结束 关闭消融仪,拔出消融针,清理穿刺点皮肤,进行局部包扎。消融灶表面皮肤给予适当的冷敷。监测患者生命体征,无后续特殊治疗者 0.5~3 小时后可离开。

五、技术要点及操作注意事项[29]

1. 穿刺点选择应注意就近、美观以及兼顾原则(图 23-5-7)。对多发性肿瘤进行消融时注意兼顾性,尽量减少穿刺点。

2. 对多发性肿瘤消融时,麻醉药物的使用尤其要注意用量,如利多卡因单次使用 7mg/kg,总量不超过 400~500mg;在局部浸润麻醉时可加入 1:200 000~ 1:100 000 的肾上腺素,但对高血压患者不建议使用肾上腺素。

3. 根据肿瘤大小选择合适型号的消融针。

4. 穿刺过程中注意进针深度,避免刺入胸肌或胸腔引起出血或气胸。

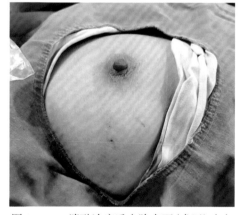

图 23-5-7 消融治疗后皮肤表面(术区)改变

5. 对于比较表浅的乳腺肿瘤,可以在皮肤与肿瘤之间直接注射局部麻醉药物,形成一个"缓冲垫",以便使肿瘤远离皮肤,避免消融所致的皮肤烫伤;当乳腺肿瘤靠近胸壁时,可以在肿瘤后方直接注射局部麻醉药物,使肿瘤远离胸壁,避免胸肌烫伤。

6. 建议采取"安全第一,完全消融第二"的原则。因微波(射频)消融能量较大,可在短时间内消融较大范围,切不可盲目选择大功率长时间消融,尽量减少正常组织的损伤[28]。

六、并发症的预防及处理[29]

1. 疼痛 部分患者在治疗后 24 小时内可出现穿刺点或消融部位疼痛,其中大部分患者可以耐受,24小时内可自行缓解,无须用药,个别疼痛严重的患者需对症治疗。

2. 消融区肿胀 消融后 2~3 天,消融区局部可出现水肿,无须特殊处理,1 周内会自行消退。

3. 恶心 极少数患者局部麻醉后可出现恶心,甚至有呕吐反应,一般可随时间自行缓解,主诉严重者可给予对症处理。

4. 血肿 极少部分患者消融术后发生出血或局部血肿。考虑为消融区域出血者,给予局部加压包扎至少 24 小时,若局部血肿无扩大,可不做特殊处理。对于术后活动出血经压迫无缓解者应及时切开止血,并清除血肿。

5. **发热**　发热一般少见,无须特殊处理。若体温超过 38.5℃,应注意消融肿瘤有无感染。一旦出现术后伤口红肿,则按照术后伤口感染常规手段进行处理:给予抗感染、伤口换药,形成脓肿者予以切开引流。

6. **皮肤烫伤**　轻度烫伤者可给予局部 0.9% 氯化钠注射液冲洗,必要时局部涂烫伤药膏,严重烫伤可给予植皮。

7. **气胸**　对乳房深部肿瘤活检或穿刺误伤所导致的气胸,关键在于及时诊断,按照气胸治疗常规处理。

8. **脂肪液化**　对于范围较小的脂肪液化,可观察(图 23-5-8A);范围较大的脂肪液化,可穿刺抽液。

七、术后随访[29]

1. 消融效果评价,采用超声造影或增强 MRI 评价消融范围。以造影剂无灌注区为组织消融后坏死区。完全消融:超声造影乳腺纤维腺瘤内完全无增强,呈"空洞征"。建议:首次疗效评估在消融后 3 个月内完成。

2. 对于完全消融的纤维腺瘤,定期随访复查即可;对于未达到完全消融的纤维腺瘤,可再次消融;对于未达到完全消融且残留较小纤维腺瘤者,在良好沟通的基础上,可定期随访复查;对于未完全消融的纤维腺瘤,患者不愿意接受再次消融和随访观察的,可选择开放性手术切除(图 23-5-8)。

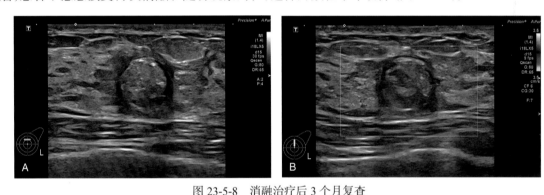

图 23-5-8　消融治疗后 3 个月复查

A. 原乳腺纤维腺瘤低回声肿块区可见团块回声,形态规则,边缘光整,团块内呈等、低不均匀回声,
边缘可见少许无回声,团块内回声不均匀;B. 团块内及周边均未见明显血流信号。

3. 临床效果评价在判断局部疗效的基础上,定期随访至少 1 年。评价指标包括乳腺纤维腺瘤体积缩小率、局部肿瘤是否可触及和肿瘤的硬度。

八、临床意义及评价

射频消融术具有创伤小、操作方便、手术时间短、并发症少、可重复治疗等特点,其安全性与完全消融率为目前各种乳腺消融治疗中最高。乳腺不具有丰富的血管网络,坏死物质随血液排除的机会较小,体内营养物质为热疗区新生细胞供应的机会较少,因此可获得较好的治疗效果。但乳腺腺体排列相对疏松,其间有大量乳腺导管,所以从生理结构上讲,乳腺损伤恢复略慢。超声引导下射频消融术对乳腺良性结节的治疗提供了一种有效手段。

(张建兴　彭玉兰　司徒红林　蔡丽珊　戴九龙　熊秋云)

参考文献

[1] KIKUCHI M, TANINO H, KOSAKA Y, et al. Usefulness of MRI of microcalcification lesions to determine the indication for stereotactic mammotome biopsyAnticancer Research, 2014, 34 (11): 6749-6753.

［2］ PARKER SH, LOVIN JD, JOBE WE, et al. Nonpalpable breast lesions: stereotactic automated large-core biopsies. Radiology, 1991, 180 (2): 403-407.

［3］ CHEN SC, YANG HR, HWANG TL, et al. Intraoperative ultrasonographically guided excisional biopsy or vacuum-assisted core needle biopsy for nonpalpable breast lesions. Ann Surg, 2003, 238 (5): 738-742.

［4］ 吕晶, 吴迪, 崔利民. 真空辅助微创旋切技术旋切系统在老年乳腺癌诊断中的应用. 现代肿瘤医学, 2007, 15 (12): 1790-1791.

［5］ 袁松林, 许勇, 黄丽娓. 高频超声引导下 Mammotome 微创旋切系统在乳腺恶性病灶治疗中的应用价值. 中国医学工程, 2014, 22 (12): 166-168.

［6］ PARKER SH, LOVIN JD, JOBE WE, et al. Stereotactic breast biopsy with a biopsy gun. Radiology, 1990, 176 (3): 741-747.

［7］ LÖFGREN M, ANDERSSON I, BONDESON L, et al. X-ray guided fine-needle aspiration for the cytologic diagnosis of nonpalpable breast lesions. Cancer, 1988, 61 (5): 1032-1037.

［8］ DING B, CHEN D, LI X, et al. Meta analysis of efficacy and safety between mammotome minimally invasive operation and open excision for benign breast tumor. Journal of Central South University. Medical sciences, 2013, 38 (3): 291-300.

［9］ WANG ZL, LIU G, HUANG Y, et al. Percutaneous excisional biopsy of clinically benign breast lesions with vacuum-assisted system: comparison of three devices. Eur J Radiol, 2012, 81 (4): 725-730.

［10］ LUO H J, CHEN X, TU G, et al. Therapeutic Application of Ultrasound-Guided 8-Gauge Mammotome System in Presumed Benign Breast Lesions. The breast Journal, 2011, 17 (5): 490-497.

［11］ BAEZ E, HUBER A, VETTER M, et al. Minimal invasive complete excision of benign breast tumors using a three-dimensional ultrasound-guided mammotome vacuum device. Ultrasound in obstetrics & gynecology, 2003, 21 (3): 267-272.

［12］ CHUN K, VELANOVICH V. Patient-perceived cosmesis and satisfaction after breast biopsy: comparison of stereotactic incisional, excisional, and wire-localized biopsy techniques. Surgery, 2002, 131 (5): 497-501.

［13］ 廖宁, 李学瑞, 傅月珍, 等. B 超引导下 Mammotome 旋切系统在乳腺微创外科中的应用研究 (附 320 例报告). 岭南现代临床外科, 2005, 5 (2): 117-119.

［14］ 司徒红林, 陈前军, 张建兴, 等. 手持式 Mammotome 系统在乳腺微创外科中的应用. 中国微创外科杂志, 2005, 5 (9): 757-758.

［15］ 张建兴. 乳腺超声诊断学. 北京: 人民卫生出版社, 2012.

［16］ IWUAGWU O, DREW P. Vacuum-assisted biopsy device-diagnostic and therapeutic applications in breast surgery. Breast, 2004, 13 (6): 483-487.

［17］ MAXWELL AJ. Ultrasound-guided vacuum-assisted excision of breast papillomas: review of 6-years experience. Clin Radiol, 2009, 64 (8): 801-806.

［18］ 司徒红林, 陈前军, 张建兴, 等. 介入性超声引导微创手术对乳腺疾病的诊治作用. 广东医学, 2005, 26 (10): 61-62.

［19］ 陈杰霞, 王莉, 尹鹏英. 麦默通乳腺微创手术并发症的防治护理. 中国医疗前沿, 2008, 3 (16): 118-119.

［20］ KIBIL W, HODOROWICZ-ZANIEWSKA D, KULIG J. Mondor's disease in a patient after a mammotome biopsy. Videosurgery and Other Miniinvasive Techniques, 2015, 1: 138-140.

［21］ KAUFMAN CS, BACHMAN B, LITTRUP PJ, et al. Office-based ultrasound-guided cryoablation of breast fibroadenomas. Am J Surg, 2002, 184 (5): 394-400.

［22］ CALEFFI M, FILHO DD, BORGHETTI K, et al. Cryoablation of benign breast tumors: evolution of technique and technology. Breast, 2004, 13 (5): 397-407.

［23］ DENT DM, CANT PJ. Fibroadenoma. World J Surg, 1989, 13 (6): 706-710.

［24］ KAUFMAN CS, BACHMAN B, LITTRUP PJ, et al. Cryoablation treatment of benign breast lesions with 12-month follow-up. Am J Surg, 2004, 188 (4): 340-348.

［25］ SIMON CJ, DUPUY DE, MAYOSMITH WW. Microwave ablation: principles and applications. Radiographics, 2005, 25 Suppl 1: S69-S83.

［26］ ZHOU W, LIANG M, PAN H, et al. Comparison of ablation zones among different tissues using 2450-MHz cooled-shaft microwave antenna: results in ex vivo porcine models. PLoS One, 2013, 8 (8): e71873.

［27］ LI P, XIAOYIN T, CUI D, et al. Evaluation of the safety and efficacy of percutaneous radiofrequency ablation for treating multiple breast fibroadenoma. J Cancer Res Ther, 2016, 12 (Supplement): C138-C142.

［28］ LI C, LI C, GE H, et al. Technical analysis of US imaging for precise microwave ablation for benign breast tumours. Int J Hyperthermia, 2018, 34 (8): 1179-1185.

［29］ 周文斌, 张毅. 超声引导微波 (射频) 消融治疗乳腺纤维腺瘤专家共识. 中华乳腺病杂志 (电子版), 2018, 12 (6): 321-323.

第二十四章

超声在乳腺癌微创、新辅助治疗及治疗进展中的应用

手术是治疗乳腺癌的主要方式,能直接切除原发病灶,防止病情恶化或病灶扩大。现在临床不能触及的微小乳腺癌越来越多见,加上人们对乳腺癌治疗后乳腺外形的要求不断地提高,微创治疗乳腺原发肿瘤引起了人们越来越多的兴趣。同时乳腺癌微创治疗可在术前进行,为手术创造条件;对于无法进行手术治疗的患者,还可进行姑息性治疗。

行乳腺癌新辅助治疗多出于满足乳腺癌患者保乳的愿望,在这种情况下,治疗前的准确评估非常重要,超声可以评估乳腺癌肿块大小的变化以及内部血供的改变。

近年来,超声以一种崭新的治疗方式在医学各领域广泛应用。临床上,超声具有非常安全的频率和强度,可实现体内几乎任何部位的靶向能量输送。超声靶向微泡破坏技术(UTMD)应用于肿瘤的治疗,已成为很有前景的靶向给药及基因转运系统。

第一节　超声引导下乳腺癌的介入治疗

一、乳腺癌微创治疗的探索和实验研究

乳腺癌诊断技术的进步使早期乳腺癌的检出率明显提高,采用微创的方法治疗早期乳腺癌,以最小的损伤达到最佳的效果,是当代乳腺外科学者追求的目标。超声引导下对肝脏恶性肿瘤的介入治疗已经被很好地开展,而对乳腺癌超声引导下的各种微创治疗到目前为止还仅仅是探索和实验研究,这是因为无论采用何种微创技术,在作为标准之前必须解决以下几个问题[1]。

1. **微创治疗前原发肿瘤的活检**　非手术疗法无法对原发肿瘤进行完整的组织学检查,乳腺癌综合治疗方案的确定依赖肿瘤组织学诊断、分级、激素受体及其他肿瘤标志物的测定,而肿瘤标本只能依靠 FNA、CNB 和 MMIBS 获得,FNA 和 CNB 因所获标本组织较少,与最终病理肿瘤分级可能不一致,MMIBS 取材准、标本量大,能够为微创治疗后的综合治疗方案提供较准确信息,但仍存在不同程度的病理低估问题。

2. **准确测定肿瘤大小**　微创治疗的自身特点要求精确测定肿瘤大小,准确判断肿瘤边缘,以明确微创治疗的范围,如果超声作为微创治疗的引导手段,那么超声对肿瘤边缘的准确判断直接关系到微创治疗效果,肿块毛刺的有无和在不同切面上的变化特点将是超声引导的重点和难点。

3. **如何监测评定治疗效果**　超声能不能准确判断残留癌的存在是超声引导微创治疗乳腺癌的另一难点;乳腺癌术前化疗的超声观察表明,超声对残留癌灶的确定不理想,虽然治疗前后超声图像的仔细对比观察可对残留癌的确定有帮助,但仍存在准确判断的困难。

4. **如何及时发现肿瘤复发**　微创治疗后带来乳腺癌病灶的影像学变化,坏死组织与复发病灶有哪些差异? 这些会不会影响患者的复查与随访? 这也是微创治疗后需要解决的问题。

目前,国内外对乳腺癌微创治疗的实验与研究有射频消融、微波消融、高强度聚焦超声、冷冻、激光、电化学、光动力、麦默通微创旋切等,这些新技术在临床试验乳腺癌治疗方面的成效已初见端倪,称为"没有

手术刀的外科手术",与传统手术治疗相比,在心理和功能美观方面更易被人接受;然而目前尚无任何一种技术比手术切除有更好的局部控制率和生存率,也无任何一种技术能减少乳房放疗的使用。

二、超声引导下消融治疗在乳腺癌微创治疗中的应用

随着对生活质量要求的提高和医学技术特别是影像技术的巨大进步,常规手术切除联合放疗、化疗的传统治疗方法已不能满足患者对乳腺外形美的追求。无创或微创保乳治疗已成为发展趋势,常用的方法包括射频消融(radio frequency ablation,RFA)、微波消融(microwave ablation,MWA)、高强度聚焦超声消融(high intensity focused ultrasound,HIFU)和冷冻治疗等,其中RFA应用最广泛[2]。上述治疗在我国发展很快,有些地区已正式用于临床各种恶性肿瘤的治疗,其中以射频消融和微波消融治疗较为广泛。

1. 射频消融(RFA)治疗

(1)射频消融治疗的原理与应用现状:RFA是一种微创性肿瘤靶向物理治疗技术,当射频发生器产生射频电流时,通过电极针上裸露的电极丝使其周围组织产生高速离子振动和摩擦,继而将电能转化为热能,其热能随时间向外周传导,从而使局部的组织细胞发生凝固性坏死和变性,来达到消融治疗的目的[1]。RFA治疗过程需影像学辅助,以确定射频电极针插入肿瘤组织的位置,并实时监测肿瘤组织消融效果。研究结果显示,RFA治疗的效果与射频电极针在肿瘤组织中的位置密切相关,其最佳位置是位于肿瘤中心[3]。

在RFA治疗中,彩超以操作简便、检查费用低等优点,在定位肿瘤、引导射频电极针放置和实时监测肿瘤消融情况中应用广泛[4]。超声造影(contrast enhanced ultrasound,CEUS)通过应用造影剂可更准确评估肿瘤位置及消融情况,但主要用于肝组织的RFA/MWA,在乳腺癌中的应用较少[5-7]。应用粗针穿刺后对消融肿瘤组织行病理检查,结合影像学可评估肿瘤组织是否完全消融。但影像学检查、组织病理学均无法完全确定RFA/WMA治疗后肿瘤细胞的坏死程度。

因RFA治疗可改变肿瘤分子表达,治疗前需行穿刺活检组织病理检查,确定组织学类型和分子分型[8]。有学者认为,肿瘤边界非常不清晰和广泛钙化的导管原位癌患者,以及扩散式生长的浸润性小叶癌患者不宜行RFA治疗[9]。Marcy等[10]对拒绝手术治疗或不能耐受手术治疗的乳腺癌患者行超声引导下RFA治疗,平均随访29.4个月,患者均存活,未发生复发和转移。新辅助化疗治疗的乳腺癌患者是否可行RFA治疗,仍存在一定争议[11]。

乳腺癌RFA治疗的方式主要有3种:①RFA治疗后立即行保乳手术,评估病灶及周围组织是否完全消融或消融程度[12];②RFA治疗后延期4周或2个月切除肿瘤组织,以观察RFA后肿瘤组织的体内变化情况[13];③RFA术后不切除或不完全切除肿瘤组织,此方式最早应用于年龄较大且无法耐受手术的乳腺癌患者[14]。也有学者对部分早期乳腺癌患者行RFA治疗后不切除肿瘤组织,但定期对肿瘤及周边组织行粗针穿刺活检或麦默通活检,经病理学检查评估其消融效果[15]。针对晚期乳腺癌患者,其治疗目标是缓解临床症状,改善患者的生活质量,进一步延长患者的生存期[16]。

(2)乳腺癌射频消融治疗的适应证:乳腺癌射频消融微创治疗是在局部麻醉或全身麻醉下进行。国内外学者研究认为乳腺恶性肿瘤射频消融的适应证:①肿瘤直径在2cm以内;②肿瘤距皮肤1cm以上;③肿瘤距胸壁1cm以上;④晚期肿瘤不易手术切除者;⑤超声可明确清晰地确定肿瘤[1]。

2. 微波消融(MWA)治疗

(1)微波治疗原理:微波消融是现代热疗技术发展的产物,其通过波长为1mm~1m,频率为300MHz~300GHz的高频电磁波,引起组织中的极性分子(主要是水分子)不断振动产生热量,使局部温度瞬间上升[17]。当肿瘤组织内的温度达到60℃时,蛋白质及相关细胞溶质酶会立刻凝固和变性坏死,微血管血栓形成并导致肿瘤组织血流灌注锐减,从而引起缺血性坏死。经植入式微波天线可以将微波直接导入肿瘤组织内部,在达到原位灭活肿瘤的同时又减少了对机体其他组织的损伤[18]。微波消融后肿瘤周围血管组织因高热作用产生凝固性反应带,该反应带有阻断肿瘤的血液供应并防止肿瘤细胞的外周转移的作用[19]。

(2)乳腺癌微波消融治疗的适应证:对于乳腺X线或超声难以发现非钙化性导管内癌病灶,术中遗漏可导致较高的局部复发风险,因此微波消融前必须对乳腺病灶进行精确检查及评估,排除广泛导管内癌的可能[20]。微波消融治疗乳腺癌病灶大小的选择尚无统一标准,但大部分研究表明热消融对最大径<3cm

的乳腺癌具有良好的治疗效果,凝固性坏死率可达90%~100%[21,22]。因此,结合乳腺癌保乳原则,微波消融治疗乳腺癌适应证应包括:①单发肿瘤且无广泛导管内癌;②肿瘤最大径≤3cm(最好<2cm)且距离乳头≥2cm,距离皮肤>1cm;③肿瘤与乳房的大小比例适当;④可耐受术后放疗。

(3)乳腺癌微波消融的并发症:主要包括治疗期间轻微疼痛、皮肤烧伤、短暂的皮肤红斑、肌肉灼伤、起疱、皮肤凝结性改变、乳头回缩、脂肪液化、乳房硬块等,其中皮肤损伤是最常见的并发症,皮肤及肌肉灼伤多与肿瘤靠近皮肤和胸肌以及消融功率过大、时间过长有关[23]。研究表明,乳腺肿瘤与皮肤的距离>1cm,可有效避免皮肤灼伤[24]。消融前可在肿瘤周围注射利多卡因生理盐水或葡萄糖注射液形成隔离带,术后及时应用冰袋冷敷乳房,以降低皮肤热损伤率[25]。另外,因为消融后消融病灶仍留在体内,坏死组织的吸收情况因人而异,部分病灶无法吸收造成乳房硬块的长期存在,患者可能因此产生严重焦虑甚至心理压力。除乳腺硬块外,其他并发症在术后短期内均可恢复,尚未见微波消融乳腺癌术后并发症相关死亡的报道。

(4)乳腺癌热消融治疗后的疗效评估:RFA/MWA治疗乳腺癌最具争议的是肿瘤组织消融效果和RFA/MWA后肿瘤复发、转移。Meta分析结果显示,RFA后肿瘤组织完全消融率为76%~96.15%,局部复发时间最长为治疗后76个月[2]。乳腺X线和普通超声已经被证明无法准确评估RFA/MWA术后肿瘤残留的情况,磁共振成像(magnetic resonance imaging,MRI)的组织分辨率高,通过造影剂的对比增强,能够进一步区分坏死组织与正常组织,且无辐射,容易被患者接受;与组织病理学结果比对后具有较高的评估正确率[26,27]。

超声是目前RFA/MWA术中应用最广泛的指导射频消融的工具[27],与超声相比超声造影(contrast-enhanced ultrasound,CEUS)能够使病灶更加醒目,并且能够发现普通超声不能发现的病灶[6,28],且CEUS能够实时监测RFA/MWA术中肿瘤的变化情况[29,5]。但是目前CEUS在早期乳腺癌RFA/MWA中的应用并不广泛。2014年Schässburger等[30]报道18例早期乳腺癌患者在术前和术后进行了CEUS,术前CEUS图像显示肿瘤血流信号和肿瘤组织的异质性,术后显示出清晰可辨的消融病灶边界,认为将来CEUS很可能成为早期乳腺癌RFA/MWA术后一种重要的评价疗效的工具。但是影像学评估结果并不能取代组织病理学的评估结果,目前大部分单独使用影像学评估方式仍处于临床试验阶段[7]。

(5)乳腺癌热消融治疗的应用展望:在目前应用研究中,RFA/MWA被认为是安全和易于耐受的消融治疗原发乳腺癌最有希望的方法,但要用RFA/MWA治疗完全根治乳房内癌巢有一定难度,由于乳腺癌外形多不规则,而RFA/MWA难以像激光、高强度聚焦超声治疗那样对肿瘤施行立体精确定位治疗。目前治疗系统也还不能测量治疗区域内温度,如何准确持续监测组织阻抗,使温度逐步升高至靶温度对于RFA的疗效显得非常重要因此,与肿瘤切除术相同,RFA/MWA后必须放疗。在今后的研究中如能证实RFA/MWA+放疗与保乳+放疗两者在生存期、局部复发率以及预后差异无统计学意义,RFA/MWA将可能成为原发肿瘤局部治疗的方法进入临床应用。

第二节　乳腺癌新辅助治疗效果的评价

新辅助全身治疗包括新辅助化疗、内分泌治疗、分子靶向药物治疗,从1973年新辅助化疗第一次用于不可手术、局部晚期乳腺癌患者,已历经了近50年的历史。特别是近年来随着乳腺癌新药的不断涌现,新辅助化疗、内分泌治疗、分子靶向治疗得到更为广泛的关注和探讨。

一、新辅助化疗目标

传统的新辅助化疗包括以下目标:①降低临床分期,提高手术率或保乳手术率,使新辅助化疗后治疗手段选择更灵活;②通过术前全身化疗减少手术过程中的肿瘤细胞播散机会;③体内药物敏感试验,对进一步药物治疗提供重要指导[31,32]。近年,新辅助化疗试验结果显示新辅助化疗后获得病理学完全缓解的乳癌患者,可获得更高的总生存期。因此,目前追求新辅助化疗的病理学完全缓解,理应成为新辅助化疗的首要目标,也是最重要的试验目标。

二、新辅助化疗适应人群[33]

对于不可手术的局部晚期乳腺癌患者,接受新辅助化疗已成为业界共识。对于早期可手术、可行保乳手术的患者,是否应接受新辅助化疗,目前业界还无统一意见。2006 年国际专家组的讨论结果认为,凡是需要接受辅助化疗的早期乳癌患者,都可考虑接受新辅助化疗。美国 NCI 专家组对此认为,目前对于可手术乳腺癌,新辅助化疗和常规化疗比较,未显示出生存上的优势。但给外科手术术式的选择提供了更多的选择,保乳手术的比例明显提高,但同时也不能忽视局部复发率稍提高,危险比为 1.2。有观点认为,新辅助化疗是一种有肿瘤病灶的可评价疗效治疗,只要患者没有化疗禁忌证,都可以考虑选择应用,且新辅助化疗过程中的疗效评价对于患者预后判断及治疗策略的调整都有着辅助化疗无法提供的价值。

三、新辅助化疗的评价

对于新辅助化疗后肿块大小的评价,临床测量常常是不准确的,不同的测量者有不同的结果,影像方法常被看作是较可靠的测量病灶大小的方法,可以得到与病灶组织病理学测量非常相似的数据,这为化疗过程中连续观测肿瘤大小的准确性提供了保证。影像学评价按照世界卫生组织(WHO)实体瘤客观疗效评价标准(RECIST),探查肿瘤最大径及其最大垂直径,以所有可见病变完全消失并至少维持 4 周以上为完全缓解(CR);以肿瘤病灶的两径乘积缩小 50%、维持 4 周以上为部分缓解(PR);以肿瘤病灶的两径乘积缩小 ≥25%,但<50%,无新病灶出现为好转(MR);以肿瘤病灶的两径乘积缩小<25%,或增大<25%,无新病灶出现为稳定(SD);以肿瘤病灶的两径乘积增大 ≥25%,或出现新病灶为病变进展(PD);以 CR、PR、MR 之和为有效,以 SD 和 PD 之和为无效。超声作为便捷、无射线、廉价的检测手段,既能方便地提供肿瘤大小等观测手段,又能准确地提供测量数据,在临床应用中倍受推崇[34,35]。

传统的解剖学成像方式,如乳腺 X 线摄影和乳腺超声检查,有时在评估对 NAC 的反应方面具有挑战性,因为使用这些方式很难区分纤维化和残余肿瘤。

超声因其操作无创、快捷、经济、可重复性强等特征,是 NAC 前后评估最常用的检查方法。二维超声可以清晰地显示化疗前后癌症大小及形态的改变。乳腺癌是一种血管依赖性疾病,肿瘤内新生血管的形成是其发生、发展的关键。彩色多普勒超声能够清晰显示病灶内血流信号有无减少或消失,间接评价了乳腺癌新辅助化疗的疗效,对指导临床治疗具有较高的应用价值。高频超声技术的应用,显著提高了组织分辨率,对肿块微小结构也能清晰显示[36]。二维超声可显示癌灶的组织边界,但实际运用中可能低估或高估 NAC 残余病灶的大小[37],其可能原因为乳腺癌形态学异质性高,边缘模糊。NAC 后病理组织学变化多样,尤其是坏死、水肿、纤维化等,影响对病灶形态的准确评估。SWE 技术是一种新的弹性成像技术,通过测量组织弹性数值来判断组织硬度。研究显示肿瘤的发生与 NAC 治疗均会导致细胞外基质重构组织硬度改变,SWE 可检测乳腺癌 NAC 前后硬度的变化,为二维超声评价乳腺癌 NAC 疗效提供有价值的补充[38]。彩超在新辅助化疗前后的应用(图 24-2-1),超声弹性成像在新辅助化疗前后的应用(图 24-2-2)。

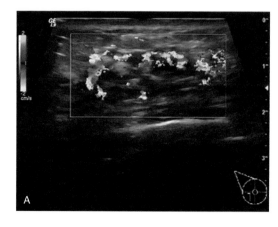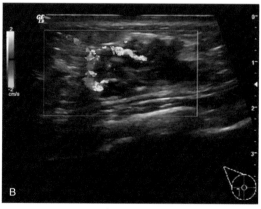

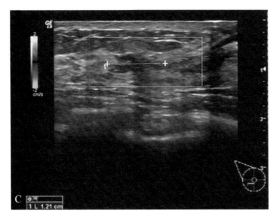

图 24-2-1　乳腺浸润性癌(非特殊类型)化疗前后比较

A.化疗前彩色多普勒示肿块内可见明显丰富血流信号;B.化疗 2 个疗程后改变,彩色多普勒血流信号明显减少;C.6 个疗程化疗后病灶体积明显减少,病灶区血流信号消失。

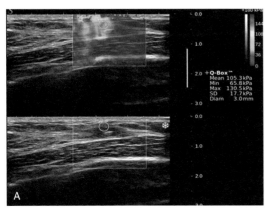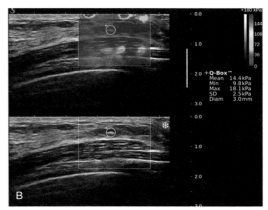

图 24-2-2　乳腺浸润性癌(非特殊类型)化疗前后比较肿块硬度比较

A.化疗前病灶内呈高硬度;B.化疗后病灶区域硬度明显减低。

彩色多普勒只能显示直径>100nm 的血管,对肿瘤内部低速的新生血管网无法显示,而超声造影可以清晰显示肿瘤内部微血管网的血流灌注情况。化疗药物的作用就是抗血管生成作用,改变肿瘤新生血管的血运状态,导致微血管网广泛减少,使肿瘤细胞凋亡[39]。超声造影技术通过跟踪描记造影剂微气泡的运动轨迹,能实时反映造影剂在肿瘤中的动态灌注过程,清晰显示病灶血管的分布状况,反映肿瘤微血管在 NAC 前后的变化情况,能为评估乳腺癌治疗效果提供理论基础,所以超声造影作为一种安全、无创、实时、快速的功能性影像学方法,且其对癌病灶阳性检出率明显高于普通超声[40],逐渐成为一种新的评估乳腺癌 NAC 疗效的方法[41]。

自动乳腺全容积成像技术(automated breast ultrasound system/automated breast volume scanner,ABUS/ABVS)是一种独立于观察者的标准化超声成像技术,能获得乳腺的三维立体超声影像图[42]。ABUS/ABVS 从肿瘤大小、边缘、内部回声等几个方面评价病灶 NAC 前后的改变。ABUS/ABVS 弥补了传统超声仅能提供某个断面图像的不足,能全容积多方位观察图像更直观清晰,可以利用多平面重建获取横切面、矢状面及冠状面及任意平面图像,能更清晰地显示肿块的边界和数目,为临床提供更多更准确的诊断和治疗后信息。ABUS/ABVS 比手持式超声能更准确地预测组织学肿瘤大小[43]。有研究表明应用 ABUS/ABVS 测量监测病灶大小来评估 NAC 疗效,在 NAC 后期更能显现疗效的显著差异[44]。ABUS/ABVS 使用超声三维成像软件计算体积成为可能,这与采用三维 MRI 成像软件的 MRI 非常相似。有些肿块 NAC 后肿瘤边缘毛刺感变得更明显,毛刺感增多或残留病灶境界不清,常常伴有纤维化、坏死等。NAC 后肿瘤内部及边缘回声均有改变,新辅助化疗后肿瘤内坏死的类型,容积超声并不能很好的反应。肿瘤边缘回声在瘤体回缩后,逐渐回归到与毗邻腺体回声相近的回声(图 24-2-3)。

MRI 对于新辅助化疗后肿块大小的评价,可清晰地显示肿块的大小以及肿块内的信号改变,MRI 在评价 NAC 的疗效方面具有明显的优势,但由于 MRI 成像时间长、费用高且常需使用造影剂进行观察,使MRI 的应用受到很大的限制(图 24-2-4)。另外一方面,MRI 对乳腺内导管内癌的敏感性较低,易导致对新辅助化疗后残存的非浸润性病灶的低估[45,46]。因此,MRI 在乳腺癌 NAC 前后的检查较难普及。

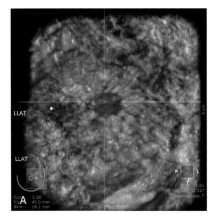
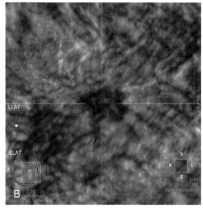
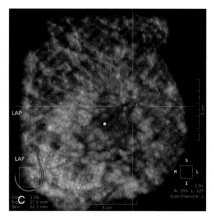

图 24-2-3 乳腺浸润性癌新辅助化疗
A. 化疗前;B. 化疗中;C. 化疗后。

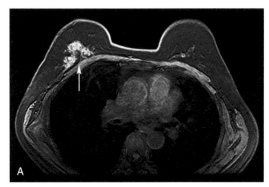
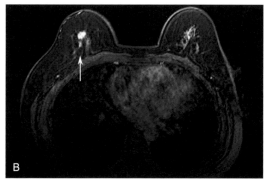

图 24-2-4 乳腺浸润性癌新辅助化疗
A. 化疗前(箭头指示处);B. 化疗后(箭头指示处)。

(张建兴 刘 佳 陈前军)

第三节 超声靶向递送技术在乳腺癌治疗中的应用进展

乳腺癌是全球女性最常见的恶性肿瘤之一,是导致中国女性癌症相关死亡的主要原因[47]。目前,临床上治疗乳腺癌的方法主要包括手术、放疗、化疗,但手术损伤较大,往往会引起淋巴回流障碍,导致术后积液。同时,由于体内复杂的微环境,治疗性物质进入体内后难以实现靶向聚集,导致药物利用率低,并不能对乳腺癌实现有效的抑制。如今一些新兴的治疗策略正用于乳腺癌治疗,如前文提及的超声介入微创治疗、辅助治疗等,但对乳腺癌的根治仍有不小的难度。因此,有必要开拓新的治疗技术,以期为临床治疗乳腺癌提供更多的方案。

超声靶向递送(ultrasound-mediated targeted delivery,UMTD)是一种高效的基因、药物递送技术,该技术通过超声与微泡(microbubble,MB)的相互作用,增加肿瘤区血管及细胞膜的通透性,并提高乳腺癌细胞对治疗物质的摄取能力,使治疗性物质在乳腺癌细胞内实现靶向聚集。现今,无论是治疗基因的转染还是药物的递送,UMTD 技术均已成功应用于体内外研究,并展现出了巨大的治疗潜力。

一、超声靶向递送技术的机制原理

UMTD 技术是指在超声的辐照下,微泡与超声在特定部位相互作用,进而产生空化效应、机械效应、热效应等来实现治疗物质靶向递送[48],其中空化效应被认为是影响整个递送过程的主要因素[49]。目前的研究认为,空化效应主要基于微泡在超声的作用下不断地发生振动、膨胀、收缩,最后发生破裂[50,51],由此所产生的微射流和冲击波可在细胞膜上形成可逆的非致死性小孔及导致细胞骨架重新排列,增加细胞内吞的能力,使基因及药物可有效渗透至细胞内,提高治疗物质在细胞内的聚集浓度,起到靶向治疗的效果[52,53]。

在 UMTD 技术介导物质递送的过程中,空化效应所引起的声孔效应及胞吞作用被认为是实现物质靶向递送的两种主要机制[54,55]。但随着研究的不断深入,空化效应所产生的一些物质也被认为是促进物质递送的关键点[56,57],其中,空化效应所产生的活性氧(reactive oxygen species,ROS)被认为是主要的影响产物,ROS 通过调节细胞离子通道促进细胞外 Ca^{2+} 内流,增加细胞膜通透性及细胞内吞能力,但不影响细胞自身活性[58-61]。Jia 等[62]对细胞内 ROS 与 UMTD 间的关系进行了探究,研究显示当超声同时作用于微泡及细胞时,细胞内 ROS 的含量会逐渐增加,并可促进二氯荧光素染料向细胞内扩散。由此可见,基于 ROS 对细胞膜的刺激,可促进治疗物质递送,实现在肿瘤细胞内靶向聚集(图 24-3-1)。

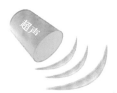
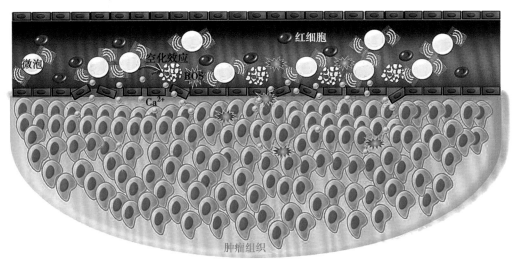

图 24-3-1　超声靶向递送原理示意

微泡在超声的作用下发生振荡、膨胀、收缩,乃至破裂,产生一系列生物学效应。空化效应改变血管通透性,增加细胞内吞及诱导声孔的形成,同时 ROS 的生成使细胞膜通透性增加,实现超声联合微泡介导物质的高效递送。

二、超声靶向递送技术在乳腺癌治疗中的新进展

化疗是治疗乳腺癌的主要方式之一,但由于药物自身的特性以及乳腺癌复杂的微环境,致使对乳腺癌进行化疗的疗效仍未达到最佳。UMTD 技术作为一种高效的递送系统,在增强乳腺癌化疗疗效中展现了不俗的潜力,并随着对乳腺癌治疗研究的不断深入,研究者们进一步对该递送系统进行优化,在治疗应用方面取得了不错的进展。此外,随着基因疗法的兴起,基因疗法联合 UMTD 技术在乳腺癌治疗中同样具有较广阔的应用前景,为在基因层面上对乳腺癌进行杀伤开辟了新的路径。

(一) 超声介导药物靶向递送在乳腺癌治疗中的进展

化疗药物在肿瘤组织内的浓度能否达到治疗水平,直接影响抗肿瘤治疗的效果。虽然目前一些化疗药物在体外能有效抑制肿瘤细胞的生长,但它们在注入体内后,血液循环会将其迅速排出,导致药物在肿瘤局部聚集量较低,降低了药物在体内治疗的效率及导致较严重的不良反应。超声介导给药可使药物定

向释放,增加肿瘤细胞的摄取量,降低全身毒性。此外,还可对该递送系统进行优化,打破药物装载量有限的制约,提高药物治疗效能。

1. 超声介导化疗药物靶向递送

(1)增加乳腺癌细胞对药物摄取:多药耐药相关蛋白(multidrug resistance-associated protein,MRP)作为转运泵主要参与细胞内外物质的转运,其可将肿瘤细胞内的化疗药物外排至细胞外,降低化疗药物对肿瘤细胞的杀伤作用。乳腺癌细胞表面往往存在多种多药耐药相关蛋白的过量表达,如P糖蛋白(P-glycoprotein)、乳腺癌耐药蛋白(breast cancer resistance protein)和多药耐药蛋白1(multi-drug resistant protein 1),在这些MRP的作用下使乳腺癌细胞对药物摄取量减少,药物对乳腺癌的抑制作用有限[63,64]。针对乳腺癌细胞表面过量表达的耐药蛋白开展治疗,将有望增加乳腺癌细胞对药物的摄取量,达到有效治疗的目的。

UMTD技术可提高治疗物质由胞外向胞内递送的效率,并可在适当的超声参数下降低细胞增殖率,改变基因表达水平,诱导DNA损伤等,如有文献就指出超声可增加耐药细胞对化疗药物的敏感性[65,66]。基于超声的这一物理特性以及肿瘤高渗透和高滞留特性(enhanced permeability and retention effect,EPR),Wang等[67]研究设计了载紫杉醇(paclitaxel,PTX)纳米型气泡,UMTD技术的作用及EPR效应提高了PTX在肿瘤细胞内聚集的浓度,同时乳腺癌细胞还可在超声的刺激下降低细胞内耐药蛋白MDR1及BCRP的表达。实验结果显示,在化疗药物及超声的共同作用下,处于G1期的人乳腺癌细胞(MCF-7)明显增加,而S期和G2/M期中的MCF-7细胞数明显减少,致使乳腺癌增殖率下降。抑制耐药蛋白的表达除了对乳腺癌细胞有效外,还可增加乳腺癌干细胞对药物的摄取,Guo等[68]基于UMTD技术通过将微泡与阿霉素(doxorubicin,DOX)混合,进而增加阿霉素靶向递送的效率。研究结果显示,该策略成功抑制了乳腺癌干细胞中耐药蛋白(ATP binding assette G2,ABCG2)的表达,与其他实验组相比,超声联合载DOX的微泡组能更有效地激活乳腺癌细胞中凋亡蛋白(caspase-3)表达,这也证明了细胞存活率降低与诱导凋亡的增加有关。

通过抑制耐药蛋白的表达可减少药物从乳腺癌细胞内转运出来,增加乳腺癌细胞对药物的敏感性。然而,除了耐药蛋白会影响药物的浓度外,微泡在体循环的时间也同样会影响乳腺癌细胞对药物的摄取量,如传统微气泡通常在2~3分钟内就会从血管腔清除,限制了乳腺癌细胞对药物的摄取。针对这一问题,声簇疗法(ACT),一种新的微泡递送概念被提出[69]。该方法专门用于改善常规造影微泡靶向给药的不足。声簇疗法(ACT)包括联合使用含有微泡/微滴簇的制剂(PS101)和常规药物,并在局部对目标组织进行超声辐照,当PS101及微泡暴露于超声下时,会迫使微泡相互振荡,从而引起微滴相互融合,形成一个直径更大的微泡球,进而阻断肿瘤局部血供及增加药物在肿瘤局部滞留的时间。Bush等[70]利用ACT联合化疗药物DOX,在超声及微泡的作用下,改变血管的通透性,使阿霉素实现靶向递送,同时,微滴的相互聚集融合阻断了乳腺癌局部供血,起到了双重治疗的目的。结果表明ACT可显著提高乳腺癌细胞对DOX的摄取量,其中63%的乳腺癌完全消退,而单独使用DOX则只有10%的乳腺癌消退。该策略应用于乳腺癌的治疗研究,延长了化疗药物在肿瘤局部的循环时间,提高了化疗药物的整体利用率,为增加乳腺癌细胞对药物摄取提供了新的方案(图24-3-2)。

(2)提高药物靶向性:药物成功实现治疗目的的先决条件是将活性物质递送至目标病变组织,并减少对健康组织和非目标器官的毒性作用,但由于复杂的体内微环境,限制了药物从血管腔内靶向递送至目标区。为了提高药物靶向性,Bai等[71]利用经精氨酸-甘氨酸-天冬氨酸短肽(L-Asparticacid,L-arginylglycyl-,RGD)所修饰的脂质微泡对化疗药物PTX进行装载,实现主动靶向肿瘤区域,并基于超声所产生的一系列生物反应使治疗物质能有效地被乳腺癌细胞内化,同时微泡在超声的作用下还可实现递送过程的可视化,进而指导治疗。另外,基于肿瘤微环境的特性,Luo等[72]研究设计了一种PH敏感型的DOX前药(adriamycin prodrug,DP),并利用叶酸和RGD肽双靶标进行修饰载阿霉素前药微泡,形成微泡复合物(DPMC),在超声和双靶标的作用下实现药物靶向递送,而且该复合载体可响应肿瘤微环境实现药物的可控释放,提高药物在体生物分布,减少不良反应的产生。结果显示DPMC联合超声治疗组对乳腺癌MCF-7细胞的抑制能力远高于其他治疗组,并且该组小鼠的体重变化不明显,表现出较好的药物承受性。

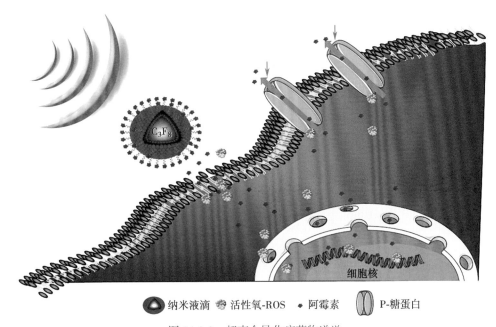

纳米液滴 活性氧-ROS 阿霉素 P-糖蛋白

图 24-3-2 超声介导化疗药物递送

超声作用于含液态氟碳的纳米泡,使其发生液 - 气相变,增加乳腺癌细胞膜通透性,药物进入
细胞质含量增加。此外,超声还可降低细胞膜表面耐药蛋白表达,减少药物外排。

然而,与单一的治疗方式相比,联合治疗可以减少局部癌症复发,更有效地控制乳腺癌转移。但联合治疗策略也存在药物递送靶向性不足的问题。精确定位所需治疗的部位,有望保留联合治疗的优点,避免相关的附加毒性。Thomas 等[73]采用包封法制备了载 DOX 的脂质体,并将放射性核素 - 铟 -111 标记的表皮生长因子(epidermal growth factor,EGFR)修饰至脂质体表面,形成复合脂质载体(111-EGF-LP-DOX),随后分别对可高表达和低表达 EGFR 的人乳腺癌细胞系(MDA-MB-468 和 MCF7)进行治疗。研究结果显示,超声诱导微泡空化可促进复合脂质载体外渗,MDA-MB-468 细胞的凋亡率及 DNA 损伤情况均高于 MCF7 细胞,药物在肿瘤局部聚集量增加了 66%(P<0.05)。该联合策略通过超声及靶向修饰增加药物治疗的靶向性,实现了联合治疗策略在乳腺癌治疗应用中的优化。

将具有特异靶向效应的配体修饰到载体表面的目的在于实现肿瘤精准靶向、增加药物在乳腺癌局部的积累,达到有效治疗乳腺癌的目的。然而,由配体介导的载体多数还是停留在血管附近,但肿瘤组织中存在微血管缺乏的区域,限制了药物有效渗透,而增强药物在乳腺癌组织的渗透能力对实现有效治疗十分重要。为了克服这一问题,Zhu 等[74]利用肿瘤归巢穿透肽(tLyp-1)修饰载喜树碱纳米液滴,该肽具有特异性穿透肿瘤血管和肿瘤间质的功能,可实现靶向及深层渗透肿瘤组织的效果,此外,在低频超声的辐照下,纳米液滴发生声致相变,促进了喜树碱在乳腺癌局部的释放,提高了化疗药物在肿瘤组织内的分布及增加了治疗疗效,为乳腺癌治疗提供了有效的策略(图 24-3-3)。

(3)提高药物装载率:传统给药系统主要依靠载体的主动或被动扩散进入病变组织,然后通过载体的降解释放包膜中的药物[75],但仍然存在药物装载及释放效率不足的问题。为了解决这一问题,Chen 等[76]开发了一种新型的多孔脂质 / 聚乳酸 - 羟基乙酸共聚物(PLGA)混合微泡(脂质 /PLGA-MB)来解决微泡载药量及释放不足的难题。在该研究中,所设计的脂质 /PLGA-MB 具有多孔的结构,可以获得较高的药物包封效率。此外,多空结构也使微泡对超声具有更好的散射能力和更强的空化效应,大大提高了超声造影成像和药物控释的能力。研究者们利用该复合微泡进行 DOX 的装载,并在超声辐照下实现 DOX 的有效释放,研究结果显示,载 DOX 的脂质 /PLGA-MB 对乳腺癌的抑制率为 86%,患癌小鼠生存期延长了 46 天,该策略成果实现了药物的有效装载及释放,为超声靶向递送化疗药物治疗乳腺癌提供了行之有效的方案。

2. **超声介导声敏剂靶向递送** 声动力疗法(sonodynamic therapy,SDT)是使用一种被称为声敏剂的特殊物质。这种物质可被超声照射激活并产生 ROS,导致细胞损伤[77]。而单独的声敏剂在体内治疗中存在水溶性差、利用率低等问题,导致其应用受到限制。Deng 等[78]利用脂质体包载声敏型 DOX 并连于微泡表面,形成 MB- 脂质体 -DOX 复合体,在超声的作用下将细胞外的声敏剂递送至细胞质内,脂质体可引起溶酶体中的核内小体不稳定,从而使声敏剂发生逃逸,由此实现声敏剂在细胞核内大量聚集,并且在超声的刺激下,增加细胞核内 ROS 的浓度。该研究利用 UMTD 技术提高了声敏剂 DOX 的利用率,增加了 ROS 的生成,为 SDT 治疗乳腺癌提供了一种极具前景的治疗策略。

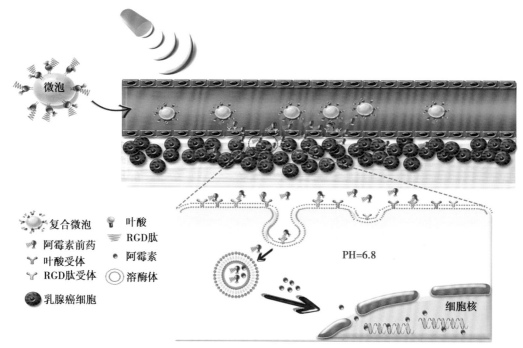

图 24-3-3　超声联合靶标修饰增强药物靶向性

通过对微泡表面进行叶酸及 RGD 肽修饰,增加细胞靶向肿瘤区的能力,提高超声靶向递送的效能,
实现药物在肿瘤细胞核内聚集的浓度。

然而,声敏剂的化学和生物不稳定性可能会限制 SDT 的治疗效果,阻碍其临床应用。为了进一步提高 SDT 疗效,Wu 等[79]将化学治疗与 SDT 联合,利用透明质酸(HA)对声敏剂吲哚菁绿(ICG)及 DOX 进行包裹,减少药物在递送过程中的外漏。在超声的作用下,药物在肿瘤部位实现靶向聚集,并基于肿瘤局部所存在的透明质酸酶,实现治疗物质在乳腺癌局部控制释放。研究结果显示,经声动力联合化疗对乳腺癌实施治疗后,乳腺癌肺部转移结节数量比单独的化疗组所存在的肺部转移结节少 3 倍以上。超声在实现递送的同时,促进声敏剂的激活,在化疗与 SDT 的共同作用下,一定程度上抑制了乳腺癌的复发转移,达到协同增效效果(图 24-3-4)。

3. **超声介导抗血管药物靶向递送**　血管内皮生长因子(vascular endothelial growth factor,VEGF)又称血管通透因子(vascular permeability factor,VPF),是一种高度特异性的促血管内皮细胞生长因子,具有增加血管通透性、使细胞外基质变性、血管内皮细胞迁移、增殖和血管形成等作用。近来,有研究表明,VEGF 不仅能促进血管生成、改善血管通透性,其还可以与肿瘤细胞表面的受体结合,进而激活下游信号通路并直接参与肿瘤细胞的增殖及迁移[80,81]。因此,针对 VEGF 因子实施治疗,有望抑制乳腺癌的增殖及转移。Sun 等[82]利用 VEGF 抗体对载 PTX 的脂质微泡进行修饰,并通过超声介导该复合载体递送,增强了复合载体靶向血管的能力及实现化疗药物的靶向聚集。研究结果显示,乳腺癌细胞在经超声联合载药微泡处理后,G1 期所滞留的乳腺癌细胞量由 45.89% 提高至 65.80%,乳腺癌生长受到抑制。

此外,内皮抑制素是一种能特异性抑制血管内皮细胞增殖和迁移的蛋白,能引起血管内皮细胞生长周期阻滞及凋亡。Jing 等[83]采用生物素 - 亲和素桥接法构建了载内皮抑制素脂质微泡,并通过超声与微泡的相互作用,导致乳腺癌局部血管被破坏,进而使内皮抑制素在靶区释放,乳腺癌血管生长受到抑制。

ELISA 实验显示,超声介导药物递送使乳腺癌组织中药物聚集的浓度约为其他组的 3 倍,并且抑癌效率也高于其他组,达到了 46.29%。通过靶向乳腺癌组织中过量表达的血管生成因子,不仅可以抑制乳腺癌血管的生成,还可以增强药物的治疗效果,为抑制乳腺癌远处转移提供了新的治疗思路。

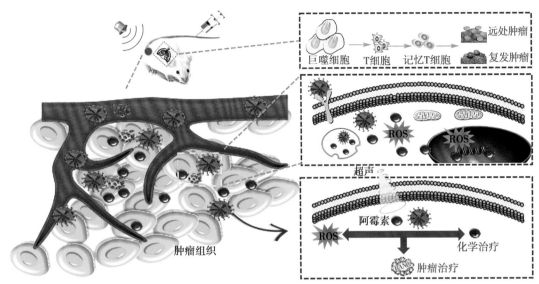

图 24-3-4　超声介导声敏剂靶向递送

超声作用于声敏剂,使肿瘤细胞内 ROS 浓度增加,对 DNA 损伤增强,并激活免疫反应发生,促使记忆细胞形成,抑制肿瘤远处转移。

(二) 超声介导基因靶向递送在乳腺癌治疗中的进展

随着基因组学的发展和对肿瘤发病机制的深入研究,基因治疗已成为肿瘤治疗的新途径,肿瘤基因治疗通常是将肿瘤抑制基因转染到肿瘤细胞或通过基因沉默来抑制肿瘤相关基因的表达。目前,虽然病毒介导的转染效率较高,但可能会引起插入性突变或引起免疫应答,而脂质体等非病毒载体存在靶向性差、应用范围有限等问题。UMTD 技术通过增强细胞膜的通透性,将治疗基因导入细胞。该技术具有针对性强、无创、易操作等特点。此外,该方法已成功地应用于体外和体内研究,是一种有效的非病毒基因转染方法。随着相关研究的深入,超声靶向介导基因递送得到了进一步发展,并在乳腺癌治疗中展现出了不俗的潜力。

1. 超声介导治疗基因靶向递送　p53 作为肿瘤抑制因子,其可通过调控细胞的周期、DNA 修复过程等多种细胞应激反应来维持基因组正常工作。据报道肿瘤细胞因缺少 *p53* 基因导致存活率增加的主要原因之一是肿瘤细胞的凋亡减少[84]。为此,Guo 等[85]利用超声介导载 p53 质粒微泡递送至乳腺癌细胞中,通过增加乳腺癌细胞中 p53 的含量,来诱导乳腺癌细胞凋亡坏死。研究结果显示超声联合微泡介导 p53 质粒递送,表现出了较强的肿瘤抑制效果,乳腺癌周围血流信号减少,乳腺癌细胞大量变性坏死,抑癌率为62.62%。本研究证明在超声的辅助下,该递送策略可以提高乳腺癌细胞中外源性 p53 的表达,为乳腺癌提供了一种新的基因治疗策略。

超声靶向递送技术可将治疗基因直接递送到乳腺癌细胞中,增加治疗基因在乳腺癌细胞中的表达,直接抑制乳腺癌细胞的增长。目前,另一种基因治疗策略也被提出,基因导向性酶前体药物疗法(gene directed enzyme prodrug therapy,GDEPT)也称自杀基因治疗,是一种新兴的肿瘤治疗策略。该策略主要通过递送一种外源性基因,使其在肿瘤细胞内表达相应的酶蛋白,从而将无毒的前药转化为具有杀伤作用的药物。

GDEPT 的另一个好处是"旁观者效应",可将激活的细胞毒性代谢物扩散到局部的肿瘤细胞中,使逃避基因转染的邻近肿瘤细胞被杀死。然而,GDEPT 也存在一定的局限性,如基因递送效率不佳。为了提高转染效率及增加对乳腺癌的治疗疗效,Devulapally 等[86]基于超声递送自杀基因(TK-NTR)同时联合前药(GCV/CB1954)来对乳腺癌实施治疗,结果显示给予 *TK-NTR* 基因和前药治疗的小鼠与未给予治疗组相比,肿瘤体积显著缩小(2.3 倍)。该方法实现治疗物质在特定的组织内发挥治疗作用,避免治疗物质因在体内分布不均匀而引起严重的不良反应。利用基因导向性酶前体药物疗法使基因治疗与药物治疗结合成为可能,相信在不久的将来,这一技术可成功实现临床转化,用于临床治疗。

2. 超声介导 microRNA(miRNA)靶向递送　miRNA 作为多种基因表达的调控因子,是一种与肿瘤发生、发展密切相关的非编码 RNA,并且 miRNA 可能参与了乳腺癌细胞增殖过程。已有研究表明,miR-133a 可通过靶向 EGFR 来抑制肿瘤细胞的生长周期,而乳腺癌细胞内 miR-133a 的缺失,可能是导致乳腺癌侵袭的原因之一[87]。因此,miR-133a 可能是乳腺癌潜在的治疗靶点。Ji 等[88]将载 miR-133a 微泡经静脉注射至乳腺癌小鼠体内,并利用超声进行体内递送。结果表明,miR-133a 通过直接调控 EGFR 的表达和 ATK 磷酸化过程来抑制乳腺癌细胞增殖。超声介导载 miR-133a 微泡对乳腺癌进行治疗,延长 miR-133a 在体内循环时间,导致乳腺癌体积减小,提高患癌小鼠生存率。本研究为超声介导 miR-133a 治疗乳腺癌,提供了一种有效、无创的治疗方案。

3. 超声介导 RNAi 靶向递送　RNAi(RNA interference,RNAi)是指内源性或外源性的小 RNAs,它们与特定的 mRNAs 结合,抑制编码基因的表达,可导致转录后基因沉默并导致对应的表型缺陷[89]。然而,由于缺乏安全有效的运载工具,RNAi 技术在乳腺癌治疗中的应用一直受到阻碍。近年来,UMTD 技术的出现,为 RNAi 治疗乳腺癌提供了一种有效的策略。

血管内皮生长因子 C(vascular endothelial growth factor C,VEGF-C)是 VEGF 家族中的一员,可促进肿瘤淋巴管生成并促进肿瘤细胞向淋巴结扩散。为了进一步证实超声靶向递送 RNAi 对乳腺癌的治疗效果[90],Xu 等[91]首次通过超声介导载 VEGF-CsiRNA 的脂质微泡递送至 MCF-7 细胞内,成功地抑制了 MCF-7 细胞中 VEGF-C 蛋白和相应 mRNA 表达。该策略抑制肿瘤血管的生成,阻碍营养物质向肿瘤区域输送,降低肿瘤生长速率,抑制了乳腺癌的复发转移。

除了 VEGF 家族的相关基因对乳腺癌及其他肿瘤的增殖、转移具有促进作用外,EGFR 在多种类型的肿瘤中也呈高表达或异常表达,其也被认为是促进肿瘤细胞的增殖、侵袭、转移的关键要素[92]。为此,Jing 等[93]通过将细胞穿透肽修饰在载有 siEGFR 纳米气泡表面,细胞穿透肽是带正电的短肽类物质,这种肽类物质不依赖于受体而通过细胞膜直接进行转运,并具有自主转位细胞的能力和相对较低的细胞毒性和免疫反应风险。研究者通过超声介导该复合载体进行乳腺癌治疗实验,研究结果显示,基于超声所产生的生物学效应及靶标直接转运的作用,siEGFR 转染率达到了 63%,同时,EGFR mRNA 和蛋白的表达被下调,相较其他组而言,抑癌效果明显,达到了 42.08%。通过细胞穿透肽进行修饰,增强了超声靶向递送的能力,有利于 siRNA 发挥基因敲除作用,为基因靶向治疗乳腺癌提供了新的治疗策略(图 24-3-5)。

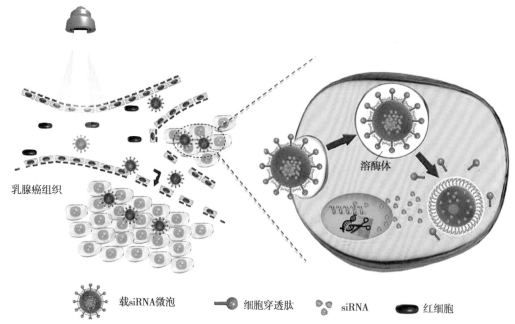

图 24-3-5　超声介导载 siRNA 微泡实现目的基因敲除
微泡对 siRNA 的递送起到了保护作用,而超声靶向引导载 siRNA 微泡至目标区域,从而发挥相应的治疗作用。

此外,有研究发现在乳腺癌中雌激素多呈高水平状态,并且约 75% 的肿瘤细胞进行增殖都依赖于雌激素受体,乳腺癌的生长与高雌激素水平可能有直接的关系[94]。而 Ca^{2+} 信号和 Ca^{2+} 通道能联合雌激素对乳腺癌中的非基因组通路进行调节,I 型钙离子通道亚基 Cav1.3 在乳腺癌复发转移中可能扮演着重要的角色。Ji 等[95]利用超声对 Cav1.3 siRNA 进行递送以验证该基因是否会促进乳腺癌的复发转移,研究结果显示雌激素受体上调了 Cav1.3 蛋白的表达,促进了 Ca^{2+} 的内流及氧化磷酸化过程,使乳腺癌细胞发生增殖及转移。这一研究结果也为乳腺癌治疗提供了一个新的靶点。

FOXA1 同样也是一个重要的靶基因,其可以通过调节染色质使 ER 依赖基因激活和乳腺癌增殖,在超过 50% 的乳腺癌中表达。基于该基因高表达的特点,Zhao 等[96]利用载 FOXA1-siRNA 和光敏型卟啉的微泡对乳腺癌实施治疗,进而抑制乳腺癌的复发转移,与对照组相比,当有超声的作用时,微泡发生破裂并转化为纳米颗粒,该过程提高了 siRNA 的转染效率(约 4 倍)和 MCF-7 细胞对卟啉的摄取量(约 8 倍)。体内研究显示,基于 UTMD 技术开展治疗的联合组未出现乳腺癌复发转移现象。针对雌激素所作用的特异性受体,利用基因敲除策略,从基因层面上来抑制特定受体蛋白的表达,从而使通路下游元件无法被激活,最终使乳腺癌增殖转移被抑制(图 24-3-6)。

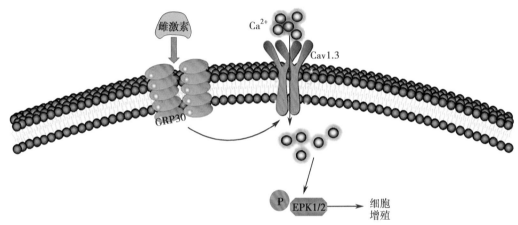

图 24-3-6　雌激素促进乳腺癌细胞增殖示意

雌激素作用于 GRP30 受体,从而激活 Ca^{2+} 通道中的亚基 Cav1.3,使 Ca^{2+} 大量内流,
激活磷酸化过程,促进乳腺癌细胞增殖。

(三) 超声介导治疗气体靶向递送在乳腺癌治疗中的进展

缺氧是肿瘤微环境的一个重要特征,其与肿瘤发生发展密切相关,如新生血管、免疫抑制、耐药性和自噬等。通过供氧改善肿瘤氧合水平能有效促进药物吸收,提高肿瘤对放化疗的敏感性[97]。微泡除了作为药物、基因的新型载体外,还可将氧传递到靶部位,增强对乳腺癌的治疗效果。Eisenbrey 等[98]通过静脉注射的方式,将含氧微泡注射到荷瘤小鼠体内,并利用超声实现载氧微泡的靶向递送,研究结果显示在超声和载氧微泡的共同作用下,乳腺癌组织内的氧合水平大幅上升(约 20mmHg),远高于未行超声辐照组。此外,研究者还发现在放疗前使用这种方法可使乳腺癌细胞对放射线的敏感性提高 3 倍,这种放射敏感性的改善延长了对乳腺癌的抑制时间(约 30 天)。基于肿瘤组织内氧含量浓度的增加,促进射线在肿瘤局部的电离,增强了对乳腺癌细胞的杀伤,推动了乳腺癌治疗研究的发展。

(四) 临床试验

乳腺癌发病隐匿,确诊时患者往往已进入晚期,将会极大的影响治疗效果,实现乳腺癌的早期诊断,将有利于治疗方案的制订,提高患者的生存率。目前,临床上常规的造影剂在乳腺癌的诊断中仍存在灵敏度有限,限制了诊疗效果。随着 UMTD 技术在乳腺癌中的应用研究不断增加,该技术已在乳腺癌诊疗中开展了相关的临床试验。

KDR 是血管新生的关键调控因子,在乳腺癌和卵巢癌等多种癌症中高表达,Willmann 等[99]基于这一特性,将 KDR 修饰于微泡表面形成 MB-KDR 复合物,再分别对 24 例卵巢癌患者及 21 例乳腺癌患者实施超声造影显像,为早期诊断及乳腺癌治疗方案的制订提供帮助,研究结果显示所有患者对 MB-KDR 耐受性良好,免疫组化表明 KDR 的靶向结合与超声成像信号吻合良好,93% 的恶性乳腺病灶中出现了明显的超声造影增强信号,67% 的良性乳腺病灶中无靶向信号。这也说明该造影剂能够成功地靶向病灶组织,对于病灶检出具有良好的灵敏度,该研究为乳腺癌的早期发现及治疗提供了有利的帮助,促进了 UMTD 技术在乳腺癌诊疗中的应用(图 24-3-7)。

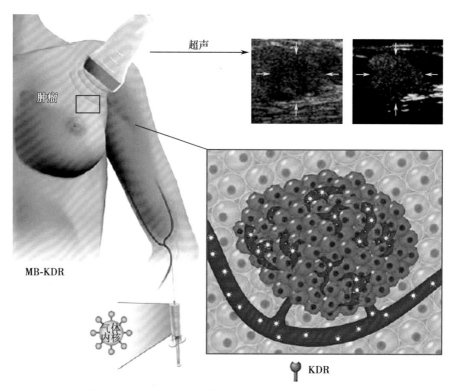

图 24-3-7 超声介导新型靶向造影剂递送实现早期诊疗

静脉注射含激酶插入域受体(KDR)靶向造影剂微泡(MB-KDR),当 MB-KDR 在血管系统中自由循环时,它们附着于过度表达 KDR 的乳腺癌新血管上(显示为蓝色受体),并在超声的作用下,MB-KDR 在乳腺癌中大量聚集(黄色箭头)。

三、展望

UMTD 技术可将治疗物质传输至细胞内,具有重复性高及易于操作等特点,已成为一种十分有效的非病毒载体递送方式。UMTD 技术可增强细胞膜通透性,增加细胞对大分子物质的摄取,并在增强治疗的同时减少不良反应的发生,但体内递送的效率还有待提高。因此,UMTD 技术真正用于临床治疗,还面临着许多挑战和困难,主要集中在:①如何实现制备安全、有效、靶向性强的造影剂的同时,提高微泡携载治疗物质的量以及能够在超声的作用下实现内爆以高效的释放治疗物质;②如何针对超声响应、负载和穿透能力而研究设计新型微泡及针对不同的组织选择最佳的超声参数,实现所触发的空化效应在体内均匀可控,从而将 UMTD 对机体组织的损伤程度降到最低;③如何根据 UMTD 递送过程中所产生的一系列生物效应来制定相应的生物学策略,从而提高递送的效率,改善治疗物质在体内生物分布情况;④如何确保微泡所携带的治疗性物质能够有效地进入靶组织,避免被体内免疫系统所吞噬清除。

目前,UMTD 技术已成为肿瘤的靶向基因治疗和定向药物释放研究的重要手段之一,不少研究者正在针对以上问题进行探索。相信随着研究的不断深入以及加深对 UMTD 技术的理解和优化,巩固现有的知识基础,UMTD 技术应用于乳腺癌临床治疗的步伐将会加快,为乳腺癌患者提供一个令人满意的治疗方案。

(杨曜彰 黎月薇 陈智毅)

参考文献

［1］李泉水. 浅表器官超声. 北京：人民军医出版社，2009.

［2］CHEN J, ZHANG C, LI F, et al. A meta-analysis of clinical trials assessing the effect of radiofrequency ablation for breast cancer. Onco Targets Ther, 2016, 9 (1): 1759-1766.

［3］NAKAMURA S, ISHIYAMA M, TSUNODA-SHIMIZU H. Magnetic resonance mammography has limited ability to estimate pathological complete remission after primary chemotherapy or radiofrequency ablation therapy. Breast Cancer, 2007, 14 (2): 123-130.

［4］LEYLEK AM, WHITMAN GJ, VILAR VS, et al. Radiofrequency ablation for breast cancer. Tech Vasc Interv Radiol, 2013, 16 (4): 269-276.

［5］MAURI G, COVA L, DE BENI S, et al. Real-time US-CT/MRI image fusion for guidance of thermal ablation of liver tumors undetectable with US: results in 295 cases. Cardiovasc Intervent Radiol, 2015, 38 (1): 143-151.

［6］KIM AY, LEE MW, RHIM H, et al. Pretreatment evaluation with contrast-enhanced ultrasonography for percutaneous radiofrequency ablation of hepatocellular carcinomas with poor conspicuity on conventional ultrasonography. Korean J Radiol, 2013, 14 (5): 754-763.

［7］陈涛, 贾琳娇, 方斌, 等. 早期乳腺癌射频消融术后疗效的评估方式及进展. 中华普通外科学文献 (电子版), 2018, 12 (01): 64-67.

［8］IMOTO S, WADA N, SAKEMURA N, et al. Feasibility study on radiofrequency ablation followed by partial mastectomy for stage I breast cancer patients. Breast, 2009, 18 (2): 130-134.

［9］KINOSHITA T, IWAMOTO E, TSUDA H, et al. Radiofrequency ablation as local therapy for early breast carcinomas. Breast Cancer, 2011, 18 (1): 10-17.

［10］MARCY PY, MAGNÉ N, CASADOT P, et al. Ultrasound-guided percutaneous radiofrequency ablation in elderly breast cancer patients: preliminary institutional experience. Br J Radiol, 2007, 80 (952): 267-273.

［11］PALUSSIÈRE J, HENRIQUES C, MAURIAC L, et al. Radiofrequency ablation as a substitute for surgery in elderly patients with nonresected breast cancer: pilot study with long-term outcomes. Radiology, 2012, 264 (2): 597-605.

［12］NOGUCHI M, EARASHI M, FUJII H, et al. Radiofrequency ablation of small breast cancer followed by surgical resection. J Surg Oncol, 2010, 93 (2): 120-128.

［13］OHTANI S, KOCHI M, ITO M, et al. Radiofrequency ablation of early breast cancer followed by delayed surgical resection--a promising alternative to breast-conserving surgery. Breast, 2011, 20 (5): 431-436.

［14］BRKLJACIC B, CIKARA I, IVANAC G, et al. Ultrasound-guided bipolar radiofrequency ablation of breast cancer in inoperable patients: apilot study. Ultraschall Med, 2010, 31 (2): 156-162.

［15］YAMAMOTO N, FUJIMOTO H, NAKAMURA R, et al. Pilot study of radiofrequency ablation therapy without surgical excision for T1 breast cancer: evaluation with MRI and vacuum-assisted core needle biopsy and safety management. Breast Cancer, 2011, 18 (1): 3-9.

［16］徐兵河, 王树森, 江泽飞, 等. 中国晚期乳腺癌的维持治疗专家共识. 中华医学杂志, 2018, 98 (2): 87-90.

［17］PEEK M, DOUEK M. Ablative techniques for the treatment of benign and malignant breast tumours. J Ther Ultrasound, 2017, 5: 18.

［18］GANDAGLIA G, RAVI P, ABDOLLAH F, et al. Contemporary incidence and mortality rates of kidney cancer in the United States. Can Urol Assoc J, 2014, 8 (7-8): 247-252.

［19］TORIGOE T, TAMURA Y, SATO N. Heat shock proteins and immunity: application of hyperthermia for immunomodulation. Int J Hyperthermia, 2009, 25 (8): 610-616.

［20］FORNAGE BD, HWANG RF. Current status of imaging-guided percutaneous ablation of breast cancer. Ajr Am J Roentgenol, 2014, 203 (2): 442-448.

［21］ZHOU W, ZHA X, LIU X, et al. US-guided percutaneous microwave coagulation of small breast cancers: a clinical study. Radiology, 2012, 263 (2): 364-373.

［22］李永杰, 冯庆亮, 孙凤芝, 等. 超声引导经皮微波热消融和手术切除治疗老年乳腺癌的对照研究. 中国超声医学杂志, 2011, 27 (7): 608-611.

［23］PEEK M, AHMED M, NAPOLI A, et al. Minimally invasive ablative techniques in the treatment of breast cancer: a systematic review and meta-analysis. Int J Hyperthermia, 2017, 33 (2): 191-202.

［24］ ZHAO Z, WU F. Minimally-invasive thermal ablation of early-stage breast cancer: a systemic review. Eur J Surg Oncol, 2010, 36 (12): 1149-1155.

［25］ 李永杰, 冯庆亮, 孙凤芝, 等. 超声引导微波热消融术在老年乳腺癌治疗中的应用. 中华医学超声杂志 (电子版), 2010, 7 (01): 66-72.

［26］ BURAK WE JR, AGNESE DM, POVOSKI SP, et al. Radiofrequency ablation of invasive breast carcinoma followed by delayed surgical excision. Cancer, 2003, 98 (7): 1369-1376.

［27］ MANENTI G, BOLACCHI F, PERRETTA T, et al. Small breast cancers: in vivo percutaneous US-guided radiofrequency ablation with dedicated cool-tip radiofrequency system. Radiology, 2009, 251 (2): 339-346.

［28］ WU J, YANG W, YIN S, et al. Role of contrast-enhanced ultrasonography in percutaneous radiofrequency ablation of liver metastases and efficacy evaluation. Chin J Cancer Res, 2013, 25 (2): 143-154.

［29］ MAURI G, PORAZZI E, COVA L, et al. Intraprocedural contrastenhanced ultrasound (CEUS) in liver percutaneous radio-frequency ablation: clinical impact and health technology assessment. Insights Imaging, 2014, 5 (2): 209-216.

［30］ SCHÄSSBURGER KU, LÖFGREN L, LAGERSTEDT U, et al. Minimally-invasive treatment of early stage breast cancer: a feasibility study using radiofrequency ablation under local anesthesia. Breast, 2014, 23 (2): 152-158.

［31］ 刘庆仪, 任洪文, 王尊, 等. 新辅助化疗在局部进展期乳腺癌保乳治疗中的临床价值. 中国肿瘤临床, 2010, 37 (13): 753-756.

［32］ 蒋文英, 桑剑锋, 苏磊, 等. 乳腺癌新辅助化疗疗效及其判断方法. 现代医学, 2011, 39 (02): 237-240.

［33］ 邵志敏, 张嘉庆, 沈镇宙, 等. 乳腺癌新辅助化疗专题讨论会纪要. 中国癌症杂志, 2009, 19 (06): 475-484.

［34］ FUROUHI P, WALSH JS, ANDERSON TJ, et al. Ultrasonography as a method of measuring breast tumour size and monitoring response to primary systemic treatment. Br J Surg, 1994, 81 (2): 223-225.

［35］ 孟方, 李征毅, 乔军, 等. 彩色多普勒超声在乳腺癌新辅助化疗疗效评价中的应用. 中国超声医学杂志, 2009, 26 (7): 612-614.

［36］ OERTEL J, GAAB MR, TSCHAN CA, et al. Mononostril endoscopic transsphenoidal approach to sellar and peri-sellar lesions: Personal experience and literature review. Br J Neurosurg, 2015, 29 (4): 532-537.

［37］ 李卓然, 薛改琴, 徐梓祎. 二维超声乳腺影像报告与数据系统分级在乳腺肿瘤诊断中的临床价值. 中国药物与临床, 2014, 14 (02): 206-208.

［38］ 门殿霞, 康春松, 薛继平, 等. 剪切波弹性成像评价乳腺癌新辅助化疗疗效的价值. 中国超声影像学杂志, 2017, 26 (9): 781-786.

［39］ WAN CF, LIU XS, WANG L, et al. Quantitative contrast-enhanced ultrasound evaluation of pathological complete response in patients with locally advanced breast cancer receiving neoadjuvant chemotherapy. Eur J Radiol, 2018, 103: 118-123.

［40］ 袁靖, 王绮, 郭海燕. 超声造影在乳腺癌疗效评估中的应用价值. 实用癌症杂志, 2019, 34 (03): 494-496.

［41］ MARINOVICH ML, HOUSSAMI N, MACASKILL P, et al. Meta-analysis of magnetic resonance imaging in detecting residual breast cancer after neoadjuvant therapy. J Natl Cancer Inst, 2013, 105 (5): 321-333.

［42］ EISENHAUER EA, THERASSE P, BOGAERTS J, et al., New response evaluation criteria in solid tumours: revised Recist guideline (version 1. 1). Eur J Cancer, 2009, 45 (2): 228-247.

［43］ SCHMACHTENBERG C, FISCHER T, HAMM B, et al. Diagnostic performance of automated breast volume scanning (ABVS) compared to handheld ultrasonography with breast MRI as the gold standard. Acad Radiol, 2017, 24 (8): 954-961.

［44］ 黄梅, 王树群, 冯娜娜, 等. ABVS 对乳腺癌新辅助化疗疗效评价的应用价值. 中国临床医学影像杂志, 2017, 28 (11): 774-780.

［45］ 郭文静, 李宏, 伍春梅, 等. 乳腺癌新辅助化疗疗效评价方法的对比分析. 宁夏医科大学学报, 2018, 40 (09): 1057-1059.

［46］ KWONG MS, CHUNG GG, HORVATH LJ, et al. Postchemotherapy MRI overestimates residual disease compared with histopathology in responders to neoadjuvant therapy for locally advanced breast cancer. Cancer J, 2006, 12 (3): 212-221.

［47］ 于宝法. 肿瘤介入化学免疫治疗学. 北京: 军事医学科学出版社, 2014.

［48］ DENG Z, SHENG Z, YAN F. Ultrasound-Induced Blood-Brain-Barrier Opening Enhances Anticancer Efficacy in the Treatment of Glioblastoma: Current Status and Future Prospects. J Oncol, 2019, 2019: 2345203.

［49］ 陈智毅. 超声靶向递送技术. 北京: 人民军医出版社, 2017.

［50］ 张娜. 现代临床超声诊断. 北京: 科学技术文献出版社, 2017.

［51］ TU J, ZHANG H, YU J, et al. Ultrasound-mediated microbubble destruction: a new method in cancer immunotherapy. Onco Targets Ther, 2018, 11: 5763-5775.

［52］ AW MS, PANIWNYK L, LOSIC D. The progressive role of acoustic cavitation for non-invasive therapies, contrast imaging and blood-tumor permeability enhancement. Expert Opin Drug Deliv, 2016, 13 (10): 1383-1396.

［53］ DELALANDE A, BASTIÉ C, PIGEON L, et al. Cationic gas-filled microbubbles for ultrasound-based nucleic acids delivery. Biosci Rep, 2017, 37 (6): BSR20160619.

［54］ WANG LY, ZHENG SS. Advances in low-frequency ultrasound combined with microbubbles in targeted tumor therapy. J Zhejiang Univ Sci B, 2019, 20 (4): 291-299.

［55］ IZADIFAR Z, BABYN P, CHAPMAN D. Ultrasound cavitation/microbubble detection and medical applications. JMBE, 2019, 39 (3): 259-276.

［56］ CHENG M, LI F, HAN T, et al. Effects of ultrasound pulse parameters on cavitation properties of flowing microbubbles under physiologically relevant conditions. Ultrason Sonochem, 2019, 52: 512-521.

［57］ THANH NGUYEN T, ASAKURA Y, KODA S, et al. Dependence of cavitation, chemical effect, and mechanical effect thresholds on ultrasonic frequency. Ultrason Sonochem, 2017, 39: 301-306.

［58］ JIA C, XU L, HAN T, et al. Generation of Reactive Oxygen Species in Heterogeneously Sonoporated Cells by Microbubbles with Single-Pulse Ultrasound. Ultrasound Med Biol, 2018, 44 (5): 1074-1085.

［59］ YANG C, ZHANG N, GUO Y, et al. Modeling Intracellular Ca2+ Transient Induced by Low-Intensity Ultrasound. CURR BIOINFORM, 2015, 10 (1): 79-84.

［60］ FAN Z, KUMON RE, PARK J, et al. Intracellular delivery and calcium transients generated in sonoporation facilitated by microbubbles. J Control Release, 2010, 142 (1): 31-39.

［61］ DUAN L, YANG L, JIN J, et al. Micro/nano-bubble-assisted ultrasound to enhance the EPR effect and potential theranostic applications. Theranostics, 2020, 10 (2): 462-483.

［62］ C JIA, H TAO, ACH YU, et al. Heterogeneous reactive oxygen species responses in the sonoporated cells at the single-cell level. 2017 IEEE International Ultrasonics Symposium (IUS). Ieee, 2017: 1-4.

［63］ EISENBREY JR, SHRAIM R, LIU JB, et al. Sensitization of hypoxic tumors to radiation therapy using ultrasound-sensitive oxygen microbubbles. Int J Radiat Oncol Biol Phys, 2018, 101 (1): 88-96.

［64］ GOTTESMAN MM, FOJO T, BATES SE. Multidrug resistance in cancer: role of ATP-dependent transporters. Nat Rev Cancer, 2002, 2 (1): 48-58.

［65］ WU CP, HSIEH CH, WU YS. The emergence of drug transporter-mediated multidrug resistance to cancer chemotherapy. Mol Pharm, 2011, 8 (6): 1996-2011.

［66］ WU F, SHAO ZY, ZHAI BJ, et al. Ultrasound reverses multidrug resistance in human cancer cells by altering gene expression of ABC transporter proteins and Bax protein. Ultrasound Med Biol, 2011, 37 (1): 151-159.

［67］ WANG D, LUO W, WEN G, et al. Synergistic effects of negative-charged nanoparticles assisted by ultrasound on the reversal multidrug resistance phenotype in breast cancer cells. Ultrason Sonochem, 2017, 34: 448-457.

［68］ GUO L, ZHENG P, FAN H, et al. Ultrasound reverses chemoresistance in breast cancer stem cell like cells by altering ABCG2 expression. Biosci Rep, 2017, 37 (6): BSR20171137.

［69］ WAMEL AV, HEALEY A, SONTUM PC, et al. Acoustic Cluster Therapy (ACT)-pre-clinical proof of principle for local drug delivery and enhanced uptake. J Control Release, 2016, 224: 158-164.

［70］ BUSH N, HEALEY A, SHAH A, et al. Theranostic attributes of acoustic cluster therapy and its use for enhancing the effectiveness of liposomal doxorubicin treatment of human triple negative breast cancer in mice. Front Pharmacol, 2020, 11: 75.

［71］ M BAI, Y DONG, H HUANG, et al. Tumour targeted contrast enhanced ultrasound imaging dual-modal microbubbles for diagnosis and treatment of triple negative breast cancer. RSC advances, 2019, 9 (10): 5682-5691.

［72］ LUO W, WEN G, YANG L, et al. Dual-targeted and pH-sensitive Doxorubicin prodrug-microbubble complex with ultrasound for tumor treatment. Theranostics, 2017, 7 (2): 452-465.

［73］ THOMAS E, MENON JU, OWEN J, et al. Ultrasound-mediated cavitation enhances the delivery of an EGFR-targeting liposomal formulation designed for chemo-radionuclide therapy. Theranostics, 2019, 9 (19): 5595-5609.

［74］ ZHU L, ZHAO H, ZHOU Z, et al. Peptide-functionalized phase-transformation nanoparticles for low intensity focused ultrasound-assisted tumor imaging and therapy. Nano Lett, 2018, 18 (3): 1831-1841.

［75］ HE Y, ZENG B, LIANG S, et al. Synthesis of pH-responsive biodegradable mesoporous silica-Calcium phosphate hybrid nanoparticles as a high potential drug carrier. ACS Appl Mater Interfaces, 2017, 9 (51): 44402-44409.

［76］ CHEN Y, LIANG Y, JIANG P, et al. Lipid/PLGA hybrid microbubbles as a versatile platform for noninvasive image-guided targeted drug delivery. ACS Appl Mater Interfaces, 2019, 11 (45): 41842-41852.

［77］ SONG X, FENG L, LIANG C, et al. Ultrasound triggered tumor oxygenation with oxygen-shuttle nanoperfluorocarbon to overcome hypoxia-associated resistance in cancer therapies. Nano Lett, 2016, 16 (10): 6145-6153.

［78］ DENG Z, YAN F, JIN Q, et al. Reversal of multidrug resistance phenotype in human breast cancer cells using doxorubicinliposome-microbubble complexes assisted by ultrasound. J Control Release, 2014, 174: 109-116.

［79］WU P, SUN Y, DONG W, et al. Enhanced anti-tumor efficacy of hyaluronic acid modified nanocomposites combined with sonochemotherapy against subcutaneous and metastatic breast tumors. Nanoscale, 2019, 11 (24): 11470-11483.

［80］YAO P, WU J, LINDNER D, et al. Interplay between miR-574-3p and hnRNP L regulates VEGFA mRNA translation and tumorigenesis. Nucleic Acids Res, 2017, 45 (13): 7950-7964.

［81］SU JC, MAR AC, LIU CY, et al. Targeting SHP-1 mediated VEGF signaling to block the migration of human triple negative breast cancer. Cancer Research, 2017, 77 (13 Supplement): 2074-2074.

［82］SU J, WANG J, LUO J, et al. Ultrasound-mediated destruction of vascular endothelial growth factor (VEGF) targeted and paclitaxel loaded microbubbles for inhibition of human breast cancer cell MCF-7 proliferation. Mol Cell Probes, 2019, 46: 101415.

［83］JING Y, XIU-JUAN Z, HONG-JIAO C, et al. Ultrasound-targeted microbubble destruction improved the antiangiogenic effect of Endostar in triple-negative breast carcinoma xenografts. J Cancer Res Clin Oncol, 2019, 145 (5): 1191-1200.

［84］AN Y, CAO M, LAN Y, et al. A new production behavior simulation method for gas wells equipped with a downhole throttling device. Natural Gas Industry, 2016, 36 (4): 55-59.

［85］GUO JC, YANG YJ, GUO M, et al. Ultrasound-guided intertumoral injection of contrast agents combined with human p53 gene for the treatment of breast cancer. Kaohsiung J Med Sci, 2018, 34 (8): 438-446.

［86］DEVULAPALLY R, LEE T, BARGHAVA-SHAH A, et al. Ultrasound-guided delivery of thymidine kinase-nitroreductase dual therapeutic genes by PEGylated-PLGA/PIE nanoparticles for enhanced triple negative breast cancer therapy. Nanomedicine (Lond), 2018, 13 (9): 1051-1066.

［87］CUI W, ZHANG S, SHAN C, et al. microRNA-133a regulates the cell cycle and proliferation of breast cancer cells by targeting epidermal growth factor receptor through the EGFR/Akt signaling pathway. FEBS J, 2013, 280 (16): 3962-3974.

［88］JI Y, HAN Z, SHAO L, et al. Evaluation of in vivo antitumor effects of low-frequency ultrasound-mediated miRNA-133a microbubble delivery in breast cancer. Cancer Med, 2016, 5 (9): 2534-2543.

［89］SLABY O, LAGA R, SEDLACEK O. Therapeutic targeting of non-coding RNAs in cancer. Biochem J, 2017, 474 (24): 4219-4251.

［90］ACS G, PARAGH G, RAKOSY Z, et al. The extent of retraction clefts correlates with lymphatic vessel density and VEGF-C expression and predicts nodal metastasis and poor prognosis in early-stage breast carcinoma. Mod Pathol, 2012, 25 (2): 163-177.

［91］XU Q, SUN T, TIAN H, et al. Ultrasound-mediated vascular endothelial growth factor C (VEGF-C) gene microbubble transfection inhibits growth of MCF-7 breast cancer cells. Oncol Res, 2013, 20 (7): 297-301.

［92］SIGISMUND S, AVANZATO D, LANZETTI L. Emerging functions of the EGFR in cancer. Mol Oncol, 2018, 12 (1): 3-20.

［93］JING H, CHENG W, LI S, et al. Novel cell-penetrating peptide-loaded nanobubbles synergized with ultrasound irradiation enhance EGFR siRNA delivery for triple negative Breast cancer therapy. Colloids Surf B Biointerfaces, 2016, 146: 387-395.

［94］SCALING AL, PROSSNITZ ER, HATHAWAY HJ. GPER mediates estrogen-induced signaling and proliferation in human breast epithelial cells and normal and malignant breast. Horm Cancer, 2014, 5 (3): 146-160.

［95］JI Y, HAN Z, SHAO L, et al. Ultrasound-targeted microbubble destruction of calcium channel subunit α 1D siRNA inhibits breast cancer via G protein-coupled receptor 30. Oncol Rep, 2016, 36 (4): 1886-1892.

［96］ZHAO R, LIANG X, ZHAO B, et al. Ultrasound assisted gene and photodynamic synergistic therapy with multifunctional FOXA1-siRNA loaded porphyrin microbubbles for enhancing therapeutic efficacy for breast cancer. Biomaterials, 2018, 173: 58-70.

［97］DU M, CHEN Z, CHEN Y, et al. Ultrasound-targeted delivery technology: a novel strategy for tumor-targeted therapy. Curr Drug Targets, 2019, 20 (2): 220-231.

［98］EISENBREY JR, SHRAIM R, LIU JB, et al. Sensitization of hypoxic tumors to radiation therapy using ultrasound-sensitive oxygen microbubbles. Int J Radiat Oncol Biol Phys, 2018, 101 (1): 88-96.

［99］WILLMANN JK, BONOMO L, TESTA AC, et al. Ultrasound molecular imaging with BR55 in patients with breast and ovarian lesions: first-in-human results. J Clin Oncol, 2017, 35 (19): 2133-2140.

第二十五章

乳腺弹性成像的应用

超声弹性成像技术是用机器代替人手,使用无创方法检测组织硬度,利用组织硬度的不同,进行诊断和鉴别诊断的一种新的成像模式。目前已有大量文献对超声弹性成像评估乳腺病变良恶性的价值予以支持。随着研究的深入,其临床价值逐步得到大部分专家的认同,应变弹性成像的研究结果已写入2013版ACR BI-RADS®Ultrasound 指南中[1]。2016年由常才教授、李安华教授共同主持一项中国乳腺 E 成像多中心研究(BE3),初步结果显示剪切波弹性成像对 BI-RADS 3 类及 4A 类的升降类是合理的[2]。由梁萍教授、姜玉新教授等牵头撰写的《超声 E 成像临床应用指南》中明确指出剪切波成像作为一种新的超声技术仍处于起步的初期[3],该技术并不适用于所有疾病的诊断,但在乳腺疾病的应用中是相对成熟的。本章将就超声弹性成像原理及分类、超声弹性成像检查方法、超声弹性成像在乳腺良恶性疾病诊断中的应用,以及超声弹性成像的局限性及展望逐一介绍。

第一节 超声弹性成像的基本原理

一、弹性成像技术原理

软组织弹性用弹性模量来表示,如杨氏模量(E)(Young's modulus)以及剪切模量(G),分别表征组织抵抗压缩及剪切形变的能力。目前已商用的弹性成像仪器的模量,通常是由以下两种方式获得。

外部施压 σ 并测量应变 ε 后,应用公式(1)计算 E(胡克定律):

$$E=\sigma/\varepsilon \tag{1}$$

激发剪切波并测得其传播速度 Cs 后,应用公式(2)计算 E 或 G:

$$E=2(1+\theta)\,G=3\rho Cs^2 \tag{2}$$

杨氏模量(E)与剪切模量(G)的关系:

假设软组织是不可压缩的,其介质泊松比 θ 的近似值为 0.5,组织密度 ρ 约等于 1。则对于绝大多数不可压缩的各向同性组织,其杨氏模量约等于剪切模量的 3 倍,或约等于剪切波传播速度 2 次方的 3 倍,则应用公式(3)

$$E=3G=3Cs^2 \tag{3}$$

二、弹性成像技术分类

根据施加机械激励的类型,可以分为静态弹性成像和动态弹性成像;根据技术原理可将其大致分为应变弹性成像(SE)和剪切波弹性成像(SWE)。

1. 应变弹性成像(SE)

(1)静态应变弹性成像:这是在临床上应用最早,目前应用最广泛的弹性成像技术。主要通过准静态法如探头施压或呼吸运动/心脏搏动等方式诱发组织形变,基本原理见图 25-1-1[4],当使用探头沿着声束传播方向对组织施加一个轻微的压力,组织会产生一个位移,通过比较施压前后的回声信号,即可计算出图像各点的位移变化。应变 ε 为单位长度内相邻两点的形变比值。根据公式(1),杨氏模量 E 可由应力 σ 和应变 ε 计算得出。

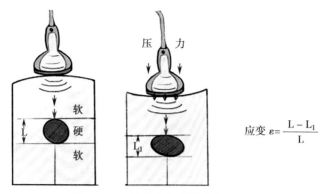

应变 $\varepsilon = \dfrac{L - L_1}{L}$

图 25-1-1　静态应变弹性成像原理

由公式(1)可知,当假设应力 σ 均匀一致时,杨氏模量 E 与应变成反比,即较硬的组织应变小,则杨氏模量值更高。

(2)声脉冲辐射力(ARFI)应变弹性成像:与上述使用准静态法获取的静态应变成像不同,声脉冲辐射力(ARFI)应变弹性成像是由探头发射声脉冲辐射力的激励方式来成像。它的原理是聚焦声脉冲辐射力推进脉冲激励组织引起形变,组织沿声束方向发生微米级的局部位移,再由探索脉冲在指定的感兴趣区(ROI)内跟踪监测得到组织形变前后发生的位移,直接测量 ROI 内显示分布的位移并形成反映组织相对硬度差异的应变弹性图像[4](图 25-1-2)。

虽然声脉冲辐射力应变成像与静态应变弹性成像的激励方式不一样,但是两者的成像方法本质上都是应变成像,都通过观察组织在声束方向上的位移来估算形变,都受组织的几何形状的影响,都不能提供弹性模量的定量值。

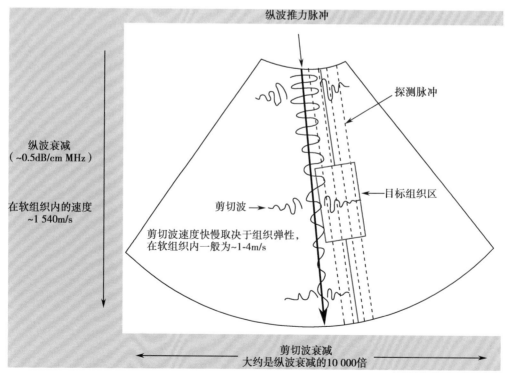

图 25-1-2　声脉冲辐射力应变弹性成像技术原理

2. **剪切波弹性成像（SWE）** 与上述通过估测组织形变来定性组织弹性的应变弹性成像不同的是，剪切波弹性成像是以测量剪切波的速度定量反映组织的弹性特性。其基本原理是聚焦声脉冲辐射力在激发焦点区对人体组织施加一定激励后，引起组织运动产生垂直于声束方向传播的剪切波，剪切波在组织中往两侧横向传播，再由 B 型超声成像系统通过探测脉冲监测剪切波引起组织运动的区域，追踪剪切波在不同的横向位置之间传播引起组织产生最大位移的时间来计算出剪切波的速度[4]（图 25-1-3）。根据剪切波速度，由 $E=3Cs^2$（Cs 代表剪切波速度，单位为 m/s）转换得到估测组织弹性的杨氏模量（E，单位为 kPa）显示在弹性图像上。可以看出，较高的剪切波速度代表更大的组织硬度，反之亦然。剪切波弹性成像可分为点式剪切波弹性成像和多维剪切波弹性成像两种类型。

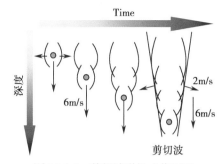

图 25-1-3 剪切波弹性成像原理

（1）点式剪切波弹性成像（PSWE）：使用单点聚焦声脉冲辐射力方式施加激励，通过 B 型超声探测脉冲追踪从聚焦点处产生的剪切波传播到感兴趣区的时间，即可计算出感兴趣区内剪切波的平均传播速度[4]。该成像只能实时在灰阶超声图像上定量测量局部感兴趣区内单点的剪切波速度，而不能形成大幅能反映病变最大硬度的彩色编码弹性图像。因此，在硬度分布不均匀的病变中，要多次在不同位置进行测量，才能充分评估病变的硬度。点式剪切波弹性成像在乳腺中的应用非常有限。

（2）多维剪切波弹性成像（2D-SWE，3D-SWE）：使用多点聚焦方式使声脉冲辐射力源从点源变为线性振源，持续快速聚焦于组织内的不同深度，激发形成更大范围的往左右两侧传播的剪切波平面[5]，利用超高速帧频的超声成像技术在二维图像上实时追踪每个剪切波在传播路径上的位移，分析特定深度上每个剪切波到达不同横向位置的时间，生成更大区域的二维剪切波速度分布图像（即二维剪切波弹性成像，2D-SWE），以红蓝彩色编码实时显示感兴趣区内的组织硬度分布[6]，还能在其内放置单一的取样框进行定量分析，获得该位置的剪切波速度或杨氏模量的定量特征。

三维剪切波弹性成像（3D-SWE）是将三维超声技术融入剪切波弹性成像中，高速采集病灶的容积数据，同时重建及显示病灶三个正交平面（横断面、矢状面和冠状面）以彩色编码组织硬度的弹性图像，可重复多次进行逐层分析图像。三维剪切波弹性成像技术可获取常规二维超声所不能得到的冠状面，还能显示二维超声无法看到的肿瘤的空间位置及内部细微结构，提供了关于肿瘤内部和周围弹性分布的多平面信息[7]。

第二节 超声弹性成像在乳腺疾病诊断中的应用

一、图像获得的方法及技巧

1. **预压力** 在超声扫查时使用探头额外在组织上施加压缩的力称为预压力，在弹性成像过程中，预压力会影响弹性成像的质量和结果。随着预压力的增加，应变弹性图中的组织间的相对弹性的差异性降低，剪切波弹性图中的组织间的剪切波速度差异也会减小，当施加足够大的预压力时，在应变弹性图像上，大部分组织出现噪声干扰，而在剪切波弹性图像上，所有组织表现出相似且较高的剪切波速度[8]。因此，为了获得组织准确的弹性值，可在保持最小预压力的条件下得到压缩最小的最佳弹性图像，技巧如下[9,10]：

（1）在图像的远场中，选择在整个成像过程都会出现的结构（如肋骨、Cooper 韧带、胸肌），通过将探头缓慢提起来观察该结构的变化，该结构在图像中的位置随着探头的提起逐渐变深，尽可能保持该结构及病变位于图像的深方且有足够的探头与患者皮肤充分接触，此时，弹性图像获得的预压力最小。

（2）使用大量的耦合剂，确保在弹性成像过程中，探头与患者皮肤之间存有一定量的耦合剂。

2. 高质量弹性图像在鉴别乳腺良恶性病变方面具有不可或缺的地位，而低质量的图像削弱了其诊断

价值。因此,掌握规范标准的操作方法尤为重要。操作方法如下[11,12]:

(1)获取高质量的 B 模式图像,切换至弹性成像模式。

(2)调整感兴趣区(ROI),应同时包括病变、正常乳腺组织、脂肪以及胸肌,但不包括皮肤和胸壁。

(3)保持探头垂直于皮肤。不要对探头施加预压力。

(4)实时应变弹性成像时,稳定探头并交替进行加压 - 释放动作,要结合 B 模式图像观察病变,确保其位移运动发生在扫查平面内。在数据采集过程中,嘱患者保持浅呼吸。

(5)实时剪切波弹性成像时,保持探头静止,嘱患者屏住呼吸后再采集数据,待弹性图像保持稳定数秒后,再回放图像测量。

(二)弹性成像在乳腺疾病诊断中的临床应用

1. 应变弹性成像在乳腺疾病中的诊断价值及应用　静态应变弹性成像和声脉冲辐射力(ARFI)应变弹性成像的诊断方法主要包括定性法和半定量法。

(1)静态应变弹性成像

1)静态应变弹性成像定性法:常用的定性评分法中有 Itoh[13] 提出的 5 分法(图 25-2-1A)和罗葆明[14]提出的改良 5 分法(图 25-2-1B)。

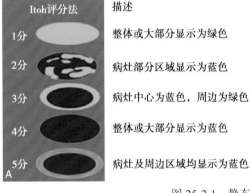
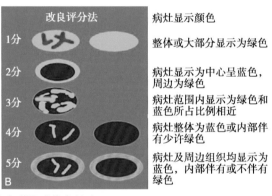

图 25-2-1　静态应变弹性成像定性法

A. Itoh 应变弹性成像评分示意;B. 应变弹性成像改良评分法示意。

Itoh[13] 是基于研究病灶及周边区域在应变弹性图像中的彩色分布而提出的 5 分法,该评分法是设置红色 - 蓝色代表组织软 - 硬,分为 1~5 分,评分越高,提示病灶的硬度越大,病灶恶性可能性越大。利用该方法研究 111 个乳腺病变,结果显示当以 3 分和 4 分之间作为诊断病变良恶性的临界点时,其特异度为 89.8%,敏感度为 86.5%。

Raza[15] 在一项前瞻性研究中,依据 Itoh 5 分法将弹性评分为 1 分或 2 分的病灶分为良性组,弹性评分为 4 分或 5 分的病灶分为恶性组,而弹性评分为 3 分的病灶需结合病理活检,诊断敏感度是 92.7%,特异度是 85.8%。他们还报道了囊性病变的应变弹性图像呈现蓝 - 绿 - 红(BGR)伪像(图 25-2-2),认为这种伪像与稀少的回波信号影响应变计算有关,但其定性囊性病变的准确性仍需进一步研究。

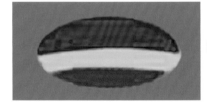

囊性病变,显示为蓝-绿-红(BGR)伪像

图 25-2-2　乳腺囊性病变的应变弹性伪像(BGR)

Wojcinski[16] 在一项多中心研究中,比较了 BI-RADS 分类及 Itoh 5 评分法诊断 779 个乳腺病变良恶性的差异,他们发现二维超声的特异度和阳性预测值分别为 76.1% 和 77.2%,Itoh 5 分法的特异度和阳性预测值分别为 89.5%、86.8%。Itoh 5 分法的诊断效能明显高于二维超声。该文献还提出了将弹性成像与临床实践相结合的方案:当 BI-RADS 3 类病灶的弹性评分为 4 或 5 分,建议组织活检确诊;当 BI-RADS 4 类病灶的弹性评分为 4 或 5 分,而组织学活检为阴性结果时,建议重新活检。

　　罗葆明等[14]基于 Itoh 5 分法提出了改良 5 分法,该评分法以研究病灶区彩色分布作为评分依据,较为全面概括了乳腺病变区域出现的各种弹性图像。利用该方法观察了 672 个乳腺病灶,应用 4 分为诊断临界值时,其特异度、敏感度分别为 94.9%、72.6%。运用该方法使部分采用 Itoh 5 分法误诊的病例得到正确诊断,提高了诊断的准确性。欧冰等[17]利用改良 5 分法,评价 125 个乳腺病灶,特异度和敏感度分别为 99%、90.9%。

　　应用定性评分法来评估乳腺肿瘤的良恶性见图 25-2-3~ 图 25-2-5。

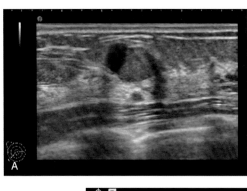
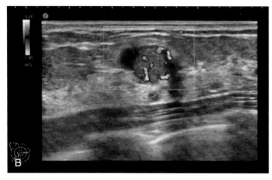
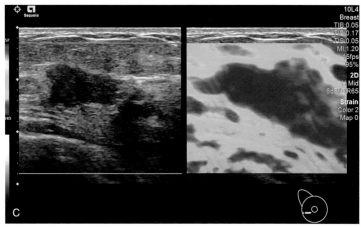

图 25-2-3　患者女,45 岁。A. 右侧乳腺 3 点方向囊实混合回声结节,形态规则,边缘清晰,囊内见低回声结节,后方回声增强;B. CDFI:低回声部分见丰富血流信号;C. 弹性成像:Itoh5 分法评分为 3 分,罗葆明改良 5 分法评分为 2 分,提示良性病变。病理:导管内乳头状瘤。

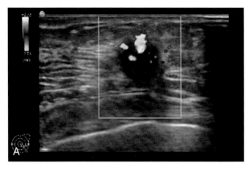
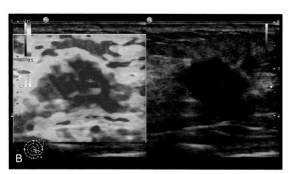
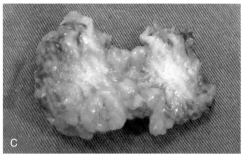

图 25-2-4　患者女,48 岁。A. 左侧乳腺 3 点方向低回声结节,形态不规则,边缘呈毛刺,内部回声均匀;CDFI:内部见丰富血流信号。B. 弹性成像:Itoh5 分法及罗葆明改良 5 分法均评分为 5 分,提示恶性病变。C. 大体标本:结节质硬,色白,向周围脂肪组织浸润性生长。病理:浸润性癌(非特殊类型)。

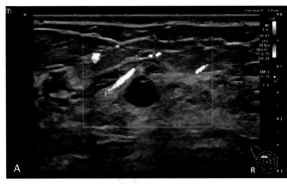
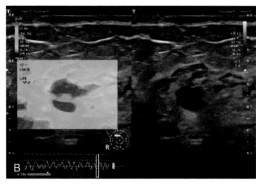

图 25-2-5　囊肿弹性成像：A：SMI 病灶区呈无回声，病灶内无血流信号；
B：助力式弹性成像显示为蓝 - 绿 - 红（BGR）伪象。

定性评分法应用时间长，范围广泛，获得比较多的临床认可。但是这种评分法需在图像中选取一个包括大量正常软组织（脂肪、腺体）的感兴趣区（region of interest，ROI），且选择 ROI 面积≥病灶大小的 2 倍能较好地反映病灶与周围组织的相对硬度[18]，所以定性评分法不适用于评估较大的病灶。

2）静态应变弹性成像半定量法：应变率比值（strain ratio，SR）是指病变与脂肪的比值（lesion-fat ratio，LFR）。在乳腺组织中，因为脂肪的硬度在同一乳腺内及不同个体之间相对恒定，所以用脂肪的硬度作为参照标准。Ueno 等[19]认为借助颜色图案的诊断会比较主观，建议将病变与脂肪的应变率取比值，即应变率比值，这也适用于测量较大的病灶。

Thomas 等[20]研究了 227 个乳腺病变，发现良性病变 SR 的平均比值是 1.6 ± 1.0，而恶性病灶的是 5.1 ± 4.2（$P < 0.001$）。基于受试者工作特性曲线（ROC），计算出最佳 SR 临界值为 2.45，其敏感度、特异度分别为 90%、89%。Farrokh[21]评价了 117 个乳腺病灶，选择 2.9 作为区分良恶性病变的临界点，其特异度和敏感度分别为 95.2%、92.6%。

下面两个病例应用应变率比值来判断乳腺肿瘤的良恶性（图 25-2-6、图 25-2-7）。

（2）声脉冲辐射力（ARFI）应变弹性成像：是由声脉冲辐射力（ARFI）激发组织应变产生位移而形成，直接以灰阶形式显示病灶区域的黑白色分布来定性组织的硬度，即声触诊组织成像（virtual touch tissue imaging，VTI）。其诊断方法主要包括定性法（4 分评分法）和半定量法（E/B 比值：elasticity imaging/B-mode ratio、面积比值：area ratio）。

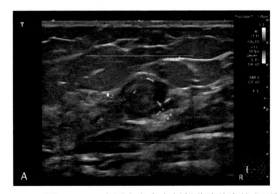
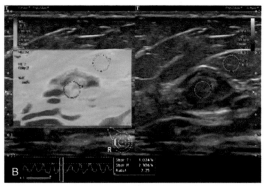

图 25-2-6　应用应变率来判断乳腺肿瘤的良恶性——乳腺良性肿瘤常规超声及弹性成像表现
患者女，27 岁。A. 右侧乳腺 9 点方向低回声结节，形态规则，平行生长，边缘光整，内部回声均匀。CDFI：结节内部及周边见少量血流信号。B. 弹性成像：应变比为 2.25，提示良性病变。病理：纤维腺瘤伴间质黏液变。

1）常用的定性评分法：4 分法。
Tozaki 等[22]根据病灶区域在应变弹性图像上显示的黑白色分布而提出的 4 分法，即 1 分：弹性图像上不能辨别病灶区域（图 25-2-8A）；2 分：病灶区域在弹性图上显示为白色（图 25-2-8B）；3 分：病灶区域在弹性图上显示黑白相间（图 25-2-8C）；4 分：病灶区域在弹性图上显示为黑色，其中 4 分又根据弹性图中黑色区域的大小分为 4a 分（黑色区域等于或略小于病灶区域）（图 25-2-8D）和 4b 分（黑色区域大于病灶区

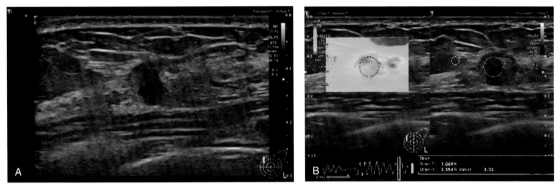

图 25-2-7　应用应变率来判断乳腺肿瘤的良恶性——乳腺恶性肿瘤常规超声及弹性成像表现

患者女,47 岁。A. 左侧乳腺 10 点方向低回声结节,形态不规则,非平行生长,边缘模糊,内部回声不均匀,内见点状强回声;B. 弹性成像:应变比为 3.32,提示恶性病变。病理:浸润性癌(非特殊类型)。

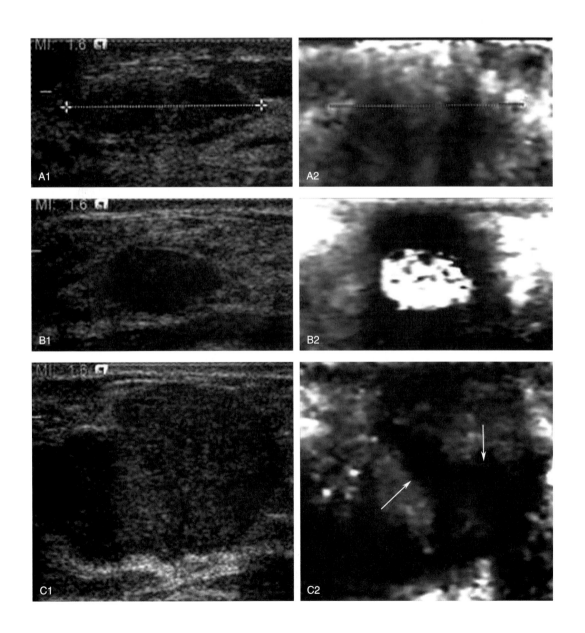

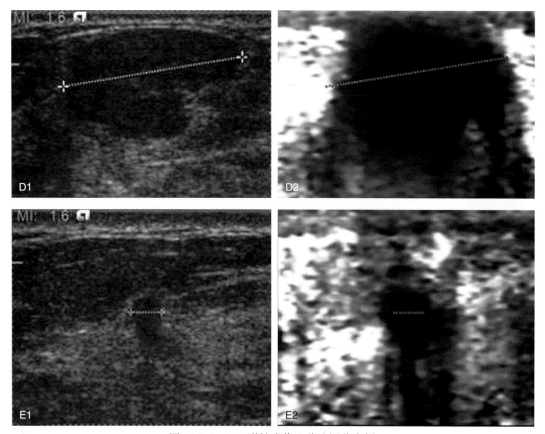

图 25-2-8　VTI 弹性成像 4 分法评分病例

A1、A2：1 分：弹性图像上不能辨别病灶区域；B1、B2：2 分：病灶区域在弹性图上显示为白色；C1、C2：
3 分：病灶区域在弹性图上显示黑白相间；D1、D2：4a 分：病灶区域在弹性图上显示为黑色，黑色区域等
于或略小于病灶区域；E1、E2：4b 分：病灶区域在弹性图上显示为黑色，黑色区域大于病灶区域。

域）（图 25-2-8E）。应用该方法评价 161 个乳腺病灶，发现 1 分及 2 分的病灶均为良性，4b 分的病灶均为
恶性。对于 3 分及 4a 分的病灶，联合点式剪切波弹性成像（以剪切波速度 3.59m/s 为截断值），可提高诊断
的特异性，避免不必要的活检。Barr 等[23]报道了囊性病变在弹性图像上出现牛眼征伪像，表现为黑色病
变中心有一白色斑点，且在病变后方有一明亮斑点（图 25-2-9）。如果在复杂囊肿中有囊性和实性成分，在
牛眼征伪像中可以清晰识别出实性成分，表现为硬度缺失（图 25-2-10）。该伪像对确定乳腺良性单纯囊肿
或复杂囊肿具有很高的预测价值，降低了良性囊肿的活检量。

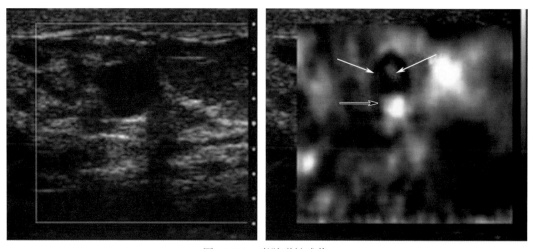

图 25-2-9　囊肿弹性成像

显示为牛眼征伪像，黑色病变中心有一白色斑点（白色箭头示），且在病变后方有一明亮斑点（黑色箭头示）。

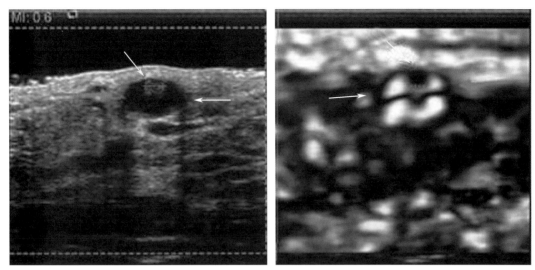

图 25-2-10　复杂囊肿弹性成像
实性部分在牛眼征伪像中表现为硬度缺失（黄色箭头示）。

下面两个病例应用 4 分法来判断乳腺肿瘤的良恶性（图 25-2-11、图 25-2-12）。

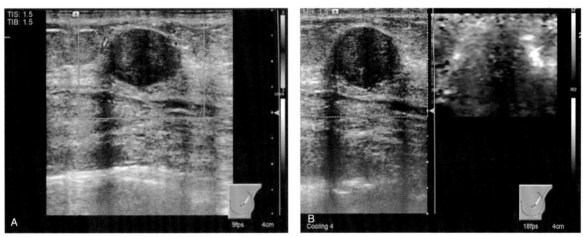

图 25-2-11　应用 4 分法来判断乳腺肿瘤的良恶性——乳腺良性肿瘤二维超声及弹性成像表现
患者女，37 岁。A. 左侧乳腺 1 点低回声结节，形态规则，平行生长，边缘光整，内部回声均匀，伴侧方声影；CDFI：周边及内部见少量血流信号。B. 弹性成像：不能辨别病灶区域，4 分法评分为 1 分，提示良性病变。病理：纤维腺瘤。

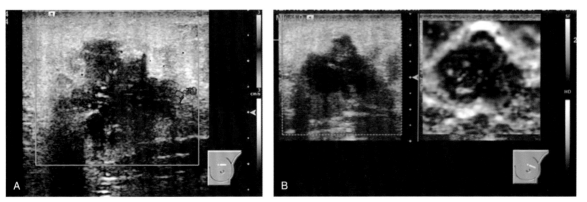

图 25-2-12　应用 4 分法来判断乳腺肿瘤的良恶性——乳腺恶性肿瘤常规超声及弹性成像表现
患者女，52 岁。A. 左侧乳腺 12 点低回声团，形态不规则，非平行生长，边缘成角及分叶，内部回声不均匀，见多个点状强回声；CDFI：结节内部及周边可见少量血流信号。B. 弹性成像：整个结节呈现黑色，且黑色区域大于病灶区域，4 分法评分为 4B 分，提示恶性病变。病理：浸润性癌（非特殊类型）。

2）常用的半定量法：包括 E/B 比值（elasticity imaging/B-mode ratio）和面积比值（area ratio，AR）。E/B 比值是指病变在弹性图像上测量的长度与 B 模式图像上测量的长度的比值。

Barr 等[24]在一项多中心试验研究中，发现以 E/B 比值≥1 判断为恶性病变，E/B 比值<1 为良性病变的分类标准中，其诊断的阴性预测值、敏感度和特异度分别为 99.2%、98.6%、87.4%。回顾分析假阳性病例，主要是位于致密乳腺组织里的良性病变。因为致密乳腺组织和良性病变这两种组织的弹性特性相似，在弹性图像上难以分辨，长度测量会出现误差。可通过病变与脂肪硬度比值 SR 来解决这个问题。另外两项研究也显示 E/B 比值在诊断病变的良恶性方面具有较高的敏感度（99%~100%）[25,26]（图 25-2-13）。Grajo 等[27]回顾性研究了 226 个乳腺病变，提出了 E/B 比值与肿瘤病理级别相关。高级别肿瘤如浸润性癌（非特殊类型），E/B 比值随肿瘤侵袭性的增加而增加，且明显高于低级别肿瘤；而低级别肿瘤如导管内原位癌和黏液癌等，E/B 比值接近 1。

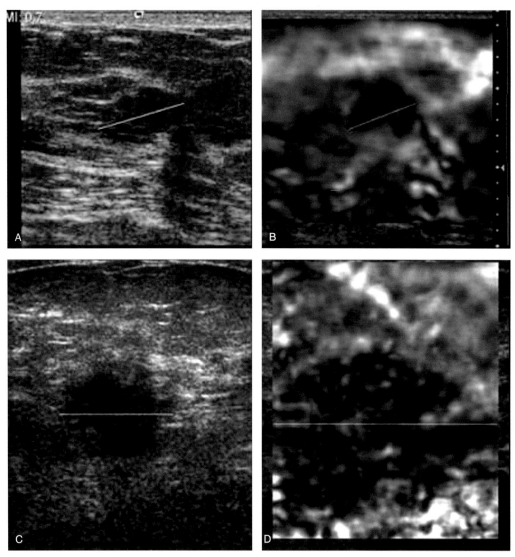

图 25-2-13 应用 E/B 比值评估乳腺肿瘤的良恶性
A、B. 患者女，43 岁。左侧乳腺病灶的 E/B 比值为 1.04。病理：良性叶状肿瘤。C、D. 患者女，
56 岁。左侧乳腺病灶的 E/B 比值为 1.34。病理：浸润性癌（非特殊类型）。

面积比值（AR）是指病灶在弹性图像上的面积与 B 模式图像上的面积的比值。

Bai 等[28]比较了 AR、VTI 评分及 VTQ（为西门子的点式剪切波速度）在诊断 271 个不同大小的乳腺病灶中的差异，提出了对于最大直径 6~14mm 的小病灶，当 AR 以 1.155 为临界值，AR 比 VTI 评分及 VTQ 具有更好的诊断效能，敏感性及特异性分别是 93.3%、90%；对于最大直径 15~40mm 的大病灶，AR

和 VTQ 的诊断效能相同。该研究还发现恶性病变在弹性图像上的面积明显大于常规超声图像上显示的面积，可能是因为恶性病变多向周围组织浸润性生长，常规超声无法显示肿瘤浸润的部分，在弹性图像上与周围正常腺体组织间的弹性系数相差明显，使其与周围正常腺体组织分界清晰。所以弹性图像可反映出恶性病变累及周围组织的范围。Meng 等[29]报道了在 92 个乳腺病变中，恶性病变的平均面积比值是 1.99±0.63，而良性病变的是 1.08±0.21。恶性病变在弹性图像上的面积明显大于常规超声图像上显示的面积。基于 ROC，选择 1.54 为临界值诊断乳腺恶性病变的敏感度可达 100%。而且，与静态应变弹性成像相比，VTI 图像能更好地评估病变的生物特性，如恶性肿瘤内液化坏死区弹性较软且不被外力受压移动，在 VTI 图像上表现为明亮的白色区域。

　　下面两个病例应用面积比值来判断乳腺肿瘤的良恶性（图 25-2-14、图 25-2-15）。

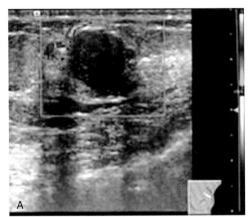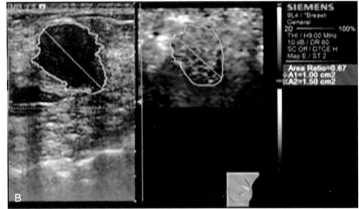

图 25-2-14　应用面积比值来判断乳腺肿瘤的良恶性——乳腺良性肿瘤常规超声及弹性成像表现

患者女，37 岁。A. 左侧乳腺 1 点方向低回声结节，形态稍欠规则，内部回声均匀，CDFI：内部及周边均见血流信号；B. 弹性成像：在 VTI 图像上，测量病灶的面积比：0.67，提示良性病变。病理：纤维腺瘤。

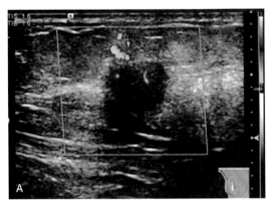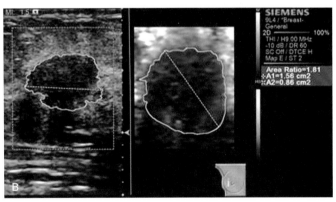

图 25-2-15　应用面积比值来判断乳腺肿瘤的良恶性——乳腺恶性肿瘤常规超声及弹性成像表现

患者女，56 岁。A. 右侧乳腺 9 点方向低回声结节，形态不规则，边缘模糊，内部回声欠均，CDFI：内部及周边均见血流信号。B. 弹性成像：在 VTI 图像上，测量病灶的面积比：1.81，提示恶性病变。病理：浸润性癌（非特殊类型）。

　　2. 剪切波弹性成像在乳腺疾病中的诊断价值及应用　剪切波弹性成像（SWE）是定量技术，获得的组织硬度值可显示为剪切波速度（m/s）或杨氏模量（kPa）。SWE 有两种类型，一种是在单独一个小的感兴趣区内测量剪切波速度（点式 SWE），另一种是在较大的成像区内进行彩色编码成像（2D-SWE）。点式 SWE 技术在乳腺中应用非常有限，因为在一个恶性肿瘤内部硬度变化非常大，最大硬度区也不能准确判断。因此，本章重点讨论 2D-SWE 的使用方法与临床价值。目前使用 2D-SWE 技术的商用系统主要有超音速剪切波弹性成像、声触诊组织成像和定量、剪切波速度成像等[30]。

　　（1）剪切波弹性成像（SSI）：Zhou 等[31]对 193 个乳腺病变的研究结果显示"硬环征"有助于提高乳腺良恶性病变的鉴别诊断能力，因乳腺肿瘤周围硬度增加而出现"硬环征"或"马蹄征"（图 25-2-16）。这一征象可能是因为肿瘤细胞浸润到周围间质组织而促使结缔组织增生反应,或因为剪切波传播在恶性肿瘤周围区域出现能量衰减而导致肿瘤内部剪切波振幅低或出现噪音。发现"硬环征"或"马蹄征"结合常规超声诊断的敏感性比单独使用常规超声要大,可使乳腺恶性病变介入治疗的推荐率达 100%,正确地指导乳腺恶性病变的活检,而 41.6%(137 例中的 57 例)的良性病变可避免了不必要的活检。

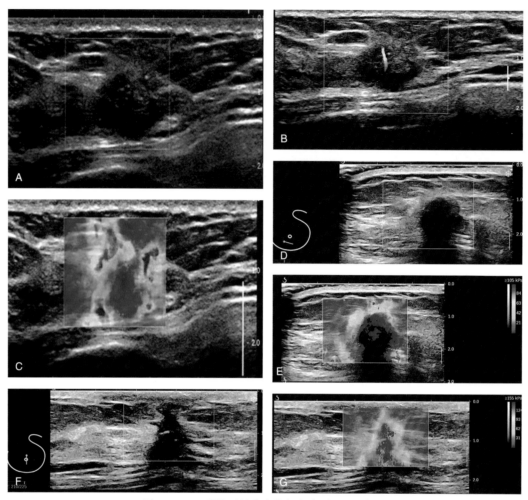

图 25-2-16　乳腺恶性病变常规超声及 SWE 表现

病例 1:A.二维超声显示形态不规则,平行生长,边缘不光整,成角,内回声不均匀,可见点状高回声,后方回声稍增强,肿块周边可见高回声晕环。B.彩色多普勒示肿块内可见穿支动脉。C.在剪切波弹性成像的量程设置在 180kPa 条件下,剪切波弹性图像显示肿瘤周围硬度增加(红色和橙色编码),肿块周边显示硬环征。病理:浸润性癌(非特殊类型)并广泛导管内癌。

病例 2:D.二维超声显示形态不规则,非平行生长,边缘不光整,局部成角,内回声不均匀,后方回声衰减,肿块周边回声稍增高。E.SWE 肿块周边可见"马蹄征"。术后病理:乳腺浸润性癌(非特殊类型)。F:乳腺肿块切除术后,术区皮肤层至腺体层低回声团块,形态不规整,边缘不光整,呈毛刺状,后方回声衰减;G:图块边缘硬度增高,呈"马蹄征",病理:术后瘢痕

　　一项应用 SSI 技术的 2D-SWE 大型多中心研究(BE1)结果显示,E_{max} 80kPa 或 SWV 5.2m/s 可作为诊断乳腺良恶性病变的临界值[32];SWE 与 BI-RADS 分类联合诊断比单独使用 BI-RADS 分类提高了诊断的准确性(从 77.3% 增加到 90.6%)。该研究的最大价值是在于结合 SWE 诊断可对 BI-RADS 3 类和 BI-RADS 4A 类病变进行升降类调整,提出了积极型和保守型两套 BI-RADS 分类修正原则:①积极型原则,即高硬度(E_{max}>160kPa 或彩色量程设置在 180kPa 时 SWE 彩色编码图为红色)的 BI-RADS 3 类病变应升为 4A 类进行活检以早期发现乳腺癌;低硬度(E_{max} <80kPa)的 BI-RADS 4A 类病变可降类随访。②保守型原则,即高硬度(E_{max} >160kPa 或彩色量程设置在 180kPa 时 SWE 彩色编码图为红色)的 BI-RADS 3 类病变应升为 4A 类进行活检以早期发现乳腺癌;低硬度(E_{max} <30kPa)的 BI-RADS 4A 类病变可降类随访。

中国乳腺 E 成像多中心研究（BE3）也使用 SWE 技术研究了 2 262 个乳腺病灶,结果显示常规超声 BI-RADS 分类诊断乳腺病灶良恶性的敏感度、特异度分别为 97.5% 和 54.8%[2]。本研究按照上述 BE1 研究提出的积极型和保守型规则对病灶的 BI-RADS 分类进行调整:①积极型原则,将高硬度（$E_{max} \geqslant 160kPa$ 或彩色量程设置在 180kPa 时 SWE 彩色编码图为红色)的 BI-RADS 3 类病变调整为 BI-RADS 4A 类;低硬度（$E_{max} \leqslant 80kPa$)的 BI-RADS 4A 类病变调整为 BI-RADS 3 类,诊断的特异度显著提高至 86.4%,而敏感度为 91.5%。②保守型原则,即高硬度（$E_{max} \geqslant 160kPa$ 或彩色量程设置在 180kPa 时 SWE 彩色编码图为红色)的 BI-RADS 3 类病变调整为 BI-RADS 4A 类;低硬度（$E_{max} \leqslant 30kPa$)的 BI-RADS 4A 类病变调整为 BI-RADS 3 类,诊断的敏感度为 96.9%,特异度为 66.1%。而在研究中发现 $E_{max} \geqslant 50kPa$ 的 BI-RADS 3 类病灶恶性率高于 2%,$E_{max} \leqslant 40kPa$ 的 BI-RADS 4A 类病灶恶性率于低于 2%,根据这结果重新调整评估 BI-RADS 分类,将 $E_{max} \leqslant 40kPa$ 的 BI-RADS 4A 类病灶降类为 BI-RADS 3 类,$E_{max} \geqslant 50kPa$ 的 BI-RADS 3 类病灶升类为 BI-RADS 4A 类,特异度升高至 68.7%,敏感度仍保持在 97.5%[3]。

（2）声触诊组织成像和定量（VTIQ）:VTIQ 具有四种图像模式:速度图、质控图、位移图及时间图。速度图显示了以彩色编码的 SWV 分布,SWV 由低至高分别呈现蓝色、绿色、黄色、红色。质控图反映图像上弹性分布质量,质量由高到低分别表示为绿色、黄色、红色。位移图显示剪切波引起组织的位移程度。时间图反映了组织达到最大位移的时间。我们通常根据速度图和质控图测量病灶 SWV 值[33,34]。很多研究已证明 VTIQ 有助于提高诊断乳腺良恶性病变的效能,但不同研究间的研究参数及参数截断值不同,研究参数中以 SWV 最大值与 SWV 平均值最为常用,若在 VTIQ 速度模式下有效的测量区域进行多组 SWV 数据测量,每组得出的数据即为 SWV 最大值,求多组数据的平均值可得 SWV 平均值[33-37]。Golatta 等[35]发现以 SWV 最大值 5.18m/s 为截断值且联合 BI-RADS 分类诊断乳腺良恶性病变,敏感度、特异度、阴性预测值分别是 98%、82%、98%。Zhang 等[36]报道 SWV 平均值大于 4.6m/s 且患者年龄大于 50 岁是鉴别诊断复杂囊实性乳腺病变恶性的独立预测因素。而国内学者唐力等[37]指出 SWV 平均值 4.20m/s 为临界值诊断的敏感度、特异度、准确度分别为 94.4%、66.6%、75.0%。

（3）剪切波速度成像（SWSI）:Yang 等[38]研究了 SWSI 在 225 个乳腺病灶中的作用,提出以 SWE 定量参数杨氏模量平均值（E_{mean})36.05kPa 为临界值,其诊断的特异性为 96.6%,敏感性为 85.1%。而 SWSI 定性彩色模式图独有的"五彩斑斓"征（图 25-2-17)联合常规超声能提高诊断乳腺恶性病灶的准确性。另姚晓华等[39]指出 E_{mean} 及 SWV_{mean} 分别以 39.20kPa、3.51m/s 作为截断值,鉴别乳腺病灶良恶性的特异度、敏感度均为 100%、86.7%;100%、86.7%。目前关于 SWSI 应用于诊断乳腺病变的临床研究较少,仍需要进一步的探讨。

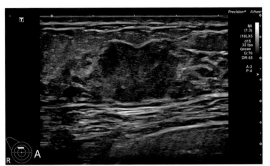
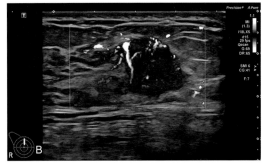
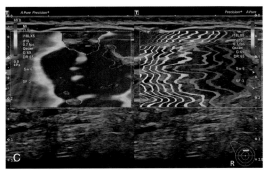

图 25-2-17　剪切波速度成像对乳腺恶性病变检测
A. 二维超声显示形态不规则的低回声团,形态不规则,平行生长,边缘不光整,局部边缘模糊,内回声不均匀,后方回声稍增强;B. 微血流成像示肿块内及其周边均可见丰富血流信号,血管走行迂曲;C. 病灶内部及周边在弹性图上呈现红、橙、蓝、黑等混杂色彩,即"五彩斑斓征"。病理:浸润性癌（非特殊类型）。

第三节 超声弹性成像的临床应用进展

一、用于乳腺非肿块型病变的评估

宋宇等[40]比较了静态应变弹性成像的 5 分评分法和 SR 在诊断乳腺非肿块性病变中的价值。发现 SR 的特异度和敏感度均较高,分别为 93.8%、91.3%。特别是诊断在弹性图像上呈现蓝绿色相近的 3 分病变,仅靠主观地区分蓝绿色的分布比例,容易产生偏差,而比值法通过测量数值实现区分硬度分布的细微差别,明显提高诊断的准确度。Ko 等[41]在一项 34 个乳腺非肿块型病变的研究中,发现恶性病变的所有定量 SWE 参数均明显高于良性病变。导管原位癌及小叶原位癌的 E_{mean} 均低于浸润性癌(非特殊类型),具有统计学意义。指出将 E_{mean} 值 ≤41.6kPa 作为 BI-RADS 4A 类病灶降类标准进行随访,提高了 BI-RADS 4A 类病灶的阳性预测值,可以减少不必要的活检。Wang 等[42]指出与非肿块型良性病变相比,非肿块型恶性病变在弹性图像上表现为"硬环征"(图 25-3-1)。特别是非肿块型恶性病变在常规超声无明显边缘,而在弹性图像上出现明确的硬环征,能反映出恶性病变浸润周围组织的范围,"硬环征"提高乳腺非肿块型病变诊断的特异度和阳性预测值。Park 等[43]表明 SWE 诊断乳腺非肿块型恶性病变出现假阴性与钙化、无浸润成分、病灶小等因素相关,而诊断乳腺非肿块型良性病变出现假阳性与病灶距离乳头短相关。

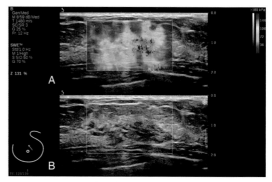

图 25-3-1 乳腺非肿块型病变的"硬环征"

患者女,34 岁,A. 左侧乳腺 2 点方向低回声区,形态不规则,边缘模糊,内部回声不均匀,见多发点状强回声。B. SWE 图像显示低回声区周围硬度增加(红色和橙色编码),低回声区周边显示硬环征(箭头示示)。病理:浸润性癌(非特殊类型)

二、对乳腺癌化学疗法及其他疗法的治疗效果评估

Ma 等[44]研究 75 个浸润性乳腺癌,发现应变弹性成像与剪切波弹性成像在早期预测病灶对新辅助化疗有良好的疗效反应方面,两者具有相似的诊断效能。但剪切波弹性成像在早期预测病灶对新辅助化疗的耐药性方面更优于应变弹性成像。在结束第二个周期新辅助化疗后,使用 SWE 定量参数 E_{mean} 评估病灶对新辅助化疗的疗效,具有最佳的诊断效能。Lee 等[45]研究对比 SWE 与 B 型超声在评估新辅助化疗后残留癌灶中的差异,发现以 $E_{max} > 30kPa$ 为临界值的敏感度、特异度及准确度分别为 83.6%、80%、83.1%。而 B 型超声诊断的敏感度、特异度及准确度 71.1%、50%、69%,SWE 的诊断效能明显高于 B 型超声,所以 SWE 通过定量测量残留病灶弹性值的变化,间接估计癌细胞残存比例,为评估新辅助化疗疗效提供了便捷、无创的新方法。

三、用于腋窝淋巴结的评估

许多研究已证实超声弹性成像在评估腋窝淋巴结良恶性中的重要价值[46-49]。Choi 等[47]对 64 个腋窝淋巴结进行应变弹性成像检查,发现当淋巴结应变率与皮下脂肪层应变率的比值(SR)以 0.65 为临界值诊断敏感度为 82.8%,特异度为 56.3%,但有待大规模的研究来探讨适当的临界值。一项研究应用 VTIQ 法评估 149 个腋窝淋巴结,指出以剪切波速度 1.44m/s 为临界值时,其敏感度和特异度分别为 82.8%、69.6%[48]。Luo 等研究表明剪切波弹性图像定性分析腋窝淋巴结状态可分为四种彩色模式,即模式 1:边缘窦及淋巴结内回声均匀,充盈完全(图 25-3-2A);模式 2:边缘窦及淋巴结内回声欠均匀,淋巴结内充盈缺损(图 25-3-2B);模式 3:边缘窦及淋巴结内回声不均匀,边缘有局部彩色区域,淋巴结内充盈完全

(图 25-3-2C);模式 4:边缘窦及淋巴结内回声不均均,边缘有局部彩色区域及淋巴结内充盈缺损(图 25-3-2D)[49]。良性淋巴结以彩色模式 1 为主,转移性淋巴结通常以彩色模式 2~4 为主。此外,将 SWE 定性分类与常规超声相联合诊断的特异性(100%)显著高于常规超声(82%)。在区分腋窝淋巴结转移性和良性反应性方面,SWE 定性分类比 SWE 定量参数和常规超声表现出更好的诊断效能,SWE 定性分类通过识别腋窝淋巴结的弹性变化,提高诊断的准确性,正确地指导穿刺活检。

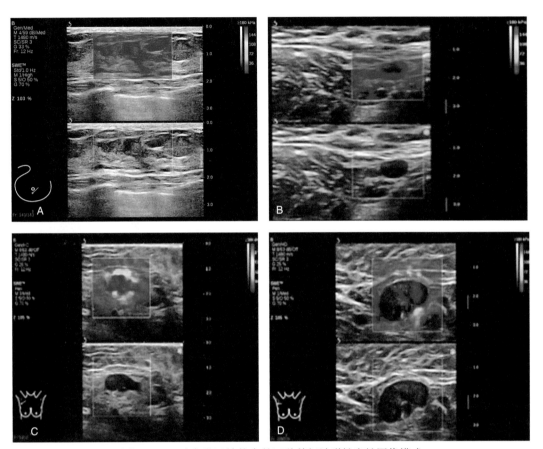

图 25-3-2　腋窝淋巴结状态的四种剪切波弹性定性图像模式

A. 淋巴结边缘部及淋巴结内回声均匀,充盈完全;B. 淋巴结边缘部及淋巴结内回声欠均匀,淋巴结内充盈缺损;C. 淋巴结边缘部及淋巴结内回声不均匀,边缘部有局部彩色区,淋巴结内充盈完全;D. 淋巴结边缘部及淋巴结内回声不均匀,边缘部有局部彩色区,淋巴结内充盈缺损。

四、乳腺超声弹性的局限性及展望

乳腺弹性成像在二维超声基础上补充了对病变硬度的检查,提高了鉴别乳腺良恶性病变的准确率,减少了不必要的穿刺活检。尤其是剪切波弹性成像具有不依赖操作者、可定量评估及可重复性高等优点,可更广泛地应用于临床。但乳腺弹性成像技术仍有一定的局限性,造成病变的弹性特征的多样性。其原因主要有以下四点[50]。

1. **生物组织构成及疾病病理特征的异质性高**　例如钙化、胶原化和间质细胞丰富的良性病变可出现假阳性现象,而对浸润性小叶癌诊断的假阴性率较高。部分特殊征像有一定的提示作用,但依然存在良恶性交叉(图 25-2-16E、F、G);因此,需完善各病种的研究。

2. **超声医师的操作与读图的主观性强**　操作过程中,要保证恒定的压迫,如过度压迫,可使软病变被错误地显示为硬病变。因此,超声医师需经过规范的培训。

3. **病变部位的乳腺厚度、体积及所在深度的可变性强**　过厚的组织、较大的肿瘤体积及较深的位置都会造成声波能量的衰减,从而影响弹性成像的质量。因此,对于进行弹性成像的结节,需按要求进行筛选。

4. 应变与剪切波弹性成像统一性欠佳　目前,两种方法在疾病的诊断中缺乏统一的标准,急需严格、有力的实验来确定此标准。因此,弹性成像现阶段只能是常规超声诊断的辅助手段。

综上所述,超声弹性成像旨在表达组织的弹性信息,作为一种全新的成像技术,能更全面地定位病变及鉴别病变性质,丰富了疾病的诊断信息,拓展了超声诊断的思路,使现代超声技术更为完善。随着超声弹性成像设备的不断完善、临床应用技能的不断成熟,相信超声弹性成像技术将在临床工作中发挥更加重要的辅助作用[50]。

(徐晓红　戴海霞　李华鹃　张建兴)

参考文献

［1］ D'ORIS C, MORRIS E, MENDELSON E. ACR BI-RADS® Atlas, Breast Imaging Reporting and Data System. Journal of Chemical Information and Modeling (2013) 53 (9) 1689-1699

［2］ LIN X, CHANG C, WU C, et al. Confirmed value of shear wave elastography for ultrasound characterization of breast masses using a conservative approach in Chinese women: a large-size prospective multicenter trial. Cancer Manag Res, 2018, 10: 4447-4458.

［3］ 梁萍,姜玉新. 超声 E 成像临床应用指南. 北京:人民卫生出版社, 2018.

［4］ SHIINA T, NIGHTINGALE KR, PALMERI ML, et al. WFUMB guidelines and recommendations for clinical use of ultrasound elastography: Part 1: basic principles and terminology. Ultrasound Med Biol, 2015, 41 (5): 1126-47.

［5］ BERCOFF J, TANTER M, FINK M. Supersonic shear imaging: a new technique for soft tissue elasticity mapping. IEEE Trans Ultrason Ferroelectr Freq Control, 2004, 51 (4): 396-409.

［6］ BAMBER J, COSGROVE D, DIETRICH CF, et al. EFSUMB guidelines and recommendations on the clinical use of ultrasound elastography. Part 1: Basic principles and technology. Ultraschall Med, 2013, 34 (2): 169-184.

［7］ CHO KR, SEO BK, LEE JY, et al. A comparative study of 2D and 3D ultrasonography for evaluation of solid breast masses. Eur J Radiol, 2005, 54 (3): 365-370.

［8］ BARR RG. Sonographic breast elastography: a primer. J Ultrasound Med, 2012, 31 (5): 773-783.

［9］ BARR RG, ZHANG Z. Effects of precompression on elasticity imaging of the breast: development of a clinically useful semiquantitative method of precompression assessment. J Ultrasound Med, 2012, 31 (6): 895-902.

［10］ BARR RG. The Role of Sonoelastography in Breast Lesions. Semin Ultrasound CT MR, 2018, 39 (1): 98-105.

［11］ NAKASHIMA K, SHIINA T, SAKURAI M, et al. JSUM ultrasound elastography practice guidelines: breast. J Med Ultrason (2001), 2013, 40 (4): 359-391.

［12］ 韩竞,李安华,韩峰,等. 剪切波弹性成像技术评估乳腺病变的方法学探讨. 中国超声医学杂志, 2016, 32 (06): 503-506.

［13］ ITOH A, UENO E, TOHNO E, et al. Breast disease: clinical application of US elastography for diagnosis. Radiology, 2006, 239 (2): 341-350.

［14］ 罗葆明,欧冰,智慧,等. 改良超声弹性成像评分标准在乳腺肿块鉴别诊断中的价值. 现代临床医学生物工程学杂志, 2006,(05): 396-398.

［15］ RAZA S, ODULATE A, ONG EM, et al. Using real-time tissue elastography for breast lesion evaluation: our initial experience. J Ultrasound Med, 2010, 29 (4): 551-563.

［16］ WOJCINSKI S, FARROKH A, WEBER S, et al. Multicenter study of ultrasound real-time tissue elastography in 779 cases for the assessment of breast lesions: improved diagnostic performance by combining the BI-RADS®-US classification system with sonoelastography. Ultraschall Med, 2010, 31 (5): 484-491.

［17］ 欧冰,罗葆明,杨海云,等. 声触诊组织量化技术与压迫式弹性成像对乳腺肿物诊断的比较研究. 中国超声医学杂志, 2013, 29 (03): 235-237.

［18］ 罗葆明,曾婕,欧冰,等. 乳腺超声弹性成像检查感兴趣区域大小对诊断结果影响. 中国医学影像技术, 2007,(09): 1330-1332.

［19］ UENO E, UMEMOTO T, BANDO H, et al. New quantitative method in breast elastography: fat–lesion ratio (FLR)[abstract].// Proceedings of the radiological society of North America scientific assembly and annual meeting. Oak Brook, IL: Radiological Society of North America, 2007.

［20］ THOMAS A, DEGENHARDT F, FARROKH A, et al. Significant differentiation of focal breast lesions: calculation of strain ratio in breast sonoelastography. Acad Radiol, 2010, 17 (5): 558-563.

［21］ FARROKH A, WOJCINSKI S, DEGENHARDT F.[Diagnostic value of strain ratio measurement in the differentiation of malignant and benign breast lesions]. Ultraschall Med, 2011, 32 (4): 400-405.

［22］ TOZAKI M, ISOBE S, SAKAMOTO M. Combination of elastography and tissue quantification using the acoustic radiation force impulse (ARFI) technology for differential diagnosis of breast masses. Jpn J Radiol, 2012, 30 (8): 659-670.

［23］ BARR RG, LACKEY AE. The utility of the "bull's-eye" artifact on breast elasticity imaging in reducing breast lesion biopsy rate. Ultrasound Q, 2011, 27 (3): 151-155.

［24］ BARR RG, DESTOUNIS S, LACKEY LB 2ND, et al. Evaluation of breast lesions using sonographic elasticity imaging: a multi-center trial. J Ultrasound Med, 2012, 31 (2): 281-287.

［25］ DESTOUNIS S, ARIENO A, MORGAN R, et al. Clinical experience with elasticity imaging in a community-based breast center. J Ultrasound Med, 2013, 32 (2): 297-302.

［26］ BARR RG. Real-time ultrasound elasticity of the breast: initial clinical results. Ultrasound Q, 2010, 26 (2): 61-66.

［27］ GRAJO JR, BARR RG. Strain elastography for prediction of breast cancer tumor grades. J Ultrasound Med, 2014, 33 (1): 129-134.

［28］ BAI M, ZHANG HP, XING JF, et al. Acoustic radiation force impulse technology in the differential diagnosis of solid breast masses with different sizes: which features are most efficient？. Biomed Res Int, 2015, 2015: 410560.

［29］ MENG W, ZHANG G, WU C, et al. Preliminary results of acoustic radiation force impulse (ARFI) ultrasound imaging of breast lesions. Ultrasound Med Biol, 2011, 37 (9): 1436-1443.

［30］ SIGRIST R, LIAU J, KAFFAS AE, et al. Ultrasound elastography: review of techniques and clinical applications. Theranostics, 2017, 7 (5): 1303-1329.

［31］ ZHOU J, ZHAN W, CHANG C, et al. Breast lesions: evaluation with shear wave elastography, with special emphasis on the "stiff rim" sign. Radiology, 2014, 272 (1): 63-72.

［32］ BERG WA, COSGROVE DO, DORÉ CJ, et al. Shear-wave elastography improves the specificity of breast US: the BE1 multinational study of 939 masses. Radiology, 2012, 262 (2): 435-449.

［33］ TANG L, XU HX, BO XW, et al. A novel two-dimensional quantitative shear wave elastography for differentiating malignant from benign breast lesions. Int J Clin Exp Med, 2015, 8 (7): 10920-10928.

［34］ LIUU H, ZHAO LX, XU G, et al. Diagnostic value of virtual touch tissue imaging quantification for benign and malignant breast lesions with different sizes. Int J Clin Exp Med, 2015, 8 (8): 13118-13126.

［35］ GOLATTA M, SCHWEITZER-MARTIN M, HARCOS A, et al. Evaluation of virtual touch tissue imaging quantification, a new shear wave velocity imaging method, for breast lesion assessment by ultrasound. Biomed Res Int, 2014, 2014: 960262.

［36］ ZHANG Y, ZHAO CK, LI XL, et al. Virtual touch tissue imaging and quantification: value in malignancy prediction for complex cystic and solid breast lesions. Sci Rep, 2017, 7 (1): 7807.

［37］ 唐力，徐辉雄，李建卫，等．声触诊组织成像定量剪切波弹性成像技术鉴别诊断乳腺肿块良恶性的价值．中华医学超声杂志 (电子版)，2015, 12 (12): 951-956.

［38］ YANG YP, XU XH, GUO LH, et al. Qualitative and quantitative analysis with a novel shear wave speed imaging for differential diagnosis of breast lesions. Sci Rep, 2017, 7: 40964.

［39］ 姚晓华，王丹，刘博姬，等．剪切波速度成像定量鉴别乳腺良恶性病灶的临床研究．肿瘤影像学，2017, 26 (04): 272-278.

［40］ 宋宇，张宇虹，曲晓霞．超声弹性成像评分法和比值法在乳腺非肿块型病变鉴别诊断中的价值．中国超声医学杂志，2016, 32 (03): 199-201.

［41］ KO KH, JUNG HK, KIM SJ, et al. Potential role of shear-wave ultrasound elastography for the differential diagnosis of breast non-mass lesions: preliminary report. Eur Radiol, 2014, 24 (2): 305-311.

［42］ WANG ZL, LI Y, WAN WB, et al. Shear-wave elastography: could it be helpful for the diagnosis of non-mass-like breast lesions？. Ultrasound Med Biol, 2017, 43 (1): 83-90.

［43］ PARK SY, CHOI JS, HAN BK, et al. Shear wave elastography in the diagnosis of breast non-mass lesions: factors associated with false negative and false positive results. Eur Radiol, 2017, 27 (9): 3788-3798.

［44］ MA Y, ZHANG S, LI J, et al. Comparison of strain and shear-wave ultrasounic elastography in predicting the pathological response to neoadjuvant chemotherapy in breast cancers. Eur Radiol, 2017, 27 (6): 2282-2291.

［45］ LEE SH, CHANG JM, HAN W, et al. Shear-wave elastography for the detection of residual breast cancer after neoadjuvant chemotherapy. Ann Surg Oncol, 2015, 22 (Suppl 3): S376-S384.

［46］ TAYLORA K, O'KEEFFE S, BRITTON PD, et al. Ultrasound elastography as an adjuvant to conventional ultrasound in the preoperative assessment of axillary lymph nodes in suspected breast cancer: a pilot study. Clin Radiol, 2011, 66 (11): 1064-1071.

[47] CHOI JJ, KANG BJ, KIM SH, et al. Role of sonographic elastography in the differential diagnosis of axillary lymph nodes in breast cancer. J Ultrasound Med, 2011, 30 (4): 429-436.

[48] TAMAKI K, TAMAKI N, KAMADA Y, et al. Non-invasive evaluation of axillary lymph node status in breast cancer patients using shear wave elastography. Tohoku J Exp Med, 2013, 231 (3): 211-216.

[49] LUO S, YAO G, HONG Z, et al. Qualitative classification of shear wave elastography for differential diagnosis between benign and metastatic axillary lymph nodes in breast cancer. Front Oncol, 2019, 9: 533.

[50] FARUK T, ISLAM MK, AREFIN S, et al. The journey of elastography: background, current status, and future possibilities in breast cancer diagnosis. Clin Breast Cancer, 2015, 15 (5): 313-324.

第二十六章

乳腺全容积成像的应用

乳腺全容积超声成像系统（ABUS/ABVS）是乳腺超声领域的一项创新,旨在将诊断与图像采集分离开来,解决手持超声（HHUS）的局限性。ABUS/ABVS 使用高频传感器提供大视场,产生高分辨率图像,一次扫描就能覆盖大部分乳房。

随着越来越多的乳腺密度数据和补充筛查的影响,ABUS/ABVS 作为乳腺 X 线摄影的辅助工具得到了广泛的接受。在诊断环境中,ABUS/ABVS 对乳腺病变的可检测性和良恶性病变的鉴别诊断具有重要的影响,且具有较高的观察者间一致性。目前最先进的技术,包括均匀的压缩和适当的定位,有助于减少伪影,而结合 ABUS/ABVS 与乳腺 X 线摄影可提高放射科医师的诊断性能;同时,ABUS/ABVS 有希望在检测乳腺癌范围和评估新辅助化疗反应方面提高效率[1]。在未来进一步发展 ABUS/ABVS 的过程中整合放射学和深度学习方面具有广阔的发展前景。

第一节　乳腺全容积超声成像的基本原理

超声三维成像是利用超声诊断设备,在人体某一组织器官的几个不同位置和角度按一定规律采集一系列二维图像,然后将这些二维图像信息以及它们之间的空间结构输入计算机,由计算机进行后处理,获得三维重建图像,从而显示该组织器官的立体形态结构。目前,用于获取三维超声图像的方法有两种:一种是利用二维超声诊断仪结合某种定位机械获取一系列二维超声图像,进而以离线方式进行三维重建,离线是指图像获取与图像后处理分开进行;ABUS/ABVS 全容积成像也是采用这种方式。另一种是利用二维面阵探头发射金字塔形体积超声束获得实时三维图像。三维超声成像的主要步骤包括原始图像采集、三维重构、图像分割和解释、三维图像显示。图像采集是三维成像的第一步,也是确保三维成像质量的关键。而图像采集具体过程中的关键问题在于每一幅二维图像的空间定位。图像分割和解释是三维显示和测量的前提。静态与动态三维超声成像重建的原理基本相同。

三维自动乳腺超声系统的主要种类有仰卧位[2,3]和俯卧位[4,5]系统。最新的仰卧式 ABUS/ABVS 设备包括一个连接到传感器的柔性臂、一个触摸屏监视器和一个用于图像解释的专用工作站。以 ABVS 为例,该系统装有一个 15.4cm 长的传感器,可在 5~14MHz 之间自动调节,生成 3D 数据集,每次采集 340 幅图像。每次采集都以 0.5mm 的间隔捕获 15.4cm×16.8cm×6.0cm 的乳房体积,没有重叠[6]。ABUS/ABVS 体系结构的技术进步包括具有软件波束形成和宽波束的灵活硬件,其中信号从多个传输中记录,通过自动调整设置（增益、频率、深度、时间增益补偿、声速、谐波、乳头阴影和斑点）减少伪影、提高图像质量[7]。

该技术包括三个步骤:患者定位、图像采集和数据解释。患者仰卧,同侧手举过头顶;同时,在每个肩膀下都放一个三角垫,这样可以保持乳房稳定,乳头指向天花板。一种低过敏性乳液均匀地涂在乳房上,并在乳头部位增加乳液用量。一次性透声膜用于辅助耦合和均匀地压缩整个乳房,实现更大的穿透力,提高深度的细节分辨率,并消除在周围产生的伪影。三个压缩级别之间的选项和三个乳房大小之间的选择可用于优化图像质量和患者舒适度。每次检查时都会放置一个乳头标记,以便准确对比重新格式化的视图。

包括患者准备和采集的总检查时间为 10~15 分钟。扫描是从乳房的下半部分向上半部分自动进行的；当产生横向图像时，传感器扫描乳房以产生体积。每个乳房有三个基本容积：前后（AP）、外侧（LAT）和内侧（MED）。在胸部较大的女性中，额外的体积可以覆盖整个乳房（上、下、上外象限）（图 26-1-1）。所有的检查都由训练有素的技术人员进行。检查完成后，在多平面重建（冠状面和矢状面）中自动处理体积数据，并将其传输到工作站进行解释[8]。

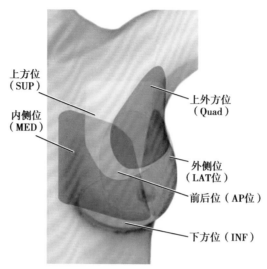

图 26-1-1　容积超声扫查位置示意

第二节　乳腺三维容积成像的应用背景

乳腺 X 线摄影已成为全球早期乳腺癌筛查的首选检查方法。长期的随机对照试验提供了强有力的证据，这些试验显示乳腺 X 线摄影的应用使乳腺癌患者死亡率至少降低了 20%[9,10]。

然而，并不是所有的女性都能从乳房 X 线检查中获益。人们已经认识到，致密性乳房乳腺 X 线摄影的敏感性较低，对于不伴有钙化的乳腺恶性肿瘤不能很好地被检出或者被致密性乳腺腺体所掩盖，导致间期癌发病率增加，并导致乳腺癌的延迟诊断[11-13]。手持超声（HHUS）作为乳腺 X 线摄影筛查的辅助手段，已证明在女性乳腺癌筛查中，癌症检出率增加了 1.8~4.6%[14-18]。随着更多关于乳腺密度的影响和 HHUS 在乳腺癌检测中影响的数据披露，3D 自动乳腺超声系统（ABUS/ABVS）被开发出来，用以提高在致密性乳房补充筛查中超声的可用性。

历史上，第一台自动扫描器的概念和建造始于 1965 年的澳大利亚；最新的 ABUS/ABVS 设备配备有一个高频（7~15MHz）传感器和一个长为 15.3cm 的大探头，能够以高帧速率每秒重建 300 万像素，从一次扫描中计算出完整的 3D 乳房体积。更重要的是，可重复、标准化的采集与数据解释分离，三维多平面重建的能力提高了乳腺病变鉴别诊断的准确性，其中冠状面"汇聚征"在提高结构变形的可视性中具有重要价值[19]（图 26-2-1）。

多项研究已经评估了 ABUS/ABVS 在乳腺癌检测中的

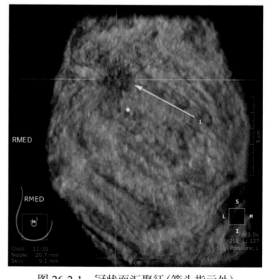

图 26-2-1　冠状面汇聚征（箭头指示处）

性能,并将其作为乳腺 X 线摄影检查致密性乳房的辅助手段[20-22]。一项对 15 318 名女性进行评估的大型前瞻性多中心研究结果显示,30 个乳腺癌(每 1 000 名筛查女性中多增加 1.9 个癌症)的发现与 ABUS/ABVS 相关,与乳腺 X 线不同的是,多检出的癌症是具有阴性淋巴结的小浸润性癌[22]。此外,来自瑞典的一项研究,欧洲无症状筛查(EASY)研究显示,在进行 ABUS/ABVS 筛查时,每 1 000 名妇女中比乳房 X 线检查多检出 2.4 个乳腺癌[21]。

第三节　乳腺全容积超声的应用价值

与 HHUS 相比,ABUS/ABVS 系统均具有以下优点:首先,ABUS/ABVS 具有较高的一致性和可重复性,而 HHUS 具有明显的操作依赖性,这意味着检测并准确记录 HHUS 的临床重要发现取决于执行扫描的人员的经验和专业知识[6]。第二,任何人都可以接受操作 ABUS/ABVS 设备进行扫描的培训,而 HHUS 必须由超声技术人员或具备超声物理和解剖学知识的医师进行。第三,ABUS/ABVS 的获取时间更加一致,对于乳房平均大小的患者来说,总的采集时间平均为 15 分钟,如果乳房较大的女性每个乳房需要超过标准的三个视图,则采集时间会稍微长一些。这种一致的采集时间可以为每个患者分配一个适当的时间段,而不会出现意外的延迟,从而简化工作流程。ABUS/ABVS 要求的医师时间仅为读图所需的时间,而 HHUS 要求的医师时间包括执行检查所需的时间和读图所需的时间。当超声医师能够熟练地回顾和解读 ABUS/ABVS 图像时,大约需要 3 分钟来阅读阴性检查结果。当有一个或两个重要发现时,时间将延长到大约 5 分钟。仅少数患者可能仍需要 10 分钟或更长时间完全解读并报告结果[6]。此外,冠状面成像是 ABUS 独有的;该视图允许对案例进行快速评估,并有助于检测结构变形区域。第四,ABUS/ABVS 的大探头提供了大肿瘤的全覆盖和特征,在新辅助化疗后的大肿瘤随访中,它可能提供大于 5cm 的癌肿瘤的精确测量。

在 ABUS 临床应用中,根据使用目的及范围主要包括病例筛查和临床诊断两方面。

一、筛查中的应用

Berg 等[23]2016 年对 ACRIN 6666 数据的最新分析表明,手持超声(HHUS)的癌症检测率与乳腺 X 线相当,在超声检测中,浸润性和淋巴结阴性癌症的比例更大;除了乳腺 X 线外,由 HHUS 进行的补充筛查结果显示,根据系统的基本风险,每千次检查中检测到的癌症发生率为 1.8~4.6。研究表明,应用 HHUS 使用标准方案的 ACRIN6666 研究可能延长了筛查时间,超出了正常操作要求[15,24]。总体而言,执行全容积超声扫描最有可能所需时间是 13~17 分钟。因此,ABUS/ABVS 筛查是一种解决手持超声执行全容积乳腺扫描耗时且成本高昂问题的方法,但这方面的研究有限[25](图 26-3-1)。

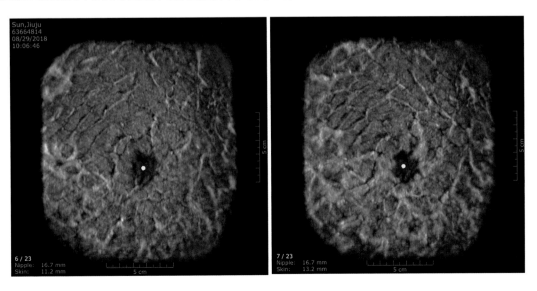

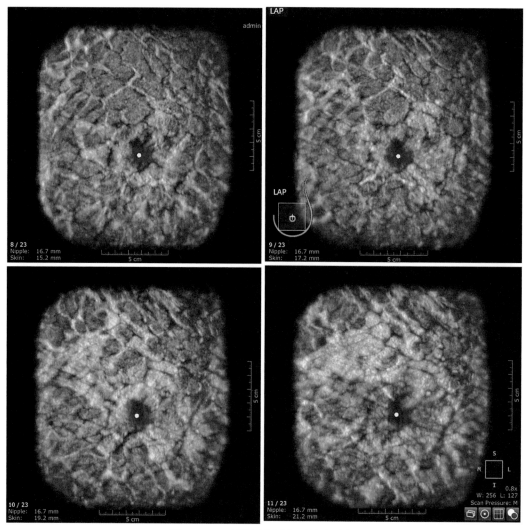

图 26-3-1　容积超声冠状面显示示意

研究表明,ABUS/ABVS 筛查将在需要乳腺 X 线检查的致密乳房妇女方面发挥有希望的作用。Lander 等[29]对乳腺组织致密和 / 或乳腺癌风险增加的妇女的一项多中心前瞻性研究表明,每 1 000 名筛查的妇女中又检测出 3.6 个癌症,这与 ACRIN 6666 的结果相似[15,20];其中单用 ABUS/ABVS 检查的敏感性为 67%,单用乳腺 X 线摄影的敏感性为 40%,而联合检查的敏感性为 81%[20]。Lander 等[29]还评估了使用 ABUS 对乳房致密的妇女进行癌症检测的超声医师图像解读效能,发现超声医师能够提高癌症的检出率,癌症病例的召回率增加了 63%,而真正阴性病例的正确识别率仅下降了 4%[26]。在 ACRIN 6666 研究评估 HHUS 筛查中,对比 HHUS,ABUS 作为筛查工具具有以下潜在优势:①减少了检查性能的变异性;②减少了操作者的依赖性;③减少了医师的时间[18]。因此,ABUS 可能是一种很有前途的乳腺筛查成像工具[27]。最近两项前瞻性多中心研究评估了 ABUS 的诊断性能,这些研究的结果有望证明 ABUS 作为筛查工具的价值,并验证 ABUS 在病变检测方面与 HHUS 的等效性[28,29]。

二、诊断中的应用

文献报道了 ABUS 作为术前评估、第二眼超声替代和导管原位癌(DCIS)评估的诊断效能[30-36]。然而,在考虑诊断情况下使用 ABUS 的临床应用之前,需要确认 ABUS 的病变检测、可靠性和观察者的一致性[30,31,34,35]。Wenkel 等[34]对临床、乳腺和超声异常诊断结果的研究表明使用 ABUS 发现了所有乳腺癌,并正确分类为乳腺影像报告和数据系统(BI-RADS)4 或 5,在 HHUS 和 ABUS 的 BI-RADS 分类方面具有很高的观察者一致性。Kotsianos Hermle 等[35]报道了类似的结果,其中 ABUS/ABVS 的敏感性和特异性与 HHUS 相当。最近,Xu 等[36]报道了在乳腺癌术前评估中 ABUS 在诊断中的作用,在该项研究中,ABUS 可靠地检测到一个大于 1.2cm 的病变,并且在报告病变大小和位置方面表现出高度的可靠性,此外在关键特征的描述和最终评估方面也基本一致[33]。

对于单纯 DCIS 的术前评估,Li 等[32]对单纯 DCIS 患者进行了前瞻性研究,研究表明与单纯 DCIS 的发病程度相比,ABUS 显示出更好的相关性(ABUS 为 64%,HHUS 为 42%),并且可以在术前提供更准确的信息。此外,Chae 等[33]评估了 ABUS 作为手持式第二眼超声(HH-SLUS)替代方法的作用,在三名放射科医师评估了术前乳腺 MRI 发现的 80 个其他可疑病变中,在 15 个未在 HH-SLUS 上发现的病变中,有 8 个(53%)在 ABUS 上发现。因此,得出结论,ABUS 可能有助于确定指导活检方法,作为 HH-SLUS 的替代工具[33]。

第四节 乳腺全容积超声的应用优势

三维乳腺全容积超声应用优势主要表现在以下方面。

一、多病灶的检测

乳腺磁共振成像(MRI)广泛应用于乳腺癌术前多灶、多中心的分期。另一方面,由于乳房的整体可视化,ABUS/ABVS 也是一种新兴的手术计划方式[37];ABUS/ABVS 测量的病灶大小与 MRI[38]和组织病理学[39,40]测量结果有很好的相关性。此外,由于节段性入路的成像更好,且与患者手术定位的方向相似,冠状面为手术规划提供了特殊价值[41]。ABUS/ABVS 还能够显示小于 1cm 的卫星病变,在多灶癌的评估中提供比 HHUS 更多的信息[42,43](图 26-4-1,图 26-4-2)。

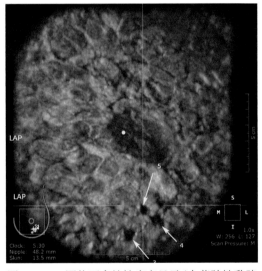

图 26-4-1 冠状面多灶性病变显示(肉芽肿性乳腺炎治疗后残留多灶坏死,箭头指示处)

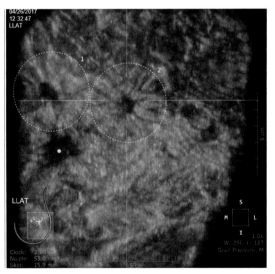

图 26-4-2 冠状面多灶性病变显示(多中心癌,标志处)

二、评估对新辅助化疗的反应

ABUS/ABVS 的另一个潜在指征与评估肿瘤对新辅助化疗的反应有关;Wang 等[44]显示 ABUS/ABVS 在预测化疗 4 个周期后的完全缓解率方面具有较高的敏感性和特异性。在一项对 35 名女性进行的前瞻性研究中也报道了类似的结果[45](图 26-4-3)。

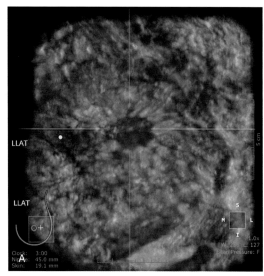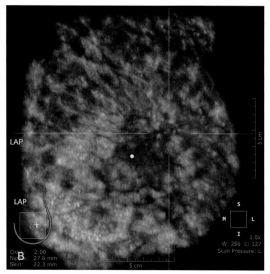

图 26-4-3　新辅助化疗前后(十字交叉处)改变
A.化疗前;B.化疗后。

三、第二眼超声检查

ABUS/ABVS 可作为第二个观察工具用于进一步评估 MRI 表现[31,46-48]。根据 Girometti 等[47]的研究,3D ABUS 在乳腺 MRI 后的第二次检查中优于 HHUS,检测 HHUS 上未识别的其他病变[31,48]。在 131 例患者的队列中,HHUS 和 3D ABUS 显示出相同的结果。

四、乳腺癌的分子亚型评价

乳腺癌分子亚型与 ABUS/ABVS 形态特征的潜在相关性是目前正在研究的课题。有或无汇聚征、后方声影、回声晕和钙化的组合似乎能够预测乳腺癌的分子亚型[49,50]。汇聚征与小体积、低级别病变、雌激素和孕激素受体阳性之间的关系也被报道,常常预示着具有良好的预后[51]。

五、人工智能应用

尽管在最新的扫描仪中 ABUS/ABVS 图像的分辨率和质量得到了显著的提高,但仍存在可能的伪影。最常见的伪影被描述为波纹状,这是由于呼吸运动;当女性呼吸平静,不说话或咳嗽时,这种伪影是可以避免的[52]。另一个常见的伪影为皮肤深处的脱落阴影,是由于耦合剂使用不足和极度压迫造成的[53,54]。可通过旋转和倾斜冠状面上的十字准线减低伪影的产生。乳房的均匀压迫和适当的定位有助于减少在脂肪小叶界面形成的伪影。通过涂抹足量无气泡的乳液以及扫描仪和乳头之间的紧密接触,可以避免乳头后面明显的阴影[55]。临床资料和病史有助于区分术后病变和恶性病变。在 Vourtsis 和 Kachulis[42]的研究中,61.5% 有明显病变的妇女的扫描过程被破坏,产生了之字形征象。这种征象对于放射科医师寻找潜在病变可能是一种警告。

目前自动化软件程序已越来越多地用于乳腺 X 线检查,以更客观和准确的方式提供乳腺密度的定量测量。最近被 FDA 批准的是 Volpara® 和 Quantra® 软件程序,正在进行的研究表明,ABUS/ABVS 也可以可靠地量化乳腺密度[56],但将定量技术整合到临床实践中仍在研究中[57,58]。利用自动化技术应用于病变分类研究目前仍在进行中。

第五节　基于远程会诊的容积超声应用

标准化、高质量乳腺癌筛查实现了乳腺癌的早期诊断,是欧美国家乳腺癌患者死亡率下降的重要因素。因此,高质量的筛查是乳腺癌早期诊断、早期治疗的关键。然而,常规超声对操作者依赖性强,且我国地域宽广,医疗资源不平衡,建设区域性的甚至是国家级的乳腺超声影像会诊中心,是在分级诊疗框架下的有益尝试。

自动容积超声特有的数字化、标准化数据存储,减少了操作者依赖性。随着医疗与数字化环境的发展,目前已能够实现容积数据的远程传输,为超声远程会诊奠定了更好的基础。对于基层医院来说,技术员通过规范化培训后,即可操作自动容积超声设备采集图像,获得高清 3D 容积图像,标准化图像可以让医生在患者离开后对可疑病变进行反复浏览,以及不同时段图像的比对,并且可后期离线或远程专家会诊。通过远程会诊系统,基于标准化的超声图像给出高质量的诊断意见,减少漏诊和误诊。不仅使患者受益,也可提升基层医生临床能力。

标准化的高清超声图像和基于互联网 + 云端工具的快速传输,创造性地让超声远程阅片诊断成为现实,也让知识搭上互联网的快车到达各地的基层医院,真正实现知识共享、医疗共享。

(王妙倩　朱庆莉　张建兴)

参考文献

[1] VOURTSIS A. Three-dimensional automated breast ultrasound: Technical aspects and first results. Diagn Interv Imaging, 2019, 100 (10): 579-592.

[2] BREM RF, TABÁR L, DUFFY SW, et al. Assessing improvement in detection of breast cancer with three-dimensional automated breast US in women with dense breast tissue: the SomoInsight Study. Radiology, 2015, 274 (3): 663-673.

[3] MUNDINGER A. 3D Supine Automated Ultrasound (SAUS, ABUS, ABVS) for supplemental screening women with dense breasts. J Breast Health, 2016, 12 (2): 52-55.

[4] FARROKH A, ERDÖNMEZ H, SCHÄFER F, et al. SOFIA: A novel automated breast ultrasound system used on patients in the prone position: a pilot study on lesion detection in comparison to handheld grayscale ultrasound. Geburtshilfe Frauenheilkd, 2018, 78 (5): 499-505.

[5] O'FLYNN E, FROMAGEAU J, LEDGER AE, et al. Ultrasound tomography evaluation of breast density: a comparison with noncontrast magnetic resonance imaging. Invest Radiol, 2017, 52 (6): 343-348.

[6] US FOOD AND DRUG ADMINISTRATION. Premarket Approval (PMA), P110006; 2013 https://www. accessdata. fda. gov/scripts/cdrh/cfdocs/cfpma/pma. cfm？id=P110006S001 [accessed on September 01, 2018].

[7] GIGER ML, INCIARDI MF, EDWARDS A, et al. Automated breast ultrasound in breast cancer screening of women with dense breasts: reader study of mammography-negative and mammography-positive cancers. AJR Am J Roentgenol, 2016, 206 (6): 1341-1350.

[8] RELLA R, BELLI P, GIULIANI M, et al. Automated Breast Ultrasonography (ABUS) in the screening and diagnostic setting: indications and practical use. Acad Radiol, 2018, 25 (11): 1457-1470.

[9] OEFFINGER KC, FONTHAM ET, ETZIONI R, et al. Breast cancer screening for women at average risk: 2015 guideline update from the American Cancer Society. JAMA, 2015, 314 (15): 1599-1614.

[10] TABÁR L, VITAK B, CHEN TH, et al. Swedish two-county trial: impact of mammographic screening on breast cancer mortality during 3 decades. Radiology, 2011, 260 (3): 658-663.

[11] BAE MS, MOON WK, CHANG JM, et al. Breast cancer detected with screening US: reasons for nondetection at mammography. Radiology, 2014, 270 (2): 369-377.

[12] HOOLEY RJ, GREENBERG KL, STACKHOUSE RM, et al. Screening US in patients with mammographically dense breasts: initial experience with Connecticut Public Act 09-41. Radiology, 2012, 265 (1): 59-69.

［13］KOLB TM, LICHY J, NEWHOUSE JH. Comparison of the performance of screening mammography, physical examination, and breast US and evaluation of factors that influence them: an analysis of 27, 825 patient evaluations. Radiology, 2002, 225 (1): 165-175.

［14］CORSETTI V, HOUSSAMI N, GHIRARDI M, et al. Evidence of the effect of adjunct ultrasound screening in women with mammography-negative dense breasts: interval breast cancers at 1 year follow-up. Eur J Cancer, 2011, 47 (7): 1021-1026.

［15］BERG WA, BLUME JD, CORMACK JB, et al. Combined screening with ultrasound and mammography vs mammography alone in women at elevated risk of breast cancer. JAMA, 2008, 299 (18): 2151-2163.

［16］BERG WA, ZHANG Z, LEHRER D, et al. Detection of breast cancer with addition of annual screening ultrasound or a single screening MRI to mammography in women with elevated breast cancer risk. JAMA, 2012, 307 (13): 1394-1404.

［17］BUCHBERGER W, NIEHOFF A, OBRIST P, et al. Clinically and mammographically occult breast lesions: detection and classification with high-resolution sonography. Semin Ultrasound CT MR, 2000, 21 (4): 325-336.

［18］SPRAGUE BL, STOUT NK, SCHECHTER C, et al. Benefits, harms, and cost-effectiveness of supplemental ultrasonography screening for women with dense breasts. Ann Intern Med, 2015, 162 (3): 157-166.

［19］VAN ZELST JC, PLATEL B, KARSSEMEUER N, et al. Multiplanar reconstructions of 3D automated breast ultrasound improve lesion differentiation by radiologists. Acad Radiol, 2015, 22 (12): 1489-1496.

［20］KELLY KM, DEAN J, COMULADA WS, et al. Breast cancer detection using automated whole breast ultrasound and mammography in radiographically dense breasts. Eur Radiol, 2010, 20 (3): 734-742.

［21］WILCZEK B, WILCZEK HE, RASOULIYAN L, et al. Adding 3D automated breast ultrasound to mammography screening in women with heterogeneously and extremely dense breasts: Report from a hospital-based, high-volume, single-center breast cancer screening program. Eur J Radiol, 2016, 85 (9): 1554-1563.

［22］BREM RF, TABÁR L, DUFFY SW, et al. Assessing improvement in detection of breast cancer with three-dimensional automated breast US in women with dense breast tissue: the SomoInsight Study. Radiology, 2015, 274 (3): 663-673.

［23］BERG WA, BANDOS AI, MENDELSON EB, et al. Ultrasound as the Primary Screening Test for Breast Cancer: Analysis From ACRIN 6666. J Natl Cancer Inst, 2016, 108 (4), djv367., https://doi. org/10. 1093/jnci/djv367

［24］ACR PRACTICE GUIDELINE FOR THE PERFORMANCE OF A BREAST ULTRASOUND EXAMINATION. American College of Radiology. Revised 2011 (Resolution 11)[Internet]. Reston, VA: American College of Radiology, 2011 [cited 2013 Apr 25]. Available from: http://www. acr. org/%7E/media/52D58307E93E45898B09D4C4D407DD76. pdf.

［25］MERRY GM, MENDELSON EB. Update on screening breast ultrasonography. Radiol Clin North Am, 2014, 52 (3): 527-537.

［26］KELLY KM, DEAN J, LEE SJ, et al. Breast cancer detection: radiologists'performance using mammography with and without automated whole-breast ultrasound. Eur Radiol, 2010, 20 (11): 2557-2564.

［27］GOLATTA M, BAGGS C, SCHWEITZER-MARTIN M, et al. Evaluation of an automated breast 3D-ultrasound system by comparing it with hand-held ultrasound (HHUS) and mammography. Arch Gynecol Obstet, 2015, 291 (4): 889-895.

［28］THE SOMO-INSIGHT STUDY, 2013 [INTERNET]. Kansas City, KS: University of Kansas Medical Center,[cited 2013 Jun 25]. Available from: http://www. somoinsightstudy. org.

［29］LANDER MR, TABÁR L. Automated 3-D breast ultrasound as a promising adjunctive screening tool for examining dense breast tissue. Semin Roentgenol, 2011, 46 (4): 302-308.

［30］SHIN HJ, KIM HH, CHA JH, et al. Automated ultrasound of the breast for diagnosis: interobserver agreement on lesion detection and characterization. AJR Am J Roentgenol, 2011, 197 (3): 747-754.

［31］WOJCINSKI S, GYAPONG S, FARROKH A, et al. Diagnostic performance and inter-observer concordance in lesion detection with the automated breast volume scanner (ABVS). BMC Med Imaging, 2013, 13: 36.

［32］LI N, JIANG YX, ZHU QL, et al. Accuracy of an automated breast volume ultrasound system for assessment of the preoperative extent of pure ductal carcinoma in situ: comparison with a conventional handheld ultrasound examination. Ultrasound Med Biol, 2013, 39 (12): 2255-2263.

［33］CHAE EY, SHIN HJ, KIM HJ, et al. Diagnostic performance of automated breast ultrasound as a replacement for a hand-held second-look ultrasound for breast lesions detected initially on magnetic resonance imaging. Ultrasound Med Biol, 2013, 39 (12): 2246-2254.

［34］WENKEL E, HECKMANN M, HEINRICH M, et al. Automated breast ultrasound: lesion detection and BI-RADS classification--a pilot study. Rofo, 2008, 180 (9): 804-808.

［35］KOTSIANOS-HERMLE D, HILTAWSKY KM, WIRTH S, et al. Analysis of 107 breast lesions with automated 3D ultrasound and comparison with mammography and manual ultrasound. Eur J Radiol, 2009, 71 (1): 109-115.

［36］ XU C, WEI S, XIE Y, et al. Combined use of the automated breast volume scanner and the US elastography for the differentiation of benign from malignant lesions of the breast. BMC Cancer, 2014, 14: 798.

［37］ GRADY I, GORSUCH-RAFFERTY H, HANSEN P. Sonographic tomography for the preoperative staging of breast cancer prior to surgery. J Ultrasound, 2010, 13 (2): 41-45.

［38］ SCHMACHTENBERG C, FISCHER T, HAMM B, et al. Diagnostic performance of automated breast volume scanning (ABVS) compared to handheld ultrasonography with breast mri as the gold standard. Acad Radiol, 2017, 24 (8): 954-961.

［39］ LIN X, WANG J, HAN F, et al. Analysis of eighty-one cases with breast lesions using automated breast volume scanner and comparison with handheld ultrasound. Eur J Radiol, 2012, 81 (5): 873-878.

［40］ CHANG JM, CHA JH, PARK JS, et al. Automated breast ultrasound system (ABUS): reproducibility of mass localization, size measurement, and characterization on serial examinations. Acta Radiol, 2015, 56 (10): 1163-1170.

［41］ DOMINIQUE A. Lobar approach to breast ultrasound. Cham Switzerland: Springer-Nature; 2018.

［42］ VOURTSIS A, KACHULIS A. The performance of 3D ABUS versus HHUS in the visualisation and BI-RADS characterisation of breast lesions in a large cohort of 1, 886 women. Eur Radiol, 2018, 28 (2): 592-601.

［43］ WANG HY, JIANG YX, ZHU QL, et al. Differentiation of benign and malignant breast lesions: a comparison between automatically generated breast volume scans and handheld ultrasound examinations. Eur J Radiol, 2012, 81 (11): 3190-3200.

［44］ WANG X, HUO L, HE Y, et al. Early prediction of pathological outcomes to neoadjuvant chemotherapy in breast cancer patients using automated breast ultrasound. Chin J Cancer Res, 2016, 28 (5): 478-485.

［45］ D'ANGELO A, RINALDI P, RELLA R, et al. Usefulness of automated breast volume scanner to evaluate the early response to neoadjuvant therapy in breast cancer patients: a prospective study. Abstract B-1419 in ECR 2018. Insights Imaging, 2018, 9: S481-S482.

［46］ HALSHTOK-NEIMAN O, SHALMON A, RUNDSTEIN A, et al. Use of automated breast volumetric sonography as a second-look tool for findings in breast magnetic resonance imaging. Isr Med Assoc J, 2015, 17 (7): 410-413.

［47］ GIROMETTI R, ZANOTEL M, LONDERO V, et al. Automated breast volume scanner (ABVS) in assessing breast cancer size: A comparison with conventional ultrasound and magnetic resonance imaging. Eur Radiol, 2018, 28 (3): 1000-1008.

［48］ KIM Y, KANG BJ, KIM SH, et al. Prospective study comparing two second-look ultrasound techniques: handheld ultrasound and an automated breast volume scanner. J Ultrasound Med, 2016, 35 (10): 2103-2112.

［49］ ZHENG FY, LU Q, HUANG BJ, et al. Imaging features of automated breast volume scanner: Correlation with molecular subtypes of breast cancer. Eur J Radiol, 2017, 86: 267-275.

［50］ WANG XL, TAO L, ZHOU XL, et al. Initial experience of automated breast volume scanning (ABVS) and ultrasound elastography in predicting breast cancer subtypes and staging. Breast, 2016, 30: 130-135.

［51］ JIANG J, CHEN YQ, XU YZ, et al. Correlation between three-dimensional ultrasound features and pathological prognostic factors in breast cancer. Eur Radiol, 2014, 24 (6): 1186-96.

［52］ XIAO Y, ZHOU Q, CHEN Z. Automated breast volume scanning versus conventional ultrasound in breast cancer screening. Acad Radiol, 2015, 22 (3): 387-399.

［53］ KARST I, HENLEY C, GOTISCHALK N, et al. 3D automated breast ultrasound facts and artifacts. Radiological Society of North America 2017 Scientific Assembly and Annual Meeting, November 26—December 1 2017, Chicago, IL. 2017.

［54］ KARST I, HENLEY C, GOTTSCHALK N, et al. Three-dimensional automated breast US: facts and artifacts. Radiographics, 2019, 39 (4): 913-931.

［55］ ISOBE S, TOZAKI M, YAMAGUCHI M, et al. Detectability of breast lesions under the nipple using an automated breast volume scanner: comparison with handheld ultrasonography. Jpn J Radiol, 2011, 29 (5): 361-365.

［56］ DESTOUNIS S, ARIENO A, MORGAN R, et al. Qualitative versus quantitative mammographic breast density assessment: applications for the US and abroad. Diagnostics (Basel), 2017, 7 (2). 30

［57］ MOON WK, SHEN YW, HUANG CS, et al. Comparative study of density analysis using automated whole breast ultrasound and MRI. Med Phys, 2011, 38 (1): 382-389.

［58］ CHEN JH, LEE YW, CHAN SW, et al. Breast density analysis with automated whole-breast ultrasound: comparison with 3-D magnetic resonance imaging. Ultrasound Med Biol, 2016, 42 (5): 1211-1220.

第二十七章

光声成像在乳腺疾病中的应用

无创医学成像技术是推动疾病诊治和医学研究的重要动力。从伦琴发现 X 射线开始,计算机断层成像(CT)、磁共振成像(MRI)、超声成像、正电子发射断层成像(PET)、单光子发射断层成像(SPECT)等技术陆续应用于临床医学,不仅极大地提高了重要疾病的临床诊疗水平,也作为生命科学与临床医学的重要研究工具,推进人类对自身生理病理机制的认识不断深入。光声成像技术(photoacoustic imaging,PAI)是近年来快速发展起来的一种基于光声效应的生物医学成像方法[1]。它结合了光学成像对比度高及声学成像穿透力强的特点,在获得高分辨率组织影像的同时,定量地分析组织一系列生理参数的变化,实现功能成像。近年来,光声成像技术已被证明在众多生物医学领域具有重要的应用价值[2]。作为新兴的生物医学成像模式,光声成像技术凭借其优质的成像能力、多样的成像方式及良好的生物安全性,展现出独特而强大的临床应用潜能,并成为最受瞩目的临床影像热点研究方向之一。

第一节　光声成像原理及常见模式

一、光声成像原理

光声成像原理主要基于光声效应(photoacoustic effect),即当脉冲激光照射生物组织时,组织吸收能量受热膨胀并产生压力的变化,进而激发声波,光声效应产生的声信号称为光声信号[3]。在光源参数不变的情况下,光声信号的强度、频谱与组织的光学、热学和弹性特性紧密相关[4]。光声成像采用一束短脉冲激光(纳秒量级)对组织进行辐照时,体内特定组织的分子吸收光子并瞬时受热膨胀,从而发出超声波并可被超声探测器接收,因此应用医用超声成像的算法,即可对组织内部的光学吸收特点进行重建并成像。光声成像技术通过获取组织的结构及生化信息,在重建组织结构图像的同时,实现功能成像对组织和疾病的诊断评估[5,6]。生物组织的构成分子如脱氧血红蛋白、氧合血红蛋白、黑色素、油脂、水分等成分的变化会显著地影响组织的光学特性。因此,光学成像能够灵敏地反映生物体的功能信息[7]。此外,研究证明在生物组织中,只需要很低的电磁辐射能量密度就可以获得较高信噪比的光声信号,从而避免高强度电磁辐射对生物组织产生的电离损伤,因此,光声成像技术相对于 X 射线、CT 等电离辐射,对生物组织更安全。

由于光照射生物组织时表现出强散射性,因此光学成像通常只能提供组织表层 1mm 深度以内的高质量图像,难以满足对深层组织的成像需求。而声波在组织中传播的散射强度要比光波小 2~3 个数量级,可以在生物组织特别是软组织中长距离传播,声学成像因此可以获得较高空间分辨率的深部组织图像。然而声学成像所获得的组织声阻抗等力学参数与组织的生化特性关联并不显著,因此声学成像在功能成像方面存在一定的局限性[8]。光声成像结合了光学与超声的优点,两者优势互补:①超声在人体内的散射远小于光子,光声成像对深层组织的分辨率远远高于传统的光学成像,突破了活体光学高分辨成像的深度有限的壁垒;②光声成像原理基于组织的光学性质,可以利用多光谱成像获取更多的结构及功能信息。例如,人体内重要的载氧物质血红蛋白,能够吸收可见光波段电磁波,而氧合血红蛋白和脱氧血红蛋白对不同波段的电磁波吸收系数不同,因此通过双波长光声成像,可检测血红蛋白的分布及其血氧饱和度,从而评价组织的代谢水平及功能状态,为肿瘤等多种疾病诊断研究提供重要的生理功能参数,目前其他医学成像技术如不使用对比剂,尚不具备同等功能成像的特点。图 27-1-1 为乳腺光声成像原理的示意图,脉冲红外激光照射于乳腺后光子在乳腺组织中扩散,腺体深部乳腺肿瘤部位受病变的影响而发生血液循环及供血变化,肿瘤较正常组织增多的供血,可引起血红蛋白吸收部分散射的光子后发热而产生超声波;体外的超声探头接收到这些超声波后经过图像重建得到乳腺病变部位的高分辨光声图像。

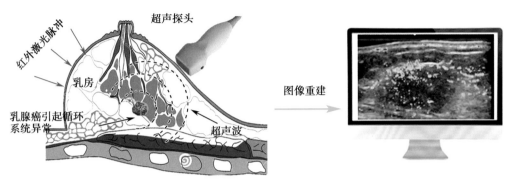

图 27-1-1 乳腺光声成像原理

二、常见光声成像模式

典型的光声系统主要包括由激光发射仪器及超声信号接收处理仪器,激光发射器多使用 Q-switched neodymium-doped yttrium aluminum garnet(Nd:YAG),通过光参量振荡器(optical parametric oscillator,OPO)实现多波长显像。性价比更高的发光二极管(LED)也可作为光声成像的理想光源,光传输系统由一系列光学镜片及光纤通过特定组合方式排列而成,根据不同仪器设计各不相同。超声信号接收一般应用常用的压电元件,敏感度更高的电容式微型机械超声波转换(CMUT)也在一些研究中得到应用。常见的光声成像仪器类型包括光声计算机断层成像(photoacoustic computed tomography,PACT)、光声显微成像(photoacoustic microscopy,PAM)及光声内镜成像(photoacoustic endoscopy,PAE)。

1. **光声计算机断层成像** 光声层析成像技术采用非聚焦脉冲激光作为照射源,超声换能器阵列检测光声信号。由于光散射作用,组织内部受到均匀照射。不同深度组织的声信号到达换能器表面的时间存在差异,因此,利用时间分辨技术可以获得不同层析面的光声信号,再通过特定的算法重构,即可得到成像区域的光声图像[9]。

2. **光声显微成像** 目前,光声成像技术已经进入显微领域,光声显微镜成为当下的研究热点之一。与 PAT 技术不同,光声显微成像通过逐点扫描的方式获得图像,不需要采用重构算法来求解光声传播的逆问题。根据扫描方式的不同,光声显微镜可分为超声分辨率光声显微镜及光学分辨率光声显微镜两种类型[10]。前者通过超声进行定位,可以在数毫米到数十毫米的成像深度上获得数十微米量级的侧向分辨率。光学分辨率光声显微镜则采用会聚的激光束进行扫描,主要适用于深度小于 1mm 的组织表层,最高可以提供纳米级的侧向分辨率[11]。

3. **光声内镜成像** 虽然光声层析成像的探测深度已达到数厘米,但仍无法满足对人体内部器官如心血管及胃肠道等组织的检查要求。光声内镜是一种特殊形式的光声显微镜,其特点在于对成像系统实现了微型化,并采用了特殊的扫描方式,实现了对内部器官的成像。光声内镜首先由 Yang 等[12]设计研发并用于动物研究,目前已被证明在早期肿瘤的检测及诊断黏膜下病变方面具有潜在的临床应用前景[13]。

4. **光声造影剂与分子成像** 光声成像的光强和光声信噪比随着组织深度的增加呈现指数级的衰减。加入外源造影剂可以改变局部组织的声学和光学特性,提高成像对比度和分辨率,显著地增强光声成像的效果。此外,近年来光学造影剂、纳米分子探针、转基因光声分子探针等光声成像探针领域的研究飞速进展,目前较常见的光声成像造影剂有金纳米材料、碳纳米材料及吲哚菁绿(indocyanine green,ICG)等染料相关纳米材料[14]。在此基础上的光声分子成像技术(photoacoustic molecular imaging)结合了分子标记技术的特点,将靶向分子特异性抗体或配体连接到光声造影剂表面,构成靶向性光声探针,结合到特定的组织分子上,实现特异性分子成像。光声分子成像技术有助于在活体层面实现分子水平的病理成像,为分子靶向诊疗和疗效评价提供帮助,并成为活体组织分子影像学的研究利器[15,16]。

第二节　光声成像设备研发及应用

一、光声成像设备的国内外研发

近年来,将光声成像技术模块直接整合于临床诊断用超声设备上的成像方法日益受到重视。这种成像操作方式与传统的临床超声检查方法相似,便于临床研究人员和临床医师熟悉接受,也更适于临床应用及推广。国内外有多个团队就此开展研究,其中代表性工作包括飞利浦医疗公司与美国圣路易斯华盛顿大学基于 Philips iU22 型高端彩超研发的手持式光声-超声成像设备。该系统实现了光声和灰阶超声双模成像,并对对乳腺癌前哨淋巴结进行光声造影成像研究[17]。此外,美国高新技术企业 Seno Medical Instrument 公司推出了 IMAGIO 光声-超声临床研究设备,并于 2017 年底完成 2 000 余例乳腺肿瘤的临床多中心光声成像研究,该系统采用固定的双波长光声成像,可显示乳腺肿瘤的局部血氧信息,为判断乳腺肿瘤的良恶性及更准确地进行术前 BIRADS 分级,从而更好地辅助临床治疗方案选择,提供了新的诊断方法[18]。德国 iThera Medical 公司亦推出了应用于人体的光声成像设备 MSOT Acuity(Multi Spectral Optoacoustic Tomography)。该产品基于传统超声成像系统,配置高重复频率可调式脉冲激光器,通过发射不同波长的近红外光,激发组织产生超声信号并被超声换能器接收,获得人体组织的血红蛋白含量分布图像;MSOT Acuity 穿透深度可达 13cm,单波长工作模式下帧率最高达 50Hz,可满足实时成像要求;该成像系统可进行多波长光声成像,且其设计较适合临床使用,已被多家研究型医院的临床科研人员用于乳腺癌、炎性肠病、甲状腺癌等多种疾病的临床应用研究,其中 2017 年首次应用该光声/超声双模态成像系统进行炎性肠病(克隆病)的研究结果,发表于医学界最高水平杂志《新英格兰医学期刊》,表明光声/超声双模成像具有巨大的临床研究及应用前景[19]。

国内研究团队在临床光声成像设备的研发方面亦进展较快,设备构建方式主要分两大类:基于开放式超声研发平台和基于国产超声成像设备。前者的研发受限于成像设备的超声成像能力,大多局限于动物水平和仿体的探索性研究;一些科研团队通过与国产超声企业合作,研发基于手持式光声成像系统。例如,2006 年华南师范大学邢达课题组[20]采用汕头市超声仪器研究有限公司 PL-21 探头附加光纤的方式,构建光声探头并成功进行手臂血管光声成像,而后继续合作开发基于 L7L38A-S 探头的医用超声设备,并对离体乳腺组织成像,但由于超声阵列较低而严重限制了成像分辨率。中国科学院深圳先进技术研究院宋亮课题组使用台湾 S-Sharp 公司的 prospect 超声机,配置变频多波长 OPO 激光器及 128 阵元 7MHz 超声阵列,构建光声成像设备,但该系统目前尚无临床研究结果报道。

随着近年来我国自主研发高端超声成像设备仪器的重要突破。包括深圳迈瑞公司全数字彩色高端多普勒超声诊断仪 Resona-7 在内的系列超声成像设备,成像技术标准已达到国际领先水平,为我国临床光声/超声双模成像系统的研发提供了坚实的高端超声成像设备平台。2016 年北京协和医院联合迈瑞公司和北京大学团队,成功研发了三维多波长手持式线阵列光声/超声双模成像探头及设备(图 27-2-1)。该成像设备具备了超声诊断仪的高质量超声图像,并可对 1~3cm 深度内的人体组织进行高分辨光声成像。北京协和医院应用该设备进行了多种浅表器官的临床应用研究,部分成果已发表于国际期刊;从该成像系统对人甲状腺、乳腺肿瘤、关节的光声/超声双模态临床研究结果来看,该设备对人体浅表器官病变的成像图像质量已经不输于国际同行,标志着我国临床光声成像系统的研发已经非常接近国际先进水平。

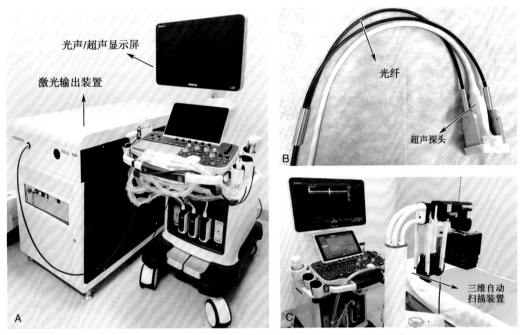

图 27-2-1　三维多波长手持式线阵列光声／超声双模成像
A. 成像系统；B. 手持式双模态成像探头；C. 三维自动扫描装置。

二、光声成像在浅表器官临床应用的研究现状及进展

基于光声成像的技术特点及优势，近年来，光声成像在生命科学和基础医学领域取得了显著的进展及成果[21]。光声成像的研究对象从单个细胞、斑马鱼等小模式动物到鼠类等哺乳动物，并已临床转化应用于人体成像[22-24]。光声成像为生物体组织发育学、肿瘤学、神经科学等多种生命科学领域提供了新的研究方法，并发挥着越来越大的作用[25,26]。近年来，光声成像的临床转化研究在国内外广泛开展，虽然采用光声成像增强剂和特异性分子靶标技术，可在动物成像水平获得不同组织成分的信息，但靶向标记及光声造影剂短期内无法应用于临床研究，因此目前绝大多数光声成像的临床研究仍集中于对血液、黑色素等少数人体内固有的光学强吸收体进行成像。现有的光声成像临床转化研究领域涵盖了皮肤病（如烧伤和黑色素瘤）[27,28]、关节炎[29]、乳腺癌[18,30]、妇科[31]、眼科[32,33]、消化系统疾病[19]和光声内镜[34]等。研究成果显示光声成像能够为临床诊疗提供有价值的功能信息，具有较好的临床研究和应用前景，光声成像在浅表器官如乳腺、甲状腺、骨关节疾病的临床应用研究现状如下。

1. 乳腺光声成像　乳腺癌是女性最常见的恶性肿瘤，早期诊断是提高乳腺癌患者生存率的关键。目前临床常用的影像学检查均存在一定的局限性，乳腺超声检查主观性较强，其诊断价值受超声医师的经验影响较大；乳腺 X 线具有放射性损伤，且对致密型乳腺的检查敏感度有所下降；而乳腺 MRI 对于有金属植入物、幽闭恐惧症等情况的患者都不适用，且病变的准确诊断通常需应用静脉注射显影剂，属于有创性检查。光声成像技术兼具功能成像与分子成像的特点，为乳腺肿瘤提供了新的影像诊断方向，因此近年来，针对乳腺肿瘤光声诊断的成像技术及仪器设备成为光声成像的研发热点，国内外已有多个研究机构报道了乳腺肿瘤光声成像的临床应用（表 27-2-1）。荷兰的 Twente 小组[35]设计研发了针对乳腺的光声系统 Twente Photoacoustic Mammoscope（TPAM），证实其可通过评估脱氧血红蛋白的含量来对乳腺新生血管的进行显像。随后该小组开展的包含 31 例患者共计 33 个恶性结节的临床研究发现，TPAM 系统相比传统超声检查技术具有更好的成像对比度，与放射性检查相比亦不受乳腺组织密度的影响，表明光声成像技术在乳腺癌诊断方面具有很强的应用潜力[36]。日本京都大学团队设计了采用半球形换能器的乳腺光声成像系统（Photoacoustic Mammography，PAM），目前已至第三代（PAM-03）。Toi 等[37]应用 PAM-03 对乳腺肿瘤成像，并将成像结果与 MR 乳腺成像对比，证实 PAM 对肿瘤微血管的细节显示力优于现有的 MR 成像，同时观察到的如向心性血流、血管狭窄／中断等征象也可为肿瘤的良恶性鉴别提供支持，研究者进

一步将 MR 图像重建并与 PAM 图像融合,在获取可靠瘤体成像的同时精确显示肿瘤内血流分布,实现了解剖与功能的统一;Yamaga 等[38]对 22 例单侧乳腺癌患者的乳腺皮下浅层血管网进行成像,结果显示患侧乳腺(皮肤下 7mm 处)的平均血管分支点计数明显高于健侧,研究者指出上述乳腺浅层皮下血管分支点计数可能是原发性乳腺癌的潜在生物学标志物之一。同样是光声/超声双模态成像技术,美国 Seno Medical 公司研发了 IMAGIO 光声/超声双模成像系统,并已在多个医学研究中心进行了两千余例的乳腺癌临床试验,研究结果 2017 年发表于高水平杂志《放射学》,通过对乳腺肿瘤内部、周边及外部血流的显示及血氧含量的对比发现,IMAGIO 系统可以更有效地鉴别肿瘤的良恶性,并可在常规超声的基础上更加精确地调整乳腺肿瘤的 BI-RADS 分类,协助临床医师做出最优的临床诊疗决策[18];研究者还尝试将应用该成像系统所获取的光声特征与灰阶超声特征相结合,用以分析鉴别乳腺癌的分子亚型,为无创性地区分乳腺癌的分子亚型提供了可能[39,40]。此外,美国圣路易斯华盛顿大学 Wang Lihong 团队[17]也曾在 Philips iU22 型高端彩超诊断仪上研发手持式光声-超声成像设备,对乳腺癌前哨淋巴结进行光声/灰阶超声双模成像,多个研究小组的研究结果证实光声成像在乳腺癌前哨淋巴结的探测和定位方面具有良好的应用前景,在此基础上进行前哨淋巴结细针抽吸活检微创高效,有助于减少过度外科切除给患者带来的创伤;2018 年该团队研发了乳腺光声成像装置,命名为单次屏气光声计算层析成像系统(single-breath-hold photoacoustic computed tomography,SBH-PACT)。SBH-PACT 具有良好的分辨率及高速成像能力,研究结果表明 SBH-PACT 不仅可通过显示肿瘤血管特征清晰地识别肿瘤,其高速成像能力亦使动态光声成像研究成为可能,比如基于光声弹性成像中顺应性的减小识别肿瘤等[41]。来自德国 iThera Medical 的研究团队构建了一种新型多光谱光声层析成像系统(multispectral optoacoustic tomography,MSOT),可以实现多种波长快速扫描,包括 MSOT inVision、MSOT Acuity、MSOT Acuity Echo 三种机型。前者多应用于动物及体外组织的研究,后两者多应用于人体临床试验。Becker 等[42]的研究结果显示浸润性癌中血红蛋白的光声信号增加,提示肿瘤和肿瘤微环境的血流灌注增加。Goh 等[43]应用该成像系统首次对保乳术中的乳腺肿瘤边缘进行体外评估,通过显示周围增多的血管及受损的脂质层而确定肿瘤的边缘,与组织病理学的结果吻合良好。北京协和医院-北京大学-迈瑞公司光声技术研究团队也是目前国内外为数不多可以开展乳腺光声成像临床研究的团队之一,目前已完成了近百例不同年龄段正常乳腺、多囊卵巢综合征患者乳腺及乳腺肿瘤的光声数据的收集及分析,Zhang 等[44]应用手持式光声/超声双模成像系统对 14 例乳腺良性结节和 26 例恶性结节进行了定量和半定量分析,研究结果显示良恶性病变部位的 PA 信号分布存在显著差异;Wang 等[45]同样应用该系统对乳腺良恶性导管内病变进行成像,显示了两者在血流信号及血氧饱和度方面存在的差异,并在常规超声的基础上更加精确地调整乳腺病变的 BI-RADS 分类,上述研究结果充分证实了光声成像技术在鉴别乳腺良恶性病变方面的潜在应用价值。图 27-2-2 为应用光声/超声双模态成像技术获取的不同年龄段正常女性乳腺血管的三维重建图。图 27-2-3 为 1 例应用常规灰阶超声及彩色多普勒超声诊断分类较为困难的乳腺恶性肿瘤。与常规彩色多普勒超声相比,光声/超声双模态成像显示了更丰富的血管结构,并可提供肿瘤内部低血氧饱和度的功能信息,从而为该类病例的术前分类提供了更多补充信息,有助于提高诊断信心及准确度。

表 27-2-1　乳腺光声成像设备及其参数

设备名称	分辨率	最大穿透深度	扫描时间
TPAM	3.0mm	60mm	10min
PAM-03	0.57mm	30mm	2~4min
IMAGIO	0.5mm	30mm	—
SBH-PACT	255μm	40mm	15s
MOST	250μm	30mm	—
手持式光声/超声设备	0.1~1mm	30mm	5~10min

注:TPAM(Twente photoacoustic mammoscope),Twente 光声乳腺镜;PAM(photoacoustic mammography),光声乳腺成像仪;Imagio,手持式光声/超声多模态成像仪;SBH-PACT(single-breath-hold photoacoustic computed tomography),单次屏气光声计算层析成像仪;MOST(multispectral optoacoustic tomography),多光谱光声层析成像仪。

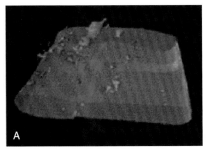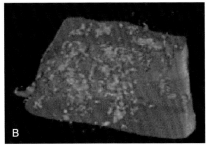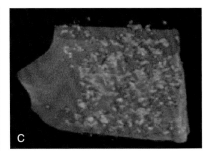

图 27-2-2　不同年龄段正常乳腺血管三维重建图

A.55 岁女性；B.44 岁女性；C.28 岁女性。

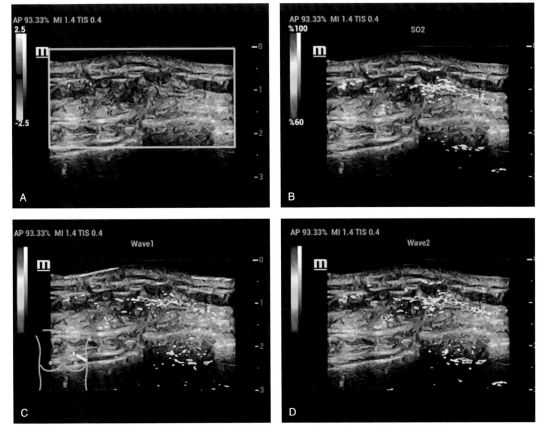

图 27-2-3　1 例乳腺癌的彩色多普勒超声及光声 / 超声双模态成像

A. 彩色多普勒超声；B. 光声 / 超声双模态：血氧饱和度；C. 光声 / 超声双模态：波长 750nm；

D. 光声 / 超声双模态：波长 830nm。

2. 甲状腺光声成像　甲状腺癌治疗关键在于早期准确诊断,探索具有评估病灶形态、结构和血管信息能力的无创功能成像技术,有助于提高甲状腺癌的早期诊断和临床治疗水平。因此光声成像对甲状腺疾病诊断成像的应用,也受到广泛关注,多个国内外研究团队针对甲状腺肿瘤的光声成像应用进行了研究和报道。Dima 等[46]应用光声成像技术对在体人甲状腺组织进行成像,并与常规二维及多普勒超声进行比较,证实光声成像所反映的甲状腺及其周围组织的光学特性十分精确,并与其结构特点相一致。Dogra 等[47]对手术切除的离体甲状腺组织进行光声成像,并检测其脱氧血红蛋白等生化指标,表明光声技术在鉴别良恶性病灶及正常甲状腺组织方面具有应用潜力。Levi 等[48]以 FTC133 细胞系在小鼠体内成瘤,并用分子探针技术对其进行荧光标记,取得了显著效果,为光声分子探针技术对甲状腺滤泡状癌的早期诊断提供了广阔的前景。Kang 等[49]则将研究方向转向甲状腺微钙化,尝试引入光声技术对微钙化进行监测,但并未如常规超声及 X 线那样取得可靠的结果,可见光声技术在甲状腺疾病的诊断方面仍有一定的进步空间。姜玉新及杨萌等[50]于 2017 年首次采用基于临床高端超声诊断设备构建的手持式浅表探头光声 / 超声双模态探头,进行人体甲状腺肿瘤的实时光声 / 超声双模态成像,研究结果证实光声成像技术在甲状腺肿瘤的血流显示方面,对常规超声检查具有重要的补充作用(图 27-2-4),该研究结果已发表于国际期刊,标志着我国人体临床研究和应用的光声成像系统研发工作,已经接近国际先进水平。

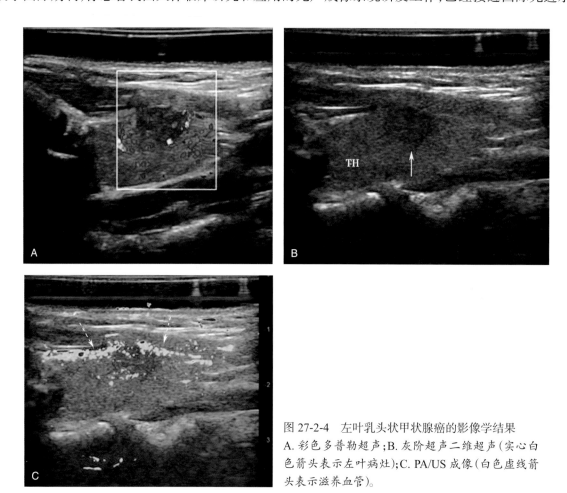

图 27-2-4　左叶乳头状甲状腺癌的影像学结果
A. 彩色多普勒超声;B. 灰阶超声二维超声(实心白色箭头表示左叶病灶);C. PA/US 成像(白色虚线箭头表示滋养血管)。

　　3. 骨关节光声成像与评估　　骨质疏松症已成为全球性的公共健康问题,其并发症脆性骨折可使患者致残,并严重影响患者的生活质量。如何早期诊断骨质疏松是对其进行治疗和预防骨质疏松性骨折的关键。现有的诊断骨质疏松的影像技术如 X 线、CT、MR 等,存在着诸如骨微结构显示不良、电离辐射强度大或费用昂贵等问题。封婷等[51]首次提出了将光声成像技术用于骨质评估,并用临床相关骨质模型,验证了光声成像技术在骨质定量评估中的可行性。研究中采用了四种光声量化技术,分别是三维光声成像(3D photoacoustic imaging,3D-PAI)、热光声测量技术(thermal photoacoustic,TPA)、光声物理化学谱(physio-chemical spectrogram,PCS)及光声功率谱分析(photoacoustic spectrum analysis,PASA),在关注骨内无机矿物质变化的同时,将各种有机物质纳入骨质疏松的诊断范围,全面评估化学成分的改变,在临床应用转化上有特有的优势。光声成像技术在骨关节领域的另一研究热点是小关节成像。动物实验首次于 2006 年应用于鼠尾[52],随后 Chamberland 等[53]设计了大鼠尾关节炎模型,通过 PAT 成像显示炎症关节的骨膜及血流情况,提示 PAT 可为关节炎的诊断提供组织学及功能学依据。人体研究主要着眼于指关节。2007 年Wang 等[54]利用尸体对人指间关节进行二维 PAT 成像,取得了良好的分辨率。之后 Sun 等[55]设计研发了面向活体的三维 PAT 技术并应用于人远端指间关节,通过与 MR 成像对比,证实了其对关节软骨及边缘血管等微细结构的显示能力。随后的一系列研究进一步验证了 PAT 在功能成像方面同样适用于小关节,对于类风湿性关节炎,PAT 不仅能反映骨质侵蚀、关节间隙变窄等形态学信息,还可提供新生血管、组织充血等功能信息,辅助类风湿关节炎的诊断[56]。现阶段北京协和医院 - 北京大学 - 迈瑞公司光声技术研究团队针对类风湿性关节炎展开了临床研究,初步研究结果显示,该 PA/US 双模态成像系统对小关节内滑膜组织微血管有较好的显示,并且与临床评分有较好的相关性(图 27-2-5),利用该系统对类风湿性关节炎患者小关节进行全面评价,将有望在疾病活动度评价、治疗后随访和预后预测等方面均有较大的临床价值。综上所述,光声成像在关节成像的作用已被国内外系列相关研究结果证实,包括解剖学成像、功能成像以及应用外源性造影剂后的分子水平成像,均可应用于关节炎性疾病的早期诊断、疗效监测以及药物运输监测,具有巨大的临床应用潜能。

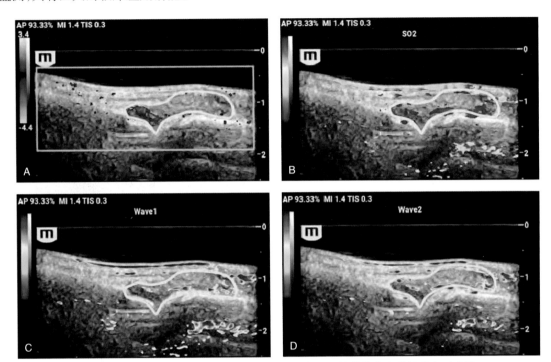

图 27-2-5　PA/US 双模态成像系统对活动期类风湿性关节炎患者关节实时成像

掌指关节滑膜明显增厚,黄线勾画区域即为明显增厚的关节骨面上方的滑膜组织。A. 彩色多普勒成像,显示内部较丰富血流信号;B. PA 双波长成像后叠加的血氧饱和度相对值成像,PA 信号呈现红色伪彩,表示血氧含量相对较高;C、D. PA 双波长成像,显示其内光声信号图像与彩色多普勒超声图像对应。

第三节　光声成像应用展望

目前光声成像技术仍存在一定的局限性,面临诸多挑战。首先,光声成像技术利用声波作为载体进行成像,因此对于骨骼、含气空腔等声波传递受阻的组织,成像效果亟需提高。其次,超声换能器的性能也是限制光声成像发展的主要因素。一方面,换能器的灵敏度需要提高,以加强对深部组织信号的探测并提高成像深度,同时也可降低对电磁辐射能量的需求,进一步提高成像的安全性;另一方面,换能器的频率和带宽的提高也有助于进一步提高成像分辨率。可见,高性能超声换能器的研制,将极大地提高光声成像技术的性能。

先进的成像技术是推动医学研究的重要动力。光声成像作为一种新型成像技术,既可以提供深层组织的高分辨功能影像,也为光学分子成像临床应用开辟了新的道路。通过将光声和超声成像相结合,可以得到组织中不同互补的信息,既可利用不同波长的脉冲激光选择性显示特定组织,又可根据组织的光吸收特性对组织进行光谱分析,实现功能成像。另外,光声成像技术可实现从宏观到微观的跨尺度成像,也拓宽了其临床应用的宽度和广度。随着科技发展和成像设备的不断完善,光声成像技术将在生物医学成像领域中取得更大的突破,为相关疾病的诊断、治疗和疗效评估提供丰富而有价值的信息。

(杨　萌　唐天虹)

参考文献

［1］ ZACKRISSON S, VAN DE VEN SMWY, et al. Light in and sound out: emerging translational strategies for photoacoustic imaging. Cancer Res, 2014, 74 (4): 979-1004.

［2］ WANG LV, HU S. Photoacoustic tomography: in vivo imaging from organelles to organs. Science. 2012, 335 (6075): 1458-1462.

［3］ 张建英, 谢文明, 曾志平, 等. 光声成像技术的最新进展. 中国光学, 2011, 04 (2): 111-117.

［4］ 张振奇, 卢漫. 光声成像的研究进展. 实用医院临床杂志, 2015 (2): 139-141.

［5］ VALLURU KS, WILLMANN JK. Clinical photoacoustic imaging of cancer. Ultrasonography, 2016, 35 (4): 267-280.

［6］ BOUCHARD R, SAHIN O, EMELIANOV S. Ultrasound-guided photoacoustic imaging: current state and future development. IEEE Trans Ultrason Ferroelectr Freq Control, 2014, 61 (3): 450-466.

［7］ TARUTTIS A, NTZIACHRISTOS V. Translational optical imaging. AJR Am J Roentgenol, 2012, 199 (2): 263-271.

［8］ 陶超, 殷杰, 刘晓峻. 生物组织光声成像技术综述. 数据采集与处理, 2015, 30: 289-298.

［9］ YAO J, XIA J, WANG LV. Multiscale Functional and Molecular Photoacoustic Tomography. Ultrason Imaging, 2016, 38 (1): 44-62.

［10］ WANG LV, GAO L. Photoacoustic microscopy and computed tomography: from bench to bedside. Annu Rev Biomed Eng, 2014, 16: 155-185.

［11］ HU S, WANG LV. Optical-resolution photoacoustic microscopy: auscultation of biological systems at the cellular level. Biophys J, 2013, 105 (4): 841-847.

［12］ YANG JM, MASLOV K, YANG HC, et al. Photoacoustic endoscopy. Opt Lett, 2009, 34 (10): 1591-1593.

［13］ TARUTTIS A, VAN DAM GM, NTZIACHRISTOS V. Mesoscopic and macroscopic optoacoustic imaging of cancer. Cancer Res, 2015, 75 (8): 1548-1559.

［14］ 唐鹤文, 杨萌, 姜玉新. 光声成像分子造影剂. 协和医学杂志, 2018, 9: 358-363.

［15］ WILSON KE, WANG TY, WILLMANN JK. Acoustic and photoacoustic molecular imaging of cancer. J Nucl Med, 2013, 54 (11): 1851-1854.

［16］ LUKE GP, YEAGER D, EMELIANOV SY. Biomedical applications of photoacoustic imaging with exogenous contrast agents. Ann Biomed Eng, 2012, 40 (2): 422-437.

［17］ GARCIA-URIBE A, ERPELDING TN, KRUMHOLZ A, et al. Dual-Modality Photoacoustic and Ultrasound Imaging System for Noninvasive Sentinel Lymph Node Detection in Patients with Breast Cancer. Sci Rep, 2015, 5: 15748.

［18］ NEUSCHLER EI, BUTLER R, YOUNG CA, et al. A Pivotal Study of Optoacoustic Imaging to Diagnose Benign and Malignant Breast Masses: A New Evaluation Tool for Radiologists. Radiology, 2018, 287 (2): 398-412.

［19］ KNIELING F, NEUFERT C, HARTMANN A, et al. Multispectral Optoacoustic Tomography for Assessment of Crohn's Disease Activity. N Engl J Med, 2017, 376 (13): 1292-1294.

［20］ 曾礼漳, 杨思华, 邢达. 光声成像技术及其医学应用进展. 华南师范大学学报: 自然科学版, 2016, 48 (01): 9-15.

［21］ WANG LV, YAO J. A practical guide to photoacoustic tomography in the life sciences. Nat Methods, 2016, 13 (8): 627-638.

［22］ YE S, YANG R, XIONG J, et al. Label-free imaging of zebrafish larvae in vivo by photoacoustic microscopy. Biomed Opt Express, 2012, 3 (2): 360-365.

［23］ MA R, DISTEL M, DEÁN-BEN XL, et al. Non-invasive whole-body imaging of adult zebrafish with optoacoustic tomography. Phys Med Biol, 2012, 57 (22): 7227-7237.

［24］ CAO R, LI J, NING B, et al. Functional and oxygen-metabolic photoacoustic microscopy of the awake mouse brain. Neuroimage, 2017, 150: 77-87.

［25］ XL DEÁN-BEN, SELA G, LAURI A, et al. Functional optoacoustic neuro-tomography for scalable whole-brain monitoring of calcium indicators. Light Sci Appl, 2016, 5 (12): e16201.

［26］ YAO J, WANG L, YANG JM, et al. High-speed label-free functional photoacoustic microscopy of mouse brain in action. Nat Methods, 2015, 12 (5): 407-410.

［27］ VIONNET L, GATEAU J, SCHWARZ M, et al. 24-MHz scanner for optoacoustic imaging of skin and burn. IEEE Trans Med Imaging, 2014, 33 (2): 535-545.

［28］ AGUIRRE J, SCHWARZ M, GARZORZ N, et al. Precision assessment of label-free psoriasis biomarkers with ultra-broadband optoacoustic mesoscopy. Nature Biomedical Engineering, 2017, 1 (5): 0068.

［29］ P. VAN ES, R. VLIEG, E. HONDEBRINK, et al. "Coregistered Photoacoustic and ultrasound tomography of healthy and inflamed human interphalangeal joints," in Opto-Acoustic Methods and Applications in Biophotonics II, V. Ntziachristos and R. Zemp, eds., Vol. 9539 of SPIE Proceedings (Optical Society of America, 2015), paper 95390C.

［30］ YE F, YANG S, XING D. Three-dimensional photoacoustic imaging system in line confocal mode for breast cancer detection. Applied Physics Lettres, 2010, 97 (21): 1-3.

［31］ SALEHI HS, LI H, MERKULOV A, et al. Coregistered photoacoustic and ultrasound imaging and classification of ovarian cancer: ex vivo and in vivo studies. J Biomed Opt, 2016, 21 (4): 46006.

［32］ WU N, YE S, REN Q, et al. High-resolution dual-modality photoacoustic ocular imaging. Opt Lett, 2014, 39 (8): 2451-2454.

［33］ SILVERMAN RH, KONG F, CHEN YC, et al. High-resolution photoacoustic imaging of ocular tissues. Ultrasound Med Biol, 2010, 36 (5): 733-742.

［34］ YANG JM, FAVAZZA C, CHEN R, et al. Simultaneous functional photoacoustic and ultrasonic endoscopy of internal organs in vivo. Nat Med, 2012, 18 (8): 1297-1302.

［35］ HEIJBLOM M, PIRAS D, XIA W, et al. Visualizing breast cancer using the Twente photoacoustic mammoscope: what do we learn from twelve new patient measurements？ Opt Express, 2012, 20 (11): 11582-11597.

［36］ HEIJBLOM M, PIRAS D, VAN DEN ENGH FM, et al. The state of the art in breast imaging using the Twente Photo-acoustic Mammoscope: results from 31 measurements on malignancies. Eur Radiol, 2016, 26 (11): 3874-3887.

［37］ TOI M, ASAO Y, MATSUMOTO Y, SEKIGUCHI H, et al. Visualization of tumor-related blood vessels in human breast by photoacoustic imaging system with a hemispherical detector array. Sci Rep, 2017, 7: 41970.

［38］ YAMAGA I, KAWAGUCHI-SAKITA N, ASAO Y, et al. Vascular branching point counts using photoacoustic imaging in the superficial layer of the breast: A potential biomarker for breast cancer. Photoacoustics, 2018, 11: 6-13.

［39］ MENEZES GLG, MANN RM, MEEUWIS C, et al. Optoacoustic imaging of the breast: correlation with histopathology and histopathologic biomarkers. Eur Radiol, 2019, 29 (12): 6728-6740.

［40］ DOGAN BE, MENEZES GLG, BUTLER RS, et al. Optoacoustic Imaging and Gray-Scale US Features of Breast Cancers: Correlation with Molecular Subtypes. Radiology, 2019, 292 (3): 564-572.

［41］ LIN L, HU P, SHI J, et al. Single-breath-hold photoacoustic computed tomography of the breast. Nat Commun, 2018, 9 (1): 2352.

［42］ BECKER A, MASTHOFF M, CLAUSSEN J, et al. Multispectral optoacoustic tomography of the human breast: characterisation of healthy tissue and malignant lesions using a hybrid ultrasound-optoacoustic approach. Eur Radiol, 2018, 28 (2): 602-609.

［43］ GOH Y, BALASUNDARAM G, MOOTHANCHERY M, et al. Multispectral Optoacoustic Tomography in Assessment of Breast Tumor Margins During Breast-Conserving Surgery: A First-in-human Case Study. Clin Breast Cancer, 2018, 18 (6): e1247-e1250.

［44］ ZHANG R, ZHAO LY, ZHAO CY, et al. Exploring the diagnostic value of photoacoustic imaging for breast cancer: the identification of regional photoacoustic signal differences of breast tumors. Biomed Opt Express, 2021, 12 (3): 1407-1421.

［45］ WANG M, ZHAO L, WEI Y, et al. Functional photoacoustic/ultrasound imaging for the assessment of breast intraductal lesions: preliminary clinical findings. Biomed Opt Express, 2021, 12 (3): 1236-1246.

［46］ DIMA A, NTZIACHRISTOS V. In-vivo handheld optoacoustic tomography of the human thyroid. Photoacoustics, 2016, 4 (2): 65-69.

［47］ DOGRA VS, CHINNI BK, VALLURU KS, et al. Preliminary results of ex vivo multispectral photoacoustic imaging in the management of thyroid cancer. AJR Am J Roentgenol, 2014, 202 (6): W552-558.

［48］ LEVI J, KOTHAPALLI SR, BOHNDIEK S, et al. Molecular photoacoustic imaging of follicular thyroid carcinoma. Clin Cancer Res, 2013, 19 (6): 1494-1502.

［49］ KANG J, CHUNG WY, KANG SW, et al. Ex vivo estimation of photoacoustic imaging for detecting thyroid microcalcifications. PLoS One, 2014, 9 (11): e113358.

［50］ YANG M, ZHAO L, HE X, et al. Photoacoustic/ultrasound dual imaging of human thyroid cancers: an initial clinical study. Biomed Opt Express, 2017, 8 (7): 3449-3457.

［51］ 封婷. 光声分析方法在骨质定性和定量评估中的研究 [D]. 南京大学, 2016.

［52］ WANG X, CHAMBERLAND DL, CARSON PL, et al. Imaging of joints with laser-based photoacoustic tomography: an animal study. Med Phys, 2006, 33 (8): 2691-2697.

［53］ CHAMBERLAND DL, WANG X, ROESSLER BJ. Photoacoustic tomography of carrageenan-induced arthritis in a rat model. J Biomed Opt, 2008, 13 (1): 011005.

［54］ WANG X, CHAMBERLAND DL, JAMADAR DA. Noninvasive photoacoustic tomography of human peripheral joints toward diagnosis of inflammatory arthritis. Opt Lett, 2007, 32 (20): 3002-3004.

［55］ SUN Y, SOBEL E, JIANG H. Quantitative three-dimensional photoacoustic tomography of the finger joints: an in vivo study. J Biomed Opt, 2009, 14 (6): 064002.

［56］ XU G, RAJIAN JR, GIRISH G, et al. Photoacoustic and ultrasound dual-modality imaging of human peripheral joints. J Biomed Opt, 2013, 18 (1): 10502.

52检